JN423192

안전기반치료

안전기반치료

PTSD 및 물질남용에 대한 치료 매뉴얼

LISA M. NAJAVITS
이은아 옮김

圖書出版 하나醫學社

SEEKING SAFETY

A Treatment Manual for PTSD and Substance Abuse

by Lisa M. Najavits

All rights reserved

Copyright © 2002 The Guilford Press
A Division of Guilford Publications, Inc.

Korean language edition © Hana Medical Publishing Co. 2017
This Korean edition was published by arrangement with Guilford Publications, New York through Agency-one, Seoul

이 책의 한국어판 저작권은 에이전시 원을 통해 저작권자와의 독점 계약으로 하나의학사에 있습니다. 저작권법에 의해 한국 내에서 보호를 받는 저작물이므로 무단전재와 무단복제를 금합니다.

이 책에서 펼쳐진

이상을 추구하는 삶을 살아 온,

나의 부모님, Magda Najavits (1929–1980)와

Joseph Najavits (1918–1996)에게

이 책을 헌정합니다.

추천사

Seeking Safety 가 처음 소개된 지 벌써 20년이 지났지만 지금이라도 우리나라에 소개된 것은 정말 다행이 아닐 수 없습니다. 그 이유는 다음과 같습니다. 첫째는 이 치료가 외상후 스트레스 장애와 중독 문제를 같이 가지고 있는 분들에게 현재 제공할 수 있는 가장 표준적인 치료이며, 둘째는 최근 트라우마 치료의 경향인 안정화 및 안전 구축을 중심으로 하는 기법이고, 셋째는 이 치료가 매뉴얼 기반의 개입법이기 때문에 트라우마 치료의 경험이 많지 않은 초보자들에게도 쉽게 배울 수 있는 강점이 있습니다. 마지막으로 임상에서 사용하기 쉽고 여러 집단에 확대되어 적용할 수 있는 유용성과 동시에 임상 연구들을 통한 효과의 준거가 뒷받침해 준다는 점입니다. 저는 개인적으로 마지막 이유를 매우 중요하게 생각합니다. 아무리 임상적으로 좋은 치료로 생각되더라도 그 효과가 증명되지 않으면 무용지물이며, 연구 효과가 좋아도 현장에서 사용하기에 융통성과 유용성이 적으면 활용하기 어렵습니다. 이렇게 두 마리의 토끼를 다 잡을 수 있는 치료의 대표적인 예가 Seeking Safety라고 하겠습니다.

저는 항상 트라우마 관련 외국 학회를 갈 때마다 Seeking Safety를 누가 국내에 들여오나 안타까운 마음이 있었는데, 이제 그 불편함을 내려놓게 되었습니다. 더욱이 트라우마 치료자로서 다양하고 오랜 임상 경험과 풍부한 학술적 배경을 동시에 겸비한 이은아 교수님이 번역하셨다는 점이 더욱 신뢰감이 갑니다. 사실 몇 년 전에 우연히 이 치료에 대해 학술 발표하는 이은아 교수님을 뵙게 되었고 곧바로 이 치료의 워크샵을 요청하여 한국인지행동치료학회에서 진행해 주셔서 좋은 반응을 얻었으며 그 과정에서 우리나라의 치료자들을 위해서 번역이 꼭 필요하다는 점을 얘기 나눈 바 있습니다.

번역이라는 길고도 어려운 작업을 수행하셔서 훌륭한 결과물을 내신 이은아 교수님께 수고하셨다는 말씀을 전하며, 이 책을 트라우마 치료 분야에 관심 갖고 있는 정신건강전문가, 상담전문가, 심리학자 및 수련생들뿐만 아니라, 응급구조대원, 경찰, 소방대원, 군인들과 트라우마의 일선에서 종사하는 여러 전문가들에게 필수 매뉴얼로 추천하는 바입니다.

한양대학교 의과대학 정신건강의학과

교수 김 대 호

목 차

치료 주제

역자 서문

내가 처음 Seeking Safety를 접하게 된 것은 2001년 뉴욕의 상담센터에서 가정폭력전문 상담사로 일할 때였다. 당시 나의 외부 수퍼바이저, Kay Johnson,은 Seeking Safety의 저자 Lisa Najavitz와 함께 Seeking Safety 프로젝트를 진행하고 있었다. 나는 3년 내내, 매주 1회의 수퍼비전을 받았기 때문에, 자연스럽게 Kay의 Seeking Safety를 익히게 되었다. 당시, 내가 맡은 직무뿐만 아니라 뉴욕의 911사태를 살아내면서, 트라우마는 단순히 직무가 아니라 일상의 중요사로 여겨졌었다.

이 책을 번역하는 데는 많은 시간이 걸렸다. 귀국 후 번역을 생각해봤었으나 해야 할 우선순위의 일들이 많았다. 나는 쉽게 포기했었다. 왜냐하면, 400여쪽의 번역량은 버거웠고, 그 무엇보다도 이 책에 대한 절박함이 없었기 때문이다.

그 후, 2014년 세월호사건이 발생하고 트라우마가 사회적인 용어로 많이 알려질 때쯤, 나는 트라우마치유관련 다양한 전문가들을 자주 만나게 되었다. 세월호 사건 후 남겨진 학생들의 트라우마에 당혹스러워하는 경기도 안산시 Wee Center상담자들, 트라우마 기법을 배우기 위해서 주말에도 모여서 학습을 하고 지난 세월호 상담에서 무엇을 잘못했는가 어떻게 더 잘할 수 있었겠는가를 너무나 성실하게 자기비판하는 너무도 착한 상담가들, 트라우마의 최신 이론과 기법을 배우러 값비싼 장기 외국연수를 기꺼이 다니는 열성적인 practioners, 더 도울 수 없어서 괴로웠던 잠수부, 참담함속에 살아내야 했던 많은 helping professionals...

이들을 겪고 나서야, 비로소 나는 이 책의 번역에 대한 절박함과 소명의식을 가지게 되었다. 최신의 장기적이고 값비싼 수업료가 들어가는 기법이 아니라, 지금까지 하고 있는 일들이 매우 잘하는 일이었으며, 칭찬받을 만한 일이고, 원하는 만큼 성과를 얻지 못했다 하더라도 자책할 만한 일이 아님을 알려주고 싶었다. 우리에게 더 필요했던 건, 트라우마에 대한 보다 나은 지식이나 최신의 기법이 아니라, 생존자들의 곁을 지키는 자신들에 대한 믿음과 확신이었다는 것을 말해주고 싶었다. 단순하게 인간이 원래 가지고 있던 것들을 다시 되돌려 제자리를 찾게 하는 것만으로도 많은 내담자들에게 도움이 될 수 있다는 이야기를 하고 싶었다. 큰 변화가 아니라, 인간이 할 수 있는 작은 배려가 인간과 그가 살아가는 세상에 얼마나 큰 변화를 가져올 수 있는지를, 단순히 나의 말이 아니라 객관적이고 과학적인 근거를 가지고 알려야 했었다.

우리는 선하거나 악한 이분법적 존재가 아니고 피해자나 가해자의 역할이 우리의 존재를 규정할 수 만은 없다. 지금 현재의 위치에서 더 나아지려는 성숙해지고픈 우리의 순간순간의 모습이 결국 인류의 역사의 전체 흐름을 만들어 간다고 믿는다. 인간의 선악을 좌우하는 건, 그 인간을 바라봐주는 또 다른 인간의 사랑이지 않을까 싶다. 다행히 우리가 각자의 위치에서 그러한 일들을 크고 작게 맡아서 시작할 수 있지 않을까 싶다. 나의 이러한 '이상적인 생각들'이 다행히 이 책과도 맞아 떨어진 까닭에, 이 긴 번역작업을 할 수 있는 힘을 가졌던 것이 아닐까 싶다.

Seeking Safety는 현재 미국임상심리학회에서 외상 후 스트레스장애(Post-Traumatic Stress Disorder: PTSD)관련 가장 효과적인 심리치료기법(Strong Research Support)으로 선정한 5가지 기법 중 하나이다(http://www.div12.org/psychological-treatments/disorders/post-traumatic-stress-disorder/). 특히, PTSD와 중독의 공존병리의 경우, Seeking Safety는 단 하나의 효과적인 치료법으로 선정되어 있다. 한국은 술에 대해서 관대한 문화를 가지고 있고 아직 외국만큼 마약이 일상생활에 파고 들지는 않았다. 하지만 우리의 앞선 IT발달은 다른 어떤 나라보다 행위중독의 일종인 인터넷중독, 휴대폰중독의 고위험률을 선사했다. 나는 Seeking Safety가 술 · 마약과 같은 물질중독뿐만 아니라 행위중독, 즉 매체중독, 에도 효과적이라고 믿는다. 행위중독과 물질중독의 신경생리학적 매커니즘은 동일하며 단지 매개적 차이가 존재한다고 보기 때문이다. 따라서 Seeking Safety가 한국의 중독치료의 예방과 치유의 측면에서도 기여할 수 있는 영역이 있기를 희망한다.

많은 치유자들이, 많은 helping professionals이, 트라우마치유를 보다 가깝게 느끼고 자기효능감을 가지고 트라우마와 중독의 생존자들을 만나고, 현재 자신들의 위치에서 지금까지 한만큼 앞으로도 할 일이 많다는 것을 깨닫는데 일조하는 책이 되길 바란다.

전문가 동료와 학생들에게 감사를 전한다. 전문가 동료들의 지치지 않는 열성을 보지 못했다면 이 책을 출간할 절박함을 가지지 못했을 것이다. 특히 Seeking Safety에 대한 학구적인 호기심을 가지고 번역을 격려해주시고 이 책의 추천사를 기꺼이 써주신 김대호교수님께 감사드린다. 아울러, 부족한 제자의 강점을 강화시키기 위해 늘 기회를 주시는 김동일교수님께 감사드린다. 나의 수업이나 워크샵을 들었던 학생과 전문가동료에게 감사드린다. 덕분에, 청자에게 맞는

컨텐츠를 찾으려는 노력을 게을리 하지 않았던 것 같다. 특히, 상담실로 걸어 들어오는, 한 인간의 전 인생이 다가오는 어마어마한 경험을 매번 선사해주는, 나의 모든 내담자에게 감사하다. It has been my privilege to serve you all. 그리고 식구란 이름으로 나에게 많은 것을 깨우쳐주고 나를 늘 성장하게 하는 내 가족에게 항상 감사한다. 마지막으로, 이 책의 번역을 가능하게 한 하나의학사의 오무근사장님과 소정영전무님께 깊은 감사를 드린다.

해가 길어진 2017년 6월에

이은아

서 문

나는 PTSD(외상후 스트레스 장애)를 극복한 여성의 3대손이다. 나의 엄마와 할머니는 헝가리사람으로 홀로코스트의 생존자이다. 그들은 가장 음울한 방식으로 반복적인 트라우마를 겪었다. 그 당시 내 엄마는 겨우 10살이었다. 1987년 뉴욕에서, 낯선 사람이 나의 얼굴을 면도칼로 긋고 강간을 시도했었다. 내가 이 이야기를 하는 이유는 이 책을 저술하는 작업이 이러한 트라우마를 극복하려는 정서적 작업이 필요했던 곳–나의 엄마와 할머니를 관찰하고 내 자신이 직접 경험한 것–에서 왔기 때문이다. 두 번째 이유는 이 책이 그들의 고통을 경감시키는 시도(비합리적, 시간을 역행하는 방식으로)이기 때문이다–나는 어릴 적 이 문제를 풀어야 한다는 책임감을 가졌었다. 하지만 우리가 치료하는 많은 환자들이 더 고통스러운 역사를 가졌다는 것도 충분히 알고 있다. 늦었더라도, 이 책을 통해, 나는 다른 사람을 도울 수 있는 해결책에 도전한 것이다. 고통으로부터 유일한 감사는 아마도 그로 인해 학습하고 타인을 도울 수 있는 무언가로 변환하려는 시도일 것이다. 내가 시간을 되돌릴 수 있다면, 나는 내 가족들이 받았던 것보다 훨씬 더 많은 도움을 받기를 소망한다. 그때는 트라우마와 그 치료 영역이 너무도 발전이 안 되어 있었다.

나는 지난 몇 년간 이 프로젝트를 수행할 기회를 가졌던 것에 대해 행운이라 느낀다. 최근 우리는 새로운 심리치료의 발달이라는 열띤 시대를 살아가고 있다. 특히 PTSD와 물질남용 치료에서 놀라운 진보를 보고 있다. 이 영역이 얼마나 신생분야인지를 생각해보면, 정말 놀라운 일이 아닐 수 없다. “알코올 중독”이란 용어는 겨우 150년 전에 만들어졌다; 알코올 중독자 모임(AA)는 1935년에 시작되었다; 물질남용자를 위한 첫 번째 AA기반 치료프로그램은 Minnesota Hazelden 프로그램이며 1950년대가 되어서야 시작되었다(Miller, 1995); National Institute on Drug Abuse(NIDA)는 저자가 최근 재정지원을 받은 기관으로써, 1970년대 설립되었다. 실제로 물질남용의 심리치료는 20세기 전반기에는 “낭비”로 여겨졌다(Najavits & Weiss, 1994a).

물질남용과 정신질환을 연결하려는 대부분의 노력은 지난 십여 년동안 나타났다. 유사하게,

PTSD는 1980년에서야 처음 심리질환으로 분류되었다. 20세기 전반에 걸쳐, PTSD는 연구영역의 안팎을 넘나들었다(Herman, 1992). 이는 이 치료의 환자들과 매우 닮아있다. 즉, PTSD와 중독의 영역은 오랫동안 다양한 마음의 수준을 통해 진보되어 왔다.

이 책에서 나는 치료 모델을 섬세하게 하려고 노력했다. 그리고 이 치료모델이 진정으로 타인을 돕기를 바란다. 이 치료모델은 6년간 다양한 프로젝트와 많은 시행착오(1장 참조)를 거쳤고, 환자를 대상으로 한 경험 연구와 다양한 자원의 영향을 받은 하이브리드이다. 이 치료모델은 이 영역의 발달사에서 초기단계에 위치하고 있다. 경험적 평가를 가진 출간서로서는, 이 책이 이 이중진단의 최초 치료이지만(Najavits, Weiss, Shaw, & Muenz, 1998e), 평가는 기본적인 예비연구였다. 이 모델이 다양한 세팅, 환자의 성격, 치료자, 양식에 따라 얼마나 달라지는지 혹은 이 이중장애에만 특수하게 작용하는 지를 포함하여, 탐색할 것이 아직 많다. 여러 연구가 현 시점에서 완결되거나 연구 중에 있다. 이 치료모델이 이 영역의 초기발달단계에서 개발되었음에도 불구하고, 연구뿐만 아니라 치료자와 환자의 임상경험을 통해서 많은 매우 긍정적인 결과가 나왔다(1장 참조).

비록 이 매뉴얼이 "모든 답"을 제공하는 것처럼 보일 수 있지만(그 이유는 아마도 470여쪽에 달하는 양과 배포물뿐 만 아니라 구조적 특징 때문에 그럴 것이다), 나는 쉬운 답은 없다는 것을 매우 잘 알고 있다는 것을 말하고 싶다. 사실, 내가 이 매뉴얼을 썼다는 것은 아이러니한 면이 있다. 나는 '치료자는 치료자 모델보다 훨씬 더 중요하다'고 항상 믿어왔기 때문이다. 따라서 내가 하고자 했던 바는 치료자에게 혼자서는 쉽게 축적할 수 없는 많은 자료를 제공하는 것이다. 그러나 궁극적으로, 치료자가 치료이다; "무용수와 무용을 어떻게 분리할 수 있겠는가?"라는 말이 있다. 무능한 사람의 손에서는 이 자료가 별 도움이 안 될 것이라고 본다; 역으로, 유능한 사람이 만든 훌륭한 성과가 반드시 이 매뉴얼 덕분이라고 믿지도 않는다. 이 매뉴얼은 하나의 도구이다. 다른 모든 도구들과 마찬가지로, 도움이나 해로움의 도구로 사용될 수 있을 뿐이다. "도움 청하기"처럼 중성적인 기술은 환자에게 힘을 주거나 약화시키는 방식으로 사용될 수 있다.

또한 나는 이 치료가 나 자신의 대처전략에 기반을 두고 있다는 것을 인지하고 있다. 이 매뉴얼은 행동중심적이고 정보제공이 중요하다. 그럼에도 불구하고 환자가 치료를 찾게 만드는 그 정서적 고통에 예민한 도구이기를 희망한다. 예전에 동료들과 이야기하면서, 우리들 각자는 우리 자신의 특정 대처법을 반영하고 그것에 고유한 기반을 가지고 치료를 개발해왔다는 것을 깨달았다.

이 책을 쓰면서, CBT뿐만 아니라 정신역동을 반영하려는 시도는 나에게는 매우 중요했다. 이는 대학원의 수련과 인턴쉽(그 이상의 수련)동안 CBT와 정신역동 모델을 모두 공부하는 특별한 영광이 있었기에 가능했다. 그러나 또한, 치료 자체만으로는 완벽하다고 느껴지지 않는, 치료자로서의 작업으로부터도 나왔다. 각 영역의 풍부함은 서로에게 많은 것을 제공했다. 내 동료가 이 책의 초안을 읽을 때 말했다. 정신역동적 요소는 "뒷문으로 몰래 들어왔다". 이 치료는 CBT에 우선하고 있지만, 정신역동의 지혜도 담고 있기를 바란다. 물질중독에 초점을 둔 측면에서, 12단계와 기타 자조집단에 깊은 존경심을 가지고 있다.

또한 나는 이 치료의 한계를 매우 잘 인지하고 있다. 이 치료는 사람들이 서로를 피해자로 만드는 가혹한 성향을 막을 수 없다; (질 나쁜 동네, 체제의 결핍에서 가난에 이르기까지) 가장 부당한 처우를 받는 환자를 압도하는 막대한 힘과 싸울 수 없다; 치료매뉴얼에 상관없이, 가장 중요한 학습은 사회/환자/치료자라는 자원의 엄청난 투자를 요구하는 사실이다. 트라우마는 불운의 극심한 형태이다–잘못된 가정에서 태어난 불운이나 잘못된 시간에 잘못된 장소에 있었던 불운. 트라우마는 생존의 불명확성이라는 핵심을 깨닫게 한다. 즉, 논리나 공정함이 부재한 상태에서 일이 너무나 나쁘게 흘러갈 수 있다. 물질남용은 통제의 상실에 대한 심리장애이다. 트라우마와 함께 일어날 때, 그것은 싸우기에 매우 벅차고 거대한 전쟁이다.

마지막으로, 나는 '변화는 신비로운 방식을 거치면서 일어난다'는 것을 알고 있다. 누가 성공할 것인지를 아는 것은 어려울 것이다. 그 이유를 아는 것은 더욱 더 어려울 것이다. 많은 것들이 자극제가 된다–치료자, 책, 특정일에 특정방식으로 이야기되는 것들– 그러나 궁극적으로 무엇이 진정으로 변화를 이끄는 지는 알려지지 않았다. 그러나 그 과정은 환자와 치료자가 그 과정을 만들기 위해서 할 수 있는 모든 것을 필요로 한다는 것은 분명하다. 내가 가장 좋아하는 두 개의 인용구가 변화가 얼마나 어려운 일인지 묘사하고 있다. 첫 번째는 20세기 초의 관점이고 두 번째는 더 최근의 인용구이다.

> 변화가 쉽다고 생각하십니까?
> 아아, 변화하고 달라지는 것은 너무나 어렵습니다.
> 망각의 강을 지나야하기 때문입니다.
> –D.H. Lawrence의 시 "변화(1971)"중에서–

> 사람들은 어떻게 변화합니까? 하나님은 뾰족한 엄지손톱으로 목구멍에서 뱃속까지 피부를 분리한 다음, 거대하고 아주 더러운 손을 안에 넣고 마구 휘젔습니다. 신은 피투성이가 된 당신의 몸통을 잡습니다. 신의 손아귀에서 벗어나려고 몸통이 미끄러집니다. 하지만 신은 힘껏 쥐어 짜냅니다. 신은 당신의 모든 내장이 꺼내질 때까지 계속해서 고집스럽게 잡아당깁니다. 그리고 그 고통! 우리는 그것에 대해서 말조차 할 수 없습니다. 그러고 나서, 신은 더럽고 엉키고 찢겨진 것들을 다시 되는대로 쑤셔 넣습니다. 다시 봉합하는 것은 온전히 당신의 결정입니다.
> –Tony Kushner의 연극, Angels In America(1994) 중에서–

이는 유쾌하지 않다. 그러나 이러한 환자가 살아온 삶이나 회복의 과정에서 지나가야할 정서적 깊이도 유쾌한 것이 아니다. 이들은 우리가 줄 수 있는 최선을 받아 마땅하고 그들의 과거보다 나은 미래를 가져야 마땅하다.

LISA M. NAJAVITS

감사의 글

이들이 있어, 안전기반치료 매뉴얼이 완성될 수 있었다:

- 권위 있는 수련을 함께한 나의 멘토들: Steve Hollon, PhD; Hans Strupp, PhD; John Gunderson, MD; Roger Weiss, MD. Steve와 John은 나의 지적인 열성의 모델이 되어주었다. 환자를 대할 때나 연구를 할 때, 열린 마음으로 진정으로 들으려 하고 식상함을 넘어서고자 열심히 일하는 모델이 되어주심에 많은 감사를 드린다. 나의 진로에서 매우 중요한 시점에 그와 같은 이상주의를 접할 수 있었던 것은 큰 행운이었다. 또한 그 본보기를 직접 경험하면서 CBT와 정신역동을 배울 수 있었음에 감사드린다. Roger Weiss는 내가 물질남용치료에 입문하게 했다. 1992년 연구지원제안서를 쓰도록 자극제가 되었고 이 프로젝트를 시작하게 만들었다. 오랫동안 모든 것이 실현될 수 있도록 지속적으로 안내를 해준 최고의 사람이다. 마지막으로 Hans은 심리치료연구 영역의 창시자뿐만 아니라, 나의 진로에서 나의 영웅 중 한 분이시다.
- Mclean 병원의 연구팀과 임상집단에 참여하여 기꺼이 자신을 드러내고 이 책에 직접 증언해준 환자들에게 감사한다.
- PTSD와 물질남용 영역의 동료들이 보여준 협력과 동지애에 감사한다: Bonnie Dansky, PhD; Margaret Kramer, PhD; Vivian Brown, PhD; Denise Hien, PhD; Lisa Litt, PhD; Joe Ruzek, PhD; Caron Zlotnick, PhD; Norma Finklestein, PhD, WELL 프로젝트 팀원들; Katheleen Brady, MD; Bob Rosenheck, PhD; Frances Hutchins, PhD; Terry North, MA; Carey Smith, MA.
- 실험연구에서 치료를 실시하고 막연한 초안과 높은 기대치를 인내하면서 도움이 되는 피드백을 제공한 치료자들에게 감사한다: Henrietta Menco, LICSW; Judi Zoldan,

LICSW; Ronda Yeomans, PhD, PhD; Monika Kolodjiez, PhD; Rima Saad, MA; Deborah Fraser, PhD; Kay Johnson, LICSW; Linda Centano, MA; Helen Duane, MA; Barbara Wolfsdorf, PhD; Celia Winsor, BA; Maryellen Crowley, PhD; Martha Schmitz, PhD.

- 이 프로젝트에 오랫동안 특별히 기여해온 연구조교에게 감사한다: Sarah Shaw, BA, Amy Dieberger, BA.
- 이 연구의 자문가, Bruce Liese, PhD, 는 "경청의 천사"로 이 작업의 초반에 기여하였다; Larry Muenz, PhD는 통계와 인생의 충고를 담당해 주었다. Kathleen Carroll, PhD는 방법론적 어려움을 해결하는데 도움을 주었다.
- Arron Beck, MD 와 Marsha Linehan, PhD가 보여준 따뜻한 지원과 심리치료발달에 있어 획기적인 작업에 감사한다.
- Stacey Luftig는 30년의 우정으로 모든 것을 함께 했고 글쓰기 토론을 해주었다. 그리고 지난 몇 년간 존재만으로도 모든 것을 특별하게 만들었던 이들에게 감사한다; Judy Najavits, Fran Grossman, Brian Sands, Linda Schulman.
- NIDA의 Lisa Onken와 Jack Blaine는 새로운 치료법을 개발하기 위해 재정지원을 찾아주어서, 이 모든 작업을 가능하게 만들었다.
- 나에게 깊은 영향을 준 기관에게 감사한다: Barnard College/Columbia University에서의 인문학; Vanderbilt University의 연구 훈련; Mclean병원에서 이 작업을 시행했다. International Society for Trauma Stress Studies와 Society for Psychotherapy Research에도 감사한다.
- 마지막으로, 무엇보다도 나의 남편 Burke Nersesian에게 감사한다. 그는 234쪽의 인용구에 도움을 주었다. 그의 특별하고 지속적인 사랑에 감사한다. Burke의 영향을 설명할 단어가 없다: 그의 탁월함, 영감, 돌봄, 유머감각, 어떤 상황에서도 정직하게 말하고 진심으로 듣는 용기 있는 자발성. 트라우마와 반대되는 단어를 찾아야 할 것 같은 느낌이 든다. 트라우마가 엉뚱하고 나쁘다면, 그는 엉뚱하고 좋다 이다. Burke의 존재는 내 삶에서 그와 같다.

이 프로젝트는 NIDA(R03-DA08631, R01-DA08631, K02-DA00400)와 National Institute on Alcohol Abuse and ALcoholism(R21-AA12181)의 재정지원으로 이루어졌다.

제 1 장
개 요

PTSD와 물질남용

PTSD와 물질남용: 환자의 관점

"더 많이 사용할수록 나는 더 느끼지 못한다. 고통이 너무 심해서 그저 죽기를 원한다. 다른 탈출구는 없다. 그것에 대해 이야기를 한다는 건 너무 아플 것 같다. 그래서 대신 비밀로 한다. 아무도 모를 것이다."

"취하지 않을 때 나는 침대 밑에 숨어 있는다. 나는 미쳤다."

이제야 이러한 환자의 삶이 정신건강과 물질남용 현장에서 알려지기 시작했다-PTSD와 물질남용[1)]은 많은 사람들, 특히 여성에게 동시에 발생한다. 그들의 이야기를 통해, 임상과 과학적 증거를 기반으로 한 몇 가지 주제에 대한 인식이 확대되고 있다.

- 놀랍게도 PTSD와 물질남용의 이중진단은 흔하다. 물질남용 치료중인 환자 가운데 PTSD의 비율은 12%~34%이다; 여성의 경우, 30%~59%이다. 일생동안 트라우마의 경험은 더 흔하다(Kessler, Sonnega, Bromet, Hughes, & Nelson, 1995; Langeland, & Hartgers, 1998; Najavits, Weiss, & Shaw, 1997; Stewart, 1996; Stewart, Conrod, Pihl, & Dongier, 1999; Triffleman, 1998).

1) 이 치료는 원래 물질의존—즉 DSM-IV 내 물질사용장애의 가장 심각한 형태—을 가진 환자를 대상으로 한다. 그러나 "물질남용"이란 용어가 치료현장에서 주로 사용하므로, 이 매뉴얼에도 사용하기로 한다.

- 금욕은 PTSD를 해결하지 못한다; 실제로 일부 PTSD증상은 금욕 후 더 악화된다(Brady, Killeen, Saladin, Dansky, & Becker, 1994; Kofoed, Friedman, & Peck, 1993; Root, 1989).
- PTSD와 물질남용을 가진 환자의 예후는 다른 이중진단 환자나 물질남용만 가진 환자보다 더 나쁘다(Ouimette, Ahrens, Moos, & Finney, 1998; Ouimette, Finney, & Moos, 1998).
- PTSD와 물질남용자는 "강한 약물; 코카인과 아편제"을 남용하는 편이다; 처방받은 약, 마리화나, 술도 흔하다. 대체로, 물질남용을 PTSD의 압도적인 감정적 고통을 대처하기 위한 "자가치료"로 본다(Breslau, Davis, Peterson, & Schultz, 1997; Chilcoat & Breslau, Davis, Peterson, & Schultz, 1997; Chilcoat & Breslau, 1998; Cottler, Compton, Mager, Spitznagel, & Janca, 1992; Dansky, Saladin, Brady, Kilpatrick, & Resnick, 1995; Goldenberg et al., 1995; Grice, Brady, Dustan, Malcolm, & Kilpatrick, 1995; Hien & Levin, 1994).
- PTSD와 물질남용자는 반복된 트라우마에 취약하며(Fullilove et al., 1993; Herman, 1992), 물질남용만 가진 환자보다 더 취약하다(Dansky, Brady, & Saladin, 1998).
- 이중병리를 가진 사람은 다양한 일상의 문제에 고통 받는다; 그 일상의 문제들은 정신질환 진단 및 통계편람에 등록된 심리장애, 대인관계와 의학적 문제, 자녀 학대, 양육권 싸움, 노숙, HIV위험, 가정폭력 등을 포함하며, 이는 임상적 프로파일을 더 복잡하게 만든다[2)](Brady, Dansky, Sonne, & Saladin, 1998; Brady et al.,1994; Brown & Wolfe, 1994; Dansky, Byrne, & Brady, 1999; Najavits et al., 1998c).
- PTSD와 물질남용자는 이러한 심리장애 중 하나만 가진 사람보다 훨씬 더 심각한 임상적 특징을 가지고 있다(Najavits, Weiss, & Shaw, 1999b; Najavits et al., 1998c).
- 물질남용치료 중인 환자 가운데, 이러한 이중진단은 남성보다 여성에게서 2~3배 더 흔하다[2)](Brown & Wolfe, 1994; Najavits et al., 1998c).
- 이러한 이중진단을 가진 대부분의 여성은 아동기 신체적 학대 와/또는 성적 학대를 겪었다; 이중장애를 가진 남성은 일반적으로 범죄 피해나 전쟁 트라우마를 경험했다(Brady et al., 1998; Kessler et al., 1995; Najavits et al., 1998c).
- 트라우마의 특성이나 물질유형에 상관없이, PTSD와 물질남용의 동시적 발생은 지속적으로 나타난다 (Keane & Wolfe, 1990; Kofoed et al., 1993).
- "나선형 하향흐름의 패턴"이 흔하다. 예를 들어, 물질은 새로운 트라우마에 대한 취약성

2) 그러나 Kessler와 동료들의 지역사회 대상 연구(1995)에 의하면, 남성이 여성보다 더 높게 나타났다.

을 증가시킨다. 이것이 더 많은 물질남용으로 이끈다(Fullilove et al., 1993). 환자의 관점에서, PTSD증상은 물질사용의 흔한 촉발제이다(Abueg & Fairbank, 1991; Brown, Recupero, & Stout, 1995). 결국, 이것이 PTSD증상을 심화시킨다(Brown, Stout, & Gannon-Rowley, 1998; Kofoed et al., 1993; Kovach, 1986; Root, 1989).

- 퇴역군인, 수감자, 가정폭력피해자, 노숙자, 청소년을 포함한 다양한 하위집단에서 이러한 이중진단률이 높다(Bremner, Southwick, Darnell, & Charney, 1996; Clark & Kirisci, 1996; Dansky et al., 1990; Davis & Wood, 1999; Jordan, Schlenger, Fairbank, & Caddell, 1996; Kilpatrick et al., 2000; Ruzek, Polusny, & Abueg, 1998).
- PTSD와 물질남용간의 연결은–단순히 DSM–Ⅳ준거의 중복, 철회, 물질사용의 인위적 산물이라기보다–영속적으로 보인다(Bolo, 1991; Kofoed et al., 1993).
- 폭력의 가해자는 가정폭력(50%)과 강간(39%)할 때 물질사용을 하는 확률이 높다(Bureau of Justice Statistics, 1992).

PTSD와 물질남용: 치료자의 관점

임상적 상황의 나머지 반은 치료자의 관점이다. 개인치료를 하는 한 임상사회복지사가 말했다.

> *"나는 물질남용환자근처에는 가지 않겠다고 느끼곤 했다. 나는 그들을 대우하지 않았고 매우 판단적이었다. 대부분의 경우, 나는 그들을 이해하지 않았다. 그러나 많은 물질남용자가 트라우마 경험을 가지고 있다는 것을 깨닫게 되었을 때, 나는 연민을 더 느낄 수 있었다. 나는 그들이 얼마나 자주 자신들의 고통을 자가치료하고 있었는지를 깨달았다."*

물질남용병동에서 일하는 한 정신과 의사는 말했다.

> *"내가 일하는 곳에서는 환자에게 물질을 먼저 근절해야한다고 말한다–오직 금욕 후에만 트라우마를 다룰 수 있다. 환자들은 하루에 4개의 물질남용 집단에 참가하지만 PTSD집단은 없다. 마치 자신의 트라우마는 중요하지 않는 것처럼 보여서, 일부 환자는 자신이 거부당한다고 느낀다."*

임상가는 이와 같은 환자를 어떻게 다루어야 하는가에 대한 혼란을 느낄 수 있다. 예를 들어;

- "치료할 때, 환자가 고통스런 트라우마 기억을 이야기해야 하는가?"
- "PTSD작업 전에 반드시 금욕해야한다고 주장해야하는가?"
- "PTSD증상에 압도된 환자를 내가 어떻게 수용할 수 있을까?"
- "그 환자가 물질을 계속 사용한다면 치료를 중단해야 하나?"
- "이러한 사람들에게 심리치료가 효과적인가?"
- "환자에게 AA모임에 가야한다고 주장해야 하나?"

환자에 대한 새로운 지식이 나타나는 것처럼, 치료에 대한 새로운 지식도 발달한다:

- 대부분의 임상프로그램은 PTSD나 물질남용을 다룬다. 그러나 둘 다를 다루는 프로그램은 거의 없다. 그럼에도 불구하고 양쪽 임상가와 연구자들은 통합모델-2개의 심리장애를 동시에 다루기-을 추천한다. 왜냐하면, 성공률이 높고 비용대비 더 효과적이고 환자의 요구에 더 예민하기 때문이다(Abueg & Fairbank, 1991; Bollerud, 1990; Brady et al., 1994; Brown et al., 1995; Brown, Stout, & Mueller, 1999; Evans & Sullivan, 1995; Fullilove et al., 1993; Kofoed et al., 1993; Najavits, Weiss, & Liese, 1996c; Sullivan & Evans, 1994). 또한 환자가 이 심리장애들의 통합치료를 매우 좋아한다(Brown et al., 1998).
- PTSD와 물질남용환자의 대부분은 PTSD중점 치료를 받지 못한다(Brown et al., 1998, 1999).
- 많은 환자는 PTSD와 물질남용에 대한 심리평가도 받지 못한다(Fullilove et al., 1993; Kofoed et al., 1993). 여러 가지 물질남용 치료를 받는 동안, 환자는 자신의 트라우마에 대해서 전혀 질문 받지 않고, PTSD진단기준에 속한다는 정보도 전혀 받지 못하며, PTSD는 특정 치료법이 존재하는 치료할 수 있는 심리장애라고는 것도 전달받지 못하는 사례가 빈번하다. 마찬가지로, 정신건강 임상가는 물질남용에 대한 기본 평가조차 하지 않는다.
- 환자의 회복과정을 예측하는 것은 어렵다. 역설적으로 물질의 중단과 지속적 사용은 환자에 따라서 PTSD증상을 더 심화시키거나 더 낫게 할 수 있다. (Brown et al., 1998; Najavits, Shaw, & Weiss, 1996b).
- 치료는 효과적이나 어려운 경우가 많다. 불안정한 치료동맹, 복합적 위기, 불규칙한 치료참석, 물질사용 재발의 어려움이 있다(Brady et al., 1994; Brwon, Stout, & Mueller, 1996; Root, 1989; Triffleman, 1998).
- 물질남용과/이나 PTSD를 가진 환자에 대한 임상가들의 일반적 견해는 매우 부정적일 수 있다. 역전이 반응은 매우 흔하다(Herman, 1992; Imhof, 1991; Imhof, Hirsch, &

Terenzi, 1983; Najavits et al., 1995). 환자는 때때로 자신과 남에게 "미쳤다", "게으르다", "나쁘다"로 비춰진다.

- PTSD와 물질남용에 개별적으로 효과적인 치료법들은 두 가지 심리장애가 동시에 발생한 사례에서는 타당하지 않을 수 있다. 예를 들어, 벤조디아제핀이나 노출치료와 같은 PTSD 치료는 물질중독환자에게는 바람직하지 않을 수 있다; 12단계모임과 같은 물질남용치료는 PTSD 환자에게는 효과적이지 않을 수 있다(Ruzek et al., 1998; Satel, Becker, & Dan, 1993; Solomom, Gerrity, & Muff, 1992).
- 이 이중장애를 가진 환자는 사례관리요구가 매우 높은데, 이는 임상자의 수련 범위 이상을 요구하고 때로는 "소진"으로 이끌기도 한다(Najavits et al., 1996b).
- 교차 교육훈련에 대한 요구가 일반적이다: 물질남용과 PTSD에 대한 각각의 문화, 가설, 치료는 매우 다를 수 있다. 대부분의 치료자는 양쪽에 동일한 전문성을 가지고 있지 않다(Evans & Sullivan, 1995; Najavits, 2000; Najavits et al., 1996c). 물질남용 상담자는 일반적으로 심각한 정신건강문제를 다루도록 훈련받지 않는다. 따라서 PTSD는 무시되거나 잘못 이해될 수 있다. 마찬가지로, 대부분의 정신건강 치료자는 물질남용 치료에 대한 훈련을 받지 못한다.

PTSD와 물질남용의 관계를 더 살펴보기

위의 핵심사항은 지난 십여 년 간의 연구를 요약한 것이다. 이에 대한 전체적인 논의는 이 책의 관점을 넘어서지만, 이 책의 마지막에 향후 자료를 추천하였다(참고문헌 목록에서 별표로 표시된 항목을 참조하세요). 또한 이 이중장애의 경험을 생생하게 전달하기 위해, 이 장의 마지막에 PTSD와 물질남용자의 경험을 소개하였다.

이 치료에 대하여

이 책은 25주제로 구성된 PTSD와 물질남용의 심리치료를 기술하고 있다. 이 치료는 과학적으로 증명된 연구결과를 가진 최초의 PTSD와 물질남용의 통합치료이다(Najavits et al., 1997, 1998e). 치료의 최전방에서 일하는 임상가들은 짧은 시간 내에 해야 할 일이 많고 치료효과성은 매우 중요하다. 이들을 최대한 돕고자 다양한 요소를 고안하였다.

이 치료는 이 이중장애 대상자들에게 인지행동치료를 적용하였고, 이것이 치료의 창의적 기여점이 되기를 바란다. 환자를 치료하고 유용한 자료를 찾아 읽고 치료관련 경험적 연구를 수행하는 맥락 안에서 환자를 긴밀하게 경청함으로써, 환자의 요구에 가장 적합한 치료를 형성하는 것이 이 치료의 목표이다.

이 치료의 25주제는 인지, 행동, 대인관계의 영역으로 균등하게 구성하였고 각 주제는 두 심리장애 모두와 관련된 안전대처기술을 포함한다. 각 주제를 독립적으로 고안하였기 때문에, 자유롭게 주제의 순서를 선택할 수 있다.

이 치료는 집단이나 개인치료의 형식으로 운영할 수 있고, 지금까지의 연구에서 긍정적인 결과를 보였다(Hien & Litt, 1999; Najavits, 1996, 1998; Zlotnick, 1999). 또한 다양한 임상 장면의 환자에게도 적용하였다(예, 여성, 남성, 성인, 청소년, 재소자, 퇴역군인, 외래환자, 입원환자, 도심거주 환자, 교외거주 환자, 소수자). 지금까지의 연구결과, 참가자들은 긍정적 만족도를 보였다. 그러나 효과성 연구들은 계속 진행 중이다(다양한 치료 장면에서 본 치료의 연구결과는 2장을 참조하시오.)

아래에서 이 치료의 원칙을 기술하였다. 또한 추가적 핵심사항, 이 치료가 다루지 않는 영역, 개발과정, 경험적 연구, 다른 치료법과의 차이점을 기술하였다.

안전기반치료의 원칙

이 치료는 5가지 핵심에 기반을 두고 있다: (1) 1단계 치료의 우선순위로서의 안전; (2) PTSD와 물질남용의 통합적 치료; (3) 이상에 초점; (4) 4가지 내용영역: 인지, 행동, 대인관계, 사례관리; (5) 치료자의 과정에 관심. 위 5가지 원칙을 아래에 기술하였다. 또한 이 치료의 추가적인 특징과 이 치료에서 다루지 않는 영역을 요약하였다.

1단계 치료의 우선순위로서의 안전

이 책의 제목, 안전기반치료(Seeking Safety)는 이 치료의 근본적인 철학을 표현한다. 즉, 활성화된 PTSD와 물질남용의 경우, 가장 긴급한 임상적 요구는 안전을 구축하는 것이다. "안전"은 다양한 요소를 상징하는 포괄적 용어이다: 물질사용을 중지하기, 자살경향성을 줄이기, HIV 노출을 최소화하기, 위험한 관계를 떠나기(예, 가정폭력과 약물"친구"), 심각한 증상에 대한 통제력 가지기(예, 해리), 자해행동 멈추기(예, 신체자해). 이러한 요소들은 대체로 트라우마를 재현하는 자해행동이다. 아동학대의 피해자의 경우, 이 이중진단을 가진 사람이 많고, 이들에게서 위 행동들이 특히 더 심하게 나타난다(Najvits et al., 1997). 트라우마가 오래전에 일어났다고 하더라도, 환자는 트라우마를 반복하고 자신의 요구를 무시하고 고통을 지속하는 방식(비록 단기적 충동을 만족시키려는 표면적 시도가 있을지라도)으로 자신을 다룬다. 이러한 환자는 전형적으로 학대의 피해자였고, 지금은 자기 스스로를 학대한다. 이것은 우연이라기보다는 이 두 심리장애의 의미 있는 연결로 볼 수 있다. "안전기반치료"는 환자가 위와 같은 부정적 행동으로부터 자신을 자유롭게 하는 것을 돕는다. 그렇게 함으로써, 깊은 감정적 수준에서 트라우마로부터 자신을 자유롭게 하는 방향으로 나아가는 것을 돕는다.

안전 침해가 삶을 파괴하는 것처럼, 안전구축은 삶의 질을 높여준다: 안전한 사람에게 도움을 요청하는 것을 학습하고 지역사회자원을 활용하고 "회복적 생각"을 탐색하고 자신의 몸을 잘 돌보고 정직과 연민을 연습하고 자기양육의 활동을 증가시키는 것 등이다. 이것이 본 치료에서 심리교육하고자 하는 기술이다.

따라서 이 치료는 각 심리장애의 1단계 치료의 특징에 부합한다. PTSD와 물질남용의 전문가들은 각 영역에서 1단계 치료의 유사점을 기술하고 있다. 예를 들어, PTSD영역에서, Herman(1992)모델의 1단계 회복집단은 다음과 같이 정의할 수 있다: 우선적 치료과제로 안전과 자기돌보기에 집중하기, 현재시점 추구, 동질집단(모든 환자가 동일한 1차 진단을 가지고 있다), 집단내 갈등을 허용하지 않기, 자유로운 구성방식, 교육적 취지, 집단구성원간의 중간 수준의 응집력. 마찬가지로, 물질남용의 경우, Kaufman과 Reoux(Kaufman, 1989; Kaufman & Reoux, 1988)는 이 치료의 첫 단계를 "금욕의 획득"으로 정의한다. 여기에는 물질남용의 영향과 범위를 평가하고 금욕계획을 발전시키고 매 회기마다 환자의 최근 약물사용과 갈망을 탐색하고 정신과 질병의 공존여부를 진단 및 치료하는 것을 포함한다. 다른 연구자들도 여기에 동의한다(Brown, 1985; Carroll, Rounsavile, & Keller, 1991; Evans & Sullivan, 1995; Marlatt & Gordon, 1985; Sullivan & Evans, 1996). *안전*이란 주제안에서, PTSD와 물질남용으로부터의 치유단계를 보다 광범위하게 설명할 것이다. 여기에서 짧게 요약하자면, (Herman의 용어를 사용한) 3단계는 다음과 같다

1단계: **안전**
2단계: **애도**
3단계: **다시 연결하기**

이 치료는 오직 1단계만을 다룬다. 1단계, 안전은 거대한 치료적 과제중의 하나인 동시에 그 자체만으로도 중요한 치료과제가 될 수 있다. 따라서 환자가 치료로부터 아무것도 기억하지 못한다고 하더라도, 다른 무엇보다도 안전의 개념을 "집으로 가져가기"를 바란다. 이에 대해 수많은 방법으로 반복적으로 이야기할 것이다. 예를 들어, 안전대처활동지(2장 참조하라), 안전대처기술 목록(*안전*이란 주제에서), 안전 계획(*청신호와 적신호*란 주제에서), 안전 계약(*분노로부터*

*의 치유*란 주제에서), 매 회기의 Check-in에서 비안전한 행동을 보고하기이다.

안전과 1단계 치료의 개념은 환자뿐만 아니라 치료자를 보호하기 위해 고안하였다. 자신의 환자가 안전을 향해 진전하도록 도움으로서, 치료자는 견고한 기초 없이 너무 빠르게 진행하는 치료의 후유증으로부터 자신을 보호할 수 있다: 부적절한 치료로 인해, 환자의 웰빙에 대한 염려, 대리외상, 법의학적 의무, 위험한 전이와 역전이라는 난제들이 발생한다(Chu, 1988; Pearlman & Saakvitne, 1995). 따라서 "안전기반치료"가 환자와 치료자 양측의 목표가 되기를 바란다.

PTSD와 물질남용의 통합적 치료

이 치료는 PTSD와 물질남용을 모두 지속적으로 다루도록 고안하였다. 즉, 동일한 임상가가 동일한 시간에 2개의 심리장애를 다룬다. 이 통합적 모델은 환자가 하나의 심리장애를 치료한 후 나중에 또 다른 장애를 다루도록 하는 순차적 모델과 상반된다. 또한 동시에 다른 치료자들이 2개의 심리장애를 각각 다루는 평행 모델이나 오직 하나의 치료법만 다루는 단독모델과도 상반된다(Weiss & Najavits, 1998).

많은 연구자와 현장전문가들이 이 이중진단의 치료선택안으로 통합적 모델을 지속적으로 추천한다(Abueg & Fairbank, 1991; Bollerud, 1990; Brady et al., 1994; Brown et al., 1995; Evans & Sullivan, 1995; Fullilove et al., 1993; Kofoed et al., 1993). 그러나 대부분의 임상현장에서 이 2개의 심리장애를 동시에 다루지 않는다(Abueg & Fairbank, 1991; Bollerud, 1990; Evans & Sullivan, 1995). PTSD치료기관이나 일반 정신과에서 치료받는 환자의 경우, 오직 트라우마관련 쟁점만 주로 다루게 된다. 물질남용치료장면의 경우, 환자는 주로 물질남용에만 작업하도록 격려 받는다(Abueg & Fairbank, 1991; Bollerud, 1990; Evans & Sullivan, 1995). 실제로, 한 환자는 PTSD치료프로그램에 들어가기 위해 자신의 물질남용에 대해 거짓말을 해야 했다. 왜냐하면, 그 프로그램은 물질남용자를 받지 않았기 때문이다-이것은 일반적인 규정은 아니다. "또 다른 심리장애"를 발견했지만 어떻게 다루어야 할지 모르는 경우, 대부분의 임상가들은 "그 다른 심리장애"를 평가하는 것을 주저한다(Bollerud, 1990; Fullilove et al., 1993). 또한 환자의 트라우마와 물질남용에 대한 수치심과 비밀화 경향 때문에, 치료의 분리가 강화될 수 있다(Brown et al., 1995). 이중진단치료기관에서 공존병리자에 관심을 가지더라도, 진단에 따른 특성화된 치료보다는 포괄적 치료를 제공하는 경향이 있다. 예를 들어, 조현병과 물질남용자의 치료요구는 PTSD와 물질남용자의 요구와는 매우 다를 수 있다(Weiss, Najavits, & Mirin, 1998b).

통합은 궁극적으로 치료체계의 목표일뿐만 아니라 환자의 정신 내적인 목표이다: 두 가지 심리장애를 "자신의 것으로 인정하고", 상호관계를 깨닫고, 각 심리장애들이 서로의 촉발제로 전략하는 것을 최소화하는 것. 따라서 이 치료의 내용은 환자에게 자신의 일상에서 두 장애간의 연결을 발견할 수 있는 기회를 제공한다–두 장애가 어떤 순서로 떠오르는지, 왜 그리고 어떤 방식으로 서로의 치유에 영향을 미치는지, 두 장애의 근원이 되는 일상의 문제들(예, 가난)은 무엇인지.

또한, 하나의 심리장애는 또 다른 심리장애를 극복하게 하는 지렛대로 활용할 수 있다. 두 장애를 균등하게 강조하는 환자는 거의 없다: 어떤 이는 PTSD를 길게 이야기하기를 원하고 물질남용은 거의 문제가 아니라고 믿는다. 또 다른 이는 물질남용을 인지하나 PTSD를 다루는 것을 두려워한다. 경험의 측면을 부정하고 싶은 소망은 1축의 다른 어떤 심리장애(예, 주요 우울증이나 범불안장애)보다 이 두 장애에 있어 더 두드러진 특징이다. PTSD와 물질사용을 둘러싼 수치심과 비밀화, 타인의 판단에 대한 두려움이 견고한 부정을 만든다. 부인은 해리적 현상처럼 정신 내적이거나 물질사용에 대한 거짓말과 같이 외현적으로 나타날 수 있다. 어떤 방식이든, 양쪽 심리장애 모두에 집중을 유지하도록 지속적으로 지원하는 능숙한 치료적 기술이 필요하다.

치료의 통합은 개입과정에서도 일어난다. 각 주제는 PTSD와 물질남용 모두에 적용할 수 있다. 예를 들어, 관계설정하기는 PTSD(예, *폭력적 관계를 떠나기*)와 물질남용(예, 룸메이트가 대마초를 집에서 키우는 것을 중지하도록 요구하기)에 적용할 수 있다. 또한 이 치료의 4가지 표적영역–인지, 행동, 대인관계, 사례관리–을 유연하게 선택하여 통합을 만든다. 이 영역들의 안팎에서 서로 잘 엮음으로써, 환자가 자신의 생각 · 행동 · 대인 관계의 연결 및 외부세상에서의 기능과 내적 경험의 연결을 인지하도록 도울 수 있다.

"통합"은 현재시점에서 양 심리장애에 동시에 관심을 두는 것을 의미한다. 이는 환자에게 과거를 자세하게 물어보지 않는 것이다; 실제는 이는 이 치료의 한 부분이 전혀 아니다(아래의 "이 치료에서 다루지 않는 영역"을 참조하라). 오히려, 이는 환자가 2개의 심리장애가 무엇이며 왜 이 둘이 동시에 발생하는 지를 환자가 학습하도록 돕는 것을 의미한다; 현재 상황에서 상호관계를 탐색하고(예, PTSD의 플래쉬백을 대처하기 위해 지난주에 마약을 사용함); 심리장애의 회복과정을 이해하고(예, 금욕을 시작할 때, PTSD는 더 악화되지만 이후 더 나아진다); 물질남용을 트라우마의 고통을 대처하기 위한 시도로 보는 연민어린 견해를 증가시키고; 양쪽에 적용할 수 있는 안전 대처기술을 학습하기. 요약하면, 각 심리장애로부터 치유하려면 양쪽 심리장애에 관심을 기울여야한다는 사실을 환자가 직시하도록 격려하는 것이다. 그러나 "PTSD를 다루기 전에 먼저 금욕해야한다" 혹은 "PTSD를 치료하면 물질남용은 사라질 것이다"(환자들은 각 치료 프로그램에서 이런 메시지를 종종 듣는다.)라고 환자에게 말하라는 의미가 아니다. 대신, 서로를 촉발시키는 악명 높은 나선형 하향식 패턴에서 통제력을 획득하는 것이 중요하다. 또한 "비밀화"와 "통제"와 같은, 양쪽 심리장애에 핵심적이고 공통적인 주제를 강조하는 것이 중요하다.

이상에 초점

2개의 심리장애가 개별적으로, 그리고 특히 조합하여, 이상의 극심한 혼란과 상실을 초래한다는 것을 상상하는 것은 쉽지 않다. PTSD영역에서, 이상의 상실은 Janoff-Bulman(1992)의 연구 "산산조각난 가정(shattered assumption)"과 Frankl(1963)의 책 "죽음의 수용소에서(searching for meaning)"에서도 발견할 수 있다. 한 환자는 "모든 사람은 선하게 태어나지만 세상이 그것을 망치는 것 같다. '살아있는 게 의미가 있는가?'라고 계속 생각하지만 답을 찾아낼 수 없다."라고 말한다. 트라우마는 실존적 난제를 불러일으킨다: 고통과 악을 경험한 후, 생존자는 그 상태에서 가라앉은 채 남겨지고 (자신과 타인, 모두를 향한) 불신, 파괴, 고립만을 지속적으로 되돌려받게 되는가? 또는 생존자가 그 이상으로 성장하고 정직, 통합, 연결, 더 높은 가치에 대한 새로운 논의를 창조하는가? 이러한 상반성은 홀로코스트 피해자, 퇴역군인, 범죄피해자, 아동학대 생존자(Frankl, 1963; Herman, 1992; Shay, 1994)등 의 트라우마관련 다양한 문헌의 주제로 제기된다. 자신의 고통으로부터 긍정적 의미를 창조할 수 있는 트라우마생존자는 그렇지 못한 사람보다 훨씬 나아진다(Janoff-Bulman, 1997). 그리고 많은 환자들이 가난이나 실직과 같은 특정 외부 상황보다 믿음과 같은 이상의 상실에 더 많은 분노의 감정을 보고한다.

물질남용에도 이상의 상실이 있다. 삶의 초점이 좁아지고, 심각한 경우 "바닥에 처한" 삶이 된다-대처하지 못하는 사람들에게 둘러싸이고 현실을 밀어내고 정상적 삶과의 연결이 끊기고(직업, 가정, 관계) 물질남용을 거짓말하고 정서적 고통을 직면할 수 없다. 20세기 물질남용의 대표적 치료였던 AA가 영성적 요인을 강조하는 유일한 심리치료라는 사실은 매우 놀라운 일이다. AA의 목표는 도덕적 통합성을 가진 삶을 사는 것인데, 이것이 물질남용의 고유한 특성인 이상의 파괴에 대한 해독제이다.

따라서 이 치료의 분명한 방향성은 상실한 이상을 되살리는 것이다. 각 주제의 제목은 긍정적 이상으로 틀을 잡았다-PTSD와 물질남용의 병리적 특징의 정반대의 것. 예를 들어, *정직*은 부인, 거짓말, "거짓 자기"와 싸우는 것이다. *헌신*은 충동과 무책임의 반대이다. *자신을 잘 돌보기*는 PTSD와 물질남용의 신체적 자기방임에 대한 해결책이다. 각 주제의 인용구는 영감을 주려는 시도이며 치료전반에 사용한 언어는 "존중", "돌봄", "통합", "보호", "치유"와 같은 가치를 강조한다. 가능한 일을 조준하여, 환자가 매우 힘든 회복작업을 위한 동기를 불러일으키기를 희망한다. 물질을 포기하라고 할 때, 대신 무언가 더 나은 것을 그 자리에 주어야 한다.

4가지 내용영역: 인지, 행동, 대인관계, 사례관리

인지행동치료는 1단계, "안전"치료의 요구와 직접적으로 부합하기 때문에 이 치료의 기본이 된다. Beck, Emery와 Greenberg(1985)는 인지행동치료의 몇 가지 핵심특성을 기술하였다: 현재와 문제 중심, 최근 증상의 감소이다. 인지행동치료는 간단하고 시간 제한적이며 구조적이고 단시간의 틀에서 강력한 치료적 성과를 목표로 한다. 교육적이며 새로운 기술의 연습을 강조한다. 환자 자신의 치료에 대해 성숙한 기여를 강조하면서도, (좋은 부모가 하는 것처럼)직접적이고 협동적이며 환자를 안내한다. 이러한 과정은, 본 치료의 정확한 형식 안에서, PTSD와 물질남용의 고유한 특징인 무력감과 통제력 부족에 대한 해독제로 작용한다. 또한 인지행동치료는 어쩌면 전혀 발달하지 못했거나 물질남용과 PTSD로 인해 파괴되었을 수 있는 기능적 행동을 획득하도록 자기통제 전략을 가르친다. PTSD와 물질남용의 전문가들은 특히 이러한 대처기법을 추천한다(Ouimette et al., 1999). 인지행동치료는 재발방지관련 명쾌한 훈련을 제공한다. 이는 일반적으로 물질남용 재발방지에 많이 사용하며(Beck, Wright, Newman, & Liese, 1993; Carroll et al., 1991; Marlatt & Gordon, 1985) PTSD에도 직접적으로 적용 가능하다(Foy, 1992). 마지막으로, 연구에 의하면, 인지행동치료는 PTSD(Marks, Lovell, Noshirvani, Livanou, & Thrasher, 1998; Ruzek et al., 1998; Solomom et al., 1992)와 물질남용(Carroll et al., 1991; Maude-Griffin et al., 1998; Najavits & Weiss, 1994a)에 있어, 각각 가장 유망한 접근법으로 알려져 있다.

행동적 주제에서, 환자에게 행동을 취하도록 격려한다. "행동의 기초"는 학습되는 것이다: 행동을 말하는 것만으로는 충분하지 않다. 아무리 작은 것이라도 진짜 행동이어야만 한다. 각 회기에서 환자는 치유를 증진하기 위한 하나의 확실한 발걸음을 헌신해야한다(2장을 참조하시오). 가장 효과적으로 듣기위해서, 치료자는 환자의 말보다는 행동을 더 경청하는 편이 좋다(예, "도움을 외치는" 자해 행동). 안전대처 활동지를 통해, 환자는 자신의 행동을 "소유"하게 된다–즉, 무슨 일이 일어나든지, 환자는 물질 없이 대처하는 것을 배울 수 있다.

인지의 중요성은 신념의 확립 및 재구조와 같은 인지치료의 일반적인 기법들을 통해 알려져 있다. 더해서, 환자는 자신의 PTSD 맥락안에서 물질의 의미를 탐색하게 된다(예, 자가 치료? 보상? 느린 자살? 복수?). PTSD와 물질남용에서 인지적 왜곡(Burns, 1980)을 파악한다(예, "논리 부족", "자책", "시간왜곡"). 또한, 인지적 왜곡과 더 건강한 체계를 대조해본다(예, "잘 살기", "자신의 감정을 존중하기", " 당신에게는 선택안이 있다"). *연민*이라는 주제는 인지와 감정을 연결하는 도구로 사용한다: 행동을 판단하기보다는 행동 뒤에 숨은 이유를 깊은 수준에서 이해하기. 즉, PTSD는 "미쳤다"가 아니라 압도적인 감정적 고통을 의미한다; 물질남용은 "나쁘다"는 것이 아니라 문제해결의 잘못된 시도일 뿐이다. 다시 말해, 환자가 자신의 삶에서 만들어 낸 의미는 매우 광범위하다. 삶 때문에 망가진 사람의 슬픈 이야기도 있고, 역경을 극복한 사람이 희망을 주는 이야기도 있다. 따라서 인지적 주제의 목표는 환자의 의미체계를 자기존중과 적용으로 바꾸도록 지원하는 것이다.

연구단계에서, 이 치료는 인지와 행동의 주제뿐이었다. 대인관계와 사례관리 영역들은 환자와의 치료연구를 통해 이 영역들이 동일하게 중요하다는 것이 분명해지면서 나중에 추가하였다. 현재 대인관계 주제는 세 번째 영역을 구성하며, 사례관리는 첫 회기에 시작하여 치료전반에 걸쳐 모든 회기에서 다루어진다. 대부분의 PTSD가 타인의 가해로 인한 트라우마(예, 자연재해, 사고와는 반대로; Kessler et al., 1995)에서 발생하기 때문에, 대인관계영역은 특히 더 중요하다. 아동기 신체적/성적 학대, 전쟁, 범죄피해자화와 같은 외상사건의 종류에 상관없이, 모든 트라우마는 대인관계 요소를 포함한다. 대인관계 요소는 생존자에게 타인에 대한 불신, 관계 기대에 대한 혼란, 피해자와/나 가해자로서 폭력재현에 대한 걱정(Herman, 1992; Shay, 1994)을 자극한다. 마찬가지로, 물질남용도 종종 관계에 의해 촉발되고 영구적으로 지속되기도 한다. 많은 환자는 물질남용하는 가족구성원이 있는 가정에서 성장했고 물질사용은 타인에게 수용 받고(Miller, Downs, & Testa, 1993) 대인관계갈등을 관리하는(Marlatt & Gordon, 1985) 시도였을 수 있다. Trotter(1992)가 언급했듯이, PTSD와 물질남용자는 종종 자율성 쟁점(예, 직업 기능)보다 대인관계 쟁점을 훨씬 더 많이 걱정한다−자율성은 향후 발달단계의 쟁점이다.

따라서 이 치료의 대인관계 주제는 환자가 지지자의 참여를 극대화하고 파괴적인 사람들을 떠나보내도록 돕는 것이다. 환자의 회복을 돕기 위해 중요 타인을 회기에 초대할 수도 있다(*당신의 회복을 지원할 타인을 얻기*에서). 환자는 안전한 경우에만 정직한 소통을 하도록 교육받는다. 또한 환자는 지금 시점에서는 오직 자신만을 바꿀 수 있다는 것과 회복 초기단계에서 타인을 바꾸려고 애쓰는 것은 생산적인 집중은 아니라는 것을 깨닫게 된다. 환자는 자신과의 관계와 타인과의 관계사이의 평행선을 탐색하게 된다(예, 내적으로는 자신과의 관계설정과 외적으로는 타인과의 관계설정에서 어려움을 갖는 것은 흔한 일이다). 또한 트라우마(예, 과순응, 얽매임)와 물질남용(예, 물질을 계속 제공하는 "친구들")을 다시 상기시키는 극단적인 관계역동을 알아차리게 된다.

안전기반치료의 예비연구결과를 기반으로, 사례관리영역이 구성요소로 추가되었다. 예비연구에서 많은 환자들이 프로그램 참가전에 치료서비스를 거의 받지 못했다고 보고하였다(Najavits et al., 1998e; Najavits, Dierberger, & Weiss, 1999a). 연구참여자들은 매우 많은 치료를 받아온 환자들이었기 때문에, 이는 예상과는 정반대의 결과였다. PTSD와 물질남용자 중 특히 미 재향군인회나 입원환자(예, Brwon & Wolfe, 1994)처럼 치료프로그램에 참여하는 사람들은 실제로 많은 치료를 받았다. 반대로, 본 연구에 참여한 환자들은 신문광고를 통해 모집되었다. 신문광고는 이질적인 구성원들이 모이는 경향이 있다. 대부분은 자신이 필요로 하는 의료서비스(정신과 약물처방, 직업상담, 주거지 등)를 받으려면 상당한 도움이 필요했다. 사례관리가 필요한 이유와 사례관리법에 관한 광범위한 논의는 주제 *치료 안내/사례관리* 안내에서 다루어진다. 요약하면, 심리적 개입은 적절한 치료기반을 가진 환자에게만 효과적이다.

치료자의 과정에 관심

기법 그 자체는 아무것도 할 수 없다; 기법은 치료자라는 사람을 통해 그 생명력을 얻는다. 실제로, 특히 물질남용환자의 경우, 치료의 효과성은 이론적 배경이나 환자의 성향보다 치료자에 의해 결정되는 부분이 더 크거나 유사하다(Luborsky et al., 1986; McLellan, Woody, Luborsky, & Goehl, 1988; Najavits, Crits-Christoph, & Dierberger, 2000; Najavits & Weiss, 1994b). 치료를 내용과 과정으로 분리하는 것은 인위적인 구분일 것이다(Strupp & Binder, 1984). 치료자는 치료가 가진 양식을 대표하고 치료의 영향을 극대화하거나 감소시킬 수 있다. 또한 환자가 더 심각할수록 더 부정적인 치료자의 과정이 나타나기 쉽다(Imbof, 1991; Imbof et al., 1983).

이 치료에서 강조하는 치료자의 과정은 동맹을 구축하고; 환자의 경험에 연민을 가지고; 치료자 자신의 삶에서 다양한 대처기술을 활용하며(즉, 자신의 삶에서 할 수 없는 것을 환자에게 하라고 요구하지 않는다); 환자에게 최대한 많은 통제권을 허용하며(통제의 상실은 트라우마와 물질남용의 고유한 특성이다); 환자보다 더 많이 다가가서 열심히 노력하는 것을 모델링하고(예, 전문가의 틀 안에서 환자가 나아질 수 있도록 최대한 돕기 위해 "영웅답게" 어떤 것이든 하라); 환자로부터 치료에 진정한 반응에 대한 피드백을 받는 것을 포함한다. 이와 같은 긍정적인 치료자 과정의 뒷면은 부정적 역전이이다. 엄격한 직면; 가학증; 잘못된 동정심 때문에 환자가 스스로 책임지지 못하게 하기; 환자의 학대를 받는 피해자 되기; 힘겨루기; 집단치료에서 환자가 희생양이 되는 것을 허용하기 등을 포함한다. Herman(1992)이 언급했듯이, 치료자는 부지불식간에 트라우마의 역할–피해자, 가해자, 방관자–을 반복할 수 있다. PTSD와 물질남용에 있어, "역전이의 역설"이라 불리는 현상에도 관심을 기울여야 한다. 즉 PTSD와 물질남용은 상대편의 역전이 반응을 자극하는 경향이 있으며, 치료자가 여기에서 균형을 잡는 것이 어렵다. PTSD는 환자의 취약함에 대한 동정심과 동일시를 불러일으키는 경향이 있다. 이것이 극단적으로 흐를 경우, 책임감과 성장을 격려하는 대신 과도한 지원과 지나친 방임으로 이끌 수 있다. 물질남용은 환자의 물질사용에 대한 불안과 걱정을 불러일으킨다. 이것이 극단적으로 흐르면 엄격한 판단과 직면을 하게 된다. 치료자는 전형적으로 한 쪽에 편향하여 안착한다. 따라서 치료자가 칭찬과 책임감을 통합하는 것이 목표이다–이것이 이 치료에서 중요한 2가지 과정이라 할 수 있다.

본 치료에서 치료자의 과정은 각 주제의 몇 가지 특징을 통해 다루어진다: 치료자의 "오리엔테이션"에서는 각 주제의 배경과 역전이 쟁점의 논의를 다룬다; "어려운 사례"는 치료자의 전형적인 치료적 도전을 제시하고 연습할 거리를 제공한다; "회기의 마무리 질문"을 통해, 각 회기마다 환자의 피드백을 얻는다(2장을 참조하시오)

더해서, 본 치료가 매우 구조화된 개입일지라도 치료자의 선호에 따라 융통성 있게 적용할 수 있도록 고안하였다. 예를 들어, 어떤 치료자는 회기 내에 인지행동치료 양식을 사용하고 싶어 하지만 다른 치료자는 싫어할 수 있다; 양식을 제공하지만 항상 선택적이다. 대부분의 주제는 선택 가능한 다양한 하위주제를 가지고 있다; 그리고 엄격한 절차 대신 자료를 다루는 다양한 방법을 제안한다. 각 주제를 다루는 순서는 없으며, 치료를 실행하는 형식은 매우 다양하다(2장을 참조하시오). 요약하자면, 치료자의 개인적 방식을 존중하며 전반적으로 중요하지만 매우 어려운 치료자의 역할을 지원한다.

이 치료의 추가적인 특징

위에 제시한 5가지 원칙에 더해서, 몇 가지 특징을 추가한다.

교육적 연구전략의 활용. 학습을 극대화하기 위해, 교육연구로부터 몇 가지 전략을 가져왔다(Najavits & Garber, 1989). 여기에는 대조집단 교육(안전 대 비안전대처, 지지적 대 파괴적인 사람과 같은 극단적인 비교); 역할 준비(예, 치료를 최대한 활용하는 법을 환자에게 분명하게 말하기); 일반화 교육(예, 환자가 새로운 기술을 사용하도록 도울 수 있는 파트너에게, 환자가 그 새로운 기술을 가르치기); 구조화된 치료(예, 각 회기는 일관적인 형식을 따른다); 주제와 자료를 정서적으로 연결하기(예, 각 주제에 적절한 인용구)과 기억증진 도구(예, 치료의 핵심개념의 목록-2장을 참조하시오)를 포함한다.

병리보다는 잠재성에 집중. 환자(와 치료자)의 희망을 증가시키기 위해서, 치료는 과거보다 현재와 미래를 강조하고 환자의 병리보다 강점에 중점을 둔다. 환자의 결핍을 인지하는 것은 필요하다; 그러나 과거나 병리에 초점을 두는 것은 환자의 사기를 꺾을수 있기 때문에, 치료의 초기단계에서의 목표는 환자가 안전기능을 획득하도록 돕는 것이다. 따라서 긍정적 틀을 유지하고 목표를 높게 잡고(환자가 나아질 것이라고 진정으로 믿는 것) 변화증진을 위해 부적 강화보다는 칭찬을 사용하는 것이 기본자세이다. 구체적인 기법은 환자가 각 회기의 Check-in 시간에 잘한 대처를 보고하도록 하고, 자기비난보다 연민을 가르치고, 무슨 일이 있더라도 치료에 참석하도록 하며(신체적 위험을 제외하고), 과거 트라우마와 해석적 정신역동 작업에 대한 탐색은 다음 단계의 치료로 유보하는 것(아래의 "이 치료에 포함되지 않는 부분"을 참조하시오.)을 포함한다.

언어에 관심. 이 치료는 간단한 일상용어를 사용한다; 전문용어를 피하고; 과학적 용어보다는 인문학적 용어를 사용하며; 되도록이면, 인용구관련 환자의 경험을 환자 자신의 말로 표현한다. 예를 들어, "인지재구조화"보다는 "다시 생각하기"라고 한다; "과제"보다는 "헌신"; "자기주장"보다는 "정직"; "정신질환의 증상"보다는 "감정적 고통". 병리보다 강점에 초점을 두기 위해, 환자 자신에 대해 더 나쁜 감정이 들게 만드는 부정적 언어를 분명하게 확인한 후, 부정적으로

시작하는 거의 모든 용어를 재구성했다. 그래서 일반적인 인지행동치료 용어, "인지적 왜곡"은 "의미창조하기"로 고쳤다. 또한 치료자는 환자에게 맞는 언어를 환자 스스로 결정하도록 격려한다. 예를 들어, 어떤 PTSD환자는 비록 나아진다하더라도 트라우마가 자신을 영원히 변화시켰다고 믿기 때문에 "회복"보다는 "치유"라는 용어를 더 선호한다; 즉, PTSD는 한 사람이 "회복"해야 하는 "의학적 질병"이라기보다 실존적 사안이다. 마지막으로 언어는 최대한 성 중립적이기 때문에 남성과 여성 모두 자료와 연결할 수 있다. 양쪽 성과 다양한 트라우마 유형의 환자 사례들을 전반적으로 제공하였다.

실용적 해결책을 강조하기. 본 치료는 근본적으로 실용성이 높은 자료를 제공하고자 하였다; 국가 자원 목록; 각 주제마다 광범위한 활동지; 방대한 안전대처기술 목록; 회기내 시도해볼만한 구체적인 연습(예, 그라운딩을 실습할 수 있는 실제 대본). 환자가 "아무것도 할 것이 없다"라는 믿음을 절대 가질 필요가 없게 하는 것이 목표이다. 하나의 도구가 쓸모없다면 다른 것을 쓰면 된다.

자료와 환자의 삶을 연결하는 방법. 이토록 많은 인쇄자료를 가지고 지적이나 교육적이기 보다 치료적인 치료를 유지하는 것은 쉽지 않은 도전이다. 이를 위한 방법은 환자의 삶에서 최근 구체적인 문제와 자료를 연결하는 것이다; 그리고 가능하다면 언제든지 회기 안팎에서 기술을 직접 연습하는 것이다. 그래서 유명한 교육자 John Dewey의 말처럼, 환자가 "행동을 통해 학습"하게하라(Dewey, 1983).

임상적 현실주의. 본 자료는 회기를 이상적으로 진행하는 방식을 전하고 있지만, 최전방의 임상현장의 현실에도 상당히 관심을 가지고 있다. 따라서 일부 환자를 화나게 할 수 있는 자료에 "임상적 경고"를 추가하였다; 각 주제의 "제안"은 치료할 때 나타날 수 있는 쟁점을 다룬다; "어려운 사례"는 각 주제에서 환자가 만들어낼 수 있는 도전적인 말을 제시하였다; 본 치료를 개발하면서 "효과가 없었던 것"은 2장의 마지막 부분에 기재하였다. 나아가, 전략을 시행할 때, 환자의 삶의 한계를 이해하며 지나치게 단순화한 해결책은 피할 것을 지속적으로 강조하였다(인지적 주제에서 "긍정적 사고"처럼).

시간관련 긴급조치. 관리치료-일반적으로 많은 물질남용자의 단기보호치료(Crits-Christoph & Siqueland, 1996)-에서 치료직원들의 공동 영향력과 이 이중진단자의 심각성이 결합하면, 치료자는 환자를 빨리 도와야 한다는 급박한 느낌을 받게 된다. 실제로, 안전기반치료는 한정된 시간안에 성과를 얻을 수 있는지를 평가하기 위해, 1인의 집단지도자와 단기(3개월)집단치료의 형태로 초기 연구를 실시하였다(Najavits et al., 1998e). 치료환경이 허용된다면 더 장시간동안 시행할 수 있다. 그러나 대부분의 환자에게 시간은 거의 없고 성취해야할 것은 너무 많다. 따라서 회기 내에서 허용된 시간을 최대한 활용하는데 최대한 집중하고 회기 밖의 시간은 회복을 증진하는데 활용한다(예, 회기 내에 사례관리 전화를 하고 회기 사이에는 헌신을 완수한

다). 치료자는 목표지향적인 상담이 유지될 수 있도록 "방향전환"을 핵심적인 기술 중의 하나로 숙달해야한다.

환자에게 흥미로운 치료를 만들라. 도구와 연결하고 접속할 수 있는 치료를 만드는데 상당한 관심을 기울였다: 인생의 선택게임; 회기 내 치료적 녹음; 환자용 활동지에서 자기탐색질문하기; 은유의 사용; 각 주제를 시작하기 위한 인용구. 이와 같은 노력은 물질남용만 가지고 있는 환자보다 더 많이 훼손되고 치료에 더 저항적인 집단이라 할 수 있는 PTSD와 물질남용자에게 더욱 중요하다(Brady et al., 1994; Najavits et al., 1996b, 1998c). 이들은, 특히 치료초기에, 집중력이 낮고 해리와 충동성이라는 임상적 특징을 가지고 있다. 이는 전통적인 언어기반 치료의 영향력을 제한한다. 이러한 환자를 치료로 이끌기 위한 "낚시 바늘"이 필요하다(Abueg & Fairbank, 1991; Jelinek & Williams, 1984; Kofoed et al., 1993). 널리 알려진 대로 물질남용치료의 높은 중도하차율(Craig, 1985)은 치료의 유지를 위해 많은 노력이 필요하다는 것을 경고한다. 인지행동치료는 종종 기계적이고 표면적이며 감정에 무관심한 것으로 여겨지기도 한다(Clark, 1995; Gluhoski, 1994). 그렇기 때문에 최대한 창의적인 치료를 만드는 것이 특히 더 중요하다. 나아가 창의적 치료는 회복의 도구로서 PTSD와 싸우는 중요한 방어-환상의 사용-로 활용한다(Herman, 1992).

물질남용을 우선순위하라. 물질남용치료와 정신건강치료는 20세기전반에 걸쳐 2개의 다른 문화를 형성해 왔다. 오랜 시간동안 많은 환자와의 임상적 경험을 통해 얻은 각각의 고유한 전략들을 가지고 있다. 물질남용치료에 낯선 치료자는 가파른 학습 곡선을 종종 경험할 수 있다. 이 치료에서 활용한 물질남용관련 접근은 각 회기에서 물질남용을 우선순위한다; 물질사용상황을 이해하는 것이 목표이지만 사용에 대한 변명은 절대 될 수 없다는 의미를 전하기(예, 더 나은 방식으로 대처하는 것이 언제나 가능하다); 소변검사와 음주측정기를 사용하고 물질포기에 대한 양가감정을 타당화하기; 물질포기가 좋은 기분이 아니라는 것을 인지하기; 물질이 특정 PTSD와 기타 문제를 단기적으로 "해결하는" 방식임을 이해하기(장기적으로는 효력이 없다고 하더라도); 중독의 생리학적 근거를 이해하기; 물질남용의 부인과 전형적인 방어기제를 깨닫기; 금욕을 목표로 정하나 필요한 경우 목표달성의 위한 하나의 방법으로 피해감소접근을 설정하기; 12단계 자조모임을 강력하게 권유하나 참석을 절대 강요하지 않기

이 치료에 포함되지 않는 부분

이 치료에서 분명하게 생략한 2가지 주요영역이 있다; 과거 트라우마 탐색과 정신역동접근의 해석 작업. 여러 치료법에서 과거트라우마의 탐색은 그 자체만으로도 PTSD의 주요 개입이다. 애도 (Herman, 1992), 노출치료(Foa & Rothbaum, 1998), EMDR(Shapiro, 1995), 계수

법(Ochberg, 1996), 되감기(Muss, 1991), 사고장 치료(Figley, Bride, & Mazza, 1997)가 그 치료법에 해당한다. 트라우마기억을 직접 처리함으로써, 트라우마가 환자를 정서적 힘으로 더 이상 압도하지 못하게 한다. 예를 들어, 노출치료(Foa & Rothbaum, 1998)에서 환자는 트라우마를 자세하게("상상노출") 묘사한다. 트라우마이야기를 녹음하여 회기밖에서도 다시 들을 수도 있다. 뿐만 아니라, 트라우마를 상기시키는 두려운 장면이나 물체, 대상을 직면("실제 노출", 예, 폭행이 발생했던 다리 위를 운전하기)하기도 한다. 환자가 이러한 트라우마 촉발제를 직면할 때, 압도적인 감정-전형적으로 불안, 슬픔, 또는 분노-이 범람한다. 이 감정은 반복된 노출과 함께 소멸된다. 공포 자극제에 노출이라는 고전적 행동모델을 따른다. 노출치료는 9회기의 작은 회기로도 PTSD에 매우 효과적이다. 또는 더 복잡한 사례의 경우 회기를 연장된 형태로도 매우 효과적이다(Foa & Rothbaum, 1998; Marks et al., 1998). Herman(1992)이 설명하는 "애도" 단계와 유사하다. 그러나 애도단계는 정신역동의 영향을 받았고 트라우마 이전의 환자의 삶을 살펴보는 것을 강조하고 일어난 일을 이해하기 위해 의미를 창조하고 트라우마가 어떻게 관계에 영향을 미치는지 강조하고 트라우마 상상을 활용한다.

트라우마기억의 탐색을 안전기반치료에 넣지 않은 데에는 몇 가지 이유가 있다. 우선, 트라우마 기억의 탐색이 물질남용이 활성화 상태인 환자에게 안전하고 효과적인지에 대해 근거가 아직 없다. 많은 전문가들은 물질남용자가 안정된 금욕과 기능성의 시기를 성취하기 전까지는 이와 같은 작업을 시작하지 않기를 추천한다(Chu, 1988; Keane, 1995; Ruzek et al., 1998; Solomon, Gerrity, & Muff, 1992). 환자가 과거의 고통스런 기억에 압도된다면, 그의 물질사용은 대처를 위한 잘못된 시도로써 더 악화될 것이란 염려가 있다. 나아가 안전기반치료의 초기 연구는 한정된 시간의 집단형식으로 실시했었다. 그러나 이러한 단기집단 형식 안에서, 이 이중진단의 환자들이 대부분 가지고 있는 반복된 초기 트라우마의 경우, 노출은 적절하지 않은 것으로 나타났다(Najavits et al., 1997). 한 환자가 트라우마경험을 약간 이야기하였더라도 다른 환자를 촉발시켰으며, 단기집단치료에서 그 내용을 충분히 다루기엔 시간이 부족했었다.

여기서 주목해야 할 것은 안전기반치료는 장기치료의 형식으로 개인치료에서 실시할 수 있으며 노출치료와 결합했을 때, 적어도 지금까지의 연구결과, 가장 효과적인 혼합형 치료로 볼 수 있다. 이 결합을 활용한 남성대상 예비연구를 이 장의 후반부 "경험적 연구 결과"에 기술하였다(Najavits, Schmitz, Gotthardt, & Weiss, 2001). 치료법의 결합에 대한 안내는 2장, "치료 안내"에 기술하였다. 그러나 이 이중진단자를 위한 노출치료의 사용에 대하여 보다 광범위한 연구가 이루어지기 전까지, 이 결합형은 안전기반치료에 포함하지 않는다.

해석을 제공하는 정신역동적 작업은 안전기반치료에서 특히 더 피하고 있다. 환자와 치료자와의 관계, 혹은 집단치료에서 집단구성원간의 관계에 대한 처리는 거의 다루지 않는다. 또한 정신 내적 동기나 역동적 직관에 대한 탐색도 없다. 이러한 강력한 개입법이 치료 후반부에 도움이 될 수도 있겠지만, 지금의 단계에서는 환자를 잠재적으로 불편하게 하며 너무 앞선 개입으로 여겨진다. 이와 관련하여, *안전* 주제를 좀 더 참조하라.

본 치료의 개발과정

이 치료는 1993년에 국립 물질남용 연구소(NIDA) 행동치료개발프로그램의 연구비를 기반으로 시작되었다. 치료를 개발하고 그 영향을 과학적으로 측정하는 예비연구를 실시하는 것을 목표로 하였다. 참가자는 모두 여성으로 이 이중진단의 유병률은 매우 높았다. 비용효율성 때문에 시간이 제한된 집단치료 형식으로 진행하였다. 그 당시 PTSD와 물질남용치료관련 출판된 연구는 한 편도 없었다. 기존의 참고문헌은 논문(brief article)이거나(Abueg & Fairbank, 1991; Bollerud, 1990) 경험적 평가가 없거나(Abueg & Fairbank, 1991; Bollerud, 1990; Evans & Sullivan, 1995; Trotter, 1992) 회기자료가 없었고(Abueg & Fairbank, 1991; Bollerud, 1990; Evans & Sullivan, 1995; Trotter, 1992) 인지행동치료가 아니었다(Bollerud, 1990; Evans & Sullivan, 1995; Trotter, 1992).

본 치료 내용은 몇 가지 전통적인 문헌을 참조하였다: 물질남용치료(Beck et al., 1993; Carroll et al., 1991; Marlatt & Gordon, 1985; Miller, Zweben, DiClemente, & Rychtarik, 1995), PTSD치료(Chu, 1988; Davis & Bass, 1988; Herman, 1992; van der Kolk, 1987), 인지행동치료(Beck, Rush, Shaw, & Emery, 199), 여성주의 치료(Jordan, Kaplan, Miller, Stiver, & Surrey, 1991; Lerner, 1988), 교육학 연구(Najavits & Garber, 1989).

이 치료의 개발과정은 다음과 같은 연구들에서 수많은 시행착오가 있었다: 집단치료형식의 초기 예비 연구(Najavits et al., 1998e); 집단치료형식으로 "종전과 같은 치료"의 통제조건과 실험 조건(Najavits et al., 1996); 개인치료형식으로 물질남용 도심거주 여성을 위한 재발방지치료와 실험 조건과의 비교연구(Hien, 1997); 집단형식의 여성 수감자 대상 예비연구(Zlotnick, 1999); 개인치료형식의 남성대상 예비연구. 또한 3개의 VA센타에서도 사용하였고 이곳에서 남성퇴역군인(C. Smith, 개별적 소통, 2000/04/10; T. North, 개별적 소통, 1999/10/12)과 여성퇴역군인(J. Ruzek, 개별적 소통, 1998/09/15)에 대한 자료를 얻을 수 있었다. 이 연구에서, 이 치료를 시행하는 많은 치료자들과 긴밀한 작업을 통해, 매뉴얼을 윤색하였다. 또한, 많은 정보를 타인에게 효과적으로 전달할 수 있는 타당한 방법이 인쇄물의 형식임을 알게 되었다. 나는 초기 예비연구에서 첫 번째 2개의 치료집단을 운영하였고 이 후 다른 치료자들이 집단을 운영하는 것을 수퍼비젼 하였고 많은 회기의 녹음을 듣고 무엇이 효과적이고 아닌지를 알아내기 위해 그 치료자들과 긴밀하게 작업하였다. 치료관련 다양한 환자의 반응과 변화해야할 것에 대한 환자들의 제안은 매우 중요한 피드백이었다. 또한 현장의 여러 전문가들도 이 매뉴얼을 검토하였다.

추가 사항을 넣기 전, 2개의 연구를 시행하였다. 첫 번째는 50명의 인지행동치료자 대상의 설문지로써, 치료매뉴얼에 대한 그들의 반응을 물어보았다. 매뉴얼의 다양한 요인을 평가하고 가장 좋아하는 매뉴얼을 정하고 상반된 의견을 평가하고 그들이 어떻게 매뉴얼을 활용하였는지 알아보았다(Najavits, Weiss, Shaw, & Dierberger, 2000). 두 번째 연구는 PTSD와 물질남용 여성 30명과 물질남용만 가진 여성 30명을 다양한 측정도구로 비교하였다(Najavits et al., 1999b). 이 두 집단을 구별할 수 있는 변인을 탐색하는 것이 목표였다(예, 공존하는 정신병리적 어려움의 평가, 아동기 위험 및 보호 요인들, 인지적 왜곡, 치료력, 대처양식).

시행착오와 정보수집처리를 기반으로 여러 중요 사항을 수정하였다. 그 내용을 아래에 기술하였다. 임상현장에서 시도했으나 효과적이지 못했던 부분을 자세히 설명하였고, 이것이 도움이 되길 바란다.

- ***인지, 행동, 대인관계의 영역별 전체 모듈(연속 8회기) 실시.*** 치료의 초안은 환자에게 각 영역을 제대로 숙달시키기 위해, 인지, 행동, 대인관계별로 회기를 따로 나누어서 시행하였다(각 8회기, 모든 회기는 미리 순서가 정해졌었다). 실제로 각 모듈별 안전대처 활동지를 따로 만들어서 사용했던 적도 있었다. 그러나 이것은 효과적이지 못했다. 환자는 하나의 영역에 몇 주 동안 "정체되어" 있기 보다는 영역들 사이를 이동하는 다양성을 더 선호했다. 그리고 영역들을 분리하는 것이 아니라, 영역들을 서로 잘 엮는 것이 학습을 향상시켰다. 따라서 현재는 환자와 치료자가 치료주제의 순서를 선택할 수 있도록 수정하였다.
- ***부정적 용어의 틀을 가진 주제.*** 각 주제를 명명하였다. 예를 들어, *인지적 왜곡*과 *훼손된 자아*; 이것은 지금 *의미창조와 PTSD: 자신의 힘을 되찾기.* 치료전반에 걸쳐, 병리의 틀을 가졌던 자료는 삭제하거나 건강한 대처와 대조하는 방식으로 재작업하였다(예, 연민어린 대 엄격한 자기대화; 분열 대 통합된 자아). 이것이 환자에게 더 지지적이며 동기를 부여하는 것으로 밝혀졌다.
- ***집단 파트너 선정하기.*** 집단내에서 집단구성원끼리 무작위로 "단짝"(AA모임에 동반하고 회기를 결석할 경우 연락할 사람, 헌신을 함께 할 사람)을 배정하였다. 환자는 이 구성요소를 낮게 평가하였고 심각한 경계문제를 야기하는 것으로 나타났다.
- ***과제.*** 치료초안에서 과제는 표준적인 인지행동치료모델을 따랐다: 글로 적어야 하고 "과제"라고 명명하며 필수적이었다. 지금은 모두 바뀌었다: 확실하기만 하면 되고 환자가 진전할 수 있도록 임무를 정해준다(2장을 참조하시오); 글로 쓸 필요도 없다(많은 환자들이 학교를 좋아한 적이 없고 글로 쓰는 과제는 실패경험을 떠올리게 할 수 있다); "헌신"이라 명명하였다; 강력하게 권유하지만 필수는 아니다.

- ***환자보다 치료자에게 대부분의 인쇄자료를 제공하기.*** 치료매뉴얼 초안에서, 많은 양의 치료자용 정보를 간단하게 1쪽 정도로 요약한 배포물을 만들었다. 그러나 연구결과, 환자는 회기밖으로 가지고 나갈 수 있는 많은 양의 인쇄물을 매우 좋아하는 것으로 나타났다. 또한 이는 치료자가 많은 양의 정보를 전달해야하는 짐을 덜었다.
- ***치료의 시작에서 환자의 목표설정.*** 환자는 1회기에서 자신의 치료목표를 탐색했었다–즉, "당신의 삶에서 개인적 목표를 적으시오: 당신이 성취하고 싶은 것, 당신이 배우고 싶은 것, 어떻게 살고 싶은가." 다른 환자들에게 효과적일 수 있지만, 이들에게는 효과가 없는 것으로 나타났다. 미래에 대한 전망이 없는 경향을 보이고(실제로, 이는 PTSD를 정의하는 준거 기준에 들어간다), 목표를 분명히 표현하는 것을 어려워하며, 그렇게 못하는 자신에 대해 나쁜 감정을 종종 가졌다. 하지만 단기목표를 설정하는 것은 가능했다(즉, 회기 사이의 헌신).
- ***PTSD와 물질남용의 자서전 쓰기.*** 자신의 물질남용에 대해 자서전을 쓰는 것은 재발방지(Marlatt & Gordon, 1985)의 표준화된 도구이다. 그러나 PTSD와 물질남용에 대한 자서전을 쓰도록 했을 때, 일부 환자는 심각하게 촉발되었고 몇 사람은 치료를 중단하였다. 실제로 PTSD에 대한 자서전을 쓰는 것은 PTSD의 노출치료의 공식적인 부분이고 극심한 불안을 야기하는 것으로 현재 알려져 있다. 따라서 효과적일 수 있는 두 가지 치료법(안전기반치료와 노출)을 아무리 세심하게 계획하더라도, 본 치료에서 이 둘을 결합하여 정례적으로 실행하기에는 안전하지 않다(Najavits et al., 2001).
- ***모든 물질사용사건과 PTSD를 연결하기.*** 순진했던 연구초기에는 물질사용의 모든 사례를 PTSD의 반영으로 정의하려고 했었다. 이 이중진단을 가진 사람이 물질을 사용하는 이유는 PTSD를 관리하려는 시도 외에도 아주 많다(예, 습관, 물질사용자랑 같이 있고 싶어서, 생리학적 요인).

경험적 연구결과

이 치료관련 다음의 대상자과 4개의 경험적 연구가 진행되었다: 외래환자 여성, 도심거주 여성, 남성, 수감 여성(Hien, Cohen, Litt, Miele, & Capstick, 2004; Najavits et al., 1998c, 2001; Zlotnick, Najavits, & Rohsenow, 2003). 현재 여러 다른 연구가 진행중이다: 여자 청소년(Najavits, 1998), 여성 퇴역군인(Rosenheck, 1999), 물질남용치료센터의 여성(Brown, Finkelstein, Hutchins, 2000), 외래환자 여성(Najavits, 1996), 입원치료 여성(Detrick, 2001). 집단치료형식의 연구도 있고 개인치료형식의 연구도 있다.

예비연구 결과는 논문에 자세하게 기술하였다(Najavits et al., 1998c). 간단히 요약하자면, 27명의 여성이 참가하였다. 이 중 17명(63%)이 집단심리치료의 6회기라는 "최소 개입"을 완수하였다. DSM-Ⅳ 1축의 심리장애를 위한 구조화된 임상면접(SCID: First, Spitzer, Gibbon, & Williams, 1994)상으로, 모든 환자가 정신병리진단체계(DSM-Ⅳ)의 기준에서 PTSD와 물질의존의 진단기준에 부합했다. 그리고 초기면접 한 달 전까지 물질사용이 활발하게 진행 중이었다. (물질의존은 물질사용장애 중에서 가장 심각한 수준임을 주목하라). 또한, 65%의 환자는 하나 이상의 성격장애 기준에 부합했다. 이 연구의 많은 참여자가 초기 아동기에 반복적인 신체학대와/나 성학대의 경험을 가지고 있었다. 이것이 이 이중진단을 가진 많은 여성의 특징이라는 것이 이 후 관련 연구보고서에서 더 분명해졌다(Najavits et al., 1997). 모든 여성이 5개 이상의 트라우마를 보고했고, 첫 번째 트라우마는 평균 나이 7세에 발생했다. 94%는 성학대, 88%는 신체적 학대, 71%는 기타 범죄피해를 보고했다. DSM-Ⅲ-R의 물질의존장애의 비율은 41%의 약물의존, 41%의 알코올 의존, 양쪽 모두는 18%이다. 약물유형에 따라 세분하면, 술 59%, 카나비스 29%, 코카인 6%, 항불안제 6%, 진정제 6%, 약국용 수면제 6%이다. 참가자의 88%가 백인이었고 12%가 흑인이었다. 대부분 실직(59%)이고 자녀가 있었다(59%).

치료 전, 동안, 후로 기간을 나누어 몇 가지 핵심적인 연구 질문의 답변을 수집했다: 환자의 PTSD와 물질남용증상이 시간에 따라 얼마나 변화했는가(기타 항목의 기능뿐만 아니라)? 그들은 치료에 얼마나 만족했는가? 치료에서 좋아하고 싫어하는 점은 무엇인가? 어떤 이유로 환자가 치료를 지속하거나 중단하는가?

예비연구의 목적은 치료의 영향력을 평가하는 것으로, 연구결과는 최소 6회기를 완수한 17명의 환자의 자료를 활용하였다. 환자는 평균 67%의 참석률을 보였다. 치료 전/치료하는 동안/치료 후의 3개월간 추적조사를 측정한 결과, 물질사용, 트라우마관련 증상, 자살위험, 자살생각, 사회 적응, 가족 기능, 문제해결, 우울, 물질사용에 대한 인지, 치료관련 교육적 지식에서 상당한 향상을 보였다. 환자동맹과 치료만족도 매우 높았다. 여러 평가도구의 결과, 흥미롭게도 최소 치료참가자 17명이 중도하차한 참가자보다 더 많이 훼손되었으나, 치료에 더 적극적으로 참여했다. 그러나 이 연구결과는 통제집단의 부재, 다양한 통계적 비교, 중도 포기자 평가의 부재라는 한계가 있음을 밝혀둔다.

5명의 외래환자 대상 예비연구에서, 안전기반치료와 PTSD를 위한 노출치료의 결합형을 개인치료형식으로 진행하였다(Najavits et al., 2001). 참가자는 5달 넘게 30회기에 참여하였다. 환자의 요구와 선호에 따라, 각 치료의 회기수를 환자와 치료자가 함께 결정하였다. 모든 참가자는 아동기 트라우마를 겪었다(첫 번째 트라우마의 평균나이는 8.8세); 모두 만성적 PTSD와 물질의존을 오랫동안 가지고 있었다. 이 연구결과, 다양한 평가항목에서 상당한 향상을 보였다. 평가영역에는 약물사용, 트라우마 증상, 해리, 불안, 적대감, 자살 생각과 계획, 가족/사회 기능, 전반적 기능, 의미감이 포함된다. 치료 참가, 동맹, 만족도는 모두 최대치로 높았다. 이 연구는 통제조건의 부재, 적은 참여자의 수, 외부치료에 대한 통제 부재의 한계가 있다.

또 다른 2개의 연구결과도 초안에 반영하였다. 수감여성에 대한 연구는 개방교도소에 수감중인 17명의 여성을 대상으로 집단치료형식으로 안전기반치료를 3달 넘게 25회기 진행하였다(Zlotnick et al., 2003). 모든 참가자가 PTSD와 물질의존 기준에 부합했고 모두 반복적인 신체적 학대 와/나 성적 학대의 경험을 가지고 있었다(첫 번째 트라우마의 평균 나이는 8세). 가장 흔한 약물은 코카인이었다. 모든 여성이 치료에 참여했다. 이 연구결과, 83%의 참여율을 보였고 내담자만족도와 동맹도 높게 나타났다. 17명 중에서, 9명(53%)는 3개월의 치료 후 PTSD진단기준에서 벗어났다: 3개월 후 추적조사에서, 46%가 PTSD진단기준에서 벗어난 상태를 유지하고 있었다. 사전사후검사에서 PTSD증상은 상당히 줄어들었고, 이는 3개월 뒤 추적조사 후에도 지속되었다. 무작위 소변검사 결과, 수감기간 중에 물질을 사용하는 대상자는 없었다. 출소 후 6주 뒤 추적조사에서, 29%의 참가자가 불법약물을 사용하였고 3개월 후에는 35%였다. 약물과 술, 법적인 문제는 사전조사와 6주 사이, 사전조사와 출소 후 3개월 사이의 2기간 동안 상당히 많이 줄어들었다. 재범률(재수감)은 3개월 추적조사결과 33%이었다-이는 이 대상자들에게는 전형적이다. 참가자들은 이 치료가 PTSD와 물질남용에 동일한 수준으로 도움이 된다고 평가하였다.

100명의 저소득, 도심거주 여성을 대상으로 한 연구에서, 개인치료형식의 안전기반치료와 무작위대조시험의 재발방지프로그램(RPT), 비 무작위통제조건의 "전형적인 치료(TAU)"를 비교하였다. 3개월간 25회기를 진행하였고 모든 참가자는 PTSD와 물질사용장애 기준에 부합하였다(Hein et al., 2004). 치료 후, RPT와 안전기반치료 참가자들은 물질사용 횟수와 수준, PTSD 증상, 심리적 증상 심각도에서 상당한 호전을 보였다. 반면, TAU 비교집단은 변화가 뚜렷하지 않았다. PTSD 심각도의 개선은 6개월 추적조사까지 유지되었으나 9개월을 넘기지는 못했다. 6개월 추적조사 결과, 물질사용과 심리적 심각도 영역에서 통계적으로 의미 있는 개선이 유지되지는 않았으나 물질사용과 심리적 심각도가 감소추세를 보였다. 본 연구결과는 인지행동개입을 제대로 수행하면, 매우 심각한 대상자들이 상대적으로 짧은 기간 동안 PTSD와 물질사용장애 증상을 상당히 줄일 수 있는 것으로 해석할 수 있다.

안전기반치료에 대한 더 자세한 정보는 www.seekingsafety.org를 참조하라. 새로운 연구와 논문, 치료자교육 정보, 치료관련 연구의 참조자료의 업데이트와 다운로드 서비스를 제공하고 있다.

안전기반치료가 기존의 치료와 다른 점

최근 심리치료는 많은 새로운 치료법이 출현하는 융성기를 맞고 있다. 따라서 기존의 치료와 새로운 치료를 구분하는 것이 중요하다. 이 치료는 많은 기존 치료의 전통을 가져왔지만(위에 언급했듯이), 지금까지 제기되지 않았던 요구에 부합하도록 개발하였다. 대략적으로 설명하자면, 안전기반치료는 다음과 같은 측면에서 기존의 치료와 다르다; 이론의 조합(즉, 안전이 표적 목표), 인본주의적 주제에 대한 강조(예, 안전, 연민, 정직), 인지행동치료를 어렵게 여기는 환자들에게 쉽게 접촉하고 흥미롭게 만들고자 하는 시도, 사례관리에 주력, 형식(예, 인용구의 사용), 각 주제마다 치료자 및 환자용 구체적 자료의 제공, 치료과정의 쟁점에 대한 관심. 아래에 몇 가지 매뉴얼화된 경험기반치료법을 안전기반치료와 비교하여, 그 유사점과 차이점을 설명하였다. 나아가 아래 제시된 모든 치료는 PTSD 및 물질남용 환자와 연관성이 높다. 치료자는 아래의 치료매뉴얼들을 따로 읽어보기 바란다. 참고문헌에서 별표로 표시된 목록을 살펴보라.

인지행동치료(CBT). 인지행동치료는 가장 널리 사용되고 매뉴얼화되어 있는 경험기반치료법중의 하나이다. 최근 PTSD(Ruzek et al., 1998을 참조하시오)와 물질남용(Beck et al., 1993; Carroll et al., 1991)에 적용되고 있다. 그러나 위의 연구들은 PTSD와 물질남용을 함께 다루지 않았다. 또한, 지금까지 언급한 안전기반치료의 특징은 전형적인 CBT는 아니다. 동일한 이유로, CBT의 두 "가까운 사촌", 재발방지(물질남용을 위해 개발된 CBT의 한 갈래)와 대처기술훈련(예, Monti, Abrams, Kadden, & Cooney, 1989을 참조하시오.)과도 구별된다.

변증법적 행동치료(DBT). 이 치료는 대처기술접근을 사용하며, 최근 물질남용에 적용되고 있다(Linehan et al., 1999). 그러나 이 치료는 경계선성격장애자를 위해 고안되었고 PTSD를 언급하거나 다루지 않는다. PTSD와 경계선성격장애를 모두 가진 환자들도 있지만, 이는 따로 구별되는 심리장애들이다(Herman, 1992; Linehan et al., 1999). 실제로, 안전기반치료의 예비연구에서, 오직 29%의 환자가 경계선성격장애의 준거기준에 부합했다; 편집성 성격장애가 47%로써 더 일반적이었다(Najavits et al, 1998e). 또한 DBT는 훨씬 길고 더 강렬한 치료이며 집단 및 개인치료를 병행할 때 매주 3시간 이상 1년 정도가 소요되며, 필요에 따라 전화코칭이 추가된다(Linehan et al., 1999). 안전기반치료는 저비용(예, 1명의 집단지도자가 이끄는 단기 집단치료)으로 고안하였고, 환자가 더 많은 서비스를 받을 여건이 가능하다면 더 길고 심층적인 개인치료 형식으로 확장될 수도 있다. 또한 DBT의 형식, 가르치는 기술 내용, 언어, 추상적 개념의 수준도 다르다.

PTSD를 위한 노출치료. 많이 사용되며, PTSD를 대상으로 하는 경험기반 행동치료이다. 주

요 기법은 트라우마 기억과 촉발제에 노출하는 것이다. 이는 안전기반치료와 조합해서 사용할 수 있으나, 본 매뉴얼에서 의도적으로 생략하였다("이 치료에서 다루지 않는 영역"을 참조하시오). 또한 노출치료는 더 짧고(9-12회기) 물질남용, 사례관계, 대처기술에 대한 심층작업을 다루지 않는다(비록 몇 가지 CBT개입을 종종 사용하기는 하지만)(Foa & Rothbaum, 1998).

동기강화치료. 물질남용을 위한 치료(Miller & Rollnick, 1991)로써, 긍정적 대인관계 치료과정(예, "저항과 함께 구르기", "공감표현하기", "논쟁 피하기")에 집중하여 환자와 연결하고 치료를 지속하게 돕는다. 매뉴얼화 되어 있고, 경험적 연구에서 긍정적인 결과를 보여준다(MATCH프로젝트 연구팀, 1997; Miller & Rollnick, 1991). 그러나 이 치료는 대처기술을 연습하지 않고 이중장애나 특히 PTSD를 다루지 않으며 인지행동치료가 아니다.

12단계치료. AA와 같은 12단계치료가 안전기반치료나 기타 많은 심리치료와 호환성이 높기는 하나, 오직 물질남용에만 집중한다(PTSD는 아니다); 금욕모델만 지지한다; 전문적 치료자에 의해서 행해지도록 고안하지 않았다; 대처기술관련 분명한 연습법을 제공하지 않는다. 그러나 12단계를 적용한 몇 가지 심리치료모델들은(Mercer, Capenter, Daley, Patterson, & Volpicelli, 1994) 위의 마지막 2가지 특징을 가지고 있다.

PTSD와 물질남용의 치료. 몇 가지 치료법이 이 이중 진단을 위해서 개발되었다. 안전기반치료 외에 3가지 다른 치료법이 예비경험연구를 진행하였다: Dansky와 동료들의 PTSD와 코카인 의존의 병행치료(Dansky, Back, Carroll, Foa, & Brady, 2000), Triffleman과 동료들의 물질의존과 PTSD치료(Triffleman, Carroll, & Kellogg, 1999), Donovan과 동료들의 "초월"프로그램(Donovan, Padin-Rivera, & Kowaliw, 2001). Dansky와 그의 동료들(2000)이 고안한 치료는 16회기 모델로써 PTSD에 대한 Foa의 노출치료(Foa & Rothbaum, 1998)와 재발방지 기법(Carroll, 1998; MATCH프로젝트 연구팀, 1997), PTSD와 코카인 의존에 대한 심리교육을 조합하여 개발하였다. 안전기반치료와 다른 점은 노출치료를 포함하고 회기수가 더 짧고 하나의 물질만을 다루며(즉, 코카인만 다룸) 그 형식과 특정 기술이 다르다. Triffleman와 그의 동료들(1999)의 치료는 PTSD의 실제 노출법, 형식, 특정 기술면에서 안전기반치료와 다르다. Donovan과 그의 동료들(2001)의 치료법은 전역군인을 위한 12주 프로그램으로써 일주일에 10시간의 집단치료와 물질남용재활프로그램과 부가적인 활동(예, 지역사회 자원봉사)에 의무적 참가 조항, 6주간 트라우마처리와 대처기술개발의 집중작업, 구성주의/실존주의/역동적 인지행동/12단계이론으로부터 조합한 개념을 기반에 두고 구성되었다. 이 치료는 집중치료를 위한 부분입원프로그램, 특정 기법, 트라우마처리에 초점을 둔다는 측면들에서 안전기반치료와 다르다. 마지막으로 위의 5가지 모델은 아직 경험적 연구가 없으며 구체적인 치료 자료를 제공하지 않는다(예, 회기별 계획과 환자용 활동지). 12단계 전통적 치료에 관한 Trotter(1992)와 Evans과 Sullivan(1995)의 저서들, VA 치료장면에서 개발된 행동모델을 기

술한 Abueg와 Fairbank(1991)의 논문, 입원환자를 위한 통합적 모델에 대한 Bollerud(1990)의 논문, PTSD와 알코올 남용자를 위한 집단치료 저서 안에 삽입된 Meisler(1999)가 쓴 장, Miller와 Guidry(2001)의 저서도 PTSD와 물질남용치료를 다루고 있다.

PTSD와 물질남용 사례자의 이야기

PTSD와 물질남용을 겪은 환자의 사례로 도입부를 마무리하는 것이 적절한 것 같다. 이 대상자들이 낯선 치료자에게, 환자의 눈으로 심리장애를 바라는 관점이 도움이 될 수 있다; 그리고 모든 임상가에게 이러한 사례의 복잡성을 상기시킬 것이다. 아래는 이 치료의 예비연구에 참여했던 여성이 쓴 것이다. 그녀에게 기재 허가를 받았고 익명으로 처리하였다.

> *"오래전으로 거슬러 기억하자면-내가 아직 말하거나 걷지도 못할 때-나의 큰오빠가 나를 신체적으로 학대했다. 내가 3살 반이었을 때 오빠에게서 첫 번째 성적학대가 있었다. 그때가 마비된 불안을 느꼈던 첫 번째 순간이었다. 이후로 그 마비된 불안 때문에 계속 고통 받아 왔다. 나는 그때부터 6살이나 7살 때까지 오빠에게 지속적으로 신체적/성적/정서적 학대를 받았다. 그 당시 엄마와 나는 정서적으로 거리감이 있었다. 나는 엄마가 나를 미워한다고 늘 느꼈다. 나의 엄마와 오빠는 종종 나를 놀렸고, 나는 당황스러웠다. 나의 아버지도 나를 성적으로 학대했다. 내가 4살부터 9살 때까지 나의 아버지는 뇌종양을 앓았다. 그 당시 아버지는 입원과 퇴원을 반복하였다. 아버지가 종종 집에 있을 때마다, 그는 조증상태이거나 우울하거나 매우 혼란스럽고 분별력이 없었다. 나는 아버지가 오빠에게 심한 신체적 학대를 했던 것으로 기억한다. 아버지는 혼란스럽고 나는 너무 많이 무서웠다. 그 당시 한 이웃은 내게 구강성교를 강요했다. 그리고 오빠의 친구도 종종 나를 때렸다. 나는 지속적인 공포 속에 살았다. 나는 내가 나쁜 사람 같았고 모든 일은 내 잘못이라고 느꼈다. 나는 사람들이 나를 쳐다보는 것도 견딜 수가 없었다. 내가 9살이 되었을 때 아버지는 돌아가셨다. 그의 죽음 후, 나는 위의 어떤 것도 기억하지 않았다. 나는 나의 아동기 전체를 지웠다. 그 기억이 다시 돌아오기 시작한 것은 몇 년 전이다."*
>
> *"나는 자라는 동안 사람들이 나를 미워하고 나를 해하고 싶어 한다고 느꼈던 것을 기억한다. 나는 사람들이 곁에 있으면 언제나 불안했다. 11세가 되어서 나는 술을 마시기 시작했다. 술은 나를 덜 불안하고 더 사회적으로 만들었다. 12세가 되어서 나는 마약을 했다. 헤로인, 메탐페타민, LSD, 마리화나, 술. 그때는 주로 호기심이었다. 그리고 기분이 좋아지기 위해서 했다-다른 마약을 했던 이유이기도 하다. 내가 12살 때, 나의 첫 번째 남자친*

구는 16살이었다. 그는 내 오빠와 친구였고 가끔 우리와 함께 살았다. 내가 13살이 되었을 때 내 남자친구가 나를 강간했고, 처음 삽입을 경험했다. 그는 나의 입을 막고 질식시키려 했다. 끔찍한 경험이었고 나에게는 말할 사람이 아무도 없었다. 나는 둘째 오빠와 남동생도 있는데 그들은 나를 학대하지는 않았다. 그들은 막기 위해 아무것도 하지 않았다. 하지만 무슨 일이 벌어졌는지에 대해 그들이 얼마나 알고 있는지 나는 모른다."

"14세 때, 나는 22살 남자친구를 만났다. 그는 헤로인을 사용해서 나를 흥분시켰다. 우리는 둘 다 중독되었다. 나는 헤로인에서 끊기 위해 그를 떠났고 그는 불같이 분노하였다. 그는 내가 악마이며 다시는 나를 안볼 것이라고 말했다. 이후로 내 불안은 정말 통제불능이 되었다. 15살에서 17살 사이에 나는 많은 헤로인과 메탐페타민을 했다. 나는 자신이 미웠고 그저 죽고만 싶었다. 16살에는 3명의 남자가 총으로 위협하며 나를 강간했다. 17살에 나는 존재하는 모든 약을 다 경험했고 아무것도 나를 도울 수 없다는 것을 깨달았다."

"17세에 내 불안감은 더 커져서 집밖을 나갈 수 없었고 더는 계속할 수 없다고 느꼈다. 그 당시 나는 자살 외에는 다른 선택안을 생각할 수 없었다. 마침내 나는 98알의 바르비투르(진정제 · 최면제로 쓰이는 약물)를 먹을 용기를 내었다. 나는 자살시도에서 생존했다 그러나 술과 마리화나로 다시 돌아갔다. 나는 잠자기 위해서 마리화나를 주로 사용했고 내 불안을 조절하기 위해 술을 마셨다. 23세 때 내가 여기를 벗어나기만 하면 모든 것이 좋아질 것이라고 생각하고 나는 남쪽으로 이주했다. 나는 틀렸다. 나는 거기에서 폭력적 관계에 말려들었다. 마지막에 나는 너무 심하게 맞아서 턱관절이 부서졌다. 나는 다시 돌아왔고 20대 후반까지 계속 술을 마시고 마리화나를 피웠다."

"그 후 나는 AA안내를 받았다. 나는 사회 복귀 훈련 시설에 들어갔다. 석 달 반이 지났을 때 나는 거기서 나왔다. 나는 다시 내 삶을 살 수 있을 것처럼 느꼈다. 그러나 오래지 않아 나는 다른 사회 복귀 훈련 시설에 들어갔고 이번에는 겨우 6주 머물렀다. 30대 초반에 나는 또 다른 사람을 만났다. 우리는 둘 다 코카인을 했다. 또 다른 폭력적 관계-그가 거의 나를 죽일 뻔해서 내가 입원하고 나서야 우리는 헤어졌다. 나는 다시 그에게 돌아갔다. 그는 신체적 폭력은 다시 하지 않았으나 정서적 학대가 있었다. 나는 그와 함께 있는 대부분의 시간동안 공포에 휩싸였다. 35세에 우리는 완전히 헤어졌다. 나는 지금 치료중이다. 나는 내게 있었던 폭력적 패턴을 깨닫기 시작했다. 그리고 치료를 통해서 나의 삶이 왜 그런 방식이었는지 이제 이해하기 시작했다. 나는 지금 38살이며 만약을 대비해서 안타부스(알코올 중독 치료제)를 복용한다. 그래서 나는 내 기억과 불안을 다루는 이 어려운 시간동안 술을 마시지 않기 위해서이다. 그러나 아직 마리화나를 피우고, 내 꿈과 내 불안을 통제하는 기분을 느끼기를 희망한다. 나는 나를 학대했던 오빠보다 내가 더 오래 생존하고 있다는 것이 자랑스럽다-그는 18세 이후로 헤로인과 코카인에 중독되어서 36세에 자살했다."

제 2 장 치료 실시하기

이 장은 모든 회기에서 사용되는 치료자/환자용 활동지를 따라, 치료를 실시하는 일반적인 전략을 설명하고자 한다. 먼저 치료주제를 훑어보고 다시 2장으로 되돌아오는 것이 도움이 될 것이다. 이 치료법을 사용하는 치료자의 훈련에 관한 논문(Najavits, 2000)을 참조하고, PTSD와 물질남용을 가진 환자를 치료하는 2개의 영상물(Najavits et al., 1998a, 1998b)도 참조하라. 이 가이드라인은 치료를 일관되게 시행하기 위해 치료자 훈련의 일부로 연구 및 개발한 내용이다; 치료맥락에 따라 적용하거나 더 융통성 있게 사용할 수 있다.

치료양식

이 치료는 임상가의 선호, 환자, 치료맥락 등에 따른 다양성에 매우 융통성 있게 적용할 수 있도록 고안하였다. 동시에, 유효한 시간동안 가장 효과적으로 사용할 수 있도록 매우 구조화되어 있다. 형식관련 몇 가지 핵심을 아래에 기술하였다.

주제는 어떤 순서로든 실시할 수 있다. 환자와 치료자가 주제의 순서를 선택할 수 있도록, 각 주제는 서로 독립적으로 고안되었다. 따라서 주제는 일부러 순서를 매기지 않았다. 치료전체를 시행할 계획이라면, 기초를 세우기 위해 *치료안내/사례관리*와 *안전 주제*를 먼저 시행할 것을 추천한다. 치료초기에 시행할 수 있는 주제는 *PTSD: 당신의 힘을 되찾기*(환자가 PTSD를 잘 모를 경우), *물질이 당신을 지배할 때*(환자가 물질사용을 활발하게 하고 있는 경우), *정서적 고통으로부터 분리하기*(*그라운딩*)(핵심기술중의 하나), *헌신*(각 회기의 체트아웃시간에 헌신관련 쟁점을

다루기)이 있다. 환자는 자신의 치료를 통제한다고 느낄 때 가장 동기부여가 높기 때문에, 환자가 주제의 순서를 선택하게 하라. 치료주제목록(이 장의 마지막에 있는 HANDOUT 3)을 환자에게 주고 다음 회기에 무엇을 하고 싶은지 질문하라. 매 회기 마지막이나 회기를 시작할 때, 실시하라. 동기가 높은 환자의 경우, 다음 회기 전에 집에서 배포물을 읽어보라고 할 수도 있다. 집단치료의 경우, 집단의사결정과정이 장황해지는 것을 피하기 위해, 치료주제를 치료자가 선택하는 것이 가장 간단하다.

치료회기는 25회보다 길거나 짧아도 된다. 이 치료는 25개의 주제가 있으나 전체 회기수가 25회기보다 많고 적음에 상관없이, 적용할 수 있도록 고안하였다. 예를 들어, 집중치료나 장기 프로그램은 많은 회기를 제공하는 반면, 일부 환자는 단기입원이나 의료보험의 제약 때문에 몇 회기만 받을 수도 있다. 이 치료를 길게는 1년, 짧게는 1회기동안 사용한 임상적 연구결과가 있다. 이와 같은 다양성에 기인하여, 각 주제는 2가지 고려사항을 염두에 두고 개발되었다. 첫째, 각 주제는 서로 독립적이다. 선행지식의 기반을 요구하지 않고 최소 회기를 추정하지도 않는다. 즉, 치료자는 시간에 따라, 하나의 주제나 몇 개의 주제를 사용할 수 있다. 둘째, 각 주제는 상당량의 자료로 구성되었다. 그래서 한 주제를 여러 회기 동안 실시할 수 있다. *의미창조하기*라는 주제를 예로 들면, 이 주제 전체를 다루려면 여러 회기가 걸리는 매우 많은 배포물을 포함하고 있다. 따라서 25회기 이상이 가능하다면, 치료를 보다 집중치료 방식으로 확장하여 실시할 수 있다. 이 치료를 여러 가지 상황 하에서 어떻게 활용할 수 있는지에 대한 제안은 "다양한 조건에서 안전기반치료를 적용하기"와 "회기 운영"에서 자세하게 기술하였다.

일반적으로, 각 주제를 작업할 시간이 더 많을수록 더 좋다. 특히 심각하게 훼손된 환자들에게는 더 좋다고 볼 수 있다. PTSD와 물질남용이 여러 해 동안 만성적으로 나타난 경우, 임상적으로 의미 있고 오래 지속되는 긍정적인 성과를 얻으려면 상당량의 치료 작업이 필요하다. 그러나 적절한 치료량을 결정하는 연구는 아직 미비하다. 안전기반치료의 예비연구(Najavits et al., 1998e)에서, 짧은 시간(3개월간 최대 25회기)안에 상당한 효과를 얻을 수 있는 지 확인하는 것을 목표로 하였다. 실제로 최소 회기인 6회기나 그 이상을 참가했던 대상자들이 다양한 검사결과에서 상당한 향상을 보였다(1장의 "경험적 연구결과"를 참조하시오). 그러나 25회기에 대한 치료자와 환자의 주된 비평중 하나는 치료가 좀 더 길어지기를 원한다는 것이었다. 심각하게 훼손된 사람을 위한 다른 치료법들은 장기 집중치료를 제공하는 편이다(예, 경계선 성격장애자와 물질의존자를 대상으로 하는 Linehan의 DBT는 일 년 동안 매주 3시간의 치료를 실시하며 필요할 때마다 전화코칭도 실시한다; Linehan et al., 1999).

다른 치료와 통합할 수 있도록 고안하였다. 이 치료는 독자적인 개입으로 실시할 수 있다. 실제 현장에서, 환자의 복합적인 요구 때문에 환자는 종종 여러 치료를 동시에 받게 되는 상황에 놓이게 된다(예, 약물요법, 개인치료, 12단계 모임). 따라서 이 치료는 다른 치료와 조합해서 사용

할 수 있을 뿐만 아니라 환자가 그 여러 가지 치료법에 잘 몰두할 수 있도록 상당량의 사례관리 요인을 포함하여 개발하였다. 더 자세한 사항은 *치료안내/사례관리* 주제를 살펴보라.

광범위하게 다양한 형식으로 실시할 수 있다. 이 치료는 50분 상담, 90분 상담, 집단상담, 개인치료, 패쇄집단(모든 환자가 동시에 시작하고 끝나는 치료), 개방집단(지속적으로 운영되며 환자는 어느 시점에서든지 참가할 수 있다), 1명이나 2명의 집단지도자들도 가능하며, 다양한 치료 간격(일주일에 두 번, 매주 한 번, 또는 전반부는 매주 2회와 후반부는 매주 1회)등 다양한 형식으로 실시할 수 있다. 요약하면, 다양한 형식에 적응할 수 있다. 임상적 경험은 이를 뒷받침하지만, 다양한 형식을 사용한 성과연구는 부족한 편이다. 이 치료에 대한 연구(Najavits et al., 1998c)는 관리의료 프로그램의 전형적인 한계를 지닌 제한된 조건하에서 실시하였다. 집단치료로써, 12주 동안 매주 2회, 회기당 90분, 8명 이상의 환자와 1명의 치료자, 조정된 패쇄집단형식(5회기 이후에는 새로운 환자가 들어오지 않는)을 취했다. 안전기반치료를 활용한 경험연구의 결과는 다른 형식을 활용한 3개의 연구에 기반에 두고 있다: 개인치료형식으로 도심거주 여성대상 1시간 회기(Hein & Litt, 1999), 수감 여성 대상 90분 회기의 집단치료형식(Zlotnick, 1999), 남성 대상 1시간 회기형식의 개인치료. 2가지 연구의 결과는 긍정적으로 나타났다(1장의 “경험적 연구결과”를 참조하시오.).

광범위하게 다양한 PTSD와 물질남용자에게 적용할 수 있다. 다양한 환자들에게 적용되었다; 여성, 남성, 혼성(집단치료의 경우), 성인, 청소년, 수감자, 퇴역군인, 외래환자, 입원환자, 도심거주 환자, 시외거주 환자, 소수자. 성과연구는 계속 진행 중이기는 하나, 이 치료의 초기 연구에서, 위 하위집단들은 치료에 대한 긍정적인 만족도를 나타냈다.

매우 구조적이다. 이 치료의 구조는 각 회기 안에서 시간을 어떻게 잘 활용하는 법, 적정하게 “담는(contain)” 법, 목표를 설정하고 유지해나가는 법을 형성하도록 개발하였다. 자주 충동적이고 압도되는 PTSD와 물질남용자의 경우, 예상가능한 회기 구조는 어떤 일이 벌어질 것인지 미리 알게 도와준다. 더해서, 절차 그 자체가 이 2가지 심리장애로부터 회복하는데 필요한 세심한 계획, 조직화, 초점을 반영한다. 이 치료의 연구결과, 환자는 회기구조에 쉽게 편안해졌고 도움이 되었다고 보고하였다. 그러나 대부분의 치료자들이 익숙해지는데 더 어려움을 겪었다(특히 비구조화된 치료를 주로 수련한 경우). 구조가 효과적일지 확신하지 못하는 치료자의 경우, 우선 시도해보고 난 후 환자들에게 구조화에 대한 느낌이 어떠한지 피드백을 물어보는 것이 도움이 될 것이다.

현재 PTSD와 물질남용의 진단기준에 모두 정확하게 부합할 필요는 없다. 이 치료는 PTSD와 물질사용장애가 현재 DSM-Ⅳ기준에 맞는 환자를 대상으로 하였지만, 이 기준에 모두 맞지 않는 환자에게도 사용하였다(예, Najavits et al., 1998e). 예를 들어, 트라우마 내력을 가졌으나 PTSD진단은 없는 환자, PTSD만 있는 환자(물질남용이 없음), 2가지 심리장애의 개인력이

있으나 한 가지 심리장애만 현재진행형인 환자들이다. 이들은 이 치료가 매우 적절하였다고 보고하였다. 대부분의 환자는 PTSD와 물질남용 외에 다른 심리장애도 가지고 있었다(예, 주요 우울, 성격장애, 기타 불안장애). 실제로, 지금 현재 환자에게 가장 중요한 문제(치료자의 안내가 적용된)에 치료에서 배운 대처기술을 적용하도록 격려하는 것이 도움이 될 것이다. 물질남용관련 자료는 다른 충동조절장애(예, 섭식장애, 도박, 일중독, 성중독, 인터넷 중독)에도 특히 유의미할 것이다. 따라서 현재 PTSD와 도박중독에 고통 받는 환자는 이 2가지 주제에 관련된 주제를 탐색해볼 수 있다. "배포물에서 '물질남용'이 나올 때 마다, 대신 도박을 생각하세요"라고 환자에게 안내할 수 있다. 그러나 PTSD와 물질남용외의 심리장애에 대한 효과성연구는 아직 미비하다. 또한 다른 심리장애에 필요한 모든 치료를 의뢰해야 한다(예, 섭식장애치료); 이 치료가 기타 심리장애에 효과적으로 알려진 치료법을 대체할 수는 없다.

다양한 조건에서 안전기반치료를 적용하기

치료장면 및 환경, 이 이중장애를 가진 환자 집단의 다양성, 치료적 제약에 관련한 많은 다양성 때문에, 치료의 적용법도 많이 다르다. 아래에 가이드라인을 제시하였다. 현 시점에서는 연구보다 임상경험에 더 기반을 둔 가이드라인이다.

오직 1회나 단회기 상담만 가능한 경우. 아마도 가장 핵심적인 다음의 주제 중 하나 이상 사용해보라.

- *안전*
- *PTSD: 당신의 힘을 되찾기*
- *물질이 당신을 통제할 때*
- *정서적 고통으로부터 분리하기(그라운딩)*
- *도움요청하기*

환자의 긴급한 요구와 선호를 기반으로 주제를 선택하라. 예를 들어, 환자가 PTSD를 처음 배운다면, PTSD주제를 1–3회기정도 시행할 것을 고려해보라. 이 심리장애를 교육하는 데 집중하고 추후 장기적 PTSD치료에 대한 계획을 세우라. 또한 한정된 시간을 최대한 사용하기 위해서 환자가 상담시간 외에 배포물을 읽도록 요청하는 것이 이 개입의 힘을 "촉진할 것이다". 마지막으로 개인치료가 환자에 더 잘 집중할 수 있기 때문에 집단치료보다 개인치료의 양식으로 시행할 것을 고려해보라.

25회기 이상 가능한 경우. 가능하다면 주제별 최소 2회기를 하라. 환자와 치료자의 판단에 따라 더 추가할 수 있다. 따라서 예를 들어 *회복적 사고*라는 주제라면, 환자는 첫 회기에 이 주제에 대한 배포물을 미리 받고 그 다음 회기에 그 내용을 다룬다. 이러한 방식은 상담회기사이에 헌신을 더 촉진하고 기법을 심층적으로 연습할 수 있게 한다. 실제로 어떤 주제는 연이어 3회기 이상을 실시했다. 이 방법에 만족하는 환자와 1년 넘게 여러 주제를 순환하면서 반복했다. 한 환자가 말했듯이, "나는 매번 탐색할만한 새로운 것을 발견한다". 그러나 너무 많은 회기동안 이 치료를 실시하면, 결국 치료자는 환자가 숙달한 주제를 생략하거나 덜 구조화된 방식으로 접근할 지도 모른다(회기의 구조화를 느슨하게 함). 장기적 활용의 핵심은 환자가 가장 흥미를 느끼는 영역에서 환자의 적극적인 참여를 이끌어내는 것이다. 또한, 25회기 이상이 가능하다면, 통합 치료를 할 수 있다(예, 동기강화치료나 노출치료를 추가하기). 이는 특히 개인치료에서 유용하다. 그러나 노출기법을 추가하기 전에, 아래의 "치료 안내"에 기술된 안전척도를 참조해야만 한다.

읽기에 어려움이 있는 환자의 경우. 문맹이나 글 읽기가 더디거나 그저 배포물을 싫어하는 환자가 있을 수 있다. 이러한 경우, 치료자는 자료를 간단하게 요약하고 상담전반에 걸쳐 주제를 잘 직조해가기를 추천한다. 이는 여성수감자(Zlotnick, 1999), 도심거주 여성(Hien, 1997), 여자 청소년(Najavits, 1998)대상 연구에서 성공적으로 나타났다. 그러나 치료자가 자료에서 너무 많이 벗어나지 않는 것이 중요하다. 배포물을 닻처럼 활용하는 것이 전체적으로 상담의 초점을 잃지 않는 방법으로 보인다. 또한, 처음에는 배포물을 환자가 읽도록 격려하고 환자가 실제로 읽지 못하거나 읽기를 반복적으로 거부하는 경우에만 배포물을 생략할 것을 제안한다. 집단치료에서, 읽을 수 있는 환자가 읽을 수 없는 환자에게 크게 읽어줄 수 도 있다. 그러나 치료자가 자료를 읽어주는 것은 치료가 아니라 강의처럼 보일 수 있기 때문에 추천하지 않는다.

특정 하위집단을 다루는 경우. 퇴역군인, 노숙자, HIV환자, 소수자, 청소년, 수감자 등 특정 집단만을 대상으로 하는 경우가 있다. 이 이중진단을 가진 하위집단은 많다. 자료를 가지고 당신의 환자와 연관있는 예시를 추가하라. 예를 들어, 소수자를 다루는 경우, 인종차별관련 예시를 추가할 수 있다(예, "어떤 사람이 당신에게 인종차별주의자처럼 말한다면 어떻게 대처할 것인가?"). 퇴역군인을 다룬다면, 전쟁과 연관있는 자료를 활용할 수 있다(예, "당신 안에서 물질남용과 "전쟁"을 할 수 있습니까? 물질남용이라는 '적'과의 싸움에 어떻게 당신의 군사훈련을 적용할 수 있겠습니까?"). 그러나 먼저 자료 "그대로"를 사용하고 환자의 피드백을 받은 후, 주요 수정(예, 전체 주제의 생략)을 하라. 때때로 환자에게 비효과적일 것이라고 생각한 주제(예, 남성 퇴역군인 대상 *자기양육*)가 성공적으로 적용되기도 한다. 환자의 반응을 경청하고 그에 따라 치료를 응용하라.

응용의 예시.

1. *마리아, 낮병동의 임상 사회복지사.* 마리아는 일주일에 2번 집단치료를 운영한다. 대부분의 환자는 일 년에 몇 주만 참석한다. 증상은 매우 심각한 수준이라서, 주제마다 2회기로 진행하면서 "이번 주의 주제"를 갖기로 했다. 월요일에 그녀는 주제를 안내하고 관련한 모든 배포물을 나눠준다. 환자는 대략적으로 배포물을 숙지한 후, 수요일에 만난다. 상대적으로 프로그램에 오래 참석하는 환자는 많은 주제를 다루고, 더 짧게 참여하는 환자에게는 몇 가지 주제만을 다룬다.
2. *릭, 단기 입원병동에 근무하는 물질남용상담자.* 릭은 며칠에서 몇 주간 머무는 해독병동에서 일한다. 그는 개인치료로 결정했다. 그는 각 환자의 가장 긴급한 요구 평가에 기반을 두고 주제를 선택한다. 환자, 마샤는 플래쉬백과 해리가 많으나 퇴원 전 입원병동에서 2일만 참여할 수 있다. 그는 그라운딩 기법만 시행하기로 결정했다. 추수상담으로, 그녀에게 지역내 정신건강센터의 외래 PTSD치료를 의뢰했다.
3. *클레인 박사, 회기제한이 없는 외래병동 임상가.* 클레인 박사는 여러 해에 걸쳐 일주일에 3번 개인치료를 하는 외래병동 임상가이다. 환자는 초기 아동기 트라우마와 다양한 물질남용의 심각한 경험을 가지고 있다. 환자의 배우자는 치료비용 지불에 호의적이고 의료보험관련 제약은 없다. 환자는 대처기술과 트라우마기억에 대한 논의 모두에 관심을 표현했다. 환자를 세심하게 평가 후, 클레인박사는 이것이 도움이 될 것이라는데 동의했다. 처음에는 대처기법의 토대를 만들기 위해 안전기반치료만을 작업했다. 2개월 뒤, 환자가 안전기반치료에서 습득한 기술을 활용하는 능력을 증명한 후, 노출치료회기를 추가했고 관련 매뉴얼(예, Foa & Rothbaum, 1998을 참조하시오.)을 사용했다. 클레인 박사가 안전 기준(이 목록을 보려면, 아래의 "치료 안내"를 참조하시오.)을 필수적으로 구축한 후에만 이 작업을 실시했다는 것에 주목하라. 클레인 박사와 환자는 노출과 대처기법을 번갈아 다룰 계획을 세웠다. 그러나 환자가 얼마만큼 하느냐에 따라, 매 회기를 융통성 있게 진행할 것이다. 환자가 잘 따라오지 못한다면, 환자가 트라우마 기억을 다시 안전하게 다룰 때 까지 대처기술 학습으로 되돌아갈 것이다.

회기준비

다음의 제안을 치료준비에 활용하라. 또한 이 장의 마지막에 수록된 "치료 시작 전 확인목록"과 "모든 회기에 적용하는 자료"를 참조하라.

치료를 시작하기 전에 책 전체를 읽으시오. 여행 시작 전에 지도를 읽는 것처럼, 책 전체를 검토하는 것은 개별적 요인을 통합하는 관점을 제공한다. 나아가, 이 자료의 대부분은 치료 전반에 걸쳐 교차 적용할 수 있다. 예를 들어, *물질이 당신을 통제할 때* 라는 주제는 물질사용중인 환자의 어떤 주제의 회기든지 연관 지을 수 있는 정보를 제공한다.

치료관련 자료를 구하라. 치료를 시작하기 전에, 사례관리 목적으로 지역내 자원목록을 구축하는 것이 도움이 된다. 또한, *지역사회자원*이란 주제는 물질남용, HIV, 트라우마, 정신건강, 가정폭력을 포함한 다양한 주제와 관련하여, 국가기관에서 제작한 무료 자원자료(예, 환자용 전단지, 포스터, 물질남용에 대한 현황 보고서, 논문)를 얻을 수 있는 연락처도 포함한다. 마지막으로, 트라우마나 물질남용에 특화된 옹호기관이나 전문가를 만나보는 것을 고려할 수 있다. *지역사회자원*이란 주제의 HANDOUT 1을 참조하라.

교차훈련의 필요성을 고려하라. 이 치료의 핵심영역은 물질남용, PTSD, CBT이다. 이 중에서 낯선 영역이 있다면, 전문적 훈련이나 수퍼비전을 받는 것이 좋다. 참고문헌에 도움 될 만한 읽을거리를 별표로 표시해두었다. 또한, 자신의 전문성의 한계를 인지하고 필요한 곳에 의뢰하거나 자문을 받아라. 예를 들어, 가정폭력, 정신약리학, 기타 심리장애의 치료(예, 섭식장애, 강박장애, 공포장애)등의 경우이다. 마지막으로 PTSD와 물질남용장애에 대한 "느낌"을 분명하게 습득하라. 이를 얻기 위해, 환자를 면밀하게 경청할 뿐만 아니라, 이 질병의 직접적 경험을 전달하는 영화를 보거나 책을 읽는 것이 최고의 방법 중의 하나이다: 참고문헌의 마지막에 간단한 목록을 제시하였다.

치료적 도전을 미리 대비하라. 치료 시작 전, 회기내에 일어날 수 있는 의사결정을 돕기 위해, 아래의 "치료 안내"와 "문제 상황과 응급상황"을 참조하라. 또한 각 주제마다 "어려운 사례" 를 생각해보라. 가능하다면, 당신의 반응을 연습하기 위해서 동료나 수퍼바이저와 역할연습하라.

적어도 하나의 AA모임이나 다른 12단계 모임에 참석하라. 아직 안 해봤다면 적어도 하나의 AA모임에 참석할 것을 강력하게 권유한다. 개방모임이므로 누구든지 환영받고 자신을 전문가로 밝힐 필요도 없다. 일반적인 물질남용치료가 대부분 그러하듯이, 특히 이 치료는 자조모임에 의지한다. 자조모임이 어떠한지 직접적으로 이해함으로써, 당신이 환자의 걱정을 현실적으로 이해하고 다루는데 도움이 될 것이다. 가능하다면, 참석자가 물질남용에 대한 자신의 경험을 설명하는 "증언자 모임"이나 "증언자 논의 모임"에 참석하라; 물질남용이 인간의 삶에 어떻게 영향을 미치는지, 다른 객관적인 설명보다 더 강력하게 배울 수 있다. 12단계의 하나로 논의했었던 "치료팀 모임"에 참석해볼 수도 있다. 12단계 집단모임의 위치를 알려면 *지역사회자원*이란 주제를 참조하라.

지원을 얻어라. 심각한 환자를 치료할 때 발생하는 정서적 도전에 대한 지원망을 찾는 것이 현명하다. 실제로, 물질남용의 경우, 지원망의 일원으로 어떤 임상가는 비중독자인 "중요 타인"

을 위한 12단계 지원집단을 찾는다(예, 알코올중독자의 가족과 친구들의 자조모임(Al-Anon), 알코올 중독자 성인자녀의 모임). 트라우마 작업에서도 동료의 지원을 받는 것은 매우 중요하다(Herman, 1992).

치료자 자신의 삶에 치료 주제를 적용해보라. 자신의 삶에 의식적으로 기법을 적용하는 것은 환자가 겪어내야 할 것이 무엇인지 경험적으로 이해하는 최고의 방법 중 하나이다. 이것은 생색을 내라는 의미가 아니다. 오히려 자신의 치료적 작업에 귀중한 영감을 얻기 위해, 치료자 자신의 쟁점과 관련하여 이 치료의 대처기술을 직접적으로 실험해보는 것이 중요하다. 예를 들어, 다시 생각하기 기술은 쉬워 보이나 일반적으로 매우 어렵다. 더 중요한 상황일수록 실행하기가 더 어렵다. 비슷한 맥락에서, 환자 경험의 일부를 경험하기 위해 일정기간동안 당신이 즐기는 "물질"(예, 초콜렛, 담배, 와인)을 금욕해보는 것도 유익할 것이다.

연구자의 준비. 이 매뉴얼을 사용하여 연구를 실시할 계획이라면, 연구실시 전에 25개의 모든 주제를 활용하여 집단치료나 실제 환자와 수련을 실시해 볼 것을 제안한다. 또한 안전기반치료 피드백 설문지의 마지막에 기입된 주소를 활용하여 나의 연구프로그램으로 연락할 수도 있다(*종결*이란 주제를 참조하시오).

치료과정

환자 스스로 자신에게 효과적인 방법을 발견하도록 격려하라. 대처의 올바른 방법은 하나만 있는 것이 아니다; 특정 환자에게 더 잘 혹은 더 잘 안 되는 방법만이 있을 뿐이다. 마찬가지로, 이 치료에서 환자가 반드시 숙달해야만 하는 기초지식은 없다; 다양한 전략이 제공되고 환자는 자신에게 효과적이고 효과적이지 않는 방법을 선택할 수 있다. 환자에게 특정 기법이 효과적이지 않다고 한다면, 그 특정기법의 장점을 논쟁하는 것보다 환자의 경험을 타당화하고(예, "괜찮습니다; 모든 기법이 모든 이에게 효과적인 것은 아닙니다"), 효과적인 다른 기법을 실시하는 것(예, "당신에게 효과적인 것은 무엇일까요?", "당신이 시도했었던 안전대처기술 목록에서 다른 전략은 어떤 것이 있을까요?")이 더 도움이 된다.

심층적으로 다루라. 개입이 효과적이지 않는 주요 이유 중 하나는 치료자가 환자의 실제적인 정서적 방해물을 충분히 이해하기보다 추측하기 때문이다. 쉬운 충고는 절대 도움이 안된다("그냥 도움을 요청하세요", "그와 경계를 두세요", "당신이 좋은 사람이란 것을 믿을 필요가 있습니다"). 환자가 기법에서 어려움을 겪는다면, 환자의 딜레마를 탐색하고 진정으로 이해하는데 충분한 상담시간을 할애하는 것이 필요하다. "당신이 우울할 때 남에게 도움을 구하는 것이 왜 어려울까요?", "그것이 모든 사람에게 다 어려울까요?", "무슨 일이 일어날까봐 두려우신가요?",

“도움을 구했는데 받지 못하면 기분이 어떨까요?”와 같은 질문을 할 수 있다. 요약하면, 환자의 경험을 하찮게 만들지 않으려면, 환자의 내적 세계를 “고치기”전에 탐색할 시간을 먼저 가져라.

환자의 화를 단계적으로 줄이기 위해 공감을 사용하라. 강렬한 정서로 급상승되는 것은 환자에게 흔한 일이다. 이와 같은 환자를 진정시키는 가장 효과적인 방법은 위로해주고 달래는 것이다. 실제 쟁점을 합리적으로 논의하거나 환자에게 피드백을 주거나 환자에게 치료자의 관점을 이해시키려는 시도는 그 시기에는 도움이 되지 않는다. 공감과 타당화가 핵심이다(Miller et al., 1995): “당신이 화난 것을 분명히 알겠네요”, “이 주제가 당신을 화나게 한다는 것을 충분히 이해합니다. 우리가 이것을 계속 할 필요는 없습니다”, “지금 현재 가장 중요한 것은 당신의 기분이 나아지도록 돕는 것입니다”, “지금 이 일이 당신에게 쉽지 않다는 것을 알겠습니다.”

환자의 말은 치료자의 말보다 2배 더 가치 있다. 환자가 깨달은 영감이 무엇이든, 치료자가 정확히 같은 이야기를 한다 하더라도, 직접 하는 것이 더 오래 기억나고 더 많이 사용할 수 있다. 치료자가 “어쩌면 당신이 매일 약간의 운동을 할 수 도 있을 것 같아요”라고 말하는 것보다, 환자가 “나는 매일 약간의 운동을 시도할 수 있을 것 같아요”라고 말하는 것이 훨씬 더 실행으로 이어지기 쉽다. 이는 치료자의 중요성을 축소하는 것이 아니라, 환자에게 말하는 것보다 환자에게서 이끌어내는 것이 훨씬 더 효과적이라는 것이다. 이와 관련 몇 가지 함의점이 있다. 첫째, 문장을 제공하기보다, 질문하는 것이 언제나 더 의미있다. 예를 들어, “당신이 마리화나를 사용한 것은 불안을 줄이려는 시도였다고 생각한다”라고 말하기보다, 환자가 탐색하도록 질문의 형태로 바꾸는 것이 낫다: “마리화나를 사용하는 것이 불안을 줄이는 방법이었을까요?”(Beck et al., 1985, “소크라테스식 질문”의 개념을 참조하라). 둘째, 순전히 시간의 양으로만 보았을 때, 상담회기동안 환자보다 치료자가 말하는 시간이 훨씬 더 적어야한다. 셋째, 환자에게 답을 주기보다, 환자가 스스로 그 답을 찾을 수 있는지 먼저 살펴보라. 예를 들어, “이 도움카드는 당신에게 전화할 만한 사람의 목록을 주기 위해 만들었다” 대신에, “도움카드가 무엇인지 아시나요?”라고 질문하라.

칭찬과 책임감은 핵심과정이다. 이 치료는 2가지 근본적이고 균등하게 중요한 절차에 기반을 두고 있다: 칭찬과 책임감. “칭찬”은 환자에게 무엇이 좋은지 지속적으로 알아채고 싶은 요구를 의미한다–옳게 했던 일, 강점. 매우 단순하게, 칭찬은 행동을 강화시키는 가장 강력한 도구이다(Rimm & Masters, 1979). “책임감”은 행동관련 가장 높은 잠재적 기준을 유지하고자 하는 욕구이다: 자신의 헌신을 따라갈 수 있도록 박차를 가하고 거짓과 부적절한 행동에 공손하게 직면하고 물질남용과 기타 자해적 행동을 알아차리고 일상에서 통합적 분위기를 구축하기. 어떤 면에서 책임감은 칭찬의 정반대이다–칭찬이 환자를 양육하는 반면, 책임감은 규율을 강조한다. 서로가 없이 혼자는 효과적이지 않다. 실제로, 많은 환자들이 성장기에 건강하지 못한 극단적인 하나만을 가지고 있었다.

PTSD와 물질남용자는 정서적 수준에서 발달적으로 지연되었다는 것을 기억하는 것이 도움이 될 것이다. 자신이 하는 행동을 인지하고 있다고 추정할 수 없다; 실제로 환자는 분명한 지도가 필요한 10대를 종종 닮았다. 따라서 이 치료에서 치료자는 중립적이지 않다. 오히려 긍정적 피드백("당신이 그 일을 해낼 수 있어서 감동받았다")과 부정적 피드백("바텐더와 같은 직업을 구한 것은 심각한 실수라고 생각한다")을 모두 직접적으로 제공한다. 그러나 피드백은 직면적이지 않다. 이는 치료자가 하나의 관점을 고집하지 않고 비난이나 판단을 전하거나 강제하지 않는 것을 말한다. 이것들은 지지적인 유형에 비해 전혀 효과적이지 않다(Miller, Benefield, & Tonigan; 1993). 초기 아동기 PTSD를 가진 환자의 경우, 엄격한 직면은 정서 학대의 재현이 될 수 있다. 가장 흔한 치료자의 실수는 환자의 노력만을 칭찬하는 것이다; 개선을 위한 생산적인 피드백 없이, 현재의 위치 이상으로 더 성장할 수 없다. 모든 환자에게 있어, 그들의 능력 안에서 향상할 수 있는 노력할 점을 찾으라. 예를 들어, 역할극에 있어 환자는 연습을 잘 한 것에 칭찬받아야 하나 생산적인 피드백을 받는 것도 동일하게 중요하다. 환자의 역할극이 매우 효과적이라서 더 향상될 것이 없다면, 더 어려운 역할극을 선택하라.

환자에게 통제권을 줘라. PTSD와 물질남용은 본질적으로 통제의 상실과 관련된 장애이다. PTSD의 경우, 환자는 자신이 겪은 트라우마를 선택한 적이 없다; 물질남용의 경우, 환자는 사용에 대한 통제력을 잃었다. 따라서 자신의 삶의 통제력을 재주장하는 방법으로서 환자에게 시간이 날 때마다 통제력을 주는 것이 도움이 된다. 반대로, 치료자가 환자를 통제하려고 할 때마다 방어와 비생산적인 힘겨루기가 나타난다(이 쟁점관련 논의를 더 보려면, Miller & Rollnick(1991)를 참조하라). 환자에게 통제권을 주는 구체적인 방법은 특정 주제나 연습에 대해 환자가 "아니오"라고 말하는 것을 항상 허용하는 것이다. 그리고 합리적으로 할 수 있는 것이 무엇이든 스스로 선택하도록 허용하는 것이다(예, 헌신; 외부치료 참석; 안전이 담보된 조건하에서, 삶에 대한 주요 의사결정). 자신의 권위를 향해 자신을 임파워먼트하는 것이 이 치료의 암묵적 의도이다. 환자는 수동성과 학습된 무기력에 매우 많이 익숙하기 때문에, 치료자는 환자가 통제권을 갖도록 자주 격려해야 한다.

시간을 잘 쓰기 위해 방향전환하고 집중하라. 치료자가 숙달해야할 핵심기법 중 하나는 회기가 비생산적인 작업으로 정처 없이 가지 않도록 방향전환하는 것이다. 추후치료 단계에서 느슨한 형식의 작업이 도움이 될 수 있지만, 지금 단계에서 환자가 초점 없이 장황하게 이야기하도록 허용하는 것은 대체로 명확한 성과를 내지 못한다. 환자를 부드럽게 방향전환하는 방법으로 질문하기(예, "고모를 많이 걱정하고 있군요; *도움청하기*라는 주제가 이 문제를 다루는데 도움이 될까요?"); 상기시키기(예, "그것은 중요한 내용이네요. 그러나 나는 우리가 다른 환자의 Check-in으로 넘어가지 못하면, 논의할 시간이 없을까봐 걱정이 됩니다"); 안건 세팅(예, "이번 주 당신에게 많은 일이 일어난 것 같네요. 내 생각에는 밤에 잠들기 위해 술을 마신 것이 이번 주 당신에게 가장 중요한 일로서, 우리가 집중해서 이야기해야 할 것 같아요")등이 있다. 환자가 집단치료를

반복적으로 지배한다면, 집단치료 전후로 환자와 일대일 논의가 필요할 것이다.

치료자와 치료에 대한 환자의 비평을 타당화하라. 환자가 당신이나 이 치료를 비평할 때, 가장 도움이 되는 접근은 그것을 진지하게 받아들이라는 것이다; 일정 수준에서 환자 요구의 타당한 측면을 살펴보고, 이에 따라 당신의 작업을 수정/응용하는 방법을 찾아보라. 환자가 틀렸다고 믿거나 그것은 단지 "병"이라고 결론짓거나 반응하지 않는 것은 도움이 안된다. 환자의 비평 중 일정 부분은 환자의 병일 수 있으나, 역설적이게도 환자의 몫이 얼마인지 결정하는 최고의 방법은 처음에는 진실이라 믿고 탐색해보는 것이다. 나아가 치료의 초기단계에서 불평을 해결하려는 시도는 도움이 되지 않을 수 있으나 환자가 느끼는 방식에서는 나름의 적절한 이유가 있다고 그저 인정하라. 그 이유가 전이나 왜곡되었다고 조용히 메모해 두더라도 차분하게 공감을 표현하는 것이 일반적으로 이 단계에서 최고의 전략이다. 환자가 더 큰 안정성을 획득할 때, 치료에서 관계적 쟁점을 더 다룰 수 있을 것이다. 더욱이 PTSD를 가진 환자는 타인에게 부정적 느낌을 표현하는 것을 배운 적이 거의 없을 것이다; 따라서 비평은 환자가 자기표현을 실험할 수 있도록 치료자가 안전한 분위기를 만들었다는 것을 증명하는 긍정의 신호일 수 있다. 마지막으로, 환자를 인정하는 것이 동의하는 것이 아님을 기억하라; 환자의 관점을 동의하지 않고 환자의 느낌을 인정할 수 있다. 환자가 "함부로 하는 것"을 허용한다는 의미가 아니다(위의 칭찬과 책임감 관련 논의를 참조하라). 이 치료에서 비평은 특히 Check-out시간이나 회기 마지막 질문지에서 나타나기 쉽다(이 장의 배포물6을 참조하라).

짧고 핵심적으로 말하라. 가장 흔한 치료자의 어려움 중의 하나는 너무 많이 말하거나 "수다스러워지는" 경향이다(즉, 치료자가 아니라 친구와 같은). 말을 많이 하는 것을 피하는 최고의 방법은 짧게 말하고 4:1의 비율로 제한하는 규칙을 정하는 것이다. 즉, 50분 회기에서 환자는 총 40분을 말하고 당신은 10분 이상을 차지하지 않는다. 이 가이드라인을 유지하면, "강의 유형"으로 빠지지는 않을 것이다. 강의유형은 매우 긴밀하게 경청하고 환자에게 반응하는 것이 아니라 당신이 환자에게 말하는 것을 말한다. 나아가, 환자의 지금 현재의 삶에서 높은 우선순위가 아닌 쟁점을 탐색하거나 질문하거나 혹은 "단순히 호기심 때문에"라는 말로 회기를 분산시키지 마라. 진정한 성장을 증진하기 위해서, 치료시간은 모든 말이 중요한 신성한 시간임을 기억하라. 이 환자와 지금 이야기할만한 가장 연관성 있는 내용이라고 당신의 마음속에서 취사선택한 것이 아니라면, 환자가 수다스러운 주제(예, 날씨나 스포츠)를 시작하더라도, 그 대화를 지속할 필요는 없다. 환자의 가장 긴급한 임상적 요구와 직접적으로 관련 있는 말만 간단하게 한다는 것을 기억하라.

집단치료에서 서로를 촉발하는 것으로부터 환자를 보호하라. PTSD와 물질남용은 모두 "촉발성"심리장애이다: 환자는 매우 빠르게 고통스러운 트라우마 증상이나 물질 갈망이 유발될 수 있다(주제 *촉발제 다루기*를 참조하라). 이 대상자에게 집단치료 접근이 매우 유익하지만, 그 위험 중 하나는 환자들끼리 서로 해로운 방향으로 촉발할 수 있다는 것이다. 예를 들어, 과거 트라우

마나 물질사용 경험에 대해 "유혈이 난무하는 자세한 묘사"를 하는 환자는 다른 환자에게 심각한 불안을 야기할 수 있다. 집단의 안전에는 집단지도자가 다음의 방향으로 환자를 이끄는 것이 필요하다; 지금 완료해야 하는 것, 어떻게 미래가 더 나아질 것인지, 현재 대처에 집중하게. 치료의 핵심개념(이 장의 HANDOUT 2)을 환자에게 상기시키는 것이 도움이 될 것이다.

회기 운영

회기흐름은 회기 형식(이 장의 마지막에 치료자용 활동지)에서 요약하였다. 치료자는 이 회기형식을 복사해서 상담하는 동안 상기 할 수 있다. 모든 회기는 4단계의 순서로 되어 있다: (1) Check-in, (2) 인용구, (3) 자료와 환자의 삶을 연결하는 방법, (4) Check-out. 기타 요인을 추가 구성하는 것은 선택적이다. 각 구성요인관련 제안에서 일반적 논평을 제공하였다. 이 장의 배포물1에 체크-인과 Check-out을 요약해두었다.

Check-in

Check-in은 "온도 확인"으로 기능한다. 환자가 자신이 어떻게 행동하는지 치료자에게 알리고, 치료자는 회기내 주된 내용과 연결시킬 수 있는 사안을 찾고 매 회기 일관된 시작을 할 수 있다. 도움이 되지 않는 방향으로 자기도 모르게 벗어났을 때에도, Check-in관련 몇 가지 가이드라인을 활용할 수 있다.

지난 회기 이후 비안전 사례를 현 회기의 우선순위로 다루어야 한다. 환자가 Check-in에서 "비안전행동"이라고 보고할 때, 세심하게 경청하라. 환자가 지난 회기이후로 물질을 사용해왔다면(또는 자해, 가정폭력, HIV위험행동과 같은 심각한 비안전 사건이 있었다면), 현 회기에서 우선순위로 다루어야 할 필요가 있다. Check-in은 매우 간단해야 하지만, 비안전 사례를 주목한 후 오늘의 주제와 연결해야 한다(아래의 "Check-in을 5분 이내로 유지하기"를 참조하라). 환자의 사례와 주제를 연결하는 방법은 언제나 존재한다. 예를 들어, 주제가 *도움요청하기*이고 환자가 물질을 사용했다고 보고한다면, "화요일에 술 마시기 전, 전화해서 도움을 청해보았나요?", "다음에 술을 마시고 싶을 때, 어떻게하면 당신이 도움청하기 전화를 하도록 도울 수 있을까요?", "누구에게 전화할 수 있을까요?" 등에 초점을 맞출 수 있다. 주제가 *분열된 자아를 통합하기*라면, 술 마실 때 "마음속의 '대화'가 있었나요?-즉, 자신의 다른 면들?", "술 마시기를 원하지 않는 자신의 그 측면들을 어떻게 강화할 수 있을까요?"라는 질문에 초점을 맞출 수 있다. 요약하

면, 모든 위험사례를 주제와 초점에 맞추어 작업할 수 있다. 매우 드물게, 치료자나 환자가 그 연결점을 찾지 못한다면 주제를 바꿀 필요도 있다. 예를 들어, 환자의 식품구입권이 끊겼을 때 치료주제가 *감정적 고통에서 분리되기(그라운딩)*이라면, 현 위기를 관리하는 데 좀 더 연관 있는 *지역사회자원*과 같은 주제로 대신 할 수도 있다.

"좋은 대처"가 Check-in에 들어간 이유. Check-in의 한 부분으로, 환자는 지난 회기 이래 좋은 대처의 간단한 예시를 적어도 하나 이상 말하게 된다. 이를 통해, 환자가 자신의 힘을 존중하게 한다. 또한 행동치료의 중심 원칙을 강화하게 한다: 긍정적 행동을 칭찬하는 것은 성장의 가장 강력한 방법 중의 하나이다(Rimm & Masters, 1979). 특히 아동기 외상 생존자의 경우, 힘을 알아차리는 것이 전형적으로 온통 평가절하로 점철된 과거에 반하는 균형을 제공한다. 환자가 자신을 자신의 병리로 정의하는 경향을 상쇄시키고 자신이 얼마나 자원이 많을 수 있는지를 강조한다.

치료자가 아니라, 환자가 "좋은 대처"를 만들어야 한다. 치료자가 환자를 위해 좋은 대처를 찾아내는 경향이 매우 흔하다(예, "당신이 이번 회기에서 보여준 실제는 좋은 대처이다"). 그러나 환자 스스로 찾아내도록 훈련시키는 것이 훨씬 더 가치 있다. 이 치료를 시행할 때, 치료자가 미리 심리교육을 하고 가이드라인을 주었을 때–하지만 절대로 주는 것이 아닌–, 가장 심하게 훼손된 환자일지라도 좋은 대처를 찾아낼 수 있었다. 가이드의 예시로는 "아무리 사소한 것이라도 생각한 것이 있나요?", "사람들은 대체로 일주일 동안 무언가 옳은 일을 합니다. 당신에게는 그것이 무엇일까요?". "안전대처기술목록을 살펴보세요–지난 주, 당신이 했던 항목이 있을까요?" 등이 있다. 환자는 안전대처기술목록에서 지난 주에 자신이 했었던 것을 적어도 하나는 항상 발견할 수 있기 때문에, 위의 마지막 질문은 매우 유용하다. 그 목록은 *안전* 주제에서 제공한다. 마지막으로 환자가 종종 파괴적인 것을 말할 수 있음을 유의하라(예, "나는 헤로인을 사용했는데 기분이 더 많이 좋아졌다."); 이 경우, 당신은 이 연습의 목적을 반복하고 Check-in에는 오직 안전대처만이 중요함을 환자에게 상기시킬 수 있다.

환자마다 Check-in을 5분 이내로 유지하라. 이는 치료자가 숙달해야하는 형식 중에서 가장 어려운 것으로 보인다. Check-in을 치료 그 자체로 보는 것 보다 "온도 확인"이나 "스냅촬영"으로 보는 관점이 더 도움이 된다: 목표는 환자가 어떻게 지냈는지, 회기내에 다루어야 할 핵심 쟁점이 있는지의 여부를 확인하는 것이다. Check-in은 전체 회기에서 주요한 초점이나 치료적 개입의 마당이 아니다. 또는 집단상담내에서 구성원간 소통하는 시간이 아니다. 5분의 시간제한은 집단상담에서 결정적이다. 5분을 넘어서면 회기의 주요부분을 다루는 시간이 거의 없을 것이다. 5분을 유지하는 구체적인 방법은 다음과 같다(몇 가지 방법은 회기내 초점을 유지하는 데에도 도움이 될 수 있다.)

- *Check-in동안 5가지 이상 질문하지 마라.* 가끔 치료자는 환자가 가져온 중요한 쟁점을 좀 더 알고 싶어한다. 이 경우, 치료자는 3단계(주제와 환자의 삶을 연결하기)에서 더 구체적으로 다룰 것이라고 메모해 둘 수 있다. 환자에게 이를 말하라. 그래서 환자가 자신의 이 쟁점이 다뤄질 것임을 알게 하라(예, "데이브, 직업결정에서 갈등이 있었다는 것을 알겠어요; 좀 있다가 회기내에 그것을 다뤄봅시다."). 나중에 기억할 수 있도록 메모를 잘하는 것은 당연하다(특히 집단치료의 경우, 되짚어 다루어야 할 환자가 많을 수 있다.) Check-in을 하는동안 사례관리영역에서 응급요구를 가진 환자의 경우, 집단상담 회기 내에서뿐만 아니라 즉각적인 개인상담의 사례관리에서도 주의가 필요한 중요 쟁점이 나올 수 있다(*치료안내/사례관리*의 주제를 참고하라).
- *Check-in동안 반영이나 해석을 하지 마라.* 이는 환자를 계속 이야기하게 만든다. 간단한 칭찬("잘했어요"), 걱정("물질사용에 대해서 염려스럽군요."), 매우 간단한 제안(아래의 "간단한 피드백 주기"를 참조하라)으로 제한하라.
- *환자의 헌신을 간단하게 검토하라.* 실행되었는지의 여부를 간단하게 알아보라. 칭찬(또는 염려)을 간단하게 말하라. 어떻게 했는지 환자가 한 두 문장으로 말하게 하라. 이는 집단치료에서 환자의 수가 많기 때문에, 특히 더 필요하다. 개인치료에서도 헌신의 주요 개념은 환자가 자신의 삶을 향해 진전하는 것이지, 자세하게 문제를 해결하기 위한 것이 아니다(아래에서 이와 관련한 논의를 살펴보라)
- *집단상담에서 타인이 Check-in을 하는 동안 환자가 말하지 않도록 훈련시키라.* 예를 들어, "지금은 카렌의 시간입니다. 우리는 그녀에게 지금 말할 시간을 줄 필요가 있습니다."라고 말할 수 있다. 또한 첫 회기에서 말했던 5분의 제한시간을 상기시킬 수 있다. 그래서 환자는 차단되었다고 느끼지 않고, 이 가이드라인이 회기내 다른 단계들과 가장 중요한 쟁점에서충분한 시간을 갖기 위함이라는 것을 이해할 수 있다. 환자가 5분의 시간제한을 기억하지 못한다면, 규칙을 부드럽게 적용할 수 있다(예, "크리스, 이번 주 당신에게 많은 일이 있었군요. 그러나 다음 사람도 말할 시간을 갖도록 넘어갔으면 하는데, 괜찮겠어요?"). 환자들은 이와 같은 제한에 대체로 안도한다. 왜냐하면 집단지도자가 집단의 요구에서 균형감을 유지한다고 느끼기 때문이다.
- *일반적으로 회기내에서 다룰 수 있는 것보다 더 많은 이야기가 나옴을 기억하라.* Check-in동안 말할 시간을 길게 허용하는 것이 치료적이라고 느낄 수도 있다. 그러나 위에서 언급했듯이, 궁극적으로 치료 초반에 이들과 최고 수준의 치료적 작업을 하는 것은 어렵다. 또한 많은 치료자가 처음에는 Check-in을 간단한 "온도 확인"의 목적으로 제한하는 것이 어렵다고 느낄 수 있지만, 환자는 그렇게 하는데 문제가 없다. 일단 정례화 되고 기대가 형성되면, 실행하는 것은 쉽다.

환자가 잊어버린 Check-in의 내용을 상기시켜라. 예를 들어, 환자는 수치심을 느끼기 때문에 물질사용의 언급을 도외시할 수 있다. 사용했으나 구체적인 양이나 물질의 유형을 말하지 않을 수 있다. 수치심이나 판단 없이, 정직함을 학습하도록 돕는 것은 이 치료의 한 부분이다. 따라서 이와 같은 생략에 대해 치료자가 언급할 필요가 있다.

Check-in 동안 긍정적 피드백과 부정적 피드백 모두를 짧게 하라. Check-in에서 드러난 환자가 만든 성과를 열광적으로 칭찬할 기회를 찾아라(예, "훌륭합니다!"). 그러나 환자가 비안전 행동을 보고한다면 진솔한 염려를 전하는 것도 동일하게 중요하다. 필요하다면, 생산적인 제안을 간단히 하라(예, "나는 당신이 매일 마리화나를 사용하는 것이 걱정됩니다; 나중에 회기내에서 논의할 수 있을까요?" 또는 "당신이 갈망을 가질 때 전화할 사람의 전화번호를 적어보겠습니까?"). 치료자가 칭찬과 지지적 염려를 간단하게 반응하는 것이 환자가 자신의 기복을 개방하게 만드는 영감으로 작용하길 바란다.

집단상담에서 환자가 지각하면 Check-in을 허용하되 놓친 사항을 요약해주지는 마라. 당신과 집단구성원은 환자가 어떻게 지내는지 알기를 원한다. 그러나 지각으로 놓친 사항을 이야기 해주면서 시간을 보내는 것은 지각을 강화하고 회기의 흐름을 방해하기 때문이다. 지각한 환자에게 Check-in을 요청하라. 그러나 다른 환자들이 자신들의 Check-in을 반복하게 하지는 마라. 지각한 환자에게 어떤 쟁점을 이야기하고 있었는지를 말해주고 계속 진행하라. 환자는 회기가 끝난 후 자신이 지각으로 놓친 내용을 알아낼 수 있다.

2. 인용구

각 주제의 인용구의 목적은 환자를 정서적으로 연결하고 나중에 기억할 수 있도록 간단하게 영감을 제공하는 것이다. 환자에게(집단치료에서는 자원자에게) 크게 읽어보게 하라. 그 다음에 "이 인용구의 중요 사항은 무엇일까요?"라고 질문하라. "이 인용구에 대해서 어떤 느낌이 드나요?" 또는 "이 인용구가 당신에게는 어떤 의미인가요?"와 같이 너무 폭넓게 질문을 한다면, 환자는 회기내 진척이 이루어지지 않고, 그 환자의 10분의 자유연상으로 끝날 수도 있다. 인용구는 회기를 시작하는 1~2분의 간단한 도구이다. 그러나 Check-in처럼 방향을 제시하지 않는다면, 확장을 매우 잘하는 환자의 경우, 회기 전체를 잠식할 수 있다. 환자는 종종 자신만의 인용을 가져올 것이다. 치료자가 적합한지 살펴보고, 통합하거나 안 할 수도 있다. 치료자에게 의미있는 인용구를 사용하는 것도 작업을 향상시킬 수 있다. 각 치료주제마다 인용구와 주제를 연결하는 제안점이 있다. 그러나 이를 당신만의 고유한 양식으로 적용할 수 있다.

3. 주제와 환자의 삶의 연결하기

주제와 환자의 삶의 연결하는 것은 정서적 및 실제적으로도 회기의 심장이라 할 수 있다. 각 주제마다, 이를 어떻게 할지에 대한 구체적 견해를 제공한다. 다음은 모든 회기에서 활용할 수 있는 공통적이고 일반적인 가이드라인이다.

각 회기마다 절차가 유사하다: (1) 환자에게 이 배포물을 훑어보게 하라. (2) 이 자료를 환자의 삶에서 구체적인 최근 문제와 연결하라. 각 구성요소는 아래를 참조하라.

A. 환자에게 배포물을 훑어보게 하라.

한 회기내에서 다뤄질 수 있는 것보다 더 많은 자료가 제공된다. 의도한 목표는 충분한 자료를 제공하는 것이다. 그래서 치료자가 치료자에게 흥미로운 것, 특정 환자에게 임상적으로 연관된다고 느끼는 것, 본 치료의 연구에서 실시했었던 25회기보다 더 긴 치료의 선택이 가능케 하는 것이다. 특히, *PTSD: 당신의 힘을 되찾기*와 *물질이 통제할 때*는 매우 길다. 2가지 심리장애를 치료목표로 다루며 매우 복합적인 주제들이기 때문이다. 많은 주제가 여러 배포물을 가지고 있으므로, 치료자는 단지 하나를 선택하거나(한 영역을 깊이 있게 집중하고 싶은 환자에게) 필요에 따라 조합할 수 있다. 치료자의 임상적 판단은 언제나 양질의 치료적 작업의 핵심이다. 많은 선택안을 제공함으로써, 치료자가 최대한의 융통성을 갖기를 희망한다. 목록에서 확인사항을 지워나가는 경주처럼, 서둘러 달려가는 것처럼 환자가 느끼게 해서는 안 된다. 환자의 임상적 요구를 듣는 것이 더 중요하다. 준비된 배포물을 활용하는 것이 치료자의 작업을 더 쉽게 만들지만, 자료의 활용은 치료자가 이미 알다시피, 치료의 일부가 되어야 한다. 본 치료의 연구결과, 일단 치료자가 한 두번 시도하면 자료사용에 익숙해지고 자연스럽게 느꼈다.

각 주제에서 읽은 거리가 너무 많다고 느낀다면, 다음 제안을 고려하라:

- 환자에게 배포물에서 다루고 싶은 부분을 선택하게 하라. 다룰 수 있는 배포물이 어떤 것인지 치료자가 말해주거나 환자가 훑어 본 후에 결정하게 한다.
- 더 천천히 가라. 여러 회기동안 자료를 다루라. 실제로, 많은 주제가 한 회기에 다루도록 고안되지 않았다(예, *의미창조하기*는 배포물이 매우 많다.)
- 한 번에 하나의 배포물을 다루어라. 하나를 완전히 다룬 후에만, 다음으로 진행하라.
- 환자가 배포물을 숙독하기보다 자신에게 맞는다고 느껴지는 배포물을 찾기 위해 먼저 훑어보게 하라
- 환자에 대한 치료자의 지식을 기반으로, 환자와 연관있는 배포물을 선택하라.
- 지금은 한 두개의 배포물을 다루고, 나중에 환자의 요구가 더 분명해질 때 나머지를 다시 다루어라.

- 상담외 시간에 배포물의 일부를 읽게 하라(예, 환자의 헌신으로써)
- 환자에게 상담 전에 배포물을 주어라. 상담시간의 20분전 먼저 도착해서 읽어보도록 요청하라. 또는 해당 회기가 끝나고, 다음 회기에 쓸 배포물을 읽어오도록 나눠주라.
- 예를 들어, 읽을 수 없는 환자에게는 핵심을 간단하게 요약하라.
- 집단치료: 한 두 줄씩 돌아가며 읽게 하라. 특히 자신에게 적용되는 구절일 경우, 자발적으로 선택해서 읽게 할 수도 있다.

이 매뉴얼을 사용해서 작업하다 보면, *하지 말아야*할 방식을 금방 깨닫게 된다. 환자가 조용히 배포물을 읽는데 대부분의 회기 시간을 사용하고; 환자보다 배포물에 집중하여 수업시간과 같은 회기를 만들고; 또는 반대로 배포물 전체를 무시하는 것 등이다. 또한 환자의 걱정과 상담회기를 통합하기보다 치료자가 대부분 말을 하고; 감정과의 연결 없이 인지적으로만 처리하고; 진도를 빠르게 나가고(양 대 질); 환자의 삶과 구체적으로 연결하기보다 추상적 수준에서의 논의를 이어나가는 것이다.

종합하면, 진정한 위험은 이렇게 많이 준비된 자료를 가지고 있음에도 불구하고 환자를 잃는 것이다! 핵심사항을 전달하는 데 배포물을 사용하고, 환자의 수준에 맞춰 다루는 양을 조정하라. 가능하면 환자와 최대한 연결하는 방식으로 배포물을 검토하라; 그리고 무엇보다도 치료적으로 활용하라. 이 배포물은 환자가 진정한 변화를 향해 나아가도록 돕는 도구로서 기능해야 한다.

B. 이 자료를 환자의 삶에서 구체적인 최근 문제와 연결하라.

"최근의 구체적 문제"라고 제한하는 이유는, 비록 환자의 걱정이 무수히 많더라도, 우선순위는 현재 안전을 획득하도록 돕는데 집중해야한다는 것이다; 더 구체적인 대화일수록 더 도움이 된다. 아래는 이를 시행하는 방식이다.

환자가 이 주제에서 자신과 가장 관련 있다고 발견한 것을 찾아라. 환자에게 배포물(또는 치료자가 선택해준 영역)을 훑어보게 한 후에, 다음과 같은 질문을 하라.

- "배포물이 전달하고자 하는 것이 무엇이라 생각하십니까?"
- "이에 대한 당신의 생각이나 반응은?"
- "이것이 당신의 삶과 어떻게 연결되나요?"
- "이것이 도움이 될 만한, 최근 사례가 있었나요?"
- "이것이 당신의 PTSD와 물질남용과 어떻게 연결되나요?"

- "이전에 이 전략을 시도해본 적이 있나요? 잘 안되었다면 무엇이 잘못되었나요?"
- "그 문제를 이런 방식으로 바라보는 것을 좋아하나요? 아니면 싫어하십니까?"
- "당신이 실제로 이 전략을 사용한다면 어떤 느낌이 들까요?"

더해서, 당신이 그 환자를 알아갈수록, 당신이 알고 있는 관련 쟁점과 조합할 수 있다: "마가레트, 나는 당신이 최근 마약을 하고 싶은 갈망 때문에 고통스러워한다는 것을 압니다. 그라운딩을 하는 것이 도움이 될까요? 어떤 그라운딩 기법을 해볼까요? 이번 주에 일어났던 상황과 그라운딩을 어떻게 사용할 수 있을지 말해주겠어요?"

치료작업에서 다룰 환자의 문제를 찾아내라. 여러 원칙이 있다. 하나는 "Check-in"에서 언급했었다: 환자가 개방한 '당면한 비안전 행동'을 우선하라. 둘째, 주제가 무엇이든지 최근 환자가 어떻게 그 기법을 사용할 수 없었는지 탐색해보라. 예를 들어, *정직*이란 주제에서, 환자가 정직하지 못한 상황을 탐색하라. *촉발다루기* 주제에서는, 환자가 촉발제를 성공적으로 다루지 못한 상황을 탐색하라. 셋째, 치료의 "큰 그림"의 우선순위들에 초점을 유지하라. 이 우선순위들은 환자가 (1) 물질남용을 제거하고; (2) PTSD증상을 줄이고; (3) HIV위험, 가정폭력, 자해 등으로부터 안전을 증가시키도록 돕는 것이다. 환자는 많은 삶의 문제, 당면 위기, 압도적 느낌을 종종 가지기 때문에, 회기에서 어디에 조준을 해야 하는지에 대해 불확실한 느낌을 가지고 시작하기 쉽다. 이러한 "큰 그림"을 마음속 우선순위에 두는 것은 환자가 드러낸 다양한 쟁점 중에서 선택 및 의사결정을 용이하게 한다. 넷째, "열띤" 문제를 선택하라–환자의 감정과 연관된 것. 상담회기가 단조롭거나 표면적인 이유는 환자가 그 쟁점과 현재 감정적으로 연결하기를 거부하기 때문이다. 다섯째, 환자가 다루기 원하는 문제를 선택하라. 여섯째, 과거가 아니라, 현재에 집중하라. 환자가 이야기하고 싶은 과거관련 많은 중요 쟁점이 있다. 그러나 치료의 초기단계에서는 현재에 집중하는 것이 가장 도움이 된다. 무엇을 하든지 현재와 미래를 더 낫게 하는 일을 하라. 일곱 번째, 작업할 문제를 구체적으로 찾아라. 환자가 일반적인 주제를 가져온다면(예, "나는 내 자신이 미워요." 또는 "삶은 희망이 없죠."), 문제를 구체적으로 정의하도록 안내하라(예, "당신에게 이런 기분이 들게 하는 일이 이번 주에 있었나요?", "이런 식으로 느낄 때, 그 기분을 어떻게 대처하나요?"). 가장 비생산적으로 반응하는 법은 철학적 논쟁에 들어가는 것이다(예, "그러나 당신은 진정으로 좋은 사람이에요!" 또는 "삶은 희망이 없는 것이 아닙니다"). 마지막으로 중간 수준의 난이도를 가진 문제를 선택하라. 문제가 너무 쉬우면, 환자는 그 작업을 통해 성장할 수 없다; 문제가 너무 어려우면 많이 성장할 수 없다. 이를 판단하기 위해, 환자에게 문제가 얼마나 어렵다고 느껴지는지 (0–10)중에서 평가하게 하라.

환자의 문제를 어떻게 작업할지 결정하라. 환자의 문제를 작업하는 핵심 원리는 "말하는 것보다 보여주는 것"이다. 추상적으로 이야기하는 것보다 새 기법을 실제로 예행연습하게 하는 방

법을 찾으라는 의미이다. 예를 들어, *회복적 생각*이란 주제에서, 다시 생각하기를 시연해보라. 일반적으로:

- *인지적* 주제에서, 어떻게 쟁점을 다시 생각하는지 *크게 말하게 하라.*
- *대인관계* 주제에서, 대인관계문제를 어떻게 표현하는지 *역할극으로 표현하게 하라.*
- *행동적* 주제에서, 행동 문제를 해결하기 위해 어떤 행동을 취할 것인지 크게 말하고 *훈습을 하게 하라.*

다음은 환자가 새 기법을 적극적으로 작업하도록 돕는 다양한 방법들이다.

- *소리내어 연습하라.* 그 기법이 도움이 될만한, 구체적 상황을 정의하게 하라. 그 다음, 환자가 그 기법을 겉으로 표현해서 연습하게 하라. 이 기법은 내적 대화의 변화를 추구하는 인지적 주제를 다룰 때, 특히 더 유용하다. 예를 들어, *연민*이란 주제에서, "이번 주 해고당했다면, 이에 대해 자신에게 어떻게 연민어린 이야기를 할 수 있을까?"라고 질문할 수 있다.
- *질문과 답:* 환자가 아는 것과 모르는 것을 알아내는 질문을 하라: 이는 주제를 소개하는 최고의 방법 중 하나이다. 환자가 배포물을 훑어보기 전, 이 질문을 할 수 있다. 특히, 집단치료에서 집단을 연결하는 방법으로 유용하다. 예를 들어, *PTSD: 당신의 힘을 되찾기*라는 주제에서, "PTSD가 무슨 의미인지 아는 사람 있나요?", "'PTSD'라는 글자의 의미는 아나요?", " PTSD의 주요 증상이 무엇일까요?"라고 질문할 수 있다.
- *회기내 연습을 실시하라.* 어떤 주제는 말하는 것 보다 실제로 회기 내에 경험을 하게 한다. 예를 들어, 감정적 고통으로부터의 분리(그라운딩)라는 주제에서, 그라운딩을 알려주는 좋은 방법은 치료자가 시연하고 환자에게 10분간 그라운딩을 연습하게 한 후, 환자의 기분이 나아지는 지의 여부를 살펴보는 것이다.
- *역할극.* 가장 유명한 방법 중의 하나이며, 특히 대인관계 주제에서 많이 활용된다. 치료자는 환자의 사안에 이 연습을 적용하기 위해서 역할극에서 주로 "상대방"을 맡게 된다(예, 환자가 "아니오"라고 한 번 말한 후에도 계속 술을 권하기). 또 다른 환자가 상대방을 맡게 하는 경우, 궤도에서 벗어나지 않도록 세심하게 역할극을 모니터하라.
- *훈습하라.* 상황을 보여주고 어떻게 다룰 것인지 질문하라. *인생선택의 게임(검토)*라는 주제에서 사용하는 방법이다. 예를 들어, 환자가 다룰 필요가 있는 영역을 직접 제시할 때에도 적용할 수 있다. *관계설정하기*라는 주제에서, 치료자는 "마리아, 나는 당신이 당신 파트너에게 안전한 성관계를 요구하는 것을 어려워하고 있다는 것을 이해해요. 관련하여 경계를 설정하기 위해 배포물의 내용을 적용해보는 것이 어떨까요?"라고 말할 수 있다.

- *역할 모델을 찾아라.* 그 기법을 이미 알고 있는 사람이 있는지 생각해보게 하라. 그리고 그 사람이 어떻게 그 기법을 사용하는지 탐색하라고 요청하라. 예를 들어, *헌신*이라는 주제에서, 치료자는 “약속을 따르는 사람을 알고 있나요? 그에게 말을 건네서 어떻게 그렇게 할 수 있는지 알아볼 수 있겠어요?”라고 질문하라.
- *안전한 가족/친구를 참여시켜라.* 가족과/이나 친구가 환자를 돕도록 참여시킬 수 있는 여러 가지 방법이 있다. *당신의 회복을 지원할 타인 얻기*와 *적신호*와 *청신호*라는 주제에서, 환자는 안전한(예, 물질 비사용자) 중요 타인을 회기에 참석하도록 초대할 기회를 갖는다. 또한 분명한 기법의 경우, 환자가 필요할 때 그 기법들을 사용하라고 신호를 줄 수 있는 사람에게 환자가 그 기법들을 직접 가르치라고 요청하라(그라운딩을 실시하는 법과 같이).
- *상황을 재연하라.* 환자에게 잘못된 점을 찾아보게 하라. 그 다음에 마치 다시 사는 것처럼 다시 살펴보게 하라(예, “이번에는 어떻게 다르게 할 수 있을까요?”, “다시 하게 되면 어떻게 더 낫게 할 수 있을까요?”). 이런 과정에 활용하고자 안전 대처 활동지를 고안하였다(아래를 참조하라). 또는 약식으로 사용할 수도 있다. 환자에게 이 연습을 “느린 동작으로” 살펴보게 하라–자신이 생각하고 느끼고 행동하는 모든 것을 세세하게 알아차리면서.
- *논의하라.* 모든 주제에서 논의를 양산하는 견해를 제공한다.
- *녹음하라.* 말 그대로 “오래된 녹음 화일을 바꾸는” 방법의 일환으로써, 환자가 상담외 시간에 사용할 수 있는 녹음화일을 만들어라. 이를 구체적으로 추천하는 주제도 있다(예, *연민*). 단순히, 주제관련 충고와 도움이 되는 제안을 녹음하여 어떤 회기든지 사용할 수 있다. 상담회기 자체를 녹음하고 환자에게 집에 가서 듣게 하는 것도 또 다른 방법이 될 수 있다. 그러나 녹음화일을 법정에서 요청하거나 비안전 가족이 들을 수도 있으므로(예, 가정폭력상황에서), 비밀보장과 안전 쟁점을 반드시 확인하도록 하라.
- *방해물을 처리하라.* 기법을 실시하는데 있어 어떤 일이 일어날 수 있는지 환자의 기대를 질문해보라. 예를 들어, *관계에서 경계설정하기*에서 치료자는 “당신이 안전한 성관계를 요구한다면 당신의 파트너를 무엇이라고 말하겠는가?” 또는 “당신의 친구에게 ‘아니오’라고 할 때, 가장 두려워하는 것은 무엇인가?”
- *핵심사항을 검토하라.* 배포물의 중요사항을 요약하게 하라. 그 다음, 그 요약을 기반으로 그 기법을 작업하는 시작점으로 삼아라. 예를 들어 “이 배포물에서 전달하고자 하는 내용이 무엇이라고 생각하는가?”

모든 회기에서 PTSD와 물질남용 모두를 언급하라. 이 치료는 2가지 심리장애를 표적으로 삼기 때문에, 모든 회기에서 언급을 하는 것이 중요하다. 다른 쟁점을 심층적으로 탐색하게 되더라도(예, 주거지를 찾고자 하는 환자의 요구), 환자가 2가지 심리장애를 계속 알아차리고 작업하고 통합하도록 훈련시키는 것이 중요하다. 환자와 맥락을 고려하여 치료전반에서 "PTSD"보다 "트라우마"라는 용어를 사용하도록 하라. 분명히, 치료자는 PTSD와 물질남용을 보다 폭넓게 개입하고 싶겠지만, 여기에서는 PTSD와 물질남용이 모든 주제와 어떻게 연관되는지를 보여주는 것이 중요하다.

예를 들어, 주거지 도움이 필요한 환자에게 PTSD/물질남용을 통합하는 몇 가지 방법은 다음과 같다:

PTSD: "주거지를 찾는 것이 어렵다는 것을 알겠어요. 희망이 없다고 느끼는 것 같네요-이는 PTSD에서 매우 흔한 감정입니다. 그러나 우리가 같이 작업해본다면, 가능하리라고 봅니다."

물질남용: "주거지가 지금 현재 당신의 우선순위인 것을 분명하게 알겠어요. 금주의 집(sober house)이 금욕유지에 도움이 될 것이라 생각하시나요? 물질남용에 있어, 재발은 흔하잖아요."

선택: 안전대처 활동지

안전대처활동지(이 장의 HANDOUT 4)는 일주일간 잘못한 상황을 처리하는 임상적 도구이다. 그러나 더 나아가 강력한 치료 철학을 의미한다: 삶에서 일어날 수 있는 *어떤* 상황이든 안전하게 대처할 수 있다. 따라서 안전대처 활동지는 단순히 지필로 하는 연습이 아니며, 몇 가지 핵심적인 메시지를 전한다: (1) 어려운 *상황*은 모든 이에게 일어난다, (2) 무엇보다 중요한 것은 *당신의 대처*이다, (3) 안전대처는 긍정적 *결과*를 만들고 비안전 대처는 부정적 결과를 만든다. 일이 잘못될 때, 천천히 가면서 대처전략을 의식적으로 보는 것이 중요하다. PTSD를 가진 사람은 마치 이제 막 삶을 시작한 것처럼 무력하다고 느끼는 경향이 있다; 안전대처 활동지는 적극적 선택만이 중요한 것임을 의미한다. 물질남용자는 충동적으로 행동한다; 안전대처활동지는 상황대처법을 자유롭게 선택하도록 격려한다. 요약하면, 활동지를 통해 경험으로부터 학습하고 다음 번에 더 잘 할 수 있도록 돕는다. 활동지를 사용하기로 결정했다면, 아래의 몇 가지 사항을 명심하라.

회기마다 하나의 안전대처활동지만 심층적으로 시도하라. 어떤 회기이든지 환자의 상황을 다루고 심층적 관심을 충분히 쏟는데는 항상 시간이 문제이다. 공간제약 때문에 안전대처활동지의 예시는 매우 짧게 적었다. 그 연습이 간단해보일 수 있으나, 잘 수행되면 많은 환자들에게 매우 의미있는 경험이 될 것이다. 환자의 문제는 복잡하기 때문에 회기내에서 활동지를 사용할 때 상당한 브레인스토밍을 요구한다. 활동지의 "오래된 방식"과 "새로운 방식"을 제대로 적으려면 여

러 장이 소요되는 경우도 있다. 치료자가 회기내에서 CBT양식을 쓰는 것을 일반적으로 좋아하지 않는다고 할지라고 적어도 한번은 시도해보길 권유한다.

양식의 하단 평가질문에서 '감정이 아니라' 안전을 평가하게 하라. 역기능적 사고의 기록(Beck et al., 1979)과 같은 표준적인 CBT양식에서, 환자는 감정변화를 평가한다. 반대로, 안전대처활동지에서 환자는 안전을 평가한다. 왜냐하면 PTSD와 물질남용자는 모든 일을 다 잘했더라도 한동안 감정변화가 없을 수 있다–그러나 안전수준을 증가시키는 것만으로도 회복의 첫 단추를 잘 채운 셈이다. 예를 들어, 금욕할 때 환자는 끔찍한 기분(우울하고, 상실감을 느끼고, 외롭고)이 들지만, 금욕은 여전히 옳은 일이다. 실제로, PTSD와 물질남용자는 종종 감정에 너무 많이 집중해서 잘못된 결정을 내린다. 자신의 방향타로서 안전이 아니라 감정을 사용하기 때문이다. (물질남용의 본성은 물질사용이 기분을 더 낫게 한다는 것이다). CBT의 감정평가는 우울에서 시작했음을 주목하라(Beck et al., 1979). 우울은 기분장애이며 우울감이 질환의 핵심이기 때문에, 그 감정을 평가하는 것이 타당하다. PTSD와 물질남용은 다른 경우이다.

환자에게 선택안을 만들도록 격려하라. 안전대처 활동지를 사용할 때, "모든 이가 실수를 한다. 중요한 것은 그것으로부터 배우는 것이다. 다음번에는 어떻게 다르게 할 수 있을까요?", "지난 밤을 다시 살 수 있다면, 안전유지를 위해 어떤 대처를 다르게 했을까요?", "다음번에 상황이 더 나아질 수 있게 당신이 작업할 만한 것이 있을까요?"와 같은 질문을 할 수 있다. 기억하라, 환자가 그 상황이 다시 온다면(이번에 더 나은 상황이라 하더라도) 새로운 방법을 실제로 해야 한다고 동의할 필요가 없다. 그러나 자신의 선택에 대해 생각하는 습관을 시작할 필요가 있다. 환자에게 새로운 방식의 안전을 평가하라고 요청할 때, "이 새로운 방식으로 대처한다면, 그것이 얼마나 당신을 안전하게 할까요?" 라고 질문할 수 있다. 더 안전하게 대처하는 법을 반복적으로 연습함으로써, 자존감이 높아지고 삶에 대한 통제력을 증가시킬 수 있다.

되도록이면, 활동지의 "당신의 대처"에서 회기 주제에 집중하라. 대부분의 주제에서, 배포물의 마지막 쪽은 그 주제에 해당하는 안전대처 활동지의 예시를 제공한다. 활동지는 매우 다양한 방식(예, 행동, 인지, 대인관계 기법을 활용하여)으로 작성할 수 있기 때문에, 이 방식으로 주제에 집중하여 해당 주제를 강화하도록 한다. 예를 들어, 환자의 상황은 "나의 부모가 오지 말라고 했고 나는 우울하다."이다. 오늘의 주제가 *도움 요청하기*라면, 치료자는 "이 문제에 대해 도움을 청할 사람이 있는가?" 주제가 *회복적 생각*이라면, "부모가 그렇게 말했을 때 자신에게 무엇이라 말했나요?", "다르게 생각할 수 있는 방식이 있을까요?"라고 질문할 수 있다. 주제가 *촉발제 다루기*라면, "당신의 부모가 촉발제인가요? 그렇다면, 그 촉발제로부터 어떻게 자신을 보호할 수 있을까요?"라고 질문할 수 있다. 그러나 이 방법이 효과적이지 않다면, 언제든지 다른 많은 안전대처 기법을 선택하여 사용할 수 있다.

4. Check-Out

Check-in과 마찬가지의 이유로, Check-out도 치료의 틀을 유지하는 것이 좋다. 즉, 새로운 쟁점은 거론하지 않고 Check-out의 3가지 영역 외에 치료자의 개입도 없다.

A. "오늘 회기에서 가져갈 수 있는 것 하나를 명명해보세요."

첫 번째 질문은 환자의 학습을 공고히 하는데 도움이 된다. 나아가, 치료자에게 회기의 영향 관련 피드백을 제공한다.

B. "당신의 새로운 헌신은 무엇인가?"

헌신은 기본적으로 과제를 말한다. 명칭과 의도에서 모두, 헌신은 자신의 삶을 향해 지속적으로 나아간다는 영적 이상을 전달하고자 한다. 헌신의 일반적 특성을 더 자세하게 알고 싶다면, *헌신*이란 주제를 살펴보라(환자가 헌신을 완수하도록 동기를 강화시키는 구체적인 아이디어를 제공하기도 한다). 회복에의 헌신(이 장의 HANDOUT 5)은 환자와 치료자 모두에서 인쇄기록물이 된다. "숙제", "실습 연습", "기법 실습", "약속"이란 용어는 이 치료의 초기 연구에서 이미 모두 시험했던 용어이다. 그러나 "헌신"이 가장 영감을 주는 용어로 밝혀졌다. 또한 CBT연구에 의하면, 숙제를 완수한 환자가 그렇지 못한 환자보다 3배 더 향상되었다. 이 연구결과를 환자에게 전하여 의욕을 고취할 수도 있다(Burns & Auerbach, 1992). 헌신의 사용에서 다음을 유의하라.

헌신을 선택할 때, 환자 맞춤형으로 하라. 각 주제의 마지막에 헌신의 아이디어 목록이 있다. 그러나 가장 중요한 목표는, 목록과 상관없이, 그 주에 환자와 가장 연관되는 헌신을 선택하게 하는 것이다. 따라서 환자의 의학적 처치의 결핍을 논의하는 회기를 가졌다면, 진료예약을 하는 것이 그 주의 환자에게 가장 중요한 목표가 될 수 있다. 환자는 이 맞춤형 헌신에 배포물의 어떤 아이디어든 더하거나 대신할 수 있다. 각 주제에서, 적어도 한 두 가지 아이디어는 글보다는 활동 위주의 과제이다. 왜냐하면, 이 치료의 연구결과, 일부 환자는 글로 하는 과제를 싫어하고, 완수하지 못했을 때 죄책감을 느끼기 때문이다. 반대로 일부 환자는 글쓰기가 커다란 위안과 성장 활동이 된다. 집단치료에서, 헌신은 각 환자가 성취하려고 노력하는 것을 분명히 함으로써 집단 응집을 구축하는 데 도움이 된다. 이상적으로, 환자는 자신과 연관되고 할 수 있다고 느껴지는 헌신을 만들 수 있다. 그러나 환자가 아이디어를 만들어내는 것에 어려움을 느낀다면, 치료자가 하나를 제안할 수 있다. 맞춤형 헌신의 예시는 다음과 같다.

- *책 읽기*(예, "지역내 도서관이나 서점에서 분노관련 책을 찾아 읽기")
- *정보 찾기*(예, "2개 이상의 지역내 대학에 전화를 해서 입시조건을 알아내기)

- *역할모델을 찾아보기*(예, “누가 믿을 만큼 안전한지 어떻게 결정할 수 있는지 주변인에게 물어보기)
- *발견하기*(예, “응급전화에 전화해서 그 느낌이 어떠한지 살펴보기”; *발견하기*가 이런 유형의 작업관련 광범위한 논의사항를 제공한다.)
- *자기관찰*(예, “자신이 시간을 어떻게 보내는지 스케줄표를 채워보기)
- *배포물을 검토하기*(예, “오늘 상담에서 배운 점과 어떻게 실생활에 적용할 지를 요약해서 적어보기” 또는 “배포물을 다시 읽고 당신이 작업하기 원하는 것에 동그라미 하기)

다음 회기에서 헌신을 간단하게 검토하라. 일반적으로 헌신은 다음회기의 주요 영역이 아니다. 오히려, 환자가 상담밖에서 보다 확실한 방법으로 계속 진전할 것을 격려하는 간단한 개입이다. 환자가 헌신을 완수한다면, 간단히 칭찬이면 충분하다; 환자가 완수하지 못하면, 간단하게 “안타깝습니다.”라고 말해준다. 그리고 회기의 마지막쯤에 환자의 수준에 맞추어 그 헌신을 다시 고안하는 계획을 짜도록 한다. 예를 들어, 환자가 의사에게 전화하지 않았다면, 회기가 끝나자마자 진료예약을 한다던가 친구가 대신 상담예약을 하는 것으로 재조정할 수 있다. 헌신이 핵심목표라면(예, 안전한 섹스를 위해 콘돔을 사용하는 것), 그 헌신을 회기의 초점으로 삼고 회기주제와 통합할 수 있다. 환자가 글로 하는 헌신을 완수했다면, 그것을 상담외 시간에 읽어보았는지 물어본 후 짧은 피드백을 주고 다음 회기에서 다시 돌아보는 것이 좋다; 글쓰기는 항상 짧다. 그래서 시간을 많이 들이지 않는다. 개인치료에서 좀 더 많은 시간을 헌신에 사용하고 싶다면, “이것을 하면서 무엇을 배웠는가?”, “그것의 성공 또는 실패와 관련하여 이야기 하고 싶은 것이 있는가?” 와 같은 질문을 할 수 있다.

반복적으로 헌신을 완수하지 않는 환자를 추적하기. 완수하지 않는 이유가 무엇인지 물어보라. 환자의 반복적인 변명을 곧이곧대로 수용하지 않지만 개선을 향해 진전하는 기회로 활용할 수 있다. 예를 들어, “로빈, 당신은 시간이 없다고 말합니다. 그러나 의류쇼핑하는데 많은 시간을 보냅니다. 어쩌면 지금 당신은 회복에 소홀한 것은 아닐까요?” 또는 “리마, 실습을 연습해야 한다는 것을 기억하도록 제가 당신에게 몇 가지 제안을 하고자 합니다: 헌신내용을 적어서 냉장고 위에 붙혀둘 수 있을까요?”. 주제 *헌신*에서도 몇 가지 제안을 찾아볼 수 있다. Burns와 Auerbach(1992)의 논문과 Beck와 그 동료들(1979)의 과제를 하지 않기 내담자를 위한 양식(homework noncompliance form)을 활용해보라. 이 자료들은 긍정적 성과를 내기 위한 과제의 중요성, 연구의 검토, 순응을 향상시키는 아이디어를 논의하고 있다.

C. "연락해볼만한 지역사회자원은 무엇입니까?"

이는 현재 사례관리 목표로 무엇을 다루어야만 하는지를 환자에게 상기시키는 질문이다. 치료 초반에 이 목표를 규정하고(*치료안내/사례관리* 주제를 다루면서), 지속적으로 다루게 된다. 많은 사례관리 요구가 있거나 사례관리 목표를 따르기 어려워하는 환자는 흔하다. 또는 치료과정 동안 드러난 새로운 사례관리 목표가 있는지 탐색하는 질문이다. 예를 들어, *분노로부터의 치유*라는 주제를 시행할 때, 분노관리집단에 참여하는 것이 이득이 된다. 따라서 치료자는 환자에게 이와 같은 집단모임과 연결하라는 새로운 의뢰를 할 수도 있다. 회복에의 헌신(이 장의 HANDOUT 5)에서 헌신 그 자체뿐만 아니라, 이러한 지역사회자원 목표를 기재할 수 있다. 마지막으로, 환자에게 "사례관리"보다는 "지역사회 자원"이란 용어를 사용하라. 후자가 더 호소력 있고 덜 관료적인 느낌을 준다.

선택: 회기 마무리 질문

질문지(이 장의 HANDOUT 6)를 통해, 환자는 상담에 대한 긍정적이고 부정적인 반응들 모두를 전한다. PTSD와 물질남용의 회복 초기에, 환자는 치료자에게 말보다 글로 치료에 대한 견해를 표현하는 것이 더 용이하다. 이와 같은 피드백을 얻는 것은 치료자에게 매우 도움이 된다. 집단치료에서, 익명으로 작성할 것을 강권한다; 익명은 완전히 정직한 답변을 가능하게 한다. 개인치료에서 질문지는 선택사항이 아니다; 환자가 떠나기 전에, 그의 반응을 알아보는 편이 좋다.

치료 안내

치료 실시에 도움이 되는 몇 가지 치료 규정을 소개한다.

상담외의 시간 연락관련 규정을 미리 만들어라. 이 쟁점을 논의하기 위해 *치료안내/사례관리* 주제를 참조하라. 이 주제의 배포물을 활용하여, 규정을 글로 적어 안내하라.

소변검사를 하라. 물질남용치료에 익숙하지 않은 치료자는 대체로 소변검사에 부정적으로 반응한다: "나는 내 환자를 믿는다", " 내가 요청한다면 내 환자가 모욕감을 느낄 것이다," "PTSD 환자이기때문에, 소변검사는 학대의 반복일 것이다", "나는 환자가 거짓말하는 것을 안다", "소변검사하는 절차나 방법을 모른다", "치료동맹을 해칠 것이다." 하지만 소변검사는 많은 물질남용 치료프로그램의 표준 절차이다. 또한 치료의 핵심쟁점에 대한 타당한 정보를 얻기위해, 치료자가 일반적으로 할 수 있는 유일하게 확실한 방법이다: 환자가 아직 물질사용중인가? 아무

리 환자가 원하지 않더라도, 환자가 당신을 좋아하는지에 상관없이, 치료자의 경력에도 상관없이, 물질남용자는 때때로 거짓말을 한다. 환자의 거짓말을 충분히 판별할 수 있다고 믿는 치료자도 있으나, 물질남용치료의 경험상, 이는 진실이 아니다–환자가 물질사용을 숨기려하면, 대체로 성공한다.

분명하고 필수적인 정보를 제공하는 것뿐만 아니라, 두 번째 주요 이유는 치료자가 검사를 요구할 때 환자는 실제로 더 도움 받는다고 느낀다는 것이다. 환자에게 무슨 일이 진짜로 벌어지는지, 치료자가 관심 있게 알고 싶어 한다고 받아들인다(특히 환자가 무슨 일을 했는지 아무도 알아차리거나 관심이 없었던, 과거 방치되었던 환자에게 더 치유적이다). 나아가 "금욕"을 유지하는 장려책이 된다. 많은 환자들은 소변검사가 아니라면 물질사용을 더 많이 했을 것이라고 말한다. 검사받는다는 것을 아는 것만으로도 환자는 더 열심히 노력하게 된다. 따라서 치료동맹을 줄이기보다는 항상 증가시킨다. 많은 임상가들이 놀랍게도, PTSD를 가진 환자는 전형적으로 소변검사에 매우 동의한다. 이 치료의 예비연구 참여자들은, 소변검사(observed urine test)에 대한 부정적 반응이 사실상 전혀 없었다. 예외의 몇 환자가 직접 감독때문에 트라우마 반응이 촉발됨을 느껴서 직접 감독을 생략한 검사를 했다. 직접 감독 검사에서, 동성 직원이 환자와 화장실로 동행했다. 이는 필요한 절차로써, 소변 샘플을 속이는 방법이 많기 때문이다. 소변검사에 불응하는 하나의 예외는 소변검사의 결과에 따라 심각한 사태가 벌어질 수 있는 경우이다(예, 직업이나 법관련). 이와 같은 환자는 검사에 강하게 저항한다(Weiss et al., 1998a).

- *검사하는 법을 알아내라.* 대부분의 보험회사나 공공정신건강보험(예, Medicare, Medicaid)에서 소변검사비용을 지불한다. 소변검사의 장소는 지역내 병원이나 병원전화목록, 물질남용치료프로그램에 연락해서 가능여부를 알아볼 수 있다. 또한, 공식적 훈련 없이 당신의 센터에서 사용할 수 있는 쉽고 빠른 소변검사도 있다(http://avitarinc.com). *지역사회자원*이란 주제의 HANDOUT 1에서 "물질남용"을 참조하라.
- *검사를 사무적으로 소개하라.* 소변검사는 많은 물질남용클리닉의 표준절차이며 가장 효과적인 관리임을 설명하는 것이 도움이 될 것이다. 많은 물질남용자는 나쁜 의도가 없더라도, 사용에 대해 수치심을 느끼고 그 진실을 숨기고 싶어한다: 이는 물질사용의 이해할 만한 결과이다. 그러나 치료를 방해한다. 치료자가 주제를 편안하게 전달하는 방식을 취한다면, 환자에게 일상적인 검사로 보일 것이다. 환자가 치료의 경계를 배우는 것처럼(치료시간보다 더 길게 할 수 없고 치료비를 지불해야 하고 등), 소변검사도 치료의 정례사항이 될 수도 있다. 신뢰는 노력해서 얻어지는 것–저절로 얻어지는 것이 아니다–이라는 생각을 탐색하는 것도 도움이 된다. 소변검사는 이러한 신뢰를 얻는 방법중 하나이다.
- *구체적 측정도구를 제공하라.* 검사장소, 빈도(전형적으로 일주일에 한 번이나 두 번), 지

속기간(예, 3달), 형식(예, 무작위나 예약에 따라)를 구체화하라. 무작위검사가 특히 효과적이다. 무작위검사에서, 치료자가 특정일을 정하면, 환자는 24시간 이내에 검사를 받을 의무가 있다; 매주 치료자가 무작위로 날짜를 선택한다. 무작위 검사이기 때문에, 환자는 "양성반응의" 소변(물질사용의 증거)을 피해 물질사용을 계획할 수 없다. 예를 들어, 매주 목요일이 검사일임을 환자가 안다면, 화요일에서 목요일까지 코카인을 하지 않아서 "금욕"한 것으로 보이게 할 수 있다. 또한, "양성반응의" 소변에 대한 책임이 뒤따른다는 것을 환자가 분명히 이해하게 하라.

- *환자를 돕기 위한 기회로 "양성반응의" 소변을 활용하라.* 이 치료에서 물질사용의 증거를 치료중단, 환자 비난, 판단하기의 이유로 사용해서는 안된다. 오히려 환자가 물질사용을 더 잘 대처할 수 있는 방법을 찾는 논의의 기반으로 삼아라. 환자가 거짓을 말했더라도(사용 안했다고 말했으나 "양성반응의"소변이 나왔을 때), 공감을 가지고 논의할 수 있다. 검사결과가 가끔씩 과거의 약물사용의 영향을 받을 수도 있다: 따라서 이와 같은 약물이 소변에 잔류하는 시기를 알아둘 필요가 있다(예, 마리화나가 전형적으로 30일 유지되는 반면 코카인은 일반적으로 2일 정도 유지된다). 그러나 검사의 실수는 거의 없다(환자가 아무리 실수라고 말한다고 할지라도). 집단치료에서, "양성반응의" 소변은 집단내에서 다루기보다 짧은(5-10분) 개인상담에서 일대일로 논의하라. 물질남용치료기관에서는 종종 집단에서 논의하기도 하나, PTSD환자의 경우, 이는 이미 높은 수준의 수치심과 굴욕감을 더 증가시킬 수 있다. 환자의 낮은 자존감은 공공의 비판에 의해서 악화될 수 있고 이와 같은 개입에 노출되면 치료를 중단할 수 도 있다

HIV검사를 강권하라. PTSD와 물질남용은 환자의 고위험행동을 증가시키기 때문에, 모든 환자는 HIV검사를 받아야 한다. *지역사회자원*이란 주제의 HANDOUT 1을 참조하라. 치료자나 환자가 모두 연락할 수 있는 HIV/AIDS의 국가자원목록이 있다.

상담외 시간동안 환자들간의 연락관련 규정을 만들어라(집단상담의 경우). 환자가 회기밖에서 연락을 희망한다면, 치료자는 이와 관련 각 환자의 선호를 확인해보라. 많은 PTSD환자는 경계설정에 어려움을 가지고 있다; 이 치료의 연구결과, 몇 가지 부정적 경험에 비추어 보면, 이 규정이 안전장치로써 도움이 된다.

환자가 치료를 유지하도록 적극적인 개입을 취하라. 치료를 매우 잘 활용하는 환자집단이 있는 반면, 물질남용자는 치료유지가 가장 어려운 환자집단 중의 하나이다. 치료를 시작하는 환자는 5%로 낮고 치료를 끝내는 사람은 그 중에 50%이다(Craig, 1985; Najavits & Weiss, 1994a; Rounsaville, Glazer, Wilber, Weissman, & Kleber, 1983). 환자를 연결하고 유지하는 방법은 환자가 예고 없이 결석하면 전화하기, 편지 보내기(비밀보장에 따라, PTSD나 물질남용을 언

급하지 않고), 가족구성원과 연락하기(환자가 서면으로 동의서를 작성한 경우에만), 장려책 제공하기(예, 아기돌보기, 과자)등이 있다.

안전한 한도에서 환자의 트라우마 이력을 논의하라. 트라우마 개인력을 이야기하는 환자도 있고 그렇지 않은 경우도 있다. 후자의 경우, 치료자는 환자의 방어를 존중하고 트라우마 기억을 논의하려고 하지 마라. 1장에서 다루었듯이, 트라우마 기억의 탐색은 안전기반치료가 추구하는 바가 아니다. 그러나 이야기하고 싶어 하는 환자의 경우, 상황은 더 복잡해진다. 집단인지 개인치료인지, 이미 다른 개인치료에서 다루고 있었는지, 말하는 것이 환자에게 얼마나 안전한지, 회기내 시간이 이야기하기에 충분한지, 이야기하면 환자가 더 악화될 것인지, 환자가 더 악화될 때 치료자가 응급연락책을 가지고 있는지 등의 쟁점을 검토하여야 한다. 1장에서 이야기했듯이, 트라우마 기억을 논의하는 것 자체가 치료개입이다("노출"이나 "애도"라고 불린다). 하지만 이 매뉴얼의 범위를 넘어선다. 그러나 환자가 이야기할 경우, 환자에게 도움이 되는 방식으로 치료자가 반응하는 것이 중요하다. 다음은 몇 가지 구체적인 제안점이다.

- *집단치료.* 환자가 집단에서 트라우마를 자세하게 이야기한다면, 치료자는 친절한 방식으로 이를 제한하기를 강력하게 권유한다. 그래서 다른 환자가 촉발되는 것을 막아야 한다. 예를 들어, "당신은 매우 중요한 내용을 이야기했어요. 그러나 집단에서 트라우마를 자세하게 듣는 것은 안전하지 않습니다. 사람들을 촉발시킬 수 있기 때문이죠. 이 시간이 끝나고, 그 이야기를 할 수 있는 안전한 곳을 찾기위해 일대일면담을 해봅시다." 또는 "말을 끊어서 미안해요. 그러나 치료동의에서 이야기했듯이, 이 집단안에서 트라우마의 자세한 이야기를 하지 않도록 합니다."(치료동의서는 *치료안내/사례관리*라는 주제에서 제공된다.) 필요하다면, 환자를 간섭하라–당신의 우선순위는 사회적 공손함이 아니라 집단의 안전임을 명심하라)
- *개인치료.* 개인치료에서 환자가 트라우마를 자세하게 이야기하길 분명하게 원한다면, 그것을 다룰만한 특정 시간을 허용해보라. 이를 허용함으로써, 그것이 얼마나 중요한지 치료자가 인정한다는 의미가 된다; 공감과 지원의 기회가 되고, 경청을 통해 치료적 정보를 얻을 수 있다. 환자가 시작한 모든 트라우마 논의를 치료자가 차단한다면, 환자는 "트라우마가 중요하지 않구나", "내 치료자는 트라우마를 다룰 수 없구나"와 같은 메시지로 받아들일 수 있다. 진짜 위험은 항상 환자가 압도되고 각성된 감정의 강렬함을 다룰 수 없는 상황이다. 따라서 아래와 같은 제안을 참조하라.

1. 트라우마에 대한 이야기가 환자를 불편하게할 수 있음을 미리 알려라. 또한 상담이 끝나고 나서 그 불편감이 뒤늦게 나타날 수 있음도 상기시켜라(예, 악몽)

2. 안전을 평가하기 전, 환자가 너무 오래 말하게 두지 마라. 예를 들어, "계속 이야기하는 것에 대해 안전감을 느끼나요?", "이것을 나에게 말하는 것에 대해 어떤 느낌이 드나요?"
3. 환자가 극단적으로 불편해한다면, 치료자는 부드러운 심리교육을 제공할 수 있다; "충분한 대처전략을 학습한 후 그 불편한 감정을 다뤄보는 것이 어떨까요? 이 이야기를 하는 것을 치료 후반에 해보는 것은 어떨까요?" 그 다음, 상담주제로 돌아가도록 전환하거나 그라운딩을 실시할 수 있다(*감정적 고통으로부터 분리되기*라는 주제를 참조하라.)
4. 환자가 상담 밖에서 외상반응을 가질 때를 대비한 응급절차 계획을 만들어라. 예를 들어, 누구에게 연락할 것인가? 위험행동으로 이어진다면 응급실로 갈 것인가?
5. 지난 회기에 나눈 트라우마가 부정적 영향이 있었는지, 너무 강렬해서 다루기 어려웠는지를 다음 회기에 질문하라. 물질사용이 증가하거나 기타 부정적 행동이 있었다면, 트라우마 논의가 지금 이 환자에게는 너무 강렬하다는 신호로 "이해하라". 이 경우, 트라우마 내용의 논의를 모두 중지하고 환자가 안정될 때까지 대처기법에만 몰두하라.
6. 트라우마 논의를 결정하는 것은 의식적이고 사실기반이어야만 한다. 가끔씩 환자는 트라우마관련 내용을 언급하기 시작할 것이고 빠르게 깊은 수준으로 들어갈 것이다. 감당할 수 없게 되고 어떻게 그리 되었는지 의아해할 지도 모른다. 따라서 환자가 처음에 언급하자마자, "당신은 지금 매우 중요한 것을 이야기했습니다. 이것을 좀 더 다루는 것이 우리에게 안전한지, 또는 나중으로 미뤄야 하는지의 여부를 함께 결정해봅시다."라고 말하라.
7. 회기를 끝내기 적어도 10분간, 환자가 그라운딩을 하거나 안전한 주제로 전환하는 시간을 갖도록 미리 계획을 세우라. 환자가 해리되거나 울거나 극단적으로 불편한(예, 0-10척도에서 5이상) 상태에서 회기를 끝내게 해서는 절대 안된다. 따라서 환자에게 회기를 끝내는 것이 안전한지의 여부를 회기의 종반부에서 묻는 것이 중요하다.
8. 전체 회기동안, 과거 트라우마내용만 다루지 마라. 짧은 시간만을 허용하라(예, 회기 내 총 10-15분). 전체 회기시간을 쓴다면, 회기주제를 다루거나 대처기법을 작업할 시간이 없을 것이다. 노출치료와 안전기반치료를 조합할 계획이더라도(1장 참조), 각각 충분한 시간을 갖도록 따로 회기를 갖는 것이 가장 도움이 될 것이다.
9. 환자가 트라우마내용을 이야기하고 싶어 하더라도, 이것이 안전한지의 여부를 평가하고 허용 여부를 결정하는 것은 궁극적으로 치료자의 결정이다. 회복 초기의 환자는 사실상 트라우마를 이야기하는 것이 어떤 영향을 미칠 것인지를 전체적으로 인지하지 못한다.

10. 일부 환자는 경험과 느낌을 진정성 있게 소통하기 보다는, "충동성"이나 "재순환"의 수준으로 트라우마를 이야기한다. 치료자는 이러한 논의를 제한할 수 있다. 치료 후반부에 이와 같은 쟁점을 탐색할 때, 길게 이야기하는 것이 더 낫기 때문이다.
11. 환자의 트라우마 기억을 "파헤치지" 마라.
12. "애도단계"는 현재 물질남용자의 트라우마 내용을 처리하는 시간이다(1장 참조). 그러나 물질남용 치료의 초기단계에서 노출치료를 견뎌내고 혜택을 얻는 경우도 있다. 1장에서 언급했듯이, 적어도 2개의 연구결과(Beck et al., 2001; Najavits et al., 2001), 일부 환자에게 도움이 된다. 치료자가 세심하게 선별한 환자를 대상으로 작업할 수 있다. 그러나 이전에 해본 적이 없다면, 이러한 양식의 훈련, 매뉴얼 읽기, 수퍼비전이 필요하다. 또는 당신의 치료와 병행해서, 이와 같은 치료를 제공하는 곳에 환자를 의뢰할 수 도 있다(집단치료도 가능하다). 그러나 의뢰할 개인치료자가 환자의 최근 및 일생동안의 물질남용관련 정보와 기타 위험행동의 개인력을 충분히 알게 해야 한다.

- *평가.* 평가의 일반적인 원칙은 환자의 트라우마 이력을 최소한으로 사정한다는 것이다. 트라우마와 PTSD를 다루는 요구를 고려하면 이상하게 들릴 것이다. 그러나 일단 치료자가 환자의 일반적인 트라우마 이력이나/과 최근 PTSD를 알게 되면, 환자의 구체적인 개인력에 대한 질문은 제한해야 한다. 치료 초기에 트라우마 경험을 모두 끌어내도록 훈련받은 치료자도 있다. 그러나 이는 환자가 아무런 대처 없이 압도적 고통을 느끼게 하는 원인이 된다. 실제로 트라우마 경험을 전부 이끌어내는 것은 노출치료의 핵심이다- 그러나 그 치료의 한 부분인 보호 장치나 준비 없이는 안된다! 나아가 성공적인 치료는 환자의 트라우마 이력의 광범위한 지식에 달려있지 않다. 아래는 추천사항이다:

1. 환자가 심각한 트라우마 이력이 있음을 이미 알고 그것의 본질을 일반적으로 알고 있다면(예, 성학대), 그 시점에서 더 이상 질문할 필요가 없다. 그러나 "과거 당신의 트라우마에 대해서 내가 알았으면 하는 것이 있나요?"라고 질문하여 환자가 정보의 흐름에 통제권을 갖게 하라.
2. 환자에 대해 전혀 모른다면, 상담전에 작성한 자기보고식 트라우마 질문지를 활용하라. 환자는 면접보다는 지필검사에서 트라우마를 언급하기 쉽다. 덜 불편하기 때문이다(Najavits et al., 1998d). 상담직전에 검사를 했다면, 그 검사에 대한 부정적인 반응을 논의하라.
3. 자기보고식 지필검사를 원하지 않는다면, 간단한 몇 개의 질문을 하라. 예를 들어, "전

쟁, 태풍, 범죄와 같은 매우 힘든 인생경험이 있었나요?", "신체적 학대를 받은 적이 있나요?", "성적 학대를 받은 적이 있나요?" 환자는 오직 "예"나 "아니오"만 말할 수 있고 자세히 말할 필요가 없음을 말해두라.

4. 환자가 위의 질문에 불편해한다면, 지금은 그저 멈추라. 그저 환자의 당면 문제에 집중하는 것만으로도, 치료에서 많은 것을 할 수 있다(예, 물질남용, 사례관리, 부정적 감정의 관리 등).
5. 환자의 차트에서 이미 유용한 정보를 활용하라. 환자가 이미 개인적 과거 정보를 제공했다면, 트라우마를 질문하는 것은 종종 불필요하다: 차트를 먼저 확인하라. 그러나 트라우마는 일반적으로 질문하지 않는 주제임을 기억하라(Kofoed et al., 1993). 따라서 차트 상으로 트라우마에 대한 언급이 없다면, 환자에게 직접 질문해보라.

환자는 언제든지 심리치료로 되돌아올 수 있다. 실제로, 오랫동안 불참했더라도, 환자가 다시 치료를 계속하게 하는 것이 목표이다. 따라서 이 치료에서는 "4주 불참이면 치료 종결"이나 그와 유사한 어떤 규칙도 없다(Linehan, 1993). PTSD치료의 초기단계는 전형적으로 결석과 벌칙 없이 다시 참석하는 것이 허용된다(Herman, 1992). 유일한 예외는 환자가 안전관련 심각한 쟁점이 있을 경우이다(다음 단락 참조)

특정 상황 하에서만 환자의 치료를 중단하라. 치료중단은 매우 드물다. 치료중단은 일반적으로 2가지의 경우이다: (1) 그 환자가 다른 환자나 치료팀원에게 위험인 경우(예, 환자에게 약을 판매하거나 치료팀원을 위협하는 등); (2) 해당 치료가 그 환자를 악화시키는 경우(예, 안전하게 담을 수 없는 감정을 각성시키는). 환자의 악화 신호로는 이전에 사용하지 않았던 물질을 사용하고 물질사용량이 증가하며 자해행동의 증가 등이 있다. 환자가 치료동의를 한 번 어겼다면(예, 환자에게 약을 판매하거나 치료팀원을 위협하는 등), 치료자는 한자에게 한 번 더 기회를 주도록 계약서를 수정하는 작업을 그 환자와 함께 하거나, 사례가 너무 심각하다면 즉각 치료를 중단할 수 있다. 치료를 중단할 경우, 개별적인 디브리핑을 실시하여 평온하고 적극적인 피드백을 주고 새로운 치료기관에 의뢰하는 것이 좋다. 집단치료에서, 왜 그 환자가 치료중단이 되었는지를 남아있는 집단구성원에게 말해주어야 한다.

물질사용때문에 치료를 중단하지 마라. 물질사용때문에 치료를 중단하는 것은 환자가 금욕을 배우는데 필요한 기법을 습득하는데 도움이 안된다. 실제로, 다른 정신병적 증상의 경우(예, 정신병적 증상, 우울증), 환자가 그 증상을 경험한다는 이유로 치료를 중단하지는 않을 것이다. 물질사용장애의 맥락 안에서 물질을 사용한다는 것은 정신병적 증상이고 최상의 도움을 필요로 한다는 의미이다. 금욕에 필요한 기법을 획득할 수 있도록 가능하면 오래 치료를 유지하는 것이 목표이다. 치료중단은 물질남용을 치유하지 않는다.

문제 및 응급상황

PTSD와 물질남용자는 일반적으로 고위험군이다. 물질남용(판단력을 훼손하여 위험으로 이끄는, 가끔은 불법적 상황으로)과 PTSD(자살과 대처불능으로 이끄는)를 한꺼번에 가지고 있기 때문에, 환자는 매우 다양하고 심각한 응급상황에 처할 수 있다. 신체적 감염(HIV, 성병, 간염), 주거 퇴거, 실직, 가정폭력, 자살, 아동학대 상황, 자기를 돌보지 못함 등이 있다. 응급상황의 예시는 다음과 같은 상황을 포함한다.

- 자살한다고 심각하게 위협을 하는 경우("심각한"은 즉각적인 위험을 의미한다. 하루 이틀 안에; 높은 자살의도, 0-10척도에서 6)
- 근무시간 후에 무단침입하는 경우(예, 절도)
- 약물과다복용후 치료자에게 연락하는 경우
- 파트너에게 매맞는 경우
- 다른 집단원을 협박하는 경우
- 타인을 신체적 상해로 위협하는 경우(예, 아동)
- 주거지로 부터 퇴출되어서 갈 곳이 없는 경우

이와 같은 상황은 생명이 위급한 상황이며 세심한 개입이 필요하다. 이와 같은 고위험 환자용 응급절차를 자세히 설명하는 것은 이 책의 범위를 넘어서고, 구체적인 해결책은 치료맥락과 특정 환자에 따라 다르지만, 몇 가지 간단한 가이드라인을 제시한다. 정신과적 응급에 대한 자세한 가이드라인은 Hyman과 Tesar(1994)의 예시를 참조하라.

심각한 자살 응급상황을 어떻게 다룰 것인지 미리 계획하라. 해결책은 경찰에 신고하여 환자의 집을 확인방문하게 하던가(예, 환자가 전화했었다면), 환자를 지역의 응급센터로 데려가는 것이다. 의료보험이 없는 환자를 포함하여 자살하려는 환자를 보낼 수 있는기관을 알아두라. 갑자기 지낼 곳이 없어져서 긴급 주거가 필요한 환자도 마찬가지다; 이와 같은 환자를 쉼터에 보내는 법을 알아두라.

환자가 생명을 위협하는 행동을 한다고 판단한다면, 매우 구체적으로 질문해야 한다: "당신이 24시간이내에 자살할 확률이 얼마나 되십니까? 0-10척도에서 10은 확실하게 죽는다 입니다", "경찰이 도착하기 전에 자녀를 해치지 않겠다고 지금 당장 나와 약속할 수 있나요?", "술을 얼만큼 마셨나요?"

마지막으로, 환자가 충분히 안전한 보살핌을 받게 하라. 이는 치료자, 환자의 다른 치료자, 혹은 병원 응급실이나 입원병동에서의 즉각적인 응급 심리치료를 말한다. 가능하면 안전한 가족, 친구, AA스폰서가 환자를 데리고 가게 하라. 치료를 시작할 때, 이들의 연락처를 미리 알아두는 것이 응급상황에 도움이 된다. 환자에게 응급실로 갈 것을 요청한 후, 환자의 도착시간에 맞춰 환자본인이나 응급실 의사가 도착확인 전화를 당신에게 하게 하라; 그 시간까지 전화연락이 없다면, 다시 환자에게 전화하거나 받지 않는다면 경찰에 연락하라.

"의심이 들 때는 타인을 찾아보라." 수퍼바이저와 이야기하거나, 환자의 다른 치료자들과 연락하거나, 환자를 응급센터로 보내거나, 변호사에게 연락하거나, 경찰에게 연락하라. 위험 상황을 혼자 감당하지 마라. 이는 상황을 악화시키며 효과적이지 않고 당신의 자격관련 문제가 되기 때문이다. 최악의 상황이 일어난 후에(예, 환자의 자살이나 자녀살해), 동료에게 당신의 행동이 어떻게 보일지 항상 생각하라. 심각한 응급상황을 대응할 때, 미온적 반응보다 과잉 반응이 언제나 더 낫다–즉, 너무 적은 것보다 너무 많은 안전 확인을 시행하라.

환자에게 비밀보장의 한계를 분명히 이야기하라. 임상가와 치료기관은 표준적인 전문 비밀보장절차안에서 치료를 운영한다. 그러나 많은 임상가와 환자는, 법정 관련된 환자의 경우, 환자기록을 제출해야하는 경우가 있다는 것을 알지 못한다. 물질남용이나 기타 불법행동에 대한 정보는 임상가나 환자가 원하지 않더라도 법정에 노출될 수 있다.

치료자가 반드시 보고해야 할 관계자가 있음을 환자에게 알려라. 여기에는 "경고의 의무"(환자가 신체적 상해를 위협하는 상대방에게 치료자가 경고해야하는 법적 의무); 아동이나 노인학대 의심; 심각한 자살위험이나 자신을 돌볼 수 없는 경우, 강제조치에 대한 요구 등이 있다; 특정사례를 진행하는 방법에 대해, 변호사에게 자문을 구하라.

치료팀원의 안전절차를 개발하라. 환자가 위협적이라면 치료자가 쉽게 탈출할 수 있도록 치료자 의자는 문 쪽에 배치한다; 같은 건물에 다른 치료팀원이 있고 응급 시 도움이 있을 때만 심리치료 회기를 가져라; 환자가 임상가들의 집 전화번호와 주소를 모르게 유지하라; 임상가들에게 응급연락망과 분명한 절차를 알려라.

물질남용환자를 다루는 치료팀원은 간염예방주사를 맞고 감염통제절차를 학습하라. 또한 가능하다면, 환자와 치료팀원간의 감염을 예방하기 위해, 치료 시작전에 환자에게 건강검진이나 확인을 받게 하라.

정신건강이나 물질남용관련 응급상황의 경우, 환자가 무엇을 해야 하는지 알려주라. *치료안내/사례관리*의 주제 안에서, 이러한 쟁점을 다룬다. 언제 어떻게 연락이 닿을 수 있는지, 어떤 시간에 환자에게 답신 할 수 있는지, 치료자와 연락이 닿지 않으면 환자가 무엇을 해야 하는지(예, 가까운 응급센터에 가기, 환자를 도울 수 있는 임상가에게 전화하기 등)를 분명히 해두라. 또한 정신병원에 강제조치가 필요한 환자를 위한 기준과 절차를 알아두라.

환자가 약이나 술에 취해서 치료에 참석한다면 환자에게 어떤 일이 벌어질지를 미리 안내하라. 환자가 약이나 술에 취해서 치료에 참석한다면, 안전하게 집으로 보내는 계획을 세우는 것 외에는 어떤 개입도 시도하지 마라. 안정될 때 까지, 치료팀원의 감독 하에 앉아서 기다리게 하거나 기관내 마련된 응급실에서 기다리게 하라. 환자의 허락 하에 친구나 가족에게 전화하여 환자를 데려가게 하라. 택시를 활용하여 집으로 보낼 수도 있다. 환자가 약물과다복용이라면 이를 평가하기 위해 응급실로 보내라. 절대 물질에 취한 환자가 운전하게 하지마라; 환자가 운전할 수 있을 정도로 술에서 깰 때까지 차열쇠를 멀리 두라.

환자가 안전한 귀가의 계획이 아닌 다른 쟁점을 논의하고 싶어 한다면, "나는 당신과 매우 이야기 하고 싶습니다. 그러나 당신이 물질에 취해 있을 때는 안전귀가외에는 다른 어떤 것도 이야기할 수 없습니다."라고 단호하게 말하라. 그렇게 함으로써, 취해서 치료에 참가하는 것은 유용한 대화를 막는다는 메시지를 전달하게 된다. 그러나 이와 같은 제한을 설정하는 것이 환자에게 거절로 받아들여지지 않도록 공감적 기법을 활용하라. 예를 들어, 치료자는 "모든 것이 괜찮아질 겁니다; 안전하게 귀가하는 방법을 찾아봅시다", 또는 "우리는 지금 이야기할 수 없어요. 그러나 취하지 않은 상태에서 나중에 이야기하고 싶습니다."라고 말할 수 있다. 마지막으로 몇 가지 추후관리가 필요하다. 환자의 주 치료자에게 이 사건을 알려주고, 다음 환자의 방문 시에 취하지 않은 상태에서 치료에 참여한다는 동의서를 반복해서 말해주라(치료동의서에 따라)

치료자가 환자에게 매우 화나거나 불편하거나 강렬한 감정을 느낀다면 자문을 구하라. 치료과정에 검토가 필요하다는 신호이다. 수퍼비전이나 동료자문을 구하라. 악화를 예방하기 위해, 환자에게 외부 임상가와의 자문기회를 제공하라.

평온을 유지하라. 응급상황에서, "감정이 감정을 낳는다"라는 수칙을 기억하라. 치료자가 평온하면, 이것이 환자를 평온하게 할 것이다; 치료자가 불안하면 이것이 환자를 불안하게 할 것이다.

치료시작 전 확인목록

핵심

- □ 각 주제마다 인용구와 활동지를 복사해두라(치료 주제를 참고하라).
- □ "모든 회기에 필요한 자료"를 복사해두라(이 장의 다음 단락을 참조하라).
- □ 사례관리를 위한 자원책자를 준비하라(*치료안내/사례관리* 주제를 참조하라).

추천사항

- 참고문헌에서 별표로 표시되어 있는 핵심 자료를 읽어라.
- 최소 하나의 AA모임에 참석하라.
- 환자가 읽을 만한 기타 치료 자료를 준비하라(AA모임의 목록, HIV 설명서 등). 동기를 강화시켜주는 포스터를 붙일 수도 있다. 포스터, 설명서, 물질남용관련 기타 자료는 아래에 전화하면 얻을 수 있다:

☎ National Clearinghouse for Alcohol and Drug Information at 800-729-6686
☎ Center for Substance Abuse Treatment Hotline at 800-662-HELP
☎ National institute on Drug Abuse(NIDA) Info-Fax Service at 888-NIH-NIDA(마약 효과, 물질남용 동향, 치료관련 무료 정보와 무료 24시간 전화)
☎ 지역사회자원의 HANDOUT 1의 AA와 기타 자원관련 무료전화목록을 참조하라("물질남용"과 "트라우마"라는 하위제목을 참조하라)

- 수퍼바이저나 동료와 함께 각 주제별 "어려운 사례"를 연습하라.
- 각 치료 주제를 당신 자신의 삶에 적용해보고 환자가 얼마나 어려운 상황인지 탐색해보라.
- 자기보고식 검사로 환자의 기본정보를 얻고자 한다면, 환자가 그 평가에 부정적 반응을 가질 경우를 대비하여 임상가의 입회하에 기관 내에서 작성하게 하라. 부정적 반응은 거의 없으나, 특히 트라우마의 검사의 경우, 가능한 일이다.
- 당신의 치료프로그램에서 제공 가능한 "추가 정보"를 조직화하라(예, 아동 돌보기, 주차 정보, 치료관련 교육영상, 책)

모든 회기에 필요한 자료

치료 시작 전에 게시판에 안내할 것

회기 내내 환자가 활용할 수 있도록 몇 가지 자료를 게시한다. 게시를 원하지 않는다면, 환자가 사용할 자료책에 포함해두라. 제공된 자료를 모두 활용하거나 환자에게 가장 도움이 될 만한 자료만을 선택해서 활용할 수 있다.

1. Check-in과 Check-out. 환자에게 Check-in과 Check-out시간의 질문과 답을 상

기시킨다(이 장의 HANDOUT 1)

2. 안전대처기술. 회기동안 환자가 의지하는 자료이다(*안전*이란 주제의 HANDOUT 2)
3. 치료의 핵심개념. 치료전반의 핵심사항을 요약한다(이 장의 HANDOUT 2)
4. 치료주제의 목록. 환자와/나 치료자가 주제의 순서를 선택하게 하고 완결한 주제를 기록할 수 있다(이 장의 HANDOUT 3)

회기 내에 사용할 것

모든 회기에서 복사하여 사용할 수 있는 자료는 다음과 같다.

5. 회기형식. 회기동안 치료양식을 상기시켜서 참조한다(이 장의 THERAPIST SHEET 1장)
6. 안전대처활동지. 모든 회기에 준비한다. 회기내에 사용하거나 회기사이의 헌신에서 사용할 수 있다(이 장의 HANDOUT 4를 1장 준비)
7. 회복에의 헌신. 모든 회기에 준비한다. 각 회기의 종반부에 사용한다(이 장의 HANDOUT 5를 1장 준비)
8. 회기 마무리 질문. 모든 회기에 준비한다. 각 회기의 종반부에 사용한다(이 장의 HANDOUT 6를 1장 준비)
9. 수료증 획득. 환자의 참석을 존중하기 위해, 종결회기에 수여한다(이 장의 HANDOUT 7를 1장 준비)

회기양식

시작

1. Check-In

환자가 어떻게 지냈는지 알아보기 위함이다. 환자는 5가지 질문에 답한다. 지난 회기이후로 (a) "기분이 어떠셨어요?" (b) "사용했던 좋은 대처전략은 무엇인가요?" (c) "물질사용이나 안전하지 않은 행동이 있었나요?" (d) "약속한 헌신을 완수했나요?" (e) 사례관리 업데이트 (환자마다 최대 5분)

2. 인용구

환자와 회기를 정서적으로 연결하기 위함이다. 환자는 큰 소리로 인용구를 읽는다. 치료자는 "이 인용구의 핵심사항은 무엇일까요?"라고 질문하고 이를 회기와 연결한다(2분).

회기주제

3. 환자의 삶과 주제를 연결하기

환자의 경험과 주제를 의미 있게 연결하기 위함이다. 이는 회기의 심장이다. 환자의 삶에서 구제적인 최근 사례를 활용하고 자료를 심층적으로 재연하라(30–40분)

절차:
A. 환자에게 배포물을 훑어보게 하라(최대 5분)
B. 자료와 구체적인 최근 환자의 실제 사례를 연결하라.

선택: 안전대처 활동지

마무리

4. Check-Out

환자의 진전을 강화하고 치료자가 피드백을 얻기 위함이다. 환자는 3가지 질문에 답한다; (a) "오늘 상담을 통해서 얻은 것 하나를 이름대어 보세요 (상담 회기내 문제점?)"; (b) "새롭게 할 수 있는 헌신은 무엇인가?" (c) "연결할 수 있는 지역사회 자원(community resource)은?" (최대 5분)

선택: 회기 마무리 질문지

REMINDER: "큰 그림" 우선순위는...

1. **물질을 사용**하지 않는다.
2. **PTSD증상**을 줄인다.
3. **안전**을 증가시킨다(HIV위험, 가정폭력, 자해 등으로부터)

이 활동지의 복사는 본 저서의 구매자가 개인적으로 활용하는 경우에만 가능합니다. 안전기반치료의 모든 저작권은 Lisa M. Najavits(2002), Guilford Press에 있습니다.

Check-In & Check-Out

Check-In

지난 회기 이후로...

1. **기분**이 어떠셨어요?
2. 사용한 좋은 **대처전략**은 무엇인가요?
3. **물질사용**이나 **안전하지 않은 행동**이 있었나요?
4. 약속한 **헌신**을 완수했나요?
5. **지역사회 자원** 업데이트

Check-Out

1. 오늘 상담을 통해서 얻은 것 **하나를 이름대어** 보세요. (상담 회기내 문제점?)
2. 새롭게 할 수 있는 **헌신**은 무엇인가?
3. 연결할 수 있는 **지역사회 자원** (community resource)은 무엇인가?

이 활동지의 복사는 본 저서의 구매자가 개인적으로 활용하는 경우에만 가능합니다. 안전기반치료의 모든 저작권은 Lisa M. Najavits(2002), Guilford Press에 있습니다.

치료의 핵심개념

- 안전하게 지내기
- 자신을 존중하기
- 고통을 피하기 위해 – 물질이 아니라 – 대처를 사용하기
- 과거보다 더 나은 현재와 미래를 만들기
- 신뢰를 배우기
- 자신의 몸을 잘 돌보기
- 안전한 사람으로부터 도움을 얻기
- PTSD로부터 충분히 치유하고 물질로부터 자유로워지기
- 하나의 방법이 효과가 없다면 다른 방법을 시도하기
- 절대, 절대, 절대, 절대, 절대, 절대, 절대, 절대 포기하지 마라!

이 활동지의 복사는 본 저서의 구매자가 개인적으로 활용하는 경우에만 가능합니다. 안전기반치료의 모든 저작권은 Lisa M. Najavits(2002), Guilford Press에 있습니다.

치료주제 목록

	완수 여부(예/아니오)
치료안내/사례관리	
안전	
PTSD: 당신의 힘을 되찾기	
정서적 고통으로부터 분리하기(그라운딩)	
물질이 당신을 지배할 때	
도움을 청하기	
자신을 잘 돌보기	
연민	
적신호와 청신호	
정직	
회복적 생각	
분열된 자신을 통합하기	
헌신	
의미를 창조하기	
지역사회 자원	
관계 경계설정하기	
발견	
당신의 회복을 지원할 타인 얻기	
촉발제 다루기	
당신을 시간을 존중하기	
건강한 관계	
자기 양육	
분노로부터 치유하기	
삶의 선택 게임(검토)	
종결	

이 활동지의 복사는 본 저서의 구매자가 개인적으로 활용하는 경우에만 가능합니다. 안전기반치료의 모든 저작권은 Lisa M. Najavits(2002), Guilford Press에 있습니다.

안전 대처 활동지

이름 : ________________________ 날짜 : ________________________

	오래된 방식	새로운 방식
상황		
★ 당신의 대처 ★		
결과		

당신의 이전 대처방식은 얼마나 안전한가요?___ 당신의 새로운 대처방식은 얼마나 안전한가요?___

0점(전혀 안전하지 않았음) – 10점(완전히 안전하였음)

이 활동지의 복사는 본 저서의 구매자가 개인적으로 활용하는 경우에만 가능합니다. 안전기반치료의 모든 저작권은 Lisa M. Najavits(2002), Guilford Press에 있습니다.

회복에 전념하기

이름 : ________________ 날짜 : ________________

다음 회기까지 전념할 것	
나는 ________________ 을 약속한다.	언제까지?

다음회기까지 연락할 지역사회 자원	
나는 ________________ 연락한다.	언제까지?

치료자용

이름 : ________________ 날짜 : ________________

다음 회기까지 전념할 것	
나는 ________________ 을 약속한다.	언제까지?

다음회기까지 연락할 지역사회 자원	
나는 ________________ 연락한다.	언제까지?

이 활동지의 복사는 본 저서의 구매자가 개인적으로 활용하는 경우에만 가능합니다. 안전기반치료의 모든 저작권은 Lisa M. Najavits(2002), Guilford Press에 있습니다.

회기 마무리 질문

익명으로 처리하므로 당신의 이름을 기재하기 마십시오.

회기주제 : ________________________________ 날짜 : ____________

0	1	2	3
전혀 아님	약간	중간	상당히

1. 오늘 상담은 당신에게 전반적으로 얼마나 도움이 되었습니까? _______

2. 오늘 상담이 어떤 항목에서 도움이 되었습니까?
   a. 회기 주제? _______
   b. 활동지? _______
   c. 인용구? _______
   d. 치료자? _______

3. 오늘 상담이 당신의 어떤 측면에서 얼마나 도움이 되었습니까?
   a. PTSD? _______
   b. 물질남용? _______

4. 당신의 삶에서 오늘 상담을 통해 배운 것을 얼마나 잘 사용할 것으로 보입니까? _______

5. 오늘 상담관련 하고 싶은 말이나 제안이 있습니까? 긍정적, 부정적 정직하게 알려주십시오.
   긍정적

   ____

   ____

   ____

   부정적

   ____

   ____

   ____

6. 이 치료가 당신에게 더 도움이 되려면 어떻게 해야할까요?

이 활동지의 복사는 본 저서의 구매자가 개인적으로 활용하는 경우에만 가능합니다. 안전기반치료의 모든 저작권은 Lisa M. Najavits(2002), Guilford Press에 있습니다.

수료증

CERTIFICATE OF ACHIEVEMENT

Awarded to

____

For attending _____ of _____ available sessions of the *Seeking Safety* treatment

Presented by

____

on the date:

____

안전기반치료(Seeking Safety)에 대해서 더 알고 싶으시면,

안전기반치료(Seeking Safety)에 대한 더 자세한 정보는 www.seekingsafety.org을 참조해주십시오. 새로운 연구와 논문, 치료자 교육 정보, 치료관련 연구의 참조자료의 업데이트와 다운로드 서비스를 제공하고 있습니다.

치료 주제

치료 안내/사례관리

안전

PTSD: 나의 힘을 다시 되찾기

정서적 고통을 분리하기(그라운딩)

물질이 당신을 지배할 때

도움 요청하기

자기 돌보기

연민

적신호와 청신호

정직

회복적 생각

분열된 자신을 통합하기

헌신

의미 창조하기

지역사회 자원

관계에서 경계설정하기

발견

회복의 지원자 구하기

촉발제 다루기

당신의 시간을 존중하기

건강한 관계

자기 양육

분노로부터 치유하기

인생의 선택게임

종결

치료 안내/사례관리

요 약

이 주제는 2가지로 구성된다: 1) 치료의 시작과 환자 알아가기, 2) 사례관리. 집단치료의 경우, 집단을 시작하기 전에 개별적으로 시행할 수 있다.

오리엔테이션

안전과 지원을 위한 치료적 장을 만들고 대처기술 철학을 환자에게 적응시킨다는 측면에서, 첫 회기는 다른 회기보다 매우 중요하다. 첫 인상이 좌우한다. 물질남용환자는 치료의 중단률이 매우 높은 것으로 악명이 높고 전형적인 PTSD환자는 사람을 신뢰하기 어렵다. 따라서 환자는 첫 회기에서 취약감을 느끼고 불안이 자극됨을 느끼게 된다. 오늘의 주제는 환자가 자신의 노력에 보상감을 느끼게 하도록 고안되었다. 이를 위해, 환자의 걱정을 다루는 자료(예, 치료에 대한 안내정보), 실제적 혜택(예, 사례관리 의뢰)을 제공하고, 치료자는 환자의 정서를 수용하는 분위기를 만든다.

치료를 시작할 때, 모든 환자가 열심히 치료 작업을 하면 나아질 수 있다는 긍정적이나 현실적 투사를 전달하는 것이 치료자에게 도움이 된다. PTSD와 물질남용환자는 수동적이거나 절망적인 관점을 가지고 타인(또는 물질)이 자신을 통제하도록 내버려두는 경향이 있다. 이 치료 및 치료자와 강한 치료동맹을 구축하여, 환자가 자신의 건강한 부분과 동맹을 맺고 자신의 삶을 적극적으로 치유해 나갈 동기를 증가시키도록 도울 수 있다.

사례관리는 여러 가지 이유에서 주목해야 한다. 첫째, 많은 환자들은 치료 전에 전문적인 보살핌을 거의 받지 못한다. 예를 들면, 한 여성은 10년 넘게 잠자기 위해 술을 마셔왔으나 더 적절한 수면제 처방을 위한 정신약리학적 평가를 받은 적이 없었다. 본 프로그램에 들어오기 전한 달 동안, 설문에 참여한 여성 50명 중 42%가 전문적인 치료를 받은 경험이 없다고 보고했다(Najavits et al., 1999a). 따라서 환자의 삶에서 극적인 향상은 가끔 보조적인 서비스(직업상담, 주거지 의뢰, 약물치료, 의료보험과 같은 정부수당혜택 등)의 지원을 통해 간단하게 일어날 수 있다. 둘째, 이 치료법은 단기이고 사례관리목표의 성취는 많은 반복 작업을 요구하기 때문에, 치료초기부터 추후 관리(aftercare)의 계획을 시작하는 것이 필요하다. 다른 서비스가 준비되어 있지 않을 경우, 치료가 종결되자마자 환자가 재발하는 경우는 매우 흔하다. 치료가 다른 지원으로 매끄럽게 이어지지 않고 갑작스럽게 끝나는 경우, 환자들은 정서적으로 버려졌다고 느끼기 쉽다. 셋째, 이 치료법은 PTSD와 물질남용이라는 매우 난해한 이중병리와의 싸움에서 성공확률을 높이기 위해 가능한한 많은 다른 서비스와 결합하여 사용하도록 고안되었다(Drake & Noordsy, 1994). 나아가 치료자의 전문성을 넘어서는 문제(예, 가정폭력, 직업상담, 정신약리학)의 경우, 그 문제의 전문가를 따를 필요가 있다. 마지막으로, 이 치료법은 PTSD와 물질남용을 가진 환자가 올바른 회복의 길을 걷는 것을 돕도록 고안되었다. 그러나 몇 달 만에 이중병리로부터 완전히 회복하는 환자를 보는 것은 드물다. 현실적으로, 이 치료법은 환자에게 새로운 기술을 주고 치료를 지속하도록 영감을 주고 증상에서 상당한 호전을 얻도록 도와준다; 그러나 이 병리로 인해 삶이 좌초되어 매우 심각한 문제를 가진 환자가 장기적으로 지속되는 성과를 얻기 위해서는 장기적이고 다양한 치료를 지속할 필요가 있다.

사례관리의 세 가지 쟁점은 말 그대로 죽느냐 사느냐의 급박함을 가지고 있다: 가정폭력, HIV, 자살/타살의도. 이 영역 관련, 치료자는 환자의 위험을 조심스럽게 평가하고 필요한 추가적인 지원을 의뢰해야 한다(이 주제의 THERAPIST SHEET B에 따라). 환자가 저항을 보이면, 개인회기(집단치료 환자의 경우)를 추가하고/거나 다른 치료자를 추가 의뢰하는 것이 필요하다. 2장의 "문제 및 응급상황"을 참조하시오.

환자에게 말할 때, 사례관리 대신 "지역사회 자원"이란 단어를 사용하도록 한다. "사례관리"란 용어는 환자가 단순히 "관리되는 사례"라는 것을 의미한다. "지역사회 자원"은 "세상 밖으로의 기회"라는 좀 더 긍정적인 의미를 가지고 있다. 따라서 각 회기의 Check-in과 Check-out시간에 "지역사회 자원"이란 용어를 사용한다. 그러나 치료장면에서 "사례관리"라는 용어가 매우 일반적이기 때문에 본 프로그램에서는 혼돈을 막기 위해 사례관리라는 용어를 사용한다.

첫 번째 회기에서, 각 환자의 이야기를 듣기 시작할 것이다: 무엇 때문에 여기 왔는가? 이 사람이 일상에서 겪어야 하는 고충은 무엇인가? 어떤 성공과 강점이 이 환자를 병리로부터 벗어나게 하는가? 환자는 어떻게 관계하는가? 치료자 자신의 반응도 시작된다: 치료가 과연 얼마나 어려울 것인가? "경청"능력, 전반적인 매력도, 감정/능력을 분명히 하는 능력과 같은 측면에서, 당신은 환자의 패턴에 어떻게 반응하는가?

이 주제는 방대한 자료를 가지고 있음을 명심하라. 특히 당신이 이 치료법을 처음 시행한다면, 다른 주제들보다 더 많은 준비를 요구한다. 실제로 가능하다면 이 회기를 2회기로 나누어 진행하는 것이 좋다(1회기에 치료 안내와 환자를 알기, 2번째 회기에 사례관리)

역전이 쟁점

회기내 진행해야 할 많은 과제와 인쇄물 가운데, 환자에게 집중하는 것이 어렵게 느껴질 수 있다. 그러나 대부분의 치료자들은 한두 번의 시행 후 대체로 편안함을 느낀다. 사례관리에 관하여, 치료자는 압도되거나 소진된다고 느낄 수도 있다; 관련하여 자세한 안내를 원한다면, THERAPIST SHEET A~D를 살펴보시오.

Acknowledgement

HANDOUT 3, 이 치료법으로부터 최고를 얻어내는 법,에 언급된 치료과제완성은 Burns와 Auerbach(1992)의 연구에서 가져왔다.

회기 준비

- 가능하다면, 회기 전에 환자가 배포물을 읽게 하라. 30분전에 오거나 또는 첫 회기 전에 배포물을 우편으로 보내는 방법이 있다.
- HANDOUT 1에 안전기반치료 관련 치료자의 경력을 기재하라. 배포물의 끝에 기재함으로써, 설명의 길이를 마음대로 할 수 있고, 원할 때 수정할 수 있다.
- HANDOUT 2, 당신의 치료에 대한 실질적인 정보를 완성하기 위해, 지역 응급전화나 응급실을 찾을 수 있도록 전화번호목록을 준비하라.
- 사례관리를 위한 자원 책자를 준비하라(THERAPIST SHEET A를 참조하라)

회기 형식

도입회기는 *check-in*이 없다는 것에 유의하라. 그러나 표준적인 Check-out을 실시하도록 한다.

1. ***인용구***(간단하게): 121쪽을 참조하라. 회기와 인용을 연결하라-예를 들면, "치료에 참석하는 것은 정말 대단한 일이에요. 인용구에서 말하고 있듯이, 당신이 원하는 삶을 창조해

내는 것은 언제나 가능하죠."

2. ***주제와 환자의 삶을 연관시켜라***(대부분의 회기에서 심층적으로)

   a. 환자에게 배포물을 자세히 살펴보도록 요청하라. 배포물은 한꺼번에 혹은 따로따로 줄 수 있다. 각 배포물은 고유의 하위주제를 가지고 있음을 명심하라. "회기 내용"을 참조하라. 많은 양의 배포물중에서 선택을 하는 방법은 2장에 나와 있다. 환자의 요구와 치료자의 시간을 고려하라. 시간이 충분하다면 여러 회기에서 다루도록 한다.

      치료 시작하기

      HANDOUT 1: 안전기반치료에 대하여.

      HANDOUT 2: 당신의 치료에 대한 실제적 정보

      HANDOUT 3: 이 치료법으로부터 최선의 성과를 내는 법

      HANDOUT 4: 안전기반치료 동의서

      사례관리

      THERAPIST SHEET A: 사례관리 전략: Making It Happen

      THERAPIST SHEET B: 환자의 사례관리 요구 평가서(치료자용)

      THERAPIST SHEET C: 사례관리 목표 활동지

      THERAPIST SHEET D: 사례관리 확인목록 (치료자용)

   b. 환자가 자신의 현재 일상에서의 구체적인 문제와 기술을 연관시키도록 도와라.

3. ***Check-out***(간단하게). 2장을 참조하시오.

회기 내용

앞서 언급했듯이, 이 주제는 2가지 주제로 나눠진다:(1) 치료안내와 환자를 알아가기, (2) 사례관리. 특히, 심각한 사례관리 요구를 가진 환자의 경우, 가능하다면 회기를 나눠서 하길 권유한다.

1회기만 할 수 있는 상황이라면, 10분 동안 회기안내, 15분 동안 환자에 대해 알아가기, 35분 동안 사례관리로 시간을 배분하는 것이 적절하다.

HANDOUT 1~4: 치료 안내

목표

- 치료 안내하기(HANDOUT 1)

- ㅁ 치료와 응급시 절차에 대한 정보 “기본 사항”을 제공하라.
- ㅁ 환자가 이 치료로부터 최선의 효과를 얻을 수 있는 방법을 모색하라(HANDOUT 3)
- ㅁ 치료규칙을 검토하라(HANDOUT 4)
- ㅁ 환자에게 이 치료프로그램에서 제공하는 “추가사항”을 안내하라(예, 보육, 주차, 읽은 만한 정보지, 치료관련 교육동영상을 볼 기회, 대여 가능한 책)

자료와 환자의 삶을 연결하는 방법

★ ***배포물을 검토하라.*** 회기목표를 간단하게 안내하라– 예를 들어, “오늘의 목표는 치료를 논의하고 서로를 알아가며 도움이 될 만한 치료 외적 자원을 찾아보는 것입니다.” 그리고 환자에게 배포물을 준다. 이는 회기 전에 이루어지는 것이 이상적이다; 그렇지 않다면, 환자가 배포물을 대략 훑어보도록 5–10분을 주고 나중에 집에 돌아가서 면밀하게 살펴보도록 안내한다. HANDOUT 2, 당신의 치료에 대한 실제적 정보,의 정보와 응급시 절차를 작성하게 한다. HANDOUT 2와 4의 복사본 2장을 만들어 환자의 동의를 받고 1장은 환자에게 1장은 치료자가 보관한다. 환자가 가진 질문과 의견에 반응하고, 향후 치료를 논의한다.

★ ***자기 탐색.*** HANDOUT 3을 검토할 때 환자가 자신의 강점과 단점을 정의하도록 격려하라. 비록 이 시점에서 분명하게 드러나지 않더라도, 이미 알고 있는 것에 ∨체크를 하고 분명하지 않을 때는 동그라미를 하게 하라. 예를 들어, 환자가 치료 참석에 어려움이 있다면, 이것을 극복할 방안을 논의하라. 환자가 올수 없다면 전화상담을 하거나 환자를 데려올 사람을 만들어두라.

★ ***논의***

- “이 치료를 그만둔다면 어떨 것 같습니까?”
- “이 치료에 대한 걱정이 있습니까?”
- “이 치료에서 어떻게 하면 최선의 성과를 얻을까요?”
- “이 치료에서 당신이 안전을 느끼기 위해 제가 할 일이 있을까요?”
- “치료를 중단하고 싶을 때, 저에게 먼저 알려줄 수 있겠습니까?”
- “당신은 저에게 솔직하고 물질사용에 대해서도 솔직하게 말할 수 있나요?”
- “어떤 사람들은 물질 사용 후 회기 참석하는 것이 어렵다고 합니다; 당신은 어떤 상황에서도 치료회기에 계속 참석할 수 있나요?”
- “치료하는 동안 해리되는 경향(시간 가는 것을 잊거나 멍해짐)이 있습니까? 그렇다면, 그때 당신이 발견한 성공전략이 있는지요? 회기내 해리가 발생하면, 제가 그 성공전략으로 당신을 도와주기를 바라시나요?”

• "치료하는 동안 특별히 다루고 싶은 주제가 있으신가요?"

제안

◆ 이 새로운 치료에 참여하는 환자의 용기를 칭찬하고 환자가 도움을 요청한 것에 대해 존중받고 인정받는다고 느끼게 하라.

◆ 환자에게 자료를 요약해주지 마라. 당신은 이 치료를 안내하고, 환자가 주로 말하게 하는 것이 목표이다. 또한 치료자가 모든 요점을 검토해야한다고 생각하지 마라; 특정 환자와 관련한 핵심영역을 탐색하는 것이 낫다.

◆ HANDOUT 2를 작성할 때, 치료자의 환경적 여건에 기반을 두고 조정할 수 있다(예, 응급절차와 치료자의 역할). 그러나 특히 다른 치료자가 부재한 경우, 상담외의 응급상황에서 환자가 당신과 연락할 수 있는 방법을 마련해둘 것을 강력하게 권유한다. 이 치료법의 예비연구에서 대상자들은 거의 사용하지 않을지언정 치료자와의 연락망이 유지되는 것이 매우 중요하다고 보고했다. 상담외의 시간에 환자의 과도한 전화가 염려된다면, Gunderson(1996)의 연구를 참조해보라.

◆ 나아가 상담외의 시간 연락관련 규칙을 정해라. HANDOUT 2(당신의 치료에 관한 실제적 정보)는 환자가 심각한 정신적 응급상황, 물질사용, 자해 충동이 일어날 경우, 연락해야 할 사람을 계획하는 것을 포함한다. 특히 환자가 연락할 사람이 아무도 없고 응급전화에는 연락하기 싫을 때, 치료자에게 연락할 수 있는지를 미리 생각해보라. 상담외의 시간에 치료자와 비상연락체계가 있는 것이 좋지만, 세심한 계획이 필요하며 환자에게 잘 설명해야 한다. 무엇보다도, 치료의 목표는 이와 같은 환자가 전화할 수 있는 타인과의 네트워크를 구축하는데 있다.

어려운 사례

* "나는 소변검사를 거부합니다–외상기억이 촉발되니까요."
* "다음 상담 전까지 저는 치료자와 전화를 많이 해야 합니다."
* "치료자는 마약을 사용한 적 있나요?"
* "지난 번 물질을 끊었을 때 PTSD가 더 악화됐었어요. 난 어쩔 수 없나봐요."

환자를 알아가기

목표

□ 환자가 자신에 대해 이야기할 기회를 제공한다.

환자의 삶과 본 자료를 연결시키는 방법

★ *논의*

- "제가 당신에 대해서 알아야 할 것이 있을까요?"
- "지금 현재 당신에게 가장 중요한 것은 무엇입니까?"
- "최근 가장 힘든 일이 무엇입니까? 최근 잘되고 있는 일은 무엇입니까?"
- "당신의 삶이 나아진다면 누구(자녀, 배우자 등)의 삶도 같이 나아질까요?"
- "취미나 운동처럼 당신이 가장 좋아하는 활동은 무엇입니까?"
- "당신의 삶에서 일어났으면 하는 목표가 있나요? (예, 경력, 승진, 더 나은 직장으로 이직 등)"
- "물질 없이, 삶을 어떻게 대처하면서 살 수 있을까요?"
- "당신에게 희망을 상징하는 가장 좋아하는 '물건'이 있을까요? 사진, 좋아하는 책/노래/인용구?"
- "치료자에 대해서 더 알고 싶은 것이 있나요?"
- "지금까지 당신이 겪어온 삶에 대해 제가 더 알아야 할 것이 있을까요?"(주의: 환자가 이것을 말할 준비가 되었는지, 재발/물질사용/압도감/자해 등 위험 상황이 일어날 수 있는지를 먼저 물어봐야 한다. 이 쟁점과 관련하여 2장을 참조하시오.)

제안

◆ ***환자의 안내를 따르고 인정과 경청에 주로 집중하라.*** 회기과제를 완수한다는 맥락 안에서, 환자에 대해 당신이 할 수 있는 모든 것을 배우도록 시도하는 것이 목표이다.

◆ ***환자가 심란해할 경우, 정서적 고통을 공감한 다음 중성적인 당면 주제로 대화를 방향전환 하라.*** 근거를 제시하여, 환자가 인정받지 못한다고 느끼지 않게 하라(예, 격렬한 감정은 나쁘거나 틀렸다고 결정짓지 마라. 혹은 당신이 환자의 격렬한 감정을 견딜 수 없다고 결론내지 마라). 예를 들어, "나도 당신의 경험을 듣고 싶어요. 그러나 그것을 안전하게 다루기엔 아직 우리의 치료가 충분히 진행되지 않은 시기라는 것이 걱정됩니다."

◆ ***환자가 구체적으로 묻지 않는 한, 치료자 정보를 제공하지 마라.*** 환자의 요구에 계속 집중하라.

THERAPIST SHEET A~D: 사례관리

목표

- 사례관리 요구를 평가하라. 환자와 함께 다음 주안에 성취 가능한 당면 목표를 설정하라(THERAPIST SHEET A, B, C)
- 치료전반에 걸쳐, 사례관리 목표로 되돌아가라(THERAPIST SHEET D)

환자의 삶과 본 자료를 연결시키는 방법

★ ***사례관리 면접을 실시하라.*** THERAPIST SHEET A~D는 사례관리 관련 광범위한 자료를 제공한다. 다음과 같은 단계를 따르라.

1. 사례관리전략: Making It Happen(THERAPIST SHEET A)을 통해 사례관리 정보를 정리한다.
2. THERAPIST SHEET B를 활용하여, 환자가 걱정하는 영역을 평가하라.
3. 달성하지 못한 사례관리목표는 사례관리 목표활동지(THERAPIST SHEET C)에 따로 기재하라. 예시를 참조하라.
4. 환자의 의견을 기반으로 다음 회기 전까지 추진할 사례관리 목표를 최소한 1가지를 선택하고 구체화하라. 마감일과 구체적인 의뢰 용지를 제공하라.
5. 사례관리 목표의 완수를 방해할 만한 실제적인 정서적 장애물을 다루어라.
6. 향후 상담에서 치료자를 위한 사례관리 확인목록(THERAPIST SHEET D)을 참조하여, 사례관리 목표를 따라가기 어려워하는 환자를 지원하라.

★ ***논의***

- "이러한 의뢰를 따르는 데 있어, 어떤 걱정이 있나요?"
- "이 의뢰처에 전화하는 것을 어떻게 느끼시나요?"
- "이번 해야 할 일을 잘 기억하는 방법이 있을까요?"
- "당신이 이 일을 완수한 후에, 저에게 문자 등으로 알려줄 수 있겠어요?"
- "이 일을 완수하는 과정에서 어떤 실제적 문제가 있을까요?(예, 교통수단, 자녀 돌보기)"

★ ***제안***

◆ ***THERAPIST SHEET A~D에서 보다 자세한 내용을 참조하세요.***

◆ ***환자와 이야기할 때, "지역사회 자원"이란 단어를 사용하세요.*** "사례관리"보다 더 이해하기 쉽고 더 긍정적인 의미로 다가갈 수 있다. 회복에의 헌신(2장의 HANDOUT 5)및 모든 회기의 Check-in/Check-out(2장의 HANDOUT 1)에서는 "지역사회 자원"이란 단어를 사용하고 있음을 명심하라.

어려운 사례

* "해야 한다는 것은 아는데 그냥 할 수가 없어요."
* "나는 전화도 없고 애를 돌볼 사람도 없고 돈도 없어요– 내가 어떻게 그 의뢰기관에 갈 수 있겠어요?"
* "저는 완전히 압도되었어요."
* "나는 의사들과 늘 나쁜 경험뿐이었어요; 나는 더 이상 의사를 믿지 않아요."
* "좋아요, 할게요!"(그러나 환자는 헌신하지 않고 매번 다음 상담에 나타남)

Making it Happen: 사례관리 전략

실제 쟁점

사례관리의 일반적인 주제는 "많을수록 더 좋다"이다. 추가적 치료를 받는 것은 현재 환자의 회복을 돕고, 이 치료의 종결 후에는 추수상담으로 기능할 수 있다.

▷ THERAPIST SHEET B의 사례관리 요구별 영역마다, **자원책자를 개발하기.** 가장 간단한 방법은 "주거", "직업훈련", "가정폭력", "치료자" 등의 색인표를 붙힌 바인더를 만드는 것이다. 많은 것들을 포함시켜라: HANDOUT 1(*지역사회 지원*)에 있는 수신자부담번호로 전화하라; 인터넷을 활용하라; 지역사회 전화번호부를 활용하라; 동료에게 물어봐라; 지역기관과 주정부기관, 응급전화을 구분하라; 지역사회 혜택을 알고 있는 지역내 사회복지사와 이야기하라; 전문기관의 "광고 메일"을 보관하라(예, 필터, 카탈로그). 또한 당신이 의뢰한 모든 치료자들, 보험회사, 중독치료시설(사립/공립), 금주의 집 등을 목록화하라. 체계적으로 조직화할 방법이 아직 없지만, 많은 자료가 있다. 일단 자원책자를 만들고 나면, 나중에 많은 노력과 시간이 절약될 것이다.

▷ THERAPIST SHEET B를 초기면접에 활용하여, **환자의 요구를 전반적으로 평가하라.** 각 영역별 사례관리가 이루어졌는지 혹은 앞으로 더 작업해야 하는지 결정하기 위해 되도록 많은 질문을 하라. 예를 들어, 주거 관련하여, "주거 관련하여 어떤 문제 있나요?", "현 주거지에서 안전하지 못한 사항이 있나요?", "물질남용자와 함께 거주하고 있나요?" 등을 질문 할 수 있다. 환자는 문제가 아니라고 느끼나 치료자가 문제라고 판단되는 상황도 있다는 것에 유의하라(예, 환자는 물질중독자와 함께 거주하는 것을 괜찮다고 느끼나, 치료자는 아니다). 이 경우, 치료자의 관점을 기재하고, 환자와 다르다는 것도 함께 기재하라.

▷ **환자의 보험보장내역**은 의뢰할 기관에게 중요한 정보이므로 **확실하게 알아두라.**

▷ **우선순위화 하라.** 환자가 수많은 요구를 가지고 있다면, 가장 중요하고 위태로운 쟁점을 가장 먼저 다루어라. 매슬로우(1970)의 욕구단계를 생각하라. 사회적 관계이전에 음식과 거주지가 먼저 확보되어야 한다.

▷ 치료자의 자원책자를 활용하여 각 요구영역별 구체적 의뢰기관(기관명과 연락처)의 **목록을 복사해서 환자에게 주어라.** 가장 간단한 방법은 환자가 가져갈 2장의 HANDOUT 5(회복에의 헌신)에 이 정보를 포함시키는 것이다. 만약 치료자의 자원책자에 환자가 원하는 영역이 없다면, 다음 회기까지 찾아보겠노라고 환자에게 말하라.

▷ 환자를 압도하지 않는 선에서 **여러 가지 선택안을 환자에게 주어라.** 전형적으로 어떤 사례관리 목표이든 2가지 의뢰쟁점이라면 좋은 출발이 될 수 있다.

▷ 사례관리목표의 **근거를 제공하면서 환자와 작업하라**—예를 들어, "개인치료자를 얻는 것은 좀 더 많은 지원을 얻게 되는 것이므로 회복의 확률을 더 높이는 것이다."

▷ 기한을 정하라. 환자가 한 번에 하나의 목표만을 수행할 수 있다면 그것도 괜찮다. 그러나 각 목표는 환자가 동의하에 **기한을 정해야 한다.** 기한이 없으면, 많은 환자들은 자신들의 목표를 완수하지 못하고 매 회기에 그냥 돌아온다. 미루는 것이 인간의 본성이다! 되도록 기한은 "다음 주까지"로 해라.

계속

이 활동지의 복사는 본 저서의 구매자가 개인적으로 활용하는 경우에만 가능합니다. 안전기반치료의 모든 저작권은 Lisa M. Najavits(2002), Guilford Press에 있습니다.

▷ **실제적 장애물을 찾아내라.** 어떤 환자는 의뢰기관에 갈 차편을 구할 수 없을 수 있고 전화가 없거나 아이들 돌볼 사람을 구하지 못할 수도 있다. 가능한 모든 방법으로 해결책을 찾아내는 것이 매우 중요하다–예를 들어, "이웃에게 전화를 빌어 사용할 수 있을까요?", "전화기를 구할 수 있을까요?", "교통비를 지원하는 보험 등이 있을까요?" 결론: 전문가의 영역 안에서, 그 문제를 해결하기 위해 무엇이든 하라.

▷ **복잡한 목표들을 작은 단계로 분할하라.** 예를 들어, 환자가 오랫동안 건강검진을 받지 않았다면, 일반적 신체검진을 받는 것부터 시작하라. 그리고 치과검진과 안과검진을 차례로 받게 하라.

▷ 매 회기 환자가 사례관리목표를 완수하지 못할 때 마다 **THERAPIST SHEET D를 사용하라**(사례관리용 치료자 확인표)

▷ 치료자의 안내에 더해서, 환자가 원하다면 회기 전/후에 살펴볼 수 있도록 **환자에게 당신의 자원 책자를 제공하라.**

▷ 사례관리 목표가 완수 될 때 까지, **매 회기의 모든 목표에 대한 진전을 추적 및 기록하라.**

▷ 사례관리는 모든 회기의 Check-in과 Check-out("지역사회 자원")에 들어가야 한다. 많은 사례에서, 치료자는 치료전반을 통해, **사례관리 목표에 대한 환자의 정서적 장애물을 해결하는 것을 지속적으로 지원해야한다.**

▷ **필요하다면 치료회기 후에 사례관리를 위한 회기를 추가하라.** 많은 사례관리요구를 가지고 있거나 사례관리 목표를 완수하는 데 어려움을 가진 환자에게 필요하다.

정서적 쟁점

대부분의 환자는 치료하는 동안 나타나는 정서적 장애물을 극복하는데 있어, 의뢰 목록의 제공뿐만 아니라 치료자의 지원이 필요하다.

▷ **환자가 가장 원하는 목표를 찾아내서 그것에 집중하라.** 단 하나의 예외 상황은 매우 심각한 위급상황일 것이다. 이 경우 치료자는 환자를 보호하기 위한 자신만의 목표를 구축할 필요가 있다. 예를 들어, 심각한 자살위험의 경우, 입원치료를 위한 강제조치의 동의를 얻어야 할 필요도 있다.

▷ 아무리 작은 걸음이라도 **진전하는 모든 움직임이 진척이라는 것을 전달하라.** 절대 포기하지 마라.

▷ **환자가 소비자의 관점을 취하게 강화하라.** 환자는 치료자가 진정으로 도움이 된다고 느끼기 전까지 "여러 치료자/기관을 둘러볼 수 있다." 환자가 머물러야 한다는 의무감 없이 자원을 경험해 보도록 격려하라. 환자가 도움이 안 된다고 생각하는 치료에 머물도록 압박하는 것은 매우 비효과적이며 환자가 강요받고 소통이 안 된다고 느끼게 할 뿐이다. 특히 통제가 주요 주제인 PTSD와 물질남용 환자에게는 더욱 그러하다. 소비자 입장에서의 치료를 더 알고 싶다면, *지역사회자원*을 살펴보라.

▷ 치료자의 **개입을 알아보는 정보로써, 환자의 실제 행동–목표를 완수하는 능력–을 관찰하라.** 치료자나 다른 환자에게 쉬울 수 있는 것이 어떤 환자에게는 아닐 수 있다.

▷ 사례관리 목표가 현실적이지 않고 구체적이지 않을 때, **환자는 압도되거나 실패라고 느낄 수 있다**는 것을 명심하라. 환자의 노력을 강화시킬 수 있는 성공경험들을 쌓아가라.

계속

▷ 환자에게 중요한 영향을 미칠 수 있는 **문화적/인종적/체계적 쟁점에 예민하라.** 환자는 치료체계에 익숙하지 않을 수 있고 과거 부정적 경험을 가지고 있어서 치료체계에 들어가는 것에 두려움을 느낄 수 있다.

▷ 환자가 사례관리목표를 향해 진전할 때, **긴박감을 가지고 걱정하라.** 필요한 치료를 시작하는 데는 많은 노력과 작업이 필요할 수 있다. 환자가 필요한 모든 치료를 안전하게 받을 때까지 매주 새로운 목표와 전략을 가져야 한다.

▷ 너무 어려운 **의뢰관련 문제를 풀 때,** 스스로에게 자문하라. "이 도움이 필요한 사람이 내 가족이라면, 나는 어떻게 자원을 얻을 것인가?"

치료자 쟁점

▷ 환자에게 다른 치료자가 있더라도, 각 환자에게 있어 **자신을 주 사례관리자로 보라.** 많은 치료자가 시간/훈련이 없거나 사례관리를 하려는 성향이 없기 때문이다. 또한 환자들은 대체로 부적절한 서비스를 받는다. 환자에게 공식적인 사례관리자가 있다고 하더라도, 필요한 지원을 해주면서 환자가 진도를 잘 따르고 있고 사례관리자와 자주 연락하고 있는 지 확인해야 한다.

▷ **어떤 치료자는 중립적이고 실행은 "환자에게 달려 있다"는 치료법을 수련했다.** 사례관리 접근은 매우 다르다: 환자는 추가적인 돌봄이 필요하고 그 돌봄이 실현되기 위해서는 치료자로부터 많은 지원을 필요로 한다. 심각한 병력을 가진 환자는 어떻게 도움을 얻는지 학습하지 못했을 수 있고 역경에 직면하여 수동적으로 느낄 수 있다. 따라서 타당한 이유(예, 임신으로 인한 약물치료 불가)가 아닌 이상, 가능한 모든 합리적인 사례관리를 위해 노력해야한다는 것이 본 치료법의 철학이다.

▷ **치료자가 이해하지 못하거나 모르는 일을 환자에게 요청하지 마라.** 복지체계, 병원 관리체계, 정부기관과 같은 시스템을 탐색하는 것은 많은 기술과 노력을 필요로 한다. 정부보조주택, 의료보험과 같은 보장혜택을 알아내는 것은 환자를 끝없는 전화통화의 늪에 빠뜨리게 할 수 있다; 환자는 절망하고 포기할 것이다. 환자가 이와 같은 시스템과 스스로 협상할 수 있다면, 환자는 이미 자신이 원하는 도움을 찾은 것과 같다. 치료자가 특정질문의 답을 모른다면, 회기 중 환자 앞에서 전화를 하라. 그 과정이 어떻게 진행되며 원하는 구체적인 답변을 어떻게 얻는 지를 모델링하라. 또는 치료자가 (예, 동료와 논의를 통해) 다음 회기까지 정보를 찾아내겠다고 환자에게 말하라. 필요하다면, 환자에게 사례관리에 능숙한 사회복지사를 의뢰하라. 치료자는 포기하지 않고, 지역/정부의 자원을 활용할 수 있고, 지원을 얻기 위해 가능한 모든 방법을 활용하는 것을 환자에게 보여줌으로써, 지략과 통합성을 모델링할 수 있다. 최악의 상황은 전화번호나 구체적인 이름을 주지 않고 환자에게 도움을 찾아보라고 제안하는 것이다–이는 혼란스럽고 도움이 안 되는 메시지를 주는 것이다("내가 말하는대로 하세요. 내가 행동한 대로 하지 마시고.")

▷ **치료자가 환자의 요구에 귀기울이며 끈기 있고 창의적일 때, 성공적 사례관리가 이루어진다.** 치료자가 부모의 역할을 한다고 상상하라. 환자에게 너무 "강요하지 않고" 너무 "수동적이지 않은" 지지적인 안내가 필요하다는 것을 상상하라. 많은 환자들은 자신의 성장기에서 도움을 주는 사람이 전혀 없었기 때문에, 효과적인 안내가 절실하게 필요하다.

환자의 사례관리 요구 평가서 (치료자용)

환자 : ______________________ 치료자 : ________________ 날짜 : __________

주거지 : ____________________________ 보험 : _________________________

NOTE :

(1) 주거	
목표	안정적이고 안전한 주거 상황
NOTE	단기쉼터, 물질남용자와 동거, 안전하지 않은 이웃, 가정폭력을 포함한 해로운 주거 상황
상황	• 목표 달성 □ : ______________________ • 목표 미달 □ , THERAPIST SHEET C에 기재하시오.
(2) 개인 심리치료	
목표	환자에게 도움이 되는 치료
NOTE	모든 환자에게 개인심리치료를 시작하라. 환자의 선호사항을 질문하라 (예, 치료자의 성별, 치료적 방향 등)
상황	• 목표 달성 □ : ______________________ • 목표 미달 □ , THERAPIST SHEET C에 기재하시오.
(3) 약물치료	
목표	심리장애증상(예, 우울, 수면 문제)과 물질남용(예, 음주 갈망)에 도움이 되는 치료
NOTE	환자가 정신약리학적 평가를 받은 적이 없고 환자가 극렬하게 반대하지 않는 한 평가를 진행하라. 환자가 저항하더라도 평가와 정보는 진단에 도움이 된다.
상황	• 목표 달성 □ : ______________________ • 목표 미달 □ , THERAPIST SHEET C에 기재하시오.

계속

이 활동지의 복사는 본 저서의 구매자가 개인적으로 활용하는 경우에만 가능합니다. 안전기반치료의 모든 저작권은 Lisa M. Najavits(2002), Guilford Press에 있습니다.

(4) HIV 검진/상담	
목표	지난 6개월간 검진하지 않았고 그 기간 동안 고위험 행동이 있었다면 되도록 빨리 검진을 실시하라. 검진이나 상담을 꺼려하는 HIV 위험군 환자에게는, 치료자가 개인상담시간에 이 사안을 탐색하고 검진을 장려하는 것이 좋다.
NOTE	HIV/AIDS관련 공공 자원 목록을 찾기 위해 *지역사회 자원*을 참조하라.
상황	• 목표 달성 □ : ______________________ • 목표 미달 □ , THERAPIST SHEET C에 기재하시오.
5) 일/자원봉사/학교	
목표	적어도 1주일에 10시간 이상 생산적인 활동을 계획하고 실행하기
NOTE	환자가 위 사항을 절대 할 수 없을 경우, 매주 집밖에서 건설적 활동(예, 도서관, 체육관)을 계획해서 실행하기. 관련하여 주제: *'당신의 시간을 존중하라'*를 살펴보기 등)
상황	• 목표 달성 □ : ______________________ • 목표 미달 □ , THERAPIST SHEET C에 기재하시오.
(6) 자조집단/집단치료	
목표	되도록 많은 집단에 자발적으로 참가하기
NOTE	환자의 선호를 이끌어내고, 다양한 선택안을 고려하라(예, 이중진단집단, 여성 집단, 군인집단). 자조집단(예, AA)의 경우, 지역내 집단의 목록을 환자에게 주고 강력하게 권고하고 참가비는 무료라고 언급하라. 그러나 자조집단을 고집하지 말고 환자가 참가하지 않는 것을 부정적으로 평가하지 마라. 환자가 자조집단에 참가한다면, 후원자를 찾도록 격려하다. 관련하여, 주제: *물질이 당신을 통제할 때*를 살펴보라.
상황	• 목표 달성 □ : ______________________ • 목표 미달 □ , THERAPIST SHEET C에 기재하시오.

계속

<table>
<tr><th colspan="2">(7) 주간보호치료</th></tr>
<tr><td>목표</td><td>환자의 훼손정도와 외래치료에 참가할 능력을 고려하여, 필요하다면 Day Program을 예약하라.</td></tr>
<tr><td>NOTE</td><td>가능하면 특정 주간보호치료를 추천하라(예, 물질남용 또는 PTSD Day Program). 환자가 기능적이라면(일, 학교, 자원봉사활동), 주간보호치료에 의뢰하지 마라. 환자가 계속 일하는 것이 일반적으로 더 낫기 때문이다; 그러나 환자가 아르바이트를 하고 있다면, 부분적인 참가가 허용되는 주간보호치료를 찾아라.</td></tr>
<tr><td>상황</td><td>• 목표 달성 □ : ______________________
• 목표 미달 □ , THERAPIST SHEET C에 기재하시오.</td></tr>
<tr><th colspan="2">(8) 해독/입원 치료</th></tr>
<tr><td>목표</td><td>적절한 수준의 치료를 받기</td></tr>
<tr><td rowspan="2">NOTE</td><td>해독. 심각한 수준의 물질사용이 있다면, 심각한 위험을 뜻한다(예, 자살 위험성; 물질사용은 심각한 건강문제를 야기한다; 물질 철회는 의학적 수퍼비전을 필요로 한다. 예를 들어 진통제, 매일 알코올 음용). 환자가 급성위험이 아니라고 하더라도 간단하게 물질사용을 그만둘 수 없다. 해독이 필요할 수도 있다; 많은 환자들은 오직 해독기간동안만 물질을 멀리할 수 있다. 그 후 다시 일상으로 돌아가면 바로 다시 물질사용을 시작한다. 이러한 환자를 위해, 적절한 외래환자 지원체계를 구축하도록 도와라. 환자의 병력에 대한 질문(예, 과거 해독의 횟수와 예후)은 의사결정에 도움이 된다.</td></tr>
<tr><td>정신과 입원치료. 심각한 자살이나 타살위험의 경우(단순한 생각이 아니라 즉각적인 계획, 의도, 안전계약을 못할 때)[1], 또는 정신장애의 증상이 너무 심각하여 기능이 훼손되었을 때(예, 정신병 증상을 가진 엄마는 아이를 돌보는 것이 어렵다). 환자가 비자발적이라도 치료를 받아야만 할 상황이 있다; 관련하여 수퍼비전과 법적조언을 받아라.</td></tr>
<tr><td>상황</td><td>• 목표 달성 □ : ______________________
• 목표 미달 □ , THERAPIST SHEET C에 기재하시오.</td></tr>
</table>

계속

1) 타살위험(타인에게 신체적 해를 가할 의도 포함)의 경우, 치료자는 법적 기준인 "경고의 의무"를 반드시 따라야 한다. 즉, 환자가 해할 계획의 대상자에게 즉각적인 경고조치를 해야 한다. 이와 같은 상황을 어떻게 대처해야 하는지를 미리 잘 알고 있어야 하고, 수퍼바이저나 법적 조언을 받도록 하라.

(9) 아동을 위한 양육 기술/자원	
목표	환자에게 자녀가 있다면 (a) 양육 기술훈련과 (b) 아동의 치료, 건강보험 등의 지원을 위한 의뢰가 필요한지 질문하라.
NOTE	환자의 자녀가 최근 학대나 방치된 적이 있었는지 조심스럽게 질문하라.
상황	• 목표 달성 □ : ______________________ • 목표 미달 □ , THERAPIST SHEET C에 기재하시오.
(10) 의료 care	
목표	연간 검진: (1) 일반건강검진, (2) 시력, (3) 치과, (4) 산부인과, (5) 성병 예방/피임
NOTE	특정 질환을 가진 환자의 경우, 의료 서비스를 추가하라
상황	• 목표 달성 □ : ______________________ • 목표 미달 □ , THERAPIST SHEET C에 기재하시오.
(11) 재정 지원(예, 바우처, 의료혜택)	
목표	일상에 필요한 건강 보험과 적절한 재정
NOTE	환자가 필요한 건강보험과 복지후생혜택을 받는 것을 지원해야 한다. 환자는 서식을 작성하는데 있어 도움이 필요하다. 많은 지원이 필요하다면, 이 영역의 전문가나 사회복지사에게 의뢰할 수 있다: 이러한 프로그램의 관료체계가 압도적일 수 있기 때문에, 환자가 이 일을 혼자 처리하지 못할 수 있다. 환자가 부모라면, 그 자녀가 재정지원혜택을 받을 수 있는지 확인해야 한다.
상황	• 목표 달성 □ : ______________________ • 목표 미달 □ , THERAPIST SHEET C에 기재하시오.
(12) 여가 시간	
목표	적어도 하루 2시간 안전한 여가 시간
NOTE	여가란 안전한 사람을 만나고 취미, 스포츠, 외출, 영화 등을 포함한다. 환자 중에는 책임감에 너무 압도되어서 자신을 위한 시간을 갖지 못하기도 한다. 적절한 여가는 건강한 삶을 영위해 나가는 데 필수적이다. 관련하여 *자기양육*을 살펴보라.
상황	• 목표 달성 □ : ______________________ • 목표 미달 □ , THERAPIST SHEET C에 기재하시오.

계속

<table>
<tr><th colspan="2">(13) 가정폭력/ 폭력적인 관계</th></tr>
<tr><td>목표</td><td>가정폭력과 폭력관계로부터의 자유</td></tr>
<tr><td>NOTE</td><td>환자가 가정폭력상황을 벗어나는 것은 매우 힘든 일임을 기억하라. 수퍼바이저/가정폭력 응급전화와 상의하라(지역사회 자원을 참고하라)</td></tr>
<tr><td>상황</td><td>• 목표 달성 □ : ____________________
• 목표 미달 □ , THERAPIST SHEET C에 기재하시오.</td></tr>
<tr><th colspan="2">(14) 자신/타인에게 해를 주는 충동(예, 자살, 타살)</th></tr>
<tr><td>목표</td><td>이와 같은 충동의 부재; 이와 같은 충동이 있다면, 분명하고 구체적인 안전계획을 늘 준비하여야 한다.</td></tr>
<tr><td>NOTE</td><td>많은 환자가 자신이나 타인을 해하려는 생각을 가지고 있다; 그러나 환자가 진정으로 심각한 위험행동을 할 것인지와 이것을 어떻게 대처할 것인가를 결정하기 위해서, 2장("문제 및 응급상황")을 살펴보라. 안전계획 관련, 주제: 적신호와 녹신호를 참조하라. 자신이나 타인에게 해를 가하는 안전 계약 관련, 주제: 분노로부터의 치유를 참고하라.</td></tr>
<tr><td>상황</td><td>• 목표 달성 □ : ____________________
• 목표 미달 □ , THERAPIST SHEET C에 기재하시오.</td></tr>
<tr><th colspan="2">(15) 대안 치료(예, 침, 명상)</th></tr>
<tr><td>목표</td><td>대안치료가 유익할 수 있음을 안내하라.</td></tr>
<tr><td>NOTE</td><td>회복 초기단계의 환자 중에 침, 명상 등 비전형적인 치료가 도움이 될 수 있음을 안내하라. 관련한 지역 자원의 의뢰처를 찾아보라.</td></tr>
<tr><td>상황</td><td>• 목표 달성 □ : ____________________
• 목표 미달 □ , THERAPIST SHEET C에 기재하시오.</td></tr>
<tr><th colspan="2">(16) self-help 책과 자료</th></tr>
<tr><td>목표</td><td>환자에게 1–2가지 자조관련 서적(교육과 지원을 받을 수 있는 인터넷사이트나 영상매체 등)을 제안하라</td></tr>
<tr><td>NOTE</td><td>모든 환자가 일상에서 가능한 많은 자조관련 자료를 사용하도록 격려하라. 읽는 것을 좋아하지 않는 환자에게는 대안적인 매체(영상 등)를 제안하라. 자조는 PTSD, 물질남용, 기타 일상 문제(예, 학습기술, 양육 기술, 관계기술, 여가활동, 의학적 문제)를 다룬다.</td></tr>
<tr><td>상황</td><td>• 목표 달성 □ : ____________________
• 목표 미달 □ , THERAPIST SHEET C에 기재하시오.</td></tr>
</table>

계속

(17) 기타 목표: ______________________	
목표	
NOTE	
상황	• 목표 달성 □ : ______________________ • 목표 미달 □ , THERAPIST SHEET C에 기재하시오.

Note: 치료자에 따라, 위 평가는 다음 쪽에 나오는 양식을 먼저 기재한 후 사용할 수도 있다.

환자 사례관리 요구

다음 중 어떤 영역에서 도움이 필요하신가요??

(1) 주거	네 / 아마도 / 아니오
(2) 개인 심리치료	네 / 아마도 / 아니오
(3) 약물치료	네 / 아마도 / 아니오
(4) HIV검사/상담	네 / 아마도 / 아니오
(5) 직업/자원봉사활동/학교	네 / 아마도 / 아니오
(6) 자조 집단/ 집단치료	네 / 아마도 / 아니오
(7) 주간보호치료	네 / 아마도 / 아니오
(8) 해독/입원	네 / 아마도 / 아니오
(9) 양육기술/자녀를 위한 자원	네 / 아마도 / 아니오
(10) 의료서비스	네 / 아마도 / 아니오
(11) 재정적 지원(예, 식비 지원, 의료비 지원)	네 / 아마도 / 아니오
(12) 여가 시간	네 / 아마도 / 아니오
(13) 가정폭력/ 폭력적 관계	네 / 아마도 / 아니오
(14) 자해나 타해 충동(예, 자살, 살해)	네 / 아마도 / 아니오
(15) 대안적 치료(예, 침술, 명상)	네 / 아마도 / 아니오
(16) 자조관련 서적과 자료	네 / 아마도 / 아니오
(17) 기타: ______________________	네 / 아마도 / 아니오

사례관리 목표 활동지

환자명:	치료자명:	오늘의 날짜:
사례관리 목표:		
현재 상황을 기술하시오.		
환자에게 주었던 의뢰 목록(각 의뢰당 날짜, 마감일을 기재하시오)		
이 목표를 작업하는데 있어 환자의 동기를 기술하시오.		
방해되는 정서적 장애물(과 이것을 극복하기 위해 치료자가 시행했던 전략)		

계속

이 활동지의 복사는 본 저서의 구매자가 개인적으로 활용하는 경우에만 가능합니다. 안전기반치료의 모든 저작권은 Lisa M. Najavits(2002), Guilford Press에 있습니다.

치료자가 할 일:
Follow up(날짜와 update)
Follow up(날짜와 update)
Follow up(날짜와 update)
목표가 완수되어 확인을 마감한 날짜:

주: Follow up을 추가할 수 있다.

사례관리 목표 활동지

환자명: 헬렌 D.	치료자명: 데보라	오늘의 날짜: 5/28/2008

사례관리 목표:

주거

현재 상황을 기술하시오.

환자는 코카인을 남용하는 남편과 거주 중.
다른 주거 문제는 없음(자가 아파트에서 거주 중)

환자에게 주었던 의뢰 목록(각 의뢰당 날짜, 마감일을 기재하시오)

1. 5/23: 환자의 지원을 위해 알코올가족 자조모임(Al-Anon)의 목록을 전달함. 환자는 6/1까지 적어도 한번은 참가하겠다고 말함.

2. 환자에게 안내사항:
   a. 남편에게 환자 곁에서 코카인을 사용하지 말 것을 요청하라.
   b. 환자가 사용할 수 없게, 자물쇠가 있는 상자에 코카인을 보관하도록 남편에게 요청하라.

   환자는 6/1, 다음 상담회기전까지 2가지를 모두 하겠다고 말함.

이 목표를 작업하는데 있어 환자의 동기를 기술하시오.

환자는 남편에 의해서 촉발되는 것을 줄이는 방법을 찾고 싶어 함.
그러나 방법을 모름.
남편이 환자를 돕고 싶어 한다고 말함; 가정폭력은 없었음.

방해되는 정서적 장애물(과 이것을 극복하기 위해 치료자가 시행했던 전략)

1. 환자는 집단을 약간 무서워함. 그래서 Al-Anon이 도움이 될지 확신하지 못함. 그러나 자발적으로 시도함.
2. 남편이 환자의 요구를 따라줄지 불확실함. 만약 남편이 따르지 않을 경우, 남편과 함께 만나거나 가족치료자에게 의뢰할 수 있다고 환자에게 말함.

계속

이 활동지의 복사는 본 저서의 구매자가 개인적으로 활용하는 경우에만 가능합니다. 안전기반치료의 모든 저작권은 Lisa M. Najavits(2002), Guilford Press에 있습니다.

치료자가 할 일:

가족치료자에게 의뢰할 경우, 치료비를 조절(sliding scale)하는 방법을 찾아야 함(환자는 의료보험이 없음.)

Follow up(날짜와 update)

6/1:

(1) 환자는 몸이 아파서 Al-Anon에 가지 못했다고 함. 6/10안에는 가겠다고 함.

(2) 환자는 남편에게 (a)와 (b)(위 참조)를 모두 말했다고 함. 그런데 남편은 자신이 왜 그 일들을 해야 하는지 이해할 수 없다고 말함. 환자는 남편이 행동을 변화하지 않는 것에 절망감을 느끼나, 다음 연합회기에 기꺼이 참여하고 싶어함. 환자가 보기에, 남편도 자발적으로 참석할 것이라고 말함. 6/10 상담회기를 잡음.

Follow up(날짜와 update)

6/10:

(1) 환자는 Al-Anon에 참석했고 한 달에 한번은 참석을 지속하겠다고 함.

(2) 환자와 남편과 함께 회기를 진행함: 둘 다 (a)와 (b)를 시행하겠다고 동의서에 서명함. 환자는 남편을 위해 자물쇠가 달린 상자를 사주기로 함.

Follow up(날짜와 update)

6/15:

환자는 자신의 목표가 이루어졌다고 함; 현재 남편이 (a)와 (b)를 따라주고 있음. 그러나 가족치료를 받고 싶다고 함; 2명의 가족치료자 정보를 제공함(메사츄세츠 병원의 의사 웨스턴과 맥린 병원의 의사 크래이머)

목표가 완수되어 확인을 마감한 날짜: V 날짜: 6/15

사례관리 확인목록 (치료자용)

환자가 첫 번째 마감일후에도 사계관리목표를 따르지 않는다면, 다음의 사항을 시도해보라.

- ☐ 회기 전/동안/후에 의뢰기관에 전화하도록 환자에게 요청하라
- ☐ 전화할 때, 환자가 무엇을 이야기할 것인지 역할극을 하라.
- ☐ 환자에게 구체적이고 임박한 마감일(예, 24시간 내)을 정해주라.
- ☐ 치료자가 답장을 하지는 않더라도 무슨 일이 있었는지 알 수 있도록, 환자가 치료자에게 간단한 업데이트를 매일 남기도록 요청하라. 많은 환자가 이를 큰 돌봄으로 인지한다. 또한 이것이 과제를 완수할 수 있는 외적 동기부여로 작동한다.
- ☐ 환자가 끝까지 해낼 수 있도록 조직화하는 방법을 다른 치료자들(예, 치료자, AA후원자)과 논의하라. 주의: 치료를 시작할 때, 다른 치료자와 연락하는 것에 대해 환자의 허락을 받도록 하라. 환자로부터 서면동의를 받지 않고 다른 치료자와 연락하는 것은 불법이다.
- ☐ 과제를 완수하는데 실제적 장애가 되는 것을 환자가 찾아내게 하라. 아래에 제시된 장애물을 평가하고 환자가 해결할 수 있도록 도와라.
  - ■ 어디를 가야할지(또는 누구에게 전화해야 할지) 분명하지 않음
  - ■ 교통수단이 없음
  - ■ 동행할 사람이 없음
  - ■ 연락받을 전화가 없음
  - ■ 폭력적인 남편 등 특정인이 화낼까봐 두려움
  - ■ 스케줄상 과제를 마칠 시간이 없음
  - ■ 아이를 돌볼 사람이 없음
- ☐ 환자가 목표를 성취하기를 원하는 지 확인하라. 아니라면 환자가 원하는 새로운 목표를 설정하라.
- ☐ 환자에게 '훈습'을 요청하라. 특정목표를 성취하는 데 필요한 모든 것들을 생각하고 소리내어 말하게 하라.
- ☐ 환자에게 "실험을 시도"하게 하라. 즉, 환자가 과제완수에 대한 신념이 부족하다면, "이것이 얼마나 도움이 될는지 0–10(10 매우 도움이 됨)까지 점수를 매겨보라"고 요청하라; 그 다음, 환자가 시도해 본 후 "0–10중 얼마나 도움이 되는지" 물어보라. 혹여 도움이 안 되었다고 하면, "그 과제가 완수되면 기분이 얼마나 좋을지 0–10까지로 점수 매겨주세요"라고 요청할 수 있다.
- ☐ 환자에게 목표/전화번호/마감일이 모두 적힌 종이를 주고 잊어버리지 않도록 당부하라. 잊어버리지 않기 위해서, 환자에게 냉장고나 차의 계기판에 그 종이를 보관하도록 요청하라.
- ☐ 목표가 완수될 경우, 환자 자신에게 줄 수 있는 보상을 설정하라(예, 극장가기, 초콜렛 사기, 직장/학업에서 반나절 휴식 갖기 등)
- ☐ 환자가 목표를 성취했는지 매 회기마다 체크하라.
- ☐ 환자의 목표성취를 지원해줄 가족구성원을 정해보라(환자의 허락을 받고 회기에 초대할 수도 있다.)
- ☐ 과제를 하위단계로 나누어라.
- ☐ 가는 길을 미리 알기 위해서 미리 운전해서 그 장소까지 가보도록 요청하라.
- ☐ 동료와 컨설팅이나 수퍼비전을 하라
- ☐ 환자의 목표를 더 잘 작업할 수 있는 추가적인 정보를 찾으라(예, 응급전화, 정부기관, 전문 서적).

이 활동지의 복사는 본 저서의 구매자가 개인적으로 활용하는 경우에만 가능합니다. 안전기반치료의 모든 저작권은 Lisa M. Najavits(2002), Guilford Press에 있습니다.

인용

"It's never too late to be who you might have been."

George Eliot

"당신이 그렇게 되었을지도 모를
그 사람이 되기에 너무 늦었다라는 말은 존재하지 않는다"

안전기반치료(Seeking Safety)치료에 대하여

안전기반치료란?

이 치료법은 트라우마와 물질남용을 가진 사람들을 위해 고안하였습니다. "트라우마"는 심각한 생애 사건(신체적/성적 폭력, 차사고, 태풍 등)으로 고통 받는 것을 말합니다. 물질남용을 가진 많은 남자와 대부분의 여성은 트라우마 경험이 있습니다. 트라우마의 결과로 PTSD를 발전시키기도 합니다; 당신은 상담 받는 동안 이에 대해 더 배울 것입니다.

이 치료법은 25가지 심리치료 주제로 구성되어 있습니다. 최상의 회복을 위해 트라우마와 물질중독관련 문제를 함께 다루는 "통합적" 치료법입니다. 이 치료법은 1993년 하바드 의대와 맥린병원에서 국립물질남용연구소(National Institute on Drug Abuse)의 재정지원으로 개발되었습니다.

왜 Seeking Safety라고 불리는가?

이 치료법의 제 1의 목표는 당신이 안전하게 되는 것입니다. "안전"은 다음과 같은 능력을 포함합니다:

- 트라우마증상(플래쉬 백, 악몽, 부정적 감정 등)의 관리
- 물질사용 없이 삶을 살아내기
- 자신을 잘 돌보기(정기적인 건강검진, 잘 먹기 등)
- 자신에게 지지적이고 안전한 사람을 만나기
- 가정폭력이나 현재의 폭력적인 관계에서 벗어나기
- 자해행동 막기(예, 커팅, 자살충동, 안전하지 않은 성행위 등)
- 자신에게 긍정적인 감정을 가지고 삶을 즐기는 방법을 찾기

안전이 당신에게 어떤 의미인지 먼저 생각해봅시다

자기존중 발견하기

대부분의 PTSD와 물질남용자는–특히 만성의 경우– 자신을 좋아하지 않습니다. 자신을 알 수 있는 기회를 갖지 못했고, 살면서 자기 자신을 잃어버렸다고 느낄 수도 있습니다. 이 치료법은 당신이 자신을 이해하고, 성공적으로 삶을 살아내는 사람으로서의 새로운 정체성을 개발하고, 자신의 있는 그대로의 모습을 존중하는 법을 찾도록 돕고자 개발되었습니다.

계속

이 활동지의 복사는 본 저서의 구매자가 개인적으로 활용하는 경우에만 가능합니다. 안전기반치료의 모든 저작권은 Lisa M. Najavits(2002), Guilford Press에 있습니다.

이 치료법에서 다루는 내용

각 주제는 트라우마와 물질중독을 대처하는 구체적인 전략에 초점을 맞출 것입니다. 예를 들어, *정직; 도움 요청하기; 관계에서 경계설정하기; 자신을 잘 돌보기; 회복적 사고; 의미를 창조하기; 자기양육; 자신의 시간을 존중하기; 나의 회복을 지원자 구하기; 지역사회 자원.*
이 치료법은 행동, 인지, 대인관계로 균등하게 나눠져 있습니다. "행동"은 당신의 행동을 말하고; "인지"는 당신의 생각을; "대인관계"는 당신의 관계를 말합니다. 이 치료법은 사고와 행동에 초점을 맞추기 때문에 "인지행동치료"라고 합니다. 이와 같은 심리치료법은 펜실베니아대학교의 아론 벡 박사에 의해 개발되었습니다. 인지행동치료는 우울, 불안, 물질남용을 포함한 많은 심리적 문제에 도움이 된다는 선행 연구결과가 있습니다.

회기별 형식은?

각 회기의 대부분의 시간은 융통성 있게 쓰도록 구조화되어 있습니다.

1. *Check-in.* 당신은 매 회기 시작마다 5가지를 질문 받을 겁니다:"오늘 어떠세요?", "지난주에 했던 좋은 대처는?" "물질남용이나 안전하지 않은 행동이 있었나요?", "당신의 헌신을 완수했습니까?", "지역사회 자원관련 새로운 소식은?"(당신이 익숙하지 않은 용어가 있을 수 있으나, 점차로 분명해질 것입니다.)
2. *배포물.* 주제의 주요 사항을 요약한 인쇄지를 받을 겁니다.
3. *논의/연습.* 대부분의 시간을 회기주제를 논의하는데 쓸 겁니다. 예를 들어, 주제가 당신의 삶과 어떻게 연관되어 있고 현재 당신의 가진 문제에 이 개념을 적용하는 방법을 논의할 것입니다. 또한 역할극, 회기내 연습과 같은 새로운 전략을 연습할 기회를 가질 겁니다. 당신의 참여는 오롯이 자발적이며, 원한다면 그저 관찰만 해도 됩니다.
4. *Check-out.* 회기를 끝내기 전에, 당신이 회기내에 느끼고 생각한 것을 이야기합니다. 다음 시간까지 취할 행동 하나를 선택합니다. 이것은 당신이 되도록 빠른 진척을 이룰 수 있도록 돕고자 하는 것입니다. 무엇을 정할지는 당신의 결정입니다. 다만 치료자는 선택안을 도와줄 수 있습니다. 예를 들어, 도움을 요청할 사람을 찾기; 고통을 느낄 때 응급전화에 전화하기; 자신의 감정에 대한 글쓰기; HIV검사 받기; 이번 일주일 동안 매일 즐거운 일 하기.

상담치료회기에 빠지면?

회기에 결석을 하게 되는 경우, 당신이 요청하면 인쇄물을 우편 등으로 받거나 다음 회기에 가져갈 수 있습니다(휴가일 경우, 미리 받을 수도 있습니다.) 이 치료로부터 최상을 얻도록 돕는 것이 목표입니다. 그러나 되도록 매 회기 참석하도록 노력해주십시오.

계속

물질을 사용하게 되면 이 치료를 중단하게 되나요?

아닙니다. 당신의 금욕이 목표이지만, 자신의 실수로부터 배우고 물질사용을 선택하게 한 이유를 더 잘 이해하도록 돕는 것이 이 치료의 접근법입니다. 물질사용을 했다고 이 치료를 중단하지는 않습니다. 다만, 당신이 센터의 치료팀원이나 환자들에게 심각한 위험이 되는 경우(예, 협박, 마약매매 등)에는 중단할 것입니다.

나의 트라우마를 이야기해도 되나요?

네, 당신의 현재의 삶에 영향을 미치는 트라우마에 초점을 맞춰서 이야기 할 수 있습니다. 가끔 과거를 많이 이야기하는 경우, 감정이 되살아나고 기억에 압도되어 대처하기 어려울 수 있습니다. 우리의 목표는 당신이 안전을 먼저 구축한 후에 격렬한 부정적 감정의 대처전략을 배우도록 돕는 것입니다. 당신이 이를 충분히 습득한 후에, 과거를 심층 깊게 이야기하고–언젠가는 해야 합니다. 당신이 집단치료에 있을 경우 이 가이드라인은 특히 중요합니다. 왜냐하면 과거 트라우마(와 물질사용에 대한 "전쟁이야기")를 구체적으로 이야기하면, 다른 환자들이 많이 심란해질 수 있습니다. 당신이 집단치료 참가자라면, 당신이 원하는 과거를 이야기 할 수 있는 개인심리치료를 병행할 것을 강력하게 권유합니다.

소변검사나 음주측정검사를 받나요?

이 치료의 한 부분으로 소변이나 음주검사에 자발적으로 참여하도록 요청받을 수 있습니다. 치료자가 당신에게 어떤 일이 벌어지는 지 알 수 있는 최선의 방법입니다. 불행하게도 물질남용 문제의 한 부분이 일반적으로 믿을 수 있는 사람들에게조차 거짓말을 하게 이끈다는 것입니다. 다년간의 물질남용 치료결과, 소변검사는 치료서비스를 극대화하는데 도움이 됩니다. 그리고 많은 환자들이 검사를 받는다고 알고 있을 때, 물질사용의 포기가 더 가능하다고 느낍니다. 트라우마 이력을 가진 환자는 특히 소변검사를 걱정할 수 있습니다(예, 소변검사가 고통스러운 학대의 기억을 "촉발"하거나 모욕적으로 느낄 수 있습니다). 그러나, 이 치료의 연구에 의하면, 일단 시도하고 그 결과가 비밀보장이 되는 한, 모든 환자가 실제로 소변검사를 잘 해냈습니다.

치료의 특정부분을 좋아하지 않으면 어떻게 하나요?

최선의 방법은 치료자에게 말하는 겁니다. 정직하게 말하세요–그것이 당신의 요구를 충족시키고 이 치료를 향상시킬 수 있습니다. 또한 모든 회기의 마무리에서 회기에 대한 짧은 설문을 작성하도록 안내받을 것입니다. 당신이 많은 의견을 낼수록 이 치료는 당신과 향후 다른 환자에게도 도움이 될 것입니다. 당신의 의견은 익명으로 처리됩니다. 치료자에 대한 걱정이 있다면, 치료자와 직접 이야기하세요; 또는 그의 수퍼바이저가 있다면 그와 이야기할 수 있습니다.

계속

이 치료를 개발한 사람들

이 치료법은 Lisa Najavits박사가 개발하였습니다. 그녀는 하바드 의과대학 정신과(심리학) 교수입니다; 60여개의 출판물의 저자이며, ISTSS로부터 Chaim Danieli Young Professional 수상자(1997)이며, 심리치료연구학회로부터 Early Career Award를 수상했습니다. 그녀는 국립보건원에서 재정지원을 받는 여러 연구의 책임 연구자입니다; 뉴잉글랜드 행동분석과 치료 학회의 전 회장(1998); 심리치료연구, 트라우마스트레스학술지, 임상심리과학과 실제의 고문위원. 그녀는 맥린병원(벨몬트, 메사츠세츠주)의 알코올과 물질중독치료센터 트라우마연구프로그램의 책임자이고 심리치료 수퍼바이저이며 심리치료자로 활동하고 있습니다. 그녀는 Columbia대학에서 학사를 하고 Vanderbilt대학에서 임상심리 박사학위를 받았습니다. 그녀는 1987년 겪은 범죄피해로 PTSD를 가지고 있습니다. 이 치료법에 대해 의견이 있다면, 전화(617-855-2305), 이메일(Lnajavits@hms.harvard.edu)로 연락할 수 있습니다.

이 치료법관련 연구결과

이 치료법은 과학적 방법을 수행한 최초의 PTSD와 물질남용 치료법입니다. 17명의 환자를 대상으로 한 연구결과, 물질사용, 트라우마관련 증상, 자살위험, 자살사고, 사회적응, 가족기능, 문제해결, 우울, 물질사용관련 사고, 치료관련 지식에서 놀라운 향상 결과를 보였습니다. 지금까지 3개의 다른 연구에서도 긍정적인 결과를 보여주고 있습니다; 수감 중인 여성, 도심지역 여성과 남성. 이 치료와 초기 연구는 다음 논문에서 요약하였습니다.

Najavits, L. M., Weiss, R. D., & Liese, B. S. (1996). Group cognitive-behavioral therapy for women with PTSD and substance use disorder. Journal of Substance Abuse Treatment, 13(1), 13-22.

Najavits, L. M., Weiss, R. D., & Shaw, S. R. (1997). The link between substance abuse and posttraumatic stress disorder in women. The American journal on addictions, 6(4), 273-283.

Najavits, L. M., Weiss, R. D., Shaw, S. R., & Muenz, L. R. (1998). "Seeking safety": Outcome of a new cognitive-behavioral psychotherapy for women with posttraumatic stress disorder and substance dependence, Journal of traumatic stress, 11(3), 437-456,

치료자

(치료자의 정보를 자발적으로 적으시면 됩니다.)

당신의 치료에 대한 실제적인 정보

치료자 이름: ______________________________

상담치료 시간: ______________________________

상담치료 장소: ______________________________

응급은 아니지만, 치료자를 만나야할 때, ____________ 로 연락하세요. 치료자는 _____ 시간 안에 당신에게 답장할 것입니다.

부득이하게 상담치료시간에 불참할 경우, ____________ 에 메시지를 남겨주세요.

응급시 절차

응급상황에서 도움을 요청하는 것은 매우 중요한 일입니다.

응급상황이란? 자살의 위험이나 타인(예, 자녀)을 해칠 것 같은 느낌이 드는 모든 상황을 말합니다; 또는 즉각적인 정신과 도움이 요구되는 극심한 증상(예, 심각한 환상, "신경쇠약" 등)을 경험하는 상황도 포함합니다.

- 정신과 응급상황에서 연락할 ***첫 번째 사람의 이름과 전화번호:***
- ***응급상황시 치료자 연락처:***
- ***아무도 연락이 되지 않을 때,*** 가까운 응급실:
- ***기타 응급시 절차:***

도움요청을 해야 하는 다른 중요상황

물질사용을 할 것 같은 느낌이 들 때, 전화하세요.

★ AA 후원자:
★ 기타:
★ 응급전화:

자해할 것 같은 느낌이 들 때, 전화하세요.

★ 응급전화:
★ 기타:

전화할 상대방과 반드시 미리 예행연습을 하세요: (1) 당신이 무슨 말을 할 것 인지, (2) 상대방은 뭐라고 말 할 것인지. 최선으로 당신을 돕기 위해 상대방이 어떻게 해야 것인지, 상대방에게 미리 알려주세요.

나는 안전해야 할 필요가 있고, 위의 모든 안전절차에 동의합니다.

환자 사인: ____________ 치료자 사인: ____________ 날짜: ____________

이 활동지의 복사는 본 저서의 구매자가 개인적으로 활용하는 경우에만 가능합니다. 안전기반치료의 모든 저작권은 Lisa M. Najavits(2002), Guilford Press에 있습니다.

이 치료법을 최고로 사용하는 법

PTSD와 물질사용으로부터 회복은 가능하며 이 치료법은 그 목적으로 당신을 돕기 위해 고안되었습니다. 그러나 이 치료법은 당신의 도움없이 이루어지지 않습니다. 따라서;

- ★ ***자신의 힘을 인지하세요.*** 자신의 힘, 재능, 능력을 적극적으로 깨닫도록 노력해주세요. 각 회기마다 지난 회기 이후로 당신 잘했던(좋은 대처) 예를 적어도 한 개 이상 말해주세요. 자신을 비난하는 사람에게는 아무 일도 일어나지 않습니다.
- ★ ***정직하세요.*** 거짓말과 비밀은 PTSD와 물질남용자에게 자주 나타납니다. 그러나 정직이 회복으로 가는 길 입니다. 당신의 치료에서, 모든 것에 정직하세요: 당신의 물질사용, 당신의 진실한 감정(부정적/긍정적 모두), 치료자에 대한 당신의 반응.
- ★ ***무엇보다도 안전.*** 가장 중요한 것은 안전하게 지내는 것입니다. 트라우마와 물질남용은 몇 단계의 회복을 거칩니다. 당신은 첫 번째 단계, 안전구축 단계에 있습니다; 모든 물질을 끊고, 생존하고, 자신을 해치지 않고, 지지자들의 네트워크안에 머물고, 일상의 어려움을 대처하는 것을 배우는 시기입니다.
- ★ ***어쨌든, 참석.*** 당신은 치료회기에 참석하기 싫을 때도 있을 겁니다. 물질을 사용하고 죄책감을 느낄 수도 있습니다. 너무 우울해서 침대 밖으로 나가거 싫은 날도 있을 겁니다. 어쨌든 치료에 참가하세요. 당신에게 유효한 도움에 닿도록 노력하세요. 치료회기에서 당신의 혼란스런 감정을 이야기할 수 있습니다.
- ★ ***당신의 목표에 집중하도록 하세요.*** 타인과 자신을 비교하지 마세요. 당신은 자신만의 전쟁에서 싸우고 있는 겁니다. 타인이 더 잘하든 못하든 전혀 중요하지 않습니다.
- ★ ***참가하세요.*** 당신이 더 노력할수록 더 많이 얻게 될 것입니다. 당신이 할 수 있는 최선을 다해 100% 열심히 하십시오. 경청하고 배우고 말하고 자료를 읽고 학습한 새로운 전략을 실험해보세요. 이러한 노력들은 반드시 결실을 맺을 것입니다.
- ★ ***다음회기까지 헌신을 완수하세요.*** 빠른 회복의 진척을 위해, 각 회기마다 다음 회기까지 실행할 헌신을 정하게 됩니다. 어떤 것으로 할지는 당신이 결정합니다. 일단 결정한 내용을 실행하는 것이 중요합니다. 상담외의 시간동안 과제를 완수한 환자가 그렇지 않은 환자보다 3배 정도 더 빠르게 향상되었다는 연구결과가 있습니다.
- ★ ***물질사용을 금하세요.*** 물질은 당신의 감정을 막고 회복에 필요한 감정작업을 방해합니다; 또한 당신의 전체적인 성장과 감정발달을 막습니다. 물질사용을 포기하는 것에 대해 혼란스러운 감정을 가지고 있다면, 그것은 매우 자연스러운 반응이며, 치료회기에서 그것을 계속 이야기 하면서 모든 물질사용으로부터 자유로울 수 있도록 노력해야 합니다. 당신은 좀 더 힘 있고 강해지고 더 나은 자신을 느끼게 될 것입니다. 물질사용을 끊을 수 없더라도, 어쨌든 치료회기에 참가하여 당신이 지속하고픈 당신의 삶의 다른 문제에 대한 도움이라도 받으십시오.
- ★ ***낫기 전에 더 나빠질 수도 있음을 알고 계세요.*** 물질사용을 금하면, 많은 변화를 인지할 것입니다. 아주 신날 수도(예, 에너지 증가) 있고, 힘들 수도(예, 더 우울함, 신체적 문제) 있습니다. 버텨내십시오. 이러한 증상들은 결국 사라집니다. "유일한 해결책은 겪어내는 것 입니다."

이 활동지의 복사는 본 저서의 구매자가 개인적으로 활용하는 경우에만 가능합니다. 안전기반치료의 모든 저작권은 Lisa M. Najavits(2002), Guilford Press에 있습니다.

안전기반치료 동의서

- ◆ 이 치료의 목표는 무엇보다도 안전입니다.
- ◆ 나는 회복하기 위해 최선을 다할 것입니다. 상담 자료를 읽고, 회기간 헌신을 완수하고 나에게 가능한 모든 도움을 요청할 것입니다.
- ◆ 내가 재발(실수)하더라도 나는 언제나 환영받습니다.
- ◆ 내가 치료에 더 많이 몰입할수록, 치료에서 더 잘 벗어날 수 있습니다.
- ◆ 나아지기 전에 더 나쁜 기분이 들 수 있다는 것을 이해합니다. 그럼에도 불구하고 나는 치료를 지속해야 합니다.
- ◆ 치료에서 말한 모든 것은 비밀보장이 됩니다. 그러나 치료자가 기록을 공개해야 하는 특정 법적 상황이 있다는 것을 알고 있습니다: (1) 자살이나 타살의 심각한 위험이 있는 경우, (2) 아동이나 노인학대가 드러난 경우, (3) 법정에서 치료자의 기록을 요청한 경우.
- ◆ 나는 나의 물질사용, 나의 안전(자해, 자살충동, 타인 위협을 포함), 치료나 치료자에 대한 부정적인 반응과 관련하여 치료자에게 완벽하게 정직하도록 최선을 다할 것입니다.
- ◆ 상담치료에 지각하지 않고 취소할 경우 메시지를 남길 것입니다.
- ◆ 내가 술에 취하거나 물질복용상태에서 상담에 오면, 상담치료는 취소될 것입니다. 나는 스스로 귀가할 수 있을 때까지 안전한 장소(예, 응급실)로 보내질 것입니다. 또는 친구와 동행하거나 택시로 귀가가 이루어질 수 도 있습니다.
- ◆ 응급상황에서 나는 내가 받은 응급안내서에 따를 것입니다.
- ◆ 이 치료센터 근처 등 어디에서든, 다른 환자에게 물질을 사거나 팔거나 사용하거나 혼자 복용하는 것은 매우 위험합니다. 이로 인해 치료가 종결될 수 있습니다.
- ◆ 소변/음주검사는 이 치료의 부분으로 시행될 수 있다 □, 없다 □. 다음과 같은 경우에만 시행하게 됩니다: ______________________________

집단치료용

- ◆ 타인이 심란해지지 않도록, 물질사용이나 트라우마를 구체적으로 이야기 하지 않습니다.
- ◆ 상호존중의 분위기를 만들기 위해 최선을 다합니다(예, 타인을 말을 끊지 않는다. 집단참가자들간 신체적 접촉을 하지 않는다.)
- ◆ 환자의 경계를 보호하기 위해 상담외의 시간동안 집단구성원들간의 접촉은 지양합니다. 치료자가 미리 검토한 경우는 예외가 될 수 있습니다.
- ◆ 모든 사람이 안전하다고 느끼게 하기 위해서, 회기 중 집단참가자들이 말한 어떤 내용도 집단밖의 누구에게도 말하지 않는 것이 중요합니다.

그 답례로, 치료자는 당신의 회복증진을 지원하고 존경과 케어로
최상의 치료를 실행할 것에 동의합니다.

환자 사인: ______________ 치료자 사인: ______________ 날짜: ______________

이 활동지의 복사는 본 저서의 구매자가 개인적으로 활용하는 경우에만 가능합니다. 안전기반치료의 모든 저작권은 Lisa M. Najavits(2002), Guilford Press에 있습니다.

안 전

요 약

안전은 PTSD와 물질남용 치유의 첫 단계이고, 이 치료법 전체에서 가장 중요한 기본원칙이다. 80개 이상의 안전대처기술의 목록을 제공하고 환자는 자신에게 안전이 어떤 의미인지 탐색하게 될 것이다.

오리엔테이션

"나는 안전감과 비안전감의 차이를 배우고 싶다.
머릿속에서 그 차이를 알고 있지만 내 마음속에서는 아니다.
나는 언제나 두렵다."

PTSD회복(Herman, 1992)과 물질남용 회복(Kaufman, 1989; Kaufman & Reoux, 1988)은 안전구축을 치료의 첫 단계로 정의한다는 측면에서 놀랍도록 닮아있다. 다음 단계는 기억과 애도, 일상생활로의 복귀(Herman이 사용한 용어)이다. PTSD의 경우, 이러한 단계는 1889초 Pierre Janet가 설명한 "히스테리아"의 전형적인 치료와 동일하다; Janet은 이 단계를 "안정화", "트라우마기억의 탐색", "성격 재통합"이라 불렀다(van der Hart, Brown, & van der Kolk, 1989, Herman 1992에서 인용). 한 세기 동안, 퇴역군인(Scurfield, 1985), 복합 PTSD(Brown & Fromm, 1986), 여러 성격장애를 가진 환자(Chu, 1992; Putnam, 1989)을 포함한 다양한 외상자들에게서 이러한 단계들이 관찰되었다.

물질남용치료에서도 단계모형은 광범위하게 사용되며(Najavits & Weiss, 1994a), PTSD치료단계와 유사하다. 좀 더 심층적인 "성격의 재편"이 일어나기 전에 금욕과 안정화가 먼저 이루어져야한다는 견해는 전문가들이 오랫동안 동의해왔던 사항이고(Brown, 1985; Carroll et al., 1991; Kaufman, 1989; Kaufman & Reoux, 1988), AA의 12단계가 그 대표적인 예라 하겠다(Nace, 1988). Daley(1993)은 물질남용치료의 추후 단계로 애도의 중요성을 요약하였다: "장기적 회복의...핵심 쟁점은 슬픔을 겪어내는 것이다. 술이나 마약에 넘어간 환자는...어려움, 스트레스, 감정적 고통을 대처하는 주요 전략에도 굴복하게 된다. 그들은 상실을 공허감으로 경험한다"(pp29-30).

아래에 제시한 PTSD와 물질남용의 단계관련 설명은, PTSD의 경우 Herman(1992), 물질남용의 경우 Kaufman & Reoux(Kaufman, 1989; Kaufman & Reoux, 1988)에게서 대부분 가져왔다. 안전은 이 치료의 온전한 초점이기 때문에 강조하였다. 또한, 환자의 치료적 과제와 각 단계별 치료자의 상호적 역할을 설명하였다.

안전의 개념을 환자에게 설명한 다음(HANDOUT 1), 안전대처기술(HANDOUT 2)의 광범위한 목록을 통해 환자가 일상생활에서 어떻게 안전을 획득하는지 실체화할 수 있다. 환자는 무엇보다도 중요한 목표로서 안전의 중요성을 내재화할 수 있고, 이를 실행으로 옮기기 전에 치료회기에서 활용할 수 있기를 바란다.

환자의 단계

1. ***안전.*** 모든 치료 작업의 근본이다. 목표는 물질 금욕, 자해 근절, 진실한 관계 획득, 압도되는 증상에 대한 통제력 획득, 건강한 자기 돌봄 달성, 자신의 삶에서 위험 상황 제거(예, 가정폭력, 위험한 성행위)이다.

2. ***애도.*** 안전을 획득한 후, 환자는 과거상황을 심층적으로 탐구하고 그로 인한 애도와 고통의 극심한 기분을 직면해야 한다. 이 단계는 탐구, 영감, 깊은 상처에 대한 비통함으로 특징지어진다. 환자는 무슨 일이 일어났는지 이야기할 것이고, 그렇게 함으로써 그 이야기를 한 사람의 "수치와 모멸감"에서 "존엄성과 고결함(virtue)"으로 변환한다(Mollica, 1988, Herman, 1992에서 인용). 환자는 트라우마와 물질남용이 어떻게 악영향을 미치고 있으며 자신으로부터 환자를 멀어지게 하는지를 직면하게 된다.
3. ***일상으로의 복귀.*** 애도단계 후, 환자는 기쁨 및 일상에서의 생산적인 활동과 정서적으로 재연결할 수 있다. 과거 트라우마와 물질남용이 있었다는 것을 절대 잊지 않음으로써, 환자는 현재에서 보다 충만한 삶을 영위해 나갈 수 있다. 여기에는 안정적인 관계, 직장, 이타적 활동(강간피해자를 위해 자원봉사활동, AA후원자처럼 종종 트라우마나 물질남용과 직접적으로 연결되는 활동)과 의미 있는 삶의 목표를 발달시키는 역량을 포함한다. 환자

는 "피해자"와 "물질남용자"의 낡은 정체성을 대신할 새로운 정체성을 창조해내는 과제를 필수적으로 완수하게 된다.

치료자의 단계

1. ***안전.*** 치료자는 환자가 통제력을 다시 얻을 수 있도록 힘을 준다; 환자가 어떤 사람/물건/장소가 안전한 지를 알려주는 단서를 구별할 수 있도록 돕는다; 아마 아동기에 전혀 배운 적이 없었을 대처기술을 가르친다; 물질남용의 규모와 영향을 평가하고 금욕에 대한 계획을 개발한다; 환자의 현재 물질사용과 갈망을 긴밀하게 관찰 및 기록한다; PTSD와 물질남용의 진단관련 심리교육을 제공한다. 치료자는 적극적이고 지시적이다. 그러나 환자를 통제하기보다 환자가 통제권을 갖도록 항상 시도하라. 치료자는 환자의 자해적 행동을 "초기 트라우마의 상징적 또는 실제적 재현"으로 이해하도록 노력하라(Herman, 1992, p.166). 그리고 환자를 볼모로 잡고 있는 심리적 장애로서 물질남용을 이해하도록 하라.

   동시에 치료자가 1단계에서 하지 말아야 할 것이 있다: 정신 역동적 해석을 제공하거나; 방어를 직면하거나; 환자와 치료자 관례를 탐색하는 문제를 가지고 환자에게 초점을 맞추거나; 영감이나 성격변화를 추구하거나; 학대자나 트라우마를 부인하는 가족 구성원을 직면하도록 환자를 격려하지 말아야 한다.

2. ***애도.*** 치료자는 "증인이자 동맹자"(Herman, 1992, p.175)이며 환자가 트라우마와 물질남용이 만들어낸 파괴된 것들을 직면할 수 있도록 안내한다. 치료기법은 환자의 개인력(감정적 재경험과 연결된), 영감, 성격변학, 숨겨진 쟁점에 대한 탐색관련 자세한 묘사를 끌어내는 것을 포함한다. 안전단계가 금지했던 치료적 개입(예, 정신역동적 해석)이 이 단계에서 유용할 수 있다. 환자에게 강렬한 감정이 올라올 때를 안전하게 대처할 수 있도록 전반적인 관찰 및 기록이 이루어져야 한다.
3. ***일상으로의 복귀.*** 치료자는 환자의 노력이 새로운 삶을 창조할 수 있도록 지원한다. 여기에는 새로운 역할과 활동을 시도하는 많은 시행착오의 과정, 목표의 탐색, 가해자를 향한 실현가능한 직면의 평가를 포함한다.

역전이 쟁점

안전관련, 치료자는 양극단으로 흐른다. 환자를 지지하고 극단적으로 따뜻하고 환자의 취약성(특히 환자의 트라우마 이력에)과 동맹한다. 그러나 환자가 필수적인 안전 기술을 숙달하도록 환자를 적절히 "밀고 나가기"를 하지 않는다. 매우 친절하나, 안전기법을 활동적으로 예행연습하지 못하고 수줍어한다(예, 오늘 밤 코카인을 갈망하게 된다면 어떻게 하시겠습니까?) 또는 환자에게 안전을 더 숙달하도록 자극하는 직접적인 충고나 건설적 피드백을 주는 것을 수줍어한다(예, "당신이 스트리퍼같은 직업을 갖는 것은 위험하다고 믿는다"). 또 다른 극단의 치료자는 환자가 기본적인 안전을 붙잡고 있는지 평가하고 새로운 안전기술을 가르치는 것보다 심층적 정서작업을 너무 빨리 착수한다(Chu, 1988; Keane, 1995). 약물과 트라우마촉발제의 강렬한 정서와 같은 즉각적인 위험을 대처하지 못한다면, 환자는 나선형 하향흐름으로 흐를 수 있다,

Acknowledgements

환자의 단계에 상응하는 치료자의 단계는 Howard Shaffer, Ph.D와 Joni Vanderbilt, MA의 견해를 따랐다. HANDOUT 1의 "회복의 신호"는 부분적으로 Harvey(1990)에 기초를 두고 있다. 안전대처기술(HANDOUT 2)의 일부는 Marlatt과 Gordon(1985)에서 가져왔다(예, "좌절은 실패가 아니다.", "긍정적 중독을 만들자"); 다른 몇 가지는 AA와 연관된다(예, "자료를 작업하라", "AA모임에 가라"); "감정이 없는 것은 죽음이다"은 Rilke(1996)의 시이다; 인지행동의 일반적 어휘와 재발방지모델(예, Beck et al., 1985)에서 많은 부분을 가져왔다. 이 주제의 인용구는 Marlatt과 Gordon(1985)에서 인용하였다.

회기 준비

PTSD회복의 3단계를 이해하기 위해서, Herman(1992)의 책 8~10장에서 훌륭하게 요약된 내용을 참조하라. 물질남용관련, Kaufman(1989)과 Kaufman & Reoux(1988)의 논문이 도움이 될 것이다.

회기 형식

1. ***Check-in***(환자마다 최대 5분). 2장을 참조하시오.
2. ***인용구***(간단하게): 136쪽을 참조하라. 회기와 인용구을 연결하라-예를 들면, "인용구에서 말하고 있듯이, 고통을 극복하는 것은 분명하게 가능합니다. 오늘 우리는 그 방법의 일환으로 안전에 집중할 것입니다."

3. *주제와 환자의 삶을 연관시켜라*(대부분의 회기에서 면밀하게)
   a. 환자에게 배포물을 자세히 살펴보도록 요청하라. 배포물은 한꺼번에 혹은 따로따로 줄 수 있다. 치료자가 시간적 여유가 있다면 여러 회기동안 다루어라. 아래의 "회기내용"과 2장을 참조하라.
   HANDOUT 1: 안전은 지금 현재의 가장 중요한 우선순위를 가진다.
   HANDOUT 2: 안전대처기술
   b. 환자가 기술과 당면한 구체적인 생애 쟁점을 연결할 수 있도록 도와라. 아래의 "회기내용"과 2장을 참조하라.
4. *Check-out*(간단하게). 2장을 참조하라.

회기 내용

HANDOUT 1: 안전은 지금 현재 가장 중요한 우선순위이다.

목표

- ㅁ 이 치료법의 중요 목표를 전달하다.
- ㅁ 안전을 회복의 첫 단계로 논의한다.
- ㅁ 안전이 환자에게 어떤 의미인지 탐색할 수 있도록 돕는다.

자료와 환자의 삶을 연결하는 방법

★ ***자기탐색.*** 환자가 자신이 현재 안전한지를 탐색할 수 있도록 도와라. 환자의 지금-현재의 주요과제로서 안전을 우선순위 하도록 안내하라. 현재 안전대처기술을 강화하라(예, HANDOUT 1의"당신에게 안전이란 무엇인가?")

★ ***논의***

- "당신이 보기에 이러한 단계들이 이치에 맞나요? 어떤 측면에서 그렇고 그렇지 않은가요?"
- "제일 먼저 안전을 해결해야하는 이유가 뭘까요?"
- "안전이 당신에게는 어떤 의미인가요? 예를 들어, 더 안전한 동네로 이사할 수 있나요? 파괴적 관계를 떠날 수 있나요? 밤에 잠 잘 수 있나요?"
- "왜 안전이 PTSD와 물질남용에 있어 첫 단계일까요?"
- "그 밖에 중요한 '회복의 신호'가 있을까요?"

제안

- ***환자가 안전의 개념을 확실하게 이해하게 하라.*** 이 치료법은 다른 무엇보다도 한 가지 개념을 전달하도록 고안되었다: 무슨 일이 일어나든 안전하게 살기. 환자가 이 메시지를 이해할 수 있도록 도와라.
- ***단계를 논의할 때, 융통성 있는 자세를 유지하라.*** 모든 단계 모델과 마찬가지로, 단계가 항상 구별되지는 않다. 가끔 환자들이 단계사이를 오갈 수 있다.

HANDOUT 2: 안전대처기술

목표

- ㅁ 안전대처기술의 목록을 탐색하라
- ㅁ 치료전반을 통해 안전대처기술 목록을 반복해서 살펴보도록 환자를 격려하라.

자료와 환자의 삶을 연결하는 방법

★ ***자기탐색.*** 환자가 안전대처기술목록을 훑어보게 하라. 자신이 이미 하고 있는 것에는 (∨), 배우고 싶은 것에는 (★)를 기재하도록 안내하라.

★ ***질문-답변 양식.*** 환자들은 이미 많은 안전대처기술을 알고 있기 때문에 이 양식은 유용하게 활용될 수 있다. 배포물을 훑어 본 후에, 다시 살펴보고 체크한 각 기술이 (1) 어떤 의미를 가진 기술인지; (2) 그 기술이 어떻게 유용했었는지; (3) 최근 사용했던 예를 설명하도록 요청하라. 또한, 치료자가 가상적 상황을 제시하고 어떻게 대처기술을 사용해서 안전할 수 있는지 질문하라: 예를 들어, "플래쉬백과 음주하고 싶은 기분이 든다면 어떻게 하나요? 어떻게 안전하게 대처할 수 있을까요?"

★ ***상황을 재연하라.*** 환자에게 물질사용이나 기타 고위험 행동에 초점을 두고, 실패했던 대처상황을 생각해보라고 요청하라. 그리고 안전대처기술목록을 안내삼아, 다음에는 어떻게 하면 더 잘 대처할 수 있을지 이야기하면서 그 상황을 "재연(replay)"하게 하라. 다음과 같이 "재연"을 안내해도 좋다: "당신이 영화감독이라고 상상해보세요. 당신은 더 나은 결말을 위해 영화장면을 '재연'할 수 있습니다-이번에는 어떻게 안전하게 대처할 수 있을까요?" 선택안: 특별히 이 목표를 위해 고안한 안전대처활동지(2장 HANDOUT 4)을 활용해도 좋다.

★ ***논의***

- "물질남용을 원할 때, 당신이 사용할 수 있는 안전한 대처기술은 무엇인가요?"

- "이번 주 어려운 상황에서 이 기술을 활용할 수 있겠습니까?"
- "목록에는 없지만 당신이 좋아하는 안전대처기술이 있나요?"
- "삶에서 어려운 상황을 겪을 때마다 안전하게 대처할 수 있다면, 그 기분은 어떤 것일까요?"
- "안전하게 대처할 수 없는 상황이 있을까요?"
- "당신이 필요할 때 마다 목록을 쉽게 꺼내볼 수 있으려면, 어디에 보관하는 것이 좋을까요?"

제안

◆ ***이 배포물은 이 치료프로그램의 전체 중에서 가장 중요한 핵심을 전달한다: 무슨 일이 벌어지든 안전하게 살기.*** 물질사용이나 자기 파괴적 행동으로 이끄는 것이 있어서는 안된다. 환자가 삶에서 어떤 사건에 직면하든 안전하게 대처하는 법을 배울 수 있다. 다시 한 번 말하지만, 환자가 이 핵심적 개념을 이해하게 해야 한다.

◆ ***긴급 상황임을 전달하는 것이 도움이 될 수 있다.*** *지금*이 환자가 안전대처를 시작해야 하는 시점이다; 그들의 삶에서 이것보다 더 중요한 것은 없다(안전 없이 환자는 회복할 수 없다); 습관이 될 때까지 계속해서 연습해야 한다. 안전대처는 성장기에 학습하는 것이지만, 환자가 그것은 학습하지 못한 데에는 분명한 이유(방치, 압도되는 트라우마 등)가 있었음을 환자에게 이야기할 수 있다.

◆ ***환자에게 이 목록을 늘 지니고 다니도록 요청하라.*** 압도감을 느낄 때 마다, 목록을 꺼내고 어떤 것이 도움이 될 수 있는지 살펴보라.

◆ ***대부분의 기술은 추후 회기에서 더 자세히 교육하라.*** 이번 회기에서는 목록을 간단하게 설명하라.

어려운 사례

* "나는 안전하고 싶지 않아요; 나는 죽고 싶어요."
* "나는 안전해요; 그건 나에게 문제가 아니에요."
* "나는 지금 나의 트라우마를 애도하고 싶어요, 나중까지 기다릴 수 없어요."
* "이 안전대처기술은 서로 상반돼요–한편으로는 '자신을 좋아하는 척 하라', 다른 편에서는 '정직하라.' 거짓말해야하나요? 정직해야하나요?"
* "치료자가 하는 말은 다 맞아요. 그러나 내가 촉발될 때, 그것이 너무 빨리 일어나서 나는 내가 무엇을 하는지 생각할 시간조차 없어요."

"Although the world is full of suffering, it is full also of the overcoming of it"

Helen Keller
(20th century American writer)

"세상은 고난으로 가득하지만,
동시에 고난의 극복도 가득하다."

안전은 지금 현재 가장 중요한 우선순위이다.

이 치료는 하나의 개념이 중심입니다: 당신은 안전이 필요합니다. 좋은 소식은 그 어떤 부정적인 생애사건이 당신을 가로막더라도, 당신은 안전하게 대처하는 것을 배울 수 있다는 것입니다. 당신으로 하여금 물질남용하게 하고 고위험행동에 엮이게 만드는 것이란 이 세상에 없습니다.

예시

일상 상황. 당신은 실직합니다; 당신의 엄마는 당신을 비판합니다; 아침에 우울하게 깨어납니다; 타인이 당신에게 코카인을 권합니다; 애완견이 죽습니다; 당신은 해리를 겪습니다; 당신의 파트너와 힘든 시간을 겪고 있습니다; 당신은 돈이 없습니다; 당신이 암에 걸린 것을 발견합니다; 당신은 플래쉬백을 겪고 있습니다; 당신은 잠을 잘 수 없습니다.
당신의 대처 이것이 가장 중요하다! 당신의 삶에서 무슨 일이 일어나든, 당신은 안전하게 대처할 수 있습니다.

비안전 대처	대	안전 대처
물질 사용하기	대	도움을 요청하기
자해하기(예, 커팅, 화상)	대	자신의 몸을 잘 돌보기
타인이 나를 다치게 내버려두기	대	관계에서 경계를 설정하기
충동적으로 행동하기	대	상황을 다시 생각해보기

이 치료의 목표는 당신이 어떻게 대처하는 지 스스로 인지하고, 좀 더 안전하게 대처하는 방법을 가르치고 지원하는 것입니다.

PTSD와 물질남용의 치료단계

많은 연구와 임상적 지혜에 따르면, PTSD와 물질남용에 있어 안전은 치료의 첫 단계입니다. 전체 단계는 다음과 같습니다:

1. ***안전.*** 당신이 현재 위치한 단계이다. 이 단계의 목표는 당신이 물질남용에서 벗어나고 생존하며 건강한 관계를 구축하고 자신의 감정에 대해 통제력을 획득하며 일상의 어려움을 대처하는 법을 배우고 파괴적 사람/상황으로부터 자신을 보호하고 자해나 타인을 해하지 않고 자신의 기능을 증가시키고 안정감을 획득하는 것이다.

계속

이 활동지의 복사는 본 저서의 구매자가 개인적으로 활용하는 경우에만 가능합니다. 안전기반치료의 모든 저작권은 Lisa M. Najavits(2002), Guilford Press에 있습니다.

2. ***애도.*** 더 안전하게 된 후에, 과거사건(트라우마와 물질남용으로 자신에게 벌어진 상황들)을 슬퍼할 필요가 있다. 경험했던 고통과 상실(순수함의 상실, 신뢰의 상실, 시간의 상실)을 극복하기 위해 통곡할 필요도 있다.
3. ***일상으로의 복귀.*** 애도 단계 후, 당신은 세상과 보다 행복한 방법으로 연결하거나 더 적극적인 자신을 발견할 것이다: 갈망, 삶을 즐기기, 일을 하고 타인과 잘 관계맺기. 지금 안전을 구축한다면, 당신은 이 단계에 이를 수 있다!

*당신이 PTSD와 물질남용으로부터 치유될 수 있다*는 것을 아는 것이 중요합니다; 많은 사람들이 실제로 치유합니다. 치유는 과거를 잊는다는 의미가 아닙니다. 오히려, 당신의 삶에서 파괴적 힘이 더 이상 머물지 않는다는 것을 말합니다. (어떤 사람들은 "회복"이란 단어를 선호합니다; 어떤 이들은 PTSD나 물질남용에서 그 단어의 사용을 꺼립니다. 어떤 단어이든 당신이 원하는 것을 사용하세요.)

회복의 신호

"회복"이란 당신이...

- 너무 많이 화나거나 마비되지 않고 트라우마를 이야기할 수 있다.
- 일상에서 잘 기능한다(예, 직장을 유지한다).
- 안전하다(예, 자살하지 않고 물질을 남용하지 않는다).
- 심각하게 취약하거나 고립된 느낌 없이 건강한 관계 속에 있다.
- 삶에서 즐거움을 갖는다.
- 자신의 몸을 잘 돌본다(예, 먹고, 자고, 운동하고).
- 자신과 타인에게 의존할 수 있다.
- 자신의 가장 압도적인 증상을 통제할 수 있다.
- 자신을 잘 돌보는 것이 당연하다는 것을 믿는다.
- 자신이 스스로를 보호할 수 있다는 자신감을 갖는다.

안전이 당신에게 어떤 의미인가?

안전이 당신에게 어떤 의미인지 묘사해 보세요. 당신이 안전하다고 느끼는 *사람*, 당신이 안전하다고 느끼는 *활동*, 당신이 안전하다고 느끼는 *장소*를 적어보세요. 당신이 평온하고 연결되어 있다고 느끼는 안전한 장소를 구체적으로 묘사할 수도 있습니다. 예를 들어, 방, 해변, 치료자의 방, 내적 평화를 주는 장소. 안전이 당신에게 무엇인지 더 잘 표현하기 위해서 그림, 인용구 등 어떤 것이든 추가할 수 있습니다.

안전한 대처 기술

☞ **도움을 요청하기**	안전한 사람을 만나라
☞ **스스로를 격려하라**	긍정적인 것(예, 시), 또는 부정적인 것 (예, 물질을 과다복용한 친구 사진)을 가지고 다녀라
☞ **나쁜 상황에서 벗어나라**	상황이 안 좋아지면, 그 자리를 벗어나라
☞ **끈질겨라**	절대, 절대, 절대, 절대, 절대, 절대, 절대 포기하지 마라
☞ **정직하라**	비밀과 거짓말은 PTSD와 물질남용의 핵심이다; 정직이 치유이다
☞ **울어라**	자신에게 울음을 허락하라; 울음은 영원히 지속되지 않는다
☞ **자기존중을 선택하라**	당신이 내일의 자신으로서 좋아할 만한 것을 선택하라
☞ **자신의 몸을 잘 돌보라**	건강한 식사, 운동, 안전한 성행위
☞ **선택안을 목록화하라**	어떤 상황이든 당신은 선택안을 가지고 있다
☞ **의미를 창조하라**	자신이 왜 사는지 늘 스스로 되새겨라 : 자녀? 사랑? 진실? 정의? 신?
☞ **이미 가진 것으로 할 수 있는 최선을 다하라**	유용한 기회를 최대한 활용하라

계속

이 활동지의 복사는 본 저서의 구매자가 개인적으로 활용하는 경우에만 가능합니다. 안전기반치료의 모든 저작권은 Lisa M. Najavits(2002), Guilford Press에 있습니다.

☞ **경계를 설정하라**	자신을 보호하기 위해 "아니오"라고 말하라
☞ **연민**	존중과 돌봄으로 자신에게 귀기울이라
☞ **의심이 들 때, 가장 힘든 것을 하라**	가장 어려운 길은 언제나 옳은 길이다
☞ **자신에게 설명하라**	자기대화는 어려운 시기를 견디게 도와준다
☞ **상상하라**	변화를 느낄 수 있도록 도움을 주는 정신적 그림을 창조하라 (예, 안전 장소를 기억하기)
☞ **선택 시점을 알아채라**	느린 동작으로, 자신이 물질을 선택했던 정확한 순간을 알아채라
☞ **자신의 걸음걸이를 조절하라**	압도된다면 천천히 하라; 정체되어 있다면 빠르게 가라
☞ **안전하라**	당신이 무엇을 해야 하든 당신의 안전이 가장 중요하다
☞ **비난이 아니라, 이해를 찾아라**	자신의 행동에 *귀기울이라;* 비난은 성장을 막는다
☞ **한 방법이 통하지 않는다면, 다른 방법을 시도하라**	마치 미로에 있는 것처럼, 모퉁이를 돌고 새로운 길을 개척하라
☞ **PTSD와 물질남용을 연결하라**	물질이 자가 치료의 한 시도임을 깨달아라

계속

☞ **나쁜 관계보다 혼자가 낫다**	지금 현재, 오직 치료자만이 안전한 관계라면, 그것으로 충분하다
☞ **새로운 이야기를 창조하라**	당신은 자신의 삶의 작가이다: 역격을 극복하는 영웅이 되라
☞ **피할 수 있는 고통은 피하라**	나쁜 상황을 미리 막아라
☞ **타인에게 질문하라**	당신의 신념이 정확한지 타인에게 질문하라.
☞ **정리 정돈하라**	깨끗한 집과 "할 일 목록"에서 더 큰 통제감을 느끼게 될 것이다
☞ **위험 신호를 주의하라**	문제가 커지기전에 직면하라: 적신호를 알아채라
☞ **무엇보다도 치유**	무엇이 중요한지 집중하라
☞ **무엇이든 시도하라**	오늘의 좋은 계획이 내일의 완벽한 계획보다 낫다
☞ **발견하라**	자신의 가정이 맞는지 확인하라 "자신의 머릿속에만" 머물지 마라
☞ **치료회기에 참석하라**	AA, 자조그룹, 치료, 물질치료, 집단치료 등을 지속하라
☞ **완충제를 만들어라**	당신과 위험사이에 완충제를 두어라(예, 시간, 거리)

계속

☞ **당신이 진정으로 생각하는 것을 말하라**	타인에게 좀 더 가깝게 느낄 것이다 (오직 안전하게 느끼는 사람하고만 하라)
☞ **자신의 요구에 귀 기울이라**	더 이상 방치하지 말고– 자신이 원하는 것을 제대로 들어라
☞ **자신의 반대방향으로 움직여라**	예를 들면, 당신이 너무 의존적이라면, 좀 더 독립적이 되도록 노력하라
☞ **상황을 재생하라**	부정적 사건을 다시 살펴보라: 다음에는 어떻게 다르게 행동할 수 있겠는가?
☞ **비용에 주목하라**	물질남용관련, 당신의 삶에서 치러야 하는 비용은 얼마인가?
☞ **당신의 일상을 구조화하라**	생산적인 스케줄은 당신이 정상궤도를 유지하고 세상과 연결을 유지하게 한다
☞ **실행계획을 세우라**	구체화하라. 마감일을 정하라. 타인이 그것을 알게 하라
☞ **자신을 보호하라**	파괴적 사람, 해로운 환경/물질로부터 방어막을 세우라
☞ **위로하는 말**	자신에게 매우 부드럽게 말하라 (마치 친구나 어린 아이에게 하듯이)
☞ **결과를 생각하라**	내일, 다음주, 내년의 파급효과를 *제대로* 보라
☞ **과정을 믿어라**	그냥 계속 앞으로 나아가라: 유일한 방법은 겪어내는 것이다

계속

☞ **자료를 작업하라**	더 많이 연습하고 참여할수록, 치유는 더 빨리 일어난다
☞ **분열된 자신을 통합하라**	자신의 모든 측면을 수용하라: 자신의 모든 측면은 나름의 존재 이유가 있다
☞ **성장에는 불편감이 있음을 기대하라**	어색하고 어렵다고 느낀다면, 당신은 올바르게 하고 있는 것이다
☞ **파괴적 활동을 대체하라**	마약을 하는 대신 사탕을 먹어라
☞ **당신이 자신을 좋아하는 것처럼 행동하라**	얼마나 다르게 느껴지는 지 살펴보라
☞ **지금에 집중하라**	더 나은 오늘을 만들기 위해 할 수 있는 일을 하라; 과거나 미래에 압도되지 마라
☞ **자신을 칭찬하라**	당신이 옳은 일을 한 것에 주목하라; 이것이 성장에 가장 강력한 방법이다
☞ **반복되는 패턴을 관찰하라**	당신의 패턴을 이해하고 인식하도록 노력하라
☞ **자기양육**	당신이 즐거워하는 것을 하라.(예, 산책, 영화보기)
☞ **미루는 것을 연습하라**	자기 파괴적 행동을 완전히 막을 수 없다면, 최소한 그 행동을 가능한 최대로 미루라
☞ **파괴적 관계를 놓아라**	고칠 수 없다면, 떨어져라

계속

☞ **책임을 져라**	수동적인 접근이 아니라 행동을 취하라
☞ **마감일을 정하라**	날짜를 정함으로써 실행력을 높여라
☞ **헌신하라**	당신의 회복을 돕는 옳은 일을 할 것을 자신에게 약속하라
☞ **다시 생각하라**	당신의 기분이 나아질 수 있는 방법을 생각하라
☞ **정서적 고통과 떨어져라(그라운딩)**	주의를 환기하고, 걸어 나오고, 주파수를 바꿔라
☞ **경험으로부터 학습하라**	다음에는 당신을 도울 수 있는 지혜를 찾아라
☞ **문제를 해결하라**	일이 잘못되었을 때 자신을 탓하지 마라 –그냥 해결책을 찾아 시도하라
☞ **더 친절한 언어를 사용하라**	당신의 언어를 덜 냉혹하게 만들어라
☞ **증거를 찾아라**	상황에서의 양면을 모두 평가하라
☞ **미리 계획하라**	미리 생각할 시간을 가져라 –그것이 충동의 정반대이다
☞ **신념을 찾아라**	예, *해야 한다, 논리부족*
☞ **자신에게 보상하라**	자신이 한 어떤 옳은 일이든 축하할 건강한 방법을 찾아라

계속

☞ **새로운 "테이프"를 만들어라**	말 그대로! 녹음기를 구해서, 새로운 방식의 생각을 녹음하고 다시 들어보라
☞ **삶의 규칙을 찾아라**	당신에게 통하는 구절을 기억하라.(예, 실제를 살아라)
☞ **좌절은 실패가 아니다**	좌절은 그저 좌절일 뿐, 그 이상 아무것도 아니다
☞ **그 감정을 버텨내라**	"감정을 느끼지 않는 것이 해결책이 아니다"; 그 감정을 안전하게 지나가라
☞ **행동이 먼저 이고, 감정이 뒤따른다**	당신이 동기를 느낄 때까지 기다리지 말고, 무조건 지금 시작하라
☞ **긍정적인 중독을 창조하라**	예; 운동, 취미, AA..
☞ **의심이 들 때는 하지마라**	위험이 의심된다면, 거리를 두라
☞ **촉발제와 싸워라**	자신을 보호할 수 있는 *적극적인* 접근을 취하라
☞ **출처를 인지하라**	비난이나 조언을 수용하기 전에, 누가 그것을 말했는지 알고 있어라
☞ **의사결정을 하라**	곤경에 빠졌다면, 지금 당장 당신이 할 수 있는 최선의 해결책을 선택하라; 기다리지 마라
☞ **옳은 일을 하라**	비록 하고 싶지 않더라도, 당신 자신을 도울 수 있는 일을 하라

계속

☞ **치료모임에 가라**	일단 먼저해봐라; 그냥 거기에 가고 나머지 일을 일어나는 데로 두어라
☞ **HIV로부터 당신을 보호하라**	이것은 죽느냐 사느냐의 *심각한* 쟁점이다
☞ **치유를 우선순위 하라**	다른 무엇보다도, 치유를 당신의 가장 중요하고 긴급한 목표로 세우라
☞ **지역사회 자원에 닿도록 노력하라**	지역사회자원에 기대라. 매우 큰 지원의 근원이 될 수 있다
☞ **당신의 회복을 돕는 타인을 구하라**	당신이 필요한 것을 남에게 말하라
☞ **당신이 통제할 수 있는 것을 알아채라**	당신이 *통제할 수 있는* 삶의 측면을 목록화하라 (예, 직업, 친구)

헌신을 돕는 발상

당신의 삶을 진전시키는 하나의 행동에 헌신하라.
어떤 생각이든 가능하며, 아래의 의견들 중 한 가지를 시도할 수 있다.
헌신을 유지하는 것은 자신을 존경하고 명예로이 여기며 스스로를 보살피는 방법이다.

☆ 선택 1: 안전대처기술 목록을 살펴보세요. 이미 당신이 하고 있는 항목에서는 (∨)를 표기하고 배우고 싶은 항목의 옆에는 (★)를 하세요.
☆ 선택 2: "성공일기"를 쓰기 시작하세요(당신이 안전하게 대처했던 시간, 극복한 장애물, 물질사용을 거부한 성공사례, 당신이 사용한 대처 기술).
☆ 선택 3: "영감을 주는 책" 또는 "영감을 주는 상자"를 만들어서 당신이 계속 안전을 유지하는데 영감을 주도록 하세요(당신이 사랑하는 이의 사진, 노래, 시, 인용구, 뉴스 수집 등).
☆ 선택 4: 안전대처기술 목록의 중간에서 반 접고, 왼쪽의 기법명을 읽고 각 의미를 기억해보세요. 각 올바른 답에 1점을 주세요.
☆ 선택 5: "안전"이 당신에게 어떤 의미인지 한 구절로 적어보세요.
☆ 선택 6: 안전대처기술목록에서 이번 주에 새 기술을 사용해보세요. 어떻게 되었는지 기술해보세요.
☆ 선택 7: 안전대처 활동지를 작성하세요.(이 주제를 적용한 예시를 아래에서 참조하세요.)

이 주제를 적용한 안전대처 활동지의 예시

	이전 방식	새로운 방식
상황	해고당했다.	해고당했다.
★ 당신의 대처 ★	감당하지 못할 것 같다–이것이 마지막 지푸라기 이다. 어떻게 해야 할지 모르겠다. 나는 이미 경제적 문제가 있고, 실직으로 인해 나는 더 힘들어졌다. 나는 물질에 취해서 기분이 좋아졌다.	나 자신에게 말한다. "내가 안전을 유지하면, 나는 이를 대처할 수 있다." 나는 할 수 있다: • 내 형제에게 전화해서 의논해본다. • 취업하는 법을 상담자와 이야기해 본다. • AA모임에 가서 사람들과 어울린다.
결과	통제불능이라 느꼈다. 실패자처럼 느껴진다	물질에 취하지 않고 안전을 유지할 수 있었다; 기분도 괜찮다. 실직했지만, 그 스트레스로 인해 무너지지 않은 것을 자랑스럽게 느낀다.

당신의 이전 대처방식은 얼마나 안전한가요?___ 당신의 새로운 대처방식은 얼마나 안전한가요?___

0점(전혀 안전하지 않았음) – 10점(완전히 안전하였음)

이 활동지의 복사는 본 저서의 구매자가 개인적으로 활용하는 경우에만 가능합니다. 안전기반치료의 모든 저작권은 Lisa M. Najavits(2002), Guilford Press에 있습니다.

PTSD: 나의 힘을 다시 되찾기

요 약

환자가 PTSD에 대한 이해를 돕는데 4개의 배포물을 제공한다: (1) PTSD란?; (2) PTSD와 물질남용간의 연결; (3) 당신의 힘을 되찾기 위해 연민을 사용하라; (4) 만성PTSD의 문제. 각 목표는 이 장애에 대한 연민어린 이해("당신의 힘을 되찾는" 열쇠)와 정보를 제공하는 것이다. 환자의 요구와 유용한 시간에 따라 단독이나 조합해서 사용할 수 있다.

오리엔테이션

"오랫동안 나는 무슨 일이 벌어졌는지 몰랐다. 그렇게 많은 진단. 나는 그것이 맞다고 전혀 느끼지 못했다 그러나 이번에는 맞는 거 같다."

"나는 놀랐다–PTSD를 발견한 것은 마침내 금욕의 동기를 주었다. 나는 잠깐씩 마약을 안하곤 했다. 그러나 그 후 나한테 무슨 일이 벌어지는 지 잘 모르기 때문에 나는 다시 마약으로 되돌아갔었다. 이제 나는 내가 PTSD를 겪고 있다는 것을 알고 그것이 금욕을 해야 하는 합당한 이유가 되었다. 내가 원했던 것은 오직 합당한 이유였다."

치료를 시작하는 환자는 PTSD에 대한 다양한 수준의 지식을 가지고 있다. "PTSD"가 무엇을 뜻하지 조차 모르는 사람부터 이 장애에 대해 해박한 사람도 있다. 논의의 숨겨진 기능은, 새로운 정보를 전할 뿐만 아니라 환자의 PTSD경험을 공감하고 과거 트라우마를 모두 공유함으로써 집단치료에서 다른 생존자와 유대를 결성하는 것이다. 증상의 명명은 경험을 축소하거나 부정하려는 경향과 싸우는 것이다. 트라우마를 부인하려는 충동은 개인적 쟁점일 뿐만 아니라 역사적으로도 사회적 쟁점이며(Herman, 1992), 환자가 가족/친구를 마주했을 때의 쟁점이고 트라우마를 무시하거나 발설을 처벌하는 정부당국과의 쟁점이기도 하다.

많은 환자에게, PTSD의 관점에서 물질남용을 이해하는 것은 회복의 가장 결정적 단계중의 하나일 것이다. 많은 환자는 AA나 기타 치료를 수년간 해왔지만, 두 장애사이의 관계를 직접 연결하는 정보를 듣고 난 후에야, 자신의 물질남용을 좀 더 자비로운 관점에서 이해하게 되었다고 말한다. 트라우마와 마찬가지로, 물질남용은 자기비난, 사회적 비난, 역전이로 가득 차 있다(예, "저급한 삶", "게으름", "어리석음"; Imhof et al., 1983).

PTSD와 물질남용은 말 그대로 무력함의 심리장애이다. PTSD를 살펴보면, 환자가 선택하거나 원하지 않았던 끔찍한 사건이 발생한다. 물질남용을 살펴보면, 환자는 물질사용의 통제를 잃는다. 오늘의 주제에서 아래와 같은 노력을 통해 환자가 통제감을 되찾도록 지원하는 것이 목표이다.

- PTSD증상을 명명하고 "비정상적 사건에 대한 정상적 반응"임을 이해한다.
- PTSD에 비추어 물질남용의 타당성을 이해한다.
- 역경을 통해 얻을 수 있는 힘을 탐색한다.
- 환자가 최대한 연민을 가지고 자신의 증상을 바라 보도록 격려하라.
- 환자가 자신이 혼자가 아니라는 생각을 갖도록 지원하라(즉, PTSD와 물질남용의 이중진단은 매우 흔하다.)

이 주제는 "인지"로 분류됨을 주목하라. "인지"라는 단어가 공식적으로 사용되지는 않지만, 이 자료는 환자가 자신의 문제관련 새로운 이해를 획득하는 것을 돕도록 고안하였다. 즉 PTSD와 물질남용을 논의할 때, 증상은 환자가 약하거나 미쳤다는 의미가 아니라는 것을 이해하는 데 방점을 둔다; 환자의 끔찍한 삶의 경험에 비추어 그 증상은 타당하다. 이는 물질남용의 "핑계를 만들라"는 것이 아니다(실제, 이 치료의 우선목표는 모든 물질사용을 근절하는 것이다.) 또한 증상이 긍정적이거나 바람직하다는 의미도 아니다—아무도 이 심리장애를 짊어지고 살고 싶어 하지 않는다. 오히려 증상은 압도적인 감정을 관리하는데 필요했던 생존의 방법으로 볼 수 있다는 단순한 의미이다. 이러한 의미로 환자의 고통을 이해함으로써, 지금 더 건강한 대처전략을 획득하는 방향으로 전환하기를 희망한다. 모든 증상은 자기비난보다 연민으로 해석할 수 있다: 예를 들어, PTSD의 해리는 "미쳤다"라기 보다 심각한 압도적 상황에서 마음의 본성적 반응으로 볼 수 있다. 이렇게 이해를 전환함으로써, 이 인지모델의 힘이 건조하고 지적인 감각이 아니라 깊게 느끼는 경험에 있다고 할 수 있다. 다시 생각하기의 경우, 증상목록이 좌절감을 동반하는 것이 아니라 자신의 문제를 정면으로 맞서는데 있어 동기를 강화하는 관점으로 전환하게 할 수 있다. 치료자는 환자에게 힘을 주는 도구-연민-을 줄 수 있다. 공감적이지만 긍정적인 태도를 유지하라.

역전이 쟁점

PTSD의 역전이 쟁점은 중요 주제이다. 예를 들어, Herman(1992)은 치료자가 부지불식간에 트라우마의 내재한 역할을 어떻게 재현하는지를 기술하였다: 방관자 역할(상처받은 환자를 바라보고 개입하지 않은, 예를 들어 집단치료에서 환자가 희생양을 되는 것을 허용하는), 피해자(환자가 치료자를 협박하게 허용하는), 또는 가해자(환자에게 화를 내고 학대적인). 그렇지 않으면, 치료자는 종종 환자의 고통에 동일시되어서 과도하게 "쉬운" 방법을 택한다-환자의 고통을 보상하기 위해 단순한 칭찬을 하거나 환자가 회복에 필요한 작업을 책임지지 않게 한다(관련하여 2장 참조). 대리외상화는 우려해야 할 사항으로써, 치료자가 너무 많은 고통스런 내용을 들음으로써 겪는 외상을 말한다(Pearlman & Saakvitne, 1995).

Acknowledgement

이 주제는 Herman(1992)에서 많이 가져왔다. HANDOUT 1과 2, PTSD란? 과 PTSD와 물질남용간의 연결고리는 다양한 자료에서 가져왔다: 미국 심리학회(1994); Brown et al.(1995); Kessler et al.(1995); Najavits et al. (1998c); Ouimette, Brown, Najavits(1998); Triffleman(1998). HANDOUT 4, 만성 PTSD 문제는 Herman(1992)와 Elliott와 Briere(1990)에서 가져왔다.

회기 준비

치료자에게 PTSD치료가 낯설다면, 이 주제의 필수적인 서적을 읽어보라(예, Herman, 1992; Janoff-Bulman, 1992). 수퍼비전도 구해보라.

회기 형식

1. ***Check-in***(환자마다 최대 5분). 2장을 참조하시오.
2. ***인용구***(간단하게): 156쪽을 참조하라. 회기와 인용구을 연결하라-예를 들면, "인용구에서

말하고 있듯이, 당신이 끔찍한 경험으로 고통 받는 것은 당신의 잘못이 아니다. 그러나 더 나은 삶을 만들기 위해 당신이 지금 할 수 있는 일은 많다."

3. ***주제와 환자의 삶을 연관시켜라***(대부분의 회기에서 면밀하게)
   a. 환자에게 배포물을 자세히 살펴보도록 요청하라. 배포물은 한꺼번에 혹은 따로따로 줄 수 있다. 각 배포물은 고유의 하위주제가 있음을 주의하라. 환자의 요구와 당신의 시간에 따라서 많은 배포물 중에서 선택하는 법을 알기위해서, 아래의 "회기내용"과 2장을 참조하라. 치료자가 시간적 여유가 있다면 여러 회기동안 다루어라.
      HANDOUT 1: PTSD란?
      HANDOUT 2: PTSD와 물질남용사이의 연결고리
      HANDOUT 3: 당신의 힘을 되찾기 위해 연민을 사용하기
      HANDOUT 4: 만성 PTSD의 문제("회기 내용"에서 이 배포물에 대한 임상적 경고를 참조하시오)
   b. 환자가 기술과 당면한 구체적인 생애 쟁점을 연결할 수 있도록 도와라. 아래의 "회기 내용"과 2장을 참조하라.
4. ***Check-out***(간단하게). 2장을 참조하라.

회기 내용

이 주제는 배포물이 많아서 한 회기내 모두 다룰 수 없다. 다양한 요구를 가진 환자이기 때문에, PTSD치료의 핵심 주제 중 하나를 다루는 데 있어 치료자의 융통성을 최대치로 발휘하라. 환자에게 모든 배포물을 주라; 그리고 회기동안 집중할 하위주제를 선택한다(환자의 선호나 치료자의 환자에 대한 지식에 기반하여). 배포물을 선정할 때, 주제와 환자의 삶을 연결하는 방법(2장)을 참조하라. 환자 스스로 나머지 배포물을 읽거나 다음 회기에 다룰 수도 있다.

HANDOUT 1: PTSD란?

목표

- PTSD를 정의하라.

자료와 환자의 삶을 연결하는 방법

★ ***문답형식.*** 환자에게 아는 것과 모르는 것을 질문하라. 그것이 이 주제를 소개하기에 가장

좋은 방법 중 하나이며, 배포물을 주기 전에 하는 것이 좋다. 특히 집단치료에서 집단원을 연결하는 방법으로도 유용하다. 예를 들면, "혹시 PTSD를 알고 계신 분이 있나요?", "혹시 PTSD가 무슨 말의 약자인지 아시나요?", "PTSD의 주요 증상은 무엇일까요?" 등 치료자가 질문한다.

★ *논의*

- "PTSD 증상 중 가장 당신을 괴롭히는 것이 무엇인가요?"
- "PTSD가 '비정상적인 사건에 대한 정상적인 반응'이라는데, 무슨 의미일까요?"
- "당신에게 가장 효과적인 PTSD 대처전략은 무엇일까요?"

제안

◆ ***환자가 PTSD관련 지식을 이미 많이 갖고 있다면, 이 배포물은 생략한다.***

◆ ***환자가 트라우마와 PTSD증상을 연결할 수 있는지 확인하라.*** 어떤 이는 PTSD를 스트레스가 쌓인 느낌으로 해석한다. 치료전반에 걸쳐, '트라우마' 또는 '아동 학대'와 같은 용어 사용이 환자에게 더 도움을 주거나 명확하게 한다면, 그 용어들을 실제로 사용할 수 있다. 또한 트라우마 이력은 있지만 PTSD진단을 받지 않은 외상자에게도 사용할 수 있다.

◆ ***환자에게 그들의 트라우마가 어떠했는지 '간단하게' 공유할 것을 제안하라.*** 환자가 원하지 않는다면, 하지마라. 그러나 자신의 이야기를 조금이라도 노출하고 싶어 하는 경우가 있다. 집단치료에서, 이는 집단원의 연결감을 증진시키는 데 도움이 된다. 그러나 환자들끼리 서로 촉발하지 않도록 주의 깊게 모니터링해야 한다. 만약 촉발이 일어날 것처럼 보인다면, 치료자는 대상자를 재안내하여 집단내 안전을 다시 구축한다. 치료자는 대상자의 외상사건내용은 매우 중요하지만 집단내 다른 환자를 심란하게 할 수 있으므로 개인치료에서 주요하게 논의하는 것이 더 낫다고 설명한다. 트라우마 토론관련 2장의 "치료 안내"의 제안을 참고하라.

◆ ***본 배포물의 목적은 PTSD심리교육뿐만 아니라 환자 자신이 타당함을 느끼는 것이다.*** 환자의 외상경험에 비추어 증상을 존중할 뿐 아니라, "그 트라우마는 당신 잘못이 아니다.", "당신이 '미쳐서' 나타나는 증상이 아니다"와 같은 견해를 전달한다.

◆ ***환자가 외상을 정의하게 하라.*** 어떤 환자는 소수민족으로서 인종과 민족적 정체성을 외상이라고 느낄 수 있다; 어떤 이는 이혼을 외상이라고 느낀다. 당신은 트라우마의 전문적 정의(실제 신체 상해를 경험, 위협, 목격)를 언급하고 싶겠지만, 이는 환자의 경험을 존중해주는 것에 비해 전혀 중요하지 않다. 반대로 환자가 '트라우마'의 정의에 부합하는 사건을 경험했으나 불편하지 않다면, 외상경험이 고통스러워야한다고 주장하지마라. 실제로

대부분의 트라우마가 PTSD로 발전하지 않는다는 점을 기억하라(Kessler et al., 1995).

HANDOUT 2: PTSD와 물질남용의 연결고리

목표

- ㅁ PTSD와 물질남용의 연결고리를 탐색하라.

자료와 환자의 삶을 연결하는 방법

★ ***핵심사항을 검토하라.*** 환자에게 배포물의 중요 사항을 요약하게 하라—예를 들면 "배포물이 전달하려고 하는 내용이 무엇이라고 생각하는가?"

★ *논의*

- "당신에게 PTSD와 물질남용은 어떤 의미로 연관되어 있나요?"
- "당신은 PTSD를 대처하기 위해 물질을 사용했었나요?"
- "두 장애의 연관성을 살펴 본 기분이 어떠신가요?"
- "PTSD와 물질남용의 연결고리가 당신의 회복에 도움이 될까요?"

제안

◆ ***PTSD와 물질남용에 관한 사실을 학습하는 것보다, 환자의 경험을 자료와 연결하는 것이 더 중요하다.*** 따라서 환자가 스스로 알아차린 자신의 패턴에 초점을 두고 환자맞춤형 토론을 유지하라.

◆ PTSD와 물질남용의 연결고리관련 쟁점이나 추가 배포물은 ***주제: '물질이 당신을 통제하려고 할 때'를 참고하라.***

HANDOUT 3: 힘을 되찾기 위해 연민을 활용하라.

목표

- ㅁ 연민의 관점에서 PTSD와 물질남용을 바라봄으로써 환자가 자신의 힘을 되찾도록 도와주기.

자료와 환자의 삶을 연결하는 방법

★ *예행연습*

환자에게 연민이 도움이 될 만한 특정 상황을 찾게 하라; 그리고 환자에게 그것을 크게 소리내어 연습하게 하라. 예를 들면, "최근 당신이 PTSD문제로 자신에게 화가 났을 때 연민의 측면에서 자신에게 어떻게 말할 수 있었을까요?"

★ *논의*

- "PTSD와 물질남용에 대한 연민이 당신의 회복에 어떤 도움이 될까요?"
- "PTSD 또는 물질남용에 대한 자책하는 것이 당신을 어떻게 낙담하게 하나요?
- "PTSD와 물질남용이 당신의 대처전략이었지만 다른 방법도 있을까요? 지금은 물질 없는 안전한 대처법을 배울 수 있다고 생각하십니까?"

제안

◆ 추상적으로 연민을 이야기하는 것 보다 ***환자가 연민을 크게 소리 내어 틈날 때 마다 묘사하도록 연습시켜라.***

◆ ***주의; PTSD와 물질남용 증상은 현재 시점에서 긍정적으로 해석하면 안 된다.*** 예를 들면 어떤 치료자는 어떤 환자에게 이렇게 말했다, "해리한 것은 잘한 것이다-스스로에게 시간을 준 것이다!" 증상을 갖기 원하는 사람은 없다. 연민의 관점은 증상이 기능적 역할(환자가 생존할 수 있도록 돕는)을 했다고 이해하는데 도움을 주는 것이고, 지금의 목표는 PTSD와 물질남용을 줄이기 위해 안전한 대처법을 찾는 것이다. 어떤 치료자는 환자가 연민을 가지고 증상을 재해석하는 방법을 찾지 못하고, 부주의하게 환자의 증상이 "그냥 괜찮은 것"이라는 혼란스러운 메시지를 준다. 미리 당신의 반응을 각별하게 준비해두라.

◆ ***지금 시점에서는 연민을 느낄 수 없거나,*** 연민으로 부정적 감정이 일어날 수 있다는 것을 명심해라. 만약 환자가 연민을 가질 수 없다면, 당신은 도와주려고 노력 할 수는 있지만 그것을 강요할 필요는 없다. 다만 환자에게 연민적으로 되려고 계속 노력한다면 시간이 흐를수록 더 쉬워질 것이라는 것을 강조하라.

◆ ***환자가 자신에게 친절할 때, 자신을 돌볼 수 있는 더 많은 동기와 힘을 가진다.*** 회복은 어려운 일이다. 회복을 가능케 하는 한 가지 방법은 진정한 이해를 바탕으로 스스로를 계속 격려하는 것이다. 아이를 가르치는 것과 유사한 논리라고 하겠다: "아이에게 스스로를 보살피라고 가르칠 때, 당신은 아이들에게 친절하겠습니까? 아니면 소리를 지르겠습니까?"

HANDOUT 4: 만성 PTSD

목표

□ 심각한 트라우마로 인한 장기적 영향을 이해하도록 도와주기.

주의 사항

안전기반치료의 개발연구에서, 대부분의 환자가 HANDOUT 4를 읽는 것이 도움이 되었지만 어떤 환자는 읽으면서 불편감을 느꼈다(물질사용을 촉발하거나 너무나 많은 쟁점들을 보면서 더 의기소침해졌다). 환자에게 배포물을 읽는 선택권을 주라. 환자에게 심적 동요가 생기면 멈추고 그 감정을 타당화하고 안전한 주제로 방향을 전환하라. 이 배포물은 필요에 따라 생략한다.

자료와 환자의 삶을 연결하는 방법

★ ***자기 탐색*** 환자에게 자신의 문제를 체크하게 하라.

★ ***논의***

- "당신의 PTSD의 한 부분으로써 이러한 문제들을 어떻게 느끼시나요?"
- "본 치료에서 어떤 PTSD쟁점을 가장 다루고 싶나요?"
- "이러한 문제가 트라우마의 반응이라고 것이 이해가 됩니까?"

제안

◆ ***이 배포물은 특히 만성적 아동학대 피해자와 관련이 있다.*** 이 배포물에서 설명한 증상은 "DESNOS": "다른 심리장애로 특정화되지 않은 극단적 스트레스 장애(disorders of extreme stress not otherwise specified)"의 진단과 관련 있다. 이러한 진단은 심각한 아동학대 피해자에게 DSM-Ⅳ의 전형적 PTSD보다 더 정확한 진단으로 여겨진다(Herman, 1992).

◆ ***이 증상이 더 나아질 수 있다고 강조하라.*** 그 증상이 아무리 오랫동안 지속되었더라도 모두 변할 수 있고 개선될 수 있다.

어려운 사례

* "나는 결코 PTSD로부터 회복될 수 없어요."
* "나는 나 자신에게 연민을 가지고 말할 수 없어요; 나는 나 자신을 매우 미워하니까요."
* "PTSD에 대해 읽는 것은 내 자신을 태워버리고 싶은 마음이 들게 합니다."
* "물질은 내가 PTSD를 다루는데 도움을 줍니다."
* "연민이 어떻게 나의 마약사용을 멈추게 한다는 건가요?"

"You are not responsible for being down, but you are responsible for getting up."

Jesse Jackson
(20세기 미국 정치가)

"당신은 넘어진 것에 대한 책임은 없다.
그러나 일어나는 것에는 책임이 있다."

PTSD란?

PTSD는 외상후 스트레스 장애를 말한다. – 끔찍하고 고통스러운 생애 사건을 겪은 후 발생할 수 있는 감정 문제의 집합체.

PTSD의 의미:	"post	traumatic	stress	disorder"
	⇩	⇩	⇩	⇩
	"After"	"trauma"	"anxiety"	"reaction"

★ *당신은 PTSD를 가지고 있나요? 당신에게 해당되는 항목에 체크(V)하세요.*

____ 1. 당신은 트라우마에서 살아남았다: 당신이 신체적 위협을 직접 경험하거나 목격하였고 이를 통제할 수 없었던 사건(예, 성폭력, 신체학대, 전투, 살인 목격, 태풍, 자동차 사고)

____ 2. 심각한 무력감, 두려움, 공포(그 당시 당신이 아동이었다면, 심하게 떨거나 혼란스러운 행동)와 같은 트라우마 반응

____ 3. 트라우마사건 후, 한 달 이상 아래의 문제때문에 고통스러웠다:

____ ☆ 침입 : 당신이 원하지 않아도 악몽, 플래쉬백, 이미지의 형태로 그 트라우마가 떠오른다.

____ ☆ 회피 : 마비, 분리감, 그 트라우마를 상기시키는 것을 피한다.

____ ☆ 각성 : "흥분된" 감정(예, 쉽게 놀람, 수면문제, 화).

____ ☆ 낮은 기능성 : 대인관계, 일, 삶의 중요 영역과 관련된 문제

주의 : 위 모든 항목을 체크하였다면 당신은 PTSD를 가지고 있습니다.

PTSD의 유형

PTSD는 두 종류가 있습니다. "단순 PTSD"는 보통 성인이 겪는 1회성 사고에 기인합니다(자동차사고나 태풍). "복합PTSD"는 가정폭력 혹은 지속적 아동학대와 같은 반복적 사건으로부터 옵니다. 복합PTSD 증상의 폭은 더 넓어서, 자해, 자살, 해리("잃어버린 시간"), 관계, 기억, 성정체성, 건강, 화, 수치심, 죄책감, 마비, 신뢰와 믿음의 상실, 훼손된 느낌 등을 포함합니다.

PTSD를 더 알기

☆ ***당신의 경험에 비추어보면 당신의 PTSD증상은 정상입니다.*** 당신은 미치거나 약하거나 나쁜 것이 아닙니다. 그래서 PTSD는 "비정상의 사건에 대한 정상적인 반응"이라고 합니다.

계속

이 활동지의 복사는 본 저서의 구매자가 개인적으로 활용하는 경우에만 가능합니다. 안전기반치료의 모든 저작권은 Lisa M. Najavits(2002), Guilford Press에 있습니다.

☆ ***PTSD는 불안 장애로 여겨집니다.*** 왜냐하면 트라우마를 겪는 동안, 혹은 겪고 난 후에 압도적인 불안감이 두드러지게 나타나기 때문입니다. PTSD는 정신의학적 질병입니다. 그러나 PTSD는 확실히 치료가 가능합니다.

☆ ***PTSD의 유병율 :*** 일생동안 61%의 남자가 트라우마를 경험하고 그 중 5%가 PTSD로 발전합니다: 여자의 51%가 트라우마를 경험하고 그 중 10%가 PTSD로 발전합니다. 어떤 사람이 외상을 겪은 후 PTSD로 발전하는 것일까요? 이는 완전히 규명되지는 않았으나, 매우 심각하고 반복적인 초기 외상, 가난, PTSD를 앓은 부모, 삶의 스트레스가 위험요소입니다.

☆ ***최근 PTSD가 많이 연구되고 있다.*** PTSD연구는 퇴역군인에서 시작했습니다. 나중에는 넓은 범위의 심각한 생애사건(예, 성/신체적 학대, 자연 재해)으로 확장되었습니다. 1980년대, PTSD는 정신장애로 공식적으로 등록되었습니다.

☆ ***심각한 트라우마로부터 치유는 가능합니다.*** 오프라 윈프리(방송인), 멜라니 그리피트(여배우), 마야 엥글로우(작가)와 같은 유명인이 PTSD를 가지고 있습니다.

PTSD와 물질남용의 연결 고리

많은 사람들에게 PTSD와 물질남용은 깊게 연관되어 있으나, 그 연결성을 인지하지 못하는 경우가 많습니다. 아래는 당신의 깨달음을 돕는 몇 가지 정보입니다.

◇ ***당신은 혼자가 아닙니다!*** 물질남용자에게, PTSD는 가장 흔한 공존병리(dual diagnosis)입니다. 물질남용 치료 중인 여성 중 30–50%가 PTSD를 가지고 있습니다. 물질남용 치료 중인 남자 중 11–38%가 PTSD를 가지고 있습니다.

◇ ***PTSD를 가진 사람이 물질을 남용하는 이유는 많습니다:*** 감정이나 기억에 접속하기 위해, 혹은 그 반대로– 감정과 기억으로부터 벗어나려고; 일상을 버텨내기 위해서; PTSD의 고통으로부터 보상 받기 위해; "천천히 자살"하기 위해; 물질을 남용하는 가족환경에서 자라왔기 때문에; 자신의 몸을 돌보는 것에 관심이 없기 때문에.

◇ ***PTSD와 물질남용의 공존병리자는 가장 위험한 물질을 남용합니다:*** 코카인과 아편.

◇ ***성차:*** PTSD와 물질남용을 하는 여성은 아동기 신체와/나 성적 학대를 경험한 경우가 많습니다; 남성의 경우, 범죄피해나 전쟁을 경험한 경우가 전형적입니다.

◇ ***두 장애의 두 가지 공통 주제는 비밀화와 통제입니다.*** "비밀화"는 당신이 당신의 문제(예, 당신이 경험한 트라우마, 남용한 물질의 양)에 수치심을 느끼고 비밀로 유지하고 싶다는 의미입니다. "통제"는 트라우마와 물질남용 관련하여 당신이 통제감을 상실한다는 의미입니다. PTSD에서는, 당신이 선택하거나 원하지 않았던 가혹한 사건이 발생했고; 물질남용에서는 물질사용을 멈출 수 있는 통제력을 잃어버렸습니다. 그래서 정직의 기술을 학습하고 통제를 되찾는 것이 치유에 있어 중요합니다.

◇ ***이 장애들은 서로의 발병률을 높입니다.*** 당신이 PTSD를 가지고 있다면, 물질남용의 취약성이 높아집니다. 당신이 물질남용을 하고 있다면, 트라우마에 더 취약해집니다. 그래서 더 이상의 트라우마와 물질남용을 예방하기 위해서 당신의 안전을 지키려고 노력하는 것이 중요합니다.

◇ ***PTSD와 물질남용의 관계는 복잡합니다.*** 물질을 사용하는 것은 PTSD증상을 심화하거나 감소시킬 수 있습니다. 하지만 물질을 끊는 것도 PTSD증상을 심화하거나 감소시킬 수 있습니다. 자신에게 일어나는 패턴을 인지하도록 노력하세요. 당신의 삶에서 두 장애의 관계를 깨닫는 것이 회복과정에서 더 잘 대처할 수 있도록 도와줄 것입니다.

◇ ***왜 PTSD와 물질남용은 함께 발생할까요?*** 공통 패턴 4가지;

1. *PTSD가 물질남용의 원인이 될 수 있습니다.* 심각한 PTSD증상을 극복하기 위해, 기분을 달래주는 "자가 치유"로 물질을 사용할지도 모릅니다. 예를 들면, 당신은 밤에 잠들기 위해 술을 마시기 시작했던 것일지도 모릅니다.
2. *물질남용이 PTSD의 원인이 될 수 있습니다.* 당신이 물질을 남용한다면, 위험한 외상 상황에 취약해질 수 있습니다. 왜냐하면 당신의 '방어막이 내려가 있거나' 혹은 자아존중감이 낮아질 수 있기 때문입니다–예를 들면, 바에서 술에 취해 당신을 해칠 수도 있는 낯선 사람과 함께 집에 가는 것.
3. *PTSD와 물질남용은 함께 발생했던 것일지 모릅니다.* 어떤 사람은 서로를 해하고 물질을 남용하는 가족환경에서 자라났습니다.

계속

이 활동지의 복사는 본 저서의 구매자가 개인적으로 활용하는 경우에만 가능합니다. 안전기반치료의 모든 저작권은 Lisa M. Najavits(2002), Guilford Press에 있습니다.

4. *PTSD와 물질남용은 "나선형 하향흐름(downward spiral)"의 방식으로 서로 연결되어 있습니다.* PTSD는 물질을 사용하게 합니다; 물질 사용을 통해, 당신은 더 많은 트라우마의 위험에 노출됩니다; 더 많은 트라우마에 노출되면, 당신은 더 많은 물질을 "트라우마에 대처"하기 위해 사용합니다. 최악으로 치닫는 악순환이 계속됩니다.

안전기반치료에 있어 우선순위의 "큰 그림"

☆ ***물질사용 안하기*** ☆ ***PTSD 다루는 법 학습하기*** ☆ ***안전하게 되기***

당신은 PTSD와 물질남용 모두 치료할 수 있습니다.

당신의 힘을 되찾아오기 위해 연민을 사용하기

PTSD와 물질남용에 대해 연민을 가지는 것은 "당신의 힘을 다시 되찾아오는" 한 방법입니다. PTSD와 물질남용에 있어, 가장 힘든 측면 중의 하나는 당신이 PTSD와 물질남용을 무기력하게 느낀다는 것입니다– 즉, 당신이 PTSD와 물질남용을 통제하는 것이 아니라 그것들이 당신을 통제합니다. "연민"은 자신을 수용하고 존중하는 것을 의미합니다. 연민의 반대는 엄격함입니다. 연민의 목적은, 자신을 비난하기 보다는, 깊은 수준에서 진정으로 자신의 소리를 듣고 이해하는 것입니다. 이것이 PTSD와 물질남용의 치유를 더 용이하게 합니다.

자신에게 연민을 갖는 것이 매우 어렵다고 느낄 수도 있습니다. 특히 당신이 자신을 미워하고 자책하는 가정에서 자라났다면 "자기비난"과 자기혐오가 더 쉬울 것입니다. PTSD와 물질남용 때문에, 당신은 아마도 자신을 아프고 상처입고 약하고 미치고 나쁘고 게으르다고 볼 것입니다. 당신 주변에서도 같은 방식으로 당신을 바라보는 사람들이 있을 것입니다. 하지만, PTSD와 물질남용을 생존과 대처를 위한 시도로 받아들이는 것이 좋습니다. "이러한 증상들은 그 근원을 숨기는 동시에 드러냅니다; 증상은 말로 표현하기에는 너무 끔찍한 비밀이 위장된 언어로 나타난 것입니다."(Herman, 1992, p.96)

그렇다고 PTSD와 물질남용이 계속 되어야한다는 것은 아닙니다. 결국, 이 치료의 주요 목적은 안전한 대처법을 배워서 PTSD와 물질남용을 극복하도록 돕는 것입니다. 그러나 PTSD와 물질남용을 고통의 신호로 이해하는 것이 좋습니다. 이것은 마치 당신이 아플 때 열이 나는 것과 같습니다– 열이 나는 것은 당신이 도움이 필요하고 당신 자신을 보살펴야 한다는 신호입니다.

PTSD에 대한 연민

PTSD는 압도적인 트라우마로부터 당신의 몸과 마음을 지키기 위한 시도입니다. PTSD 증상은 당신이 끔찍한 트라우마를 무시하거나... 더 많은 피해로부터 당신을 지켰을지도...통제할 수 없는 상황에서 통제감을 더 갖게 하거나... 더 안전에게 느끼고... 당신의 환경에 적응하고...사람들이 당신의 고통을 알아차리게 하는데 일조를 했을지도 모릅니다.

연민의 관점에 본 PTSD증상의 예

자살 생각

엄격한 관점 : "나는 희망이 없다. 난 왜 이러지? 나는 벌써 오래전에 그것을 극복했어야 했다."

연민의 관점 : "물질은 생사의 기로에서 좀 더 통제감을 느끼게 하는 나만의 방식이다. 치료를 통해 나는 통제감을 느끼는 다른 방법을 배울 수 있다. 하지만 내가 겪은 트라우마를 비추어보면, 자살생각도 말은 된다."

계속

이 활동지의 복사는 본 저서의 구매자가 개인적으로 활용하는 경우에만 가능합니다. 안전기반치료의 모든 저작권은 Lisa M. Najavits(2002), Guilford Press에 있습니다.

대인관계의 어려움

엄격한 관점 : "나는 사랑스럽지 않다. 내게 일어난 일은 당연한 것이다. 나는 나쁜 사람이다."

연민의 관점 : "나는 사람을 믿지 말라고 배웠다. 그것이 나를 생존하게 도왔다. 나는 대인관계문제를 계속 작업할 것이다. 그러나 내가 이러한 관계문제를 갖게 된 이유와 나 자신을 존중할 필요가 있다.

☆ 당신의 PTSD를 엄격한 관점과 연민의 관점으로 적어보세요.(공간이 필요하면 뒷장에 계속 쓰시오.)

엄격한 관점: ______________________________

____

____

연민의 관점: ______________________________

____

____

물질남용에 대한 연민

물질남용은 PTSD와 기타 문제의 대처법의 잘못된 시도로 이해합니다. 물질사용은 고통을 마비시키고...잠을 자게 하고...부정적인 감정을 벗어나고...과거를 잊어버리고...하루를 버텨내고...당신이 알고 있는 감정과 기억을 접촉하고...정상이라고 느끼고..얼마나 기분이 나쁜지를 타인에게 표현하고(말로는 표현할 수 없기 때문에)...당신의 고통을 보상하고... 삶의 즐거움을 느끼게 하고... 통제감을 느끼고...사람들에게 수용 받고...해리와 플래쉬백을 없애는 하나의 방법이었을지도 모릅니다.

물질남용에 대한 연민의 관점은 "물질을 사용해도 좋다" 혹은 "내가 물질을 사용할 때, 단지 고통을 없애는 시도라는 자기변명을 할 수 있다."***는 의미가 아닙니다.*** 안전기반치료의 주요목적은 모든 물질사용을 중단하는 것입니다. 당신이 연민의 관점에서 자신의 물질남용을 진정성 있게 바라본다면, 물질사용이 결국엔 자신에게 불행과 역기능만을 가져다줄 것을 알기 때문에 물질사용을 완전히 제거하기 위해 고군분투하게 될 것입니다. 물질사용은 단기 '자가치료'에 효과가 있더라도, 절대 장기적 효과는 없습니다.

연민의 관점에 본 물질남용의 예

물질사용을 끊을 수 없다

엄격한 관점 : "나는 구제불능의 실패자다. 내가 무엇으로 변했는지 보라-나는 전혀 자기통제가 안된다: 완전히 망가졌다!"

연민의 관점 : "나의 물질남용은 나의 압도적 PTSD증상을 다루려는 시도였었다. 나는 그 고통을 마비시키려고 했었다. 나는 지금 다른 대처법을 배울 필요가 있다. 물질남용은 질환이고, 나는 도움이 필요하다."

계속

물질사용에 대해 거짓말

엄격한 관점 : "나는 쓸모없는 거짓말쟁이다. 나는 나의 파트너, 아이들, 의사에게 거짓말을 한다. 나는 내 삶을 증오한다."

연민의 관점 : "나는 회복을 위해 거짓말을 멈출 필요가 있다. 하지만 내가 나의 물질남용을 거짓말하는 진짜 이유가 있다: 수치심, 죄책감, 낮은 자존감 때문이다. 나는 진짜 이유를 해결하기 위해 도움이 필요하다."

☆ 당신의 물질남용을 엄격한 관점과 연민의 관점으로 적어보세요.(공간이 더 필요하면 뒷장에 계속 쓰시오.)

엄격한 관점: ______________________________

____

____

연민의 관점: ______________________________

____

____

역경으로부터 얻는 힘

PTSD와 물질중독을 보는 연민어린 관점은 발달가능성이 있는 당신의 힘–"고통의 선물"–을 지각하는 것입니다. 가장 심오한 성장은 어려운 경험의 극복을 통해 자주 나타납니다. PTSD와 물질남용은 어려운 상황에서 살아남는 능력...상상력과 창조력...심오함...영성...타인에 대한 감수성...삶의 극단성에 대한 깨달음...고통과 패배에도 불구하고 관철하는 역량...동물, 어린이, 취약계층에 대한 감사함...예술과 자연에 대한 감수성을 주었을지도 모릅니다.

☆당신은 PTSD와 물질남용과의 싸움을 통해 얻은 개인적 힘을 인지하고 있습니까?

____

____

____

____

____

____

____

____

____

____

만성 PTSD의 문제

이 배포물은 PTSD를 이미 알고 있고 만성적 영향을 더 알기 원하는 사람을 위한 것입니다. 읽기에 불편감이 들 수 있으니, 당신의 치료자에게 먼저 자문을 구하고, 지금 현재 당신이 너무 취약하다고 느낀다면 이것을 읽지 마세요–상담시간에 다룰 것입니다. 읽다가 불편감이 든다면, 그냥 읽지 마세요.
HANDOUT 1에서 설명한 PTSD의 표준적 정의에 덧붙여, 아동기 학대를 지속적으로 겪은 사람에게는 PTSD반응외에도 다른 어려움이 있습니다(Herman, 1992). 당신이 어떤 항목에 해당하는지 살펴보세요.

1. 자아감

- 무력감, 시작/주도의 어려움
- 수치심, 죄책감, 자기비난
- 훼손된 느낌
- 생경함(예, 정상이 아닌, 인간답지 않은)
- 나이에 대한 변형된 감각(매우 늙거나 매우 젊다고 느낌)

2. 가해자에 대한 왜곡된 관점

- 가해자와 관계에 대한 집착
- 가해자가 여전히 모든 힘을 가지고 있다는 신념
- "스톡홀름 증후군": 가해자를 이상화고 사랑하고 감사함을 느낌
- 가해자와 초자연적 혹은 "운명적"인 관계라는 느낌
- 가해자의 생각과 신념을 수용

3. 의미에 대한 감각

- 믿음의 상실
- 절망
- 당신에게 미래가 없다는 느낌(진로, 가족, 아이에 대한 기대가 없음)

4. 관계

- 재피해자화 경향(해로운 관계로부터 당신을 보호하기 어려움)
- 고립
- 친밀 관계의 어려움(불신, 갈등, 비밀)
- 타인을 구조자, 피해자, 가해자로 보는 경향
- 문제적 관계 패턴을 반복하는 경향("재현")

계속

이 활동지의 복사는 본 저서의 구매자가 개인적으로 활용하는 경우에만 가능합니다. 안전기반치료의 모든 저작권은 Lisa M. Najavits(2002), Guilford Press에 있습니다.

5. 신체적 안녕

- 수면 문제
- 평균 이상의 건강문제
- 섭식의 어려움
- 에이즈에 노출
- 물질남용

6. 감정과 행동관리

- 자살 생각과 시도
- 우울, 불안, 인내심 부족
- 폭발적인 화, 분노표현의 어려움, 혹은 둘 다
- 성적 문제(강박적 관계, 성생활 억제, 혼란)
- 마비된 감정과 제어할 수 없이 많은 감정의 교차
- 감정을 대처하기 위한 파괴적 방법의 사용(물질남용, 자해, 기물 파손)

7. 기억과 지각

- 기억의 어려움(외상사건이나 압도적 기억에 대한 기억상실)
- 해리("바깥에 있는 기분", "시간을 잃어버린 기분"): 당신이 진짜가 아니거나 유체 이탈한 기분

8. 기타 정서장애

- 우울
- 섭식 장애
- 공황 장애와 불안 장애
- 성격 장애

헌신을 돕는 발상

당신의 삶을 진전시키는 하나의 행동에 헌신하라.
어떤 생각이든 가능하며, 아래의 의견들 중 한 가지를 시도할 수 있다.
헌신을 유지하는 것은 자신을 존경하고 명예로이 여기며 스스로를 보살피는 방법이다.

☆ 선택 1: TV방송국에서 "PTSD와 물질남용"라는 다큐멘터리를 제작하는데, 타인에게 영감을 주기 위해 당신을 인터뷰한다고 상상해보세요. 인터뷰담당자가 말합니다, "당신이 생존할 수 있도록 도움이 되었던 힘이 무엇인지 말씀해주시겠어요". 당신은 뭐라고 대답하겠습니까?

☆ 선택 2: "당신의 힘을 되찾기 위해" 어떻게 할 수 있을까요? 당신이 가진 PTSD나 물질남용의 문제를 하나만 말씀해주세요. 그리고 그 문제를 어떻게 정복하고 싶으신가요?

☆ 선택 3: 희망의 상징(물)을 다음 회기까지 가져오세요(당신에게 중요한 사람의 사진, 당신이 방문하고 싶은 장소, 시 등)

☆ 선택 4: 오늘 상담회기의 배포물을 다시 읽어보세요. 당신의 회복작업에 가장 많이 동기를 부여하는 자료에 밑줄을 그어보세요.

☆ 선택 5: 당신의 PTSD와/나 물질남용 문제에 관하여, 자신에게 연민어린 대화록을 적어보세요.

이 활동지의 복사는 본 저서의 구매자가 개인적으로 활용하는 경우에만 가능합니다. 안전기반치료의 모든 저작권은 Lisa M. Najavits(2002), Guilford Press에 있습니다.

정서적 고통을 분리하기(그라운딩)

요 약

"그라운딩"으로 알려진 강력한 이 전략이 환자를 정서적 고통을 분리하는데 도움을 준다. 3가지 유형의 그라운딩(정신적, 신체적, 진정형)을 소개하고 이 기법들을 시연하고 연습을 경험한다. 이 기법의 목표는 부정적 느낌에서 벗어나 외부세계로 관심을 전환하는 데 있다.

오리엔테이션

"나에게 10월은 너무나 무서운 달이다. 그 큰 트라우마가 일어난 시기이기 때문이다. 그때 일을 기억하면 내가 더럽다는 느낌이 든다. 10월을 생각할 때, 그 트라우마가 내게 가져온 것을 직면하는 것보다 차라리 죽고 싶다. 자, 나는 올해 10월을 어떻게 지낼 것인가? 글쎄, 다른 일로 주의를 분산하고 현실 속에서 나 자신을 유지할 수 있기를 바란다."

그라운딩은 "중심두기(centering)", "외부를 향하기", "주의를 돌리기(distraction)", "건강한 분리"로도 불린다. 환자가 감정적 고통(예, 촉발된)에 갇힌 어떤 상황에서든 적용할 수 있고 언제든지 어느 곳에서든 타인 모르게 혼자서 할 수 있다는 점에서 매우 효과적인 기법이다. 환자가 필요할 때, 지지적인 친구나 파트너가 그라운딩을 안내 할 수 있다. 이 기법은 PTSD에 널리 사용되고 물질남용에도 적용할 수 있다. 그라운딩은 매우 기초적이고 단순해서 매우 심각하게 훼손된 환자에게도 유용한 전략이다. 방법은 단순하지만, 최대치의 효용을 위해서는 자주 연습해야만 한다.

그라운딩은 이완연습이 아니라는 점에 주목하라(예, Benson의 이완반응, 1975). 일부 PTSD

환자는 전통적 이완기술을 사용할 때 더 불안해질 수도 있다(예, "눈을 감고 호흡에 집중하세요."). PTSD환자는 눈을 감으면 해리로 들어갈 수 있다; 호흡에 집중하고 "이완"이란 단어조차도 성폭력을 떠올리는 촉발제가 될 수 있다. 그라운딩은 *외부세계와의 연결과 주의분산(distraction)*을 통해 작업하는 고도의 활동적 전략이다. 환자는 늘 눈을 뜨고 있어야 한다. 환자가 자신 앞의 세상과 현재 속에서 가능한 모든 것을 알아차리도록 가르친다. 그렇게 함으로써, 환자가 현실 속에서 지금 현재 안전하다는 것을 깨닫게 가르친다.

오늘의 주제의 맥락 안에서, 환자에게 압도적인 감정(0-10 scale에서 6이상의 부정적 감정)을 줄이고 싶은 요구를 각성시키는 것이 도움이 된다. 높은 수준에서 중간이나 낮은 수준의 부정적 감정으로 이동함으로써, 환자가 더 성공적으로 대처할 수 있다. 예를 들어, 사촌이 "이제 그만 트라우마를 극복해라. 자신을 더 이상 동정하지 마라"라고 말했을 때, 한 환자가 굉장히 화났었다고 이야기했다. 0-10scale중에서 9 수준의 화를 느꼈을 때, 그 환자는 그라운딩을 사용하여 4 수준으로 낮출 수 있었고 큰 싸움 없이 그 상황에서 벗어날 수 있었다. 그 환자는 통제감을 느낄 수 있었고 사촌의 엄격함을 "그의 문제"로 볼 수 있었다. 그리고 그 상황을 물질사용없이 대처할 수 있었다. 즉 부정적 감정을 관리하는 최선의 방법 중 하나는 자신이 부정적 감정을 적정하게 조절할 수 있음을 깨닫는 것이다. 부정적 감정이 너무 높아지면 관리 가능한 수준으로 감소시킬 수 있다. 시간이 지나면서 부정적 감정의 통제를 학습할수록, 부정적 감정을 직면하는 환자의 능력을 증가시킬 수 있다.

회기동안, 치료자는 그라운딩을 단지 말로 설명하기보다는 직접 경험으로 그 효과를 보여주면서, 환자가 그라운딩을 경험하도록 연습시켜라. 이러한 연습이 정확하게 이루어진다면, 대부분의 환자는 적어도 어느 정도 도움을 얻는다.

역전이 쟁점

다른 기법들과 마찬가지로, 그라운딩도 치료자가 그 효과를 진정으로 믿어야만 작동할 수 있다. 그라운딩의 대본(THERAPIST SHEET A)을 확신 없이 읽으면, 환자는 그 말에 숨겨진 공허감을 느낄 것이다. 아무런 호응도 얻지 못할 것이다. 이 기법이 효과적일지 확신이 없다면, 미리 더 탐색해보는 것이 필요하다(예, 수퍼비전에서, 다른 환자에게 먼저 시도해보거나, 자신에게 시도해보거나)

Acknowledgement

그라운딩은 Mclean병원의 트라우마환자치료의 주축이며, 대부분의 그라운딩은 저자가 그곳에서 수련할 때 습득한 것이다.

회기 준비

◆ 제안: 10분의 그라운딩연습용 녹음을 준비하라. 환자가 집에서 연습할 수 있도록 그 녹음내용을 전달하라.

회기 형식

1. *Check-in*(환자마다 최대 5분). 2장을 참조하시오.
2. ***인용구***(간단하게): 176쪽을 참조하라. 회기와 인용구을 연결하라-예를 들면, "오늘 우리는 감정적 고통을 관리하는 매우 효과적이지만 간단한 방법인 '그라운딩'을 배울 겁니다. 인용구에서 말하고 있듯이, 아무리 힘든 시간을 가졌더라도 균형 잡힌 관점을 유지하는 것이 중요합니다."
3. ***주제와 환자의 삶을 연관시켜라***(대부분의 회기에서 면밀하게)
   a. 환자에게 배포물 '감정적 고통을 분리하기 위해 그라운딩 사용하기'를 자세히 살펴보도록 요청하라.
   b. 환자가 이 기술과 당면한 구체적 생애 쟁점을 연결할 수 있도록 도와라. 아래의 "회기내용(아래)"과 2장을 참조하라.
4. *Check-out*(간단하게). 2장을 참조하라.

회기 내용

목표

- 감정적 고통을 분리하기 위해 간단하고 효과적인 기법의 집합체인 그라운딩을 가르쳐라
- 회기내 경험적 연습을 통해 그라운딩을 실시하라(가능하다면 녹음하여, 환자가 집에서 연습할 수 있도록 그 녹음내용을 전달하라).
- 그라운딩을 환자의 일상의 어려움(물질 갈망 등)에 어떻게 적용할 수 있는지 탐색하라.

자료와 환자의 삶을 연결하는 방법

★ ***회기내 그라운딩의 시범을 보이라.*** 그라운딩이 작동하는 방식을 보고 그라운딩의 어떤 부분이 자신과 맞는지 직접 경험하는 것이 환자에게 있어 최선의 학습법이다. 적극적으로 추천하라.

★ ***환자가 집에서 할 수 있도록 녹음내용을 만들어라.*** 상담회기내 시범을 녹음하거나, 개인치료의 경우 개인별 맞춤형 녹음을 만들 수 있다. 그라운딩이 필요할 때 도와줄 수 있는 안전한 중요 타인(예, 배우자, AA후원자)과 녹음내용을 공유하게 하라.

★ ***논의***

- "당신에게 어떤 그라운딩기법이 가장 잘 맞나요?"
- "지난 주 안전하지 않은 행동을 했을 때, 그라운딩을 했었다면 도움이 되었을까요?"
- "목록에 추가하고 싶은 기타 그라운딩 기법이 있나요?"
- "감정적 고통을 분리하는 것이 왜 중요할까요?"
- "다음 주 어떤 상황에서 그라운딩을 사용할 수 있을까요? 예를 들어, 물질을 사용하고 싶은 열망이 생긴다면 어떤 그라운딩을 사용할 수 있을까요? 플래쉬백? 분노? 공황발작?"

★ ***자기 탐색*** 환자가 인쇄물에 표시하게 하라:"당신에게 적합한 다른 전략이 있나요? 거기에 체크표시를 하세요." "이미 당신이 하고 있는 것이 있나요? 거기에 별표시를 하세요." 관심 없는 전략을 무시할 수 있다.

★ ***"질문-대답"양식*** 환자가 자기스스로 효과적으로 그라운딩을 사용할 수 있을 만큼 잘 배웠는지 질문하라: "그라운딩의 3가지 방법을 말해보세요.", "그라운딩은 얼마나 지속해야할까요?", "만약 주변에 사람들이 있다면 계속 그라운딩을 할 수 있겠습니까?", "그라운딩은 이완훈련과 같은가요?", "그라운딩이 효과적으로 작용하는지 어떻게 알 수 있나요?", "그라운딩이 효과가 없을 때, 당신은 어떻게 효과를 이끌어내겠습니까?"

제안

◆ ***회기내 시범을 짧게 안내하여 환자가 혼란이나 두려움을 느끼지 않게 하라.***(안전기반치료의 대부분의 주제는 이처럼 회기내 연습을 하지 않는다). 예를 들어, "오늘은 감정적 고통을 분리하는, 간단하지만 효과적인 전략에 초점을 맞추고자 합니다. 이 기법은 '그라운딩'이라고 하는데, 들어본 사람 있나요? 그라운딩을 10분정도 짧게 시연한 후 여러분에게 어떻게 작용했는지 이야기 해봅시다. 괜찮겠어요?"

- ***그라운딩과 환자의 일상의 문제를 연결하라.*** 그라운딩을 사용할 수 있는 구체적인 상황을 탐색하고 예행연습하라(예, "술을 마시고 싶을 때 그라운딩을 어떻게 사용하겠습니까?", "자해하고 싶을 때, 그라운딩을 어떻게 사용할 수 있을까요?" 등).
- ***어떤 환자는 회기내 시범동안 더 불안해질 수 있다.*** 연습을 장난삼아 하거나 웃거나 농담을 하는 것이 명확한 신호이다. 개인치료에서, 이 연습이 불안을 자극하는지 환자에게 물어보고 그 불안감을 처리하고 상담주제로 다시 돌아갈 수 있다. 집단치료에서는 치료자가 그와 같은 행동을 부드럽게 제한할 것을 추천한다. 그렇지 않으면 연습의 진지한 분위기를 망치게 될 것이다. 예를 들어, "어떤 사람들은 이 연습으로 인해 더 불안해질 수 있습니다. 연습을 계속하고 다른 사람도 계속할 수 있도록 노력해 주세요. 만약 하고 싶지 않다면, 상담실 밖으로 나가는 것도 괜찮습니다. 연습이 끝나고 몇 분 안에 되돌아오면 됩니다."
- ***잘되지 않는 부분에 너무 심하게 초점을 맞추어 논의하지마라.*** 대신 특정 그라운딩 전략이 통하지 않는 사람도 있음을 인정하고, 환자가 아직 시도하지 않았던 방법과 그라운딩을 더 효과적으로 할 수 있는 법을 알아차리도록 안내하라. 비록 그라운딩이 회기 내(또는 지금까지의 삶에서)에 작동하지 않더라도, 모든 환자가 모든 전략을 시도한 것은 아니므로 새로운 시도를 할 여지는 언제나 있다.
- ***그라운딩이란 용어 대신 환자가 선호하는 명칭을 쓰도록 격려하라.*** 예를 들어, 공군 퇴역군인에게, "그라운딩"은 추락한 비행기를 의미한다; 따라서 "중심두기(centering)"란 명칭이 더 효과적일 것이다.
- ***그라운딩연습을 시작하기 전, 환자가 부정적 감정과 연결되어 있게 하라.*** 이것이 더 효과적인 연습을 만들 수 있다. *"촉발제 다루기"*에서 자세하게 설명하고 있으니, 이 주제를 참조하라. 그러나 집단보다는 오직 개인치료에서 시행해야 함을 주의하라(집단에서는 촉발제가 너무 많을 수 있다.)
- ***그라운딩을 녹음하라.*** 환자가 집에서 실행할 수 있도록 녹음을 준비하라. 그라운딩 대본(THERAPIST SHEET)를 사용하거나 환자의 선호에 따라 맞춤형으로 만들 수 있다. 녹음 내용은 회기내에서 치료자와 환자가 같이 혹은 따로 그라운딩 문장을 녹음하여 사용할 수 있다. 추후 환자가 안전한 가족과 친구들의 그라운딩 문장을 추가할 수 있다. 주의: 집단치료 내에서 만들 경우, 비밀보장을 위해 이름이 들어가지 않도록 주의 한다. 다음 회기에 각 환자들에게 복사화일을 배포한다.

어려운 사례

* "당신이 이끌어줄 경우에만 그라운딩을 할 수 있어요. 혼자서는 할 수 없어요."
* "글쎄요. 나는 내 감정을 직면하는 것이 중요하다고 생각해요, 감정을 분리하는 것이 아니라."
* "고통을 분리한다는 것이 해리를 의미합니까?"
* "네, 효과적이라는 것은 알겠는데, 기억할 수가 없어요"
* "이것은 진부해요."

회기 내 10분 그라운딩 시범 대본

연습 전, 환자가 자신의 부정적 감정의 수준을 평가하게 하라. "이 연습을 시작하기 전에 지금 기분이 어떤지 알아차려보세요. 당신의 부정적 감정을 0–10등급, 10이 가장 나쁜 상태, 중에서 지금 현재 당신의 부정적 감정의 수준을 말해보세요. 감정을 평가하는 이유는 그라운딩이 부정적 감정을 줄이는 지 확인하려는 겁니다; 연습 후, 감정을 다시 평가할 겁니다." 각 환자에게 등급을 물어보고 기록해라. 환자가 감정을 묘사하기보다는 단순히 숫자를 말하도록 안내하라.

그라운딩에 환자를 적응시키기 "PTSD를 가진 많은 사람들에게 그라운딩이 도움이 된다. 그라운딩의 목표는 부정적 감정의 내적 세상을 벗어나 당신의 주의를 바깥세상으로 돌리는 것이다. 당신은 감정적 고통을 분리하고 거리를 둘 수 있다. 부정적 감정에 집중하는 자신을 발견한다면, 가을바람의 낙엽처럼 부정적 감정을 떠나가게 두세요. 부정적 감정에서 뒤돌아 나와 당신의 주의를 바깥 세상에 보다 강하게 집중하세요. TV의 다른 프로그램을 보기위해 채널을 바꾸는 것처럼 '채널 바꾸기'로 생각할 수도 있습니다. 실시하는 동안 눈을 뜨고 원하는 만큼 충분히 방을 둘러보세요. 당신이 언제나 통제할 수 있다는 것을 기억하세요. 판단하기보다는 단순히 무엇이 "있다"를 알아차리도록 하세요. 약 10분간 그라운딩 안내를 할 겁니다. 3가지 유형의 그라운딩: 정신적 그라운딩, 신체적 그라운딩, 진정형 그라운딩을 해 볼 겁니다. 어떤 유형이 당신에게 잘 맞는지 살펴보세요. 제가 몇 가지 간단한 질문을 할 겁니다." 개인치료에서는 "크게 답변해주세요." 집단치료에서는 "자신에게 조용히 답변하세요."

정신적 그라운딩 "당신이 안전하다는 것을 되새기면서 시작해봅시다. 당신은 지금 치료중이고, 오늘은 ___________ (예, 월요일)입니다, 그리고 당신은 지금 ___________ 병원(센터)에 있습니다. 지금부터 당신과 당신의 모든 부정적 감정 사이에 완충제가 있다고 상상해봅시다. 당신의 부정적 감정을 잘 포장해서 통에 넣는 것을 상상해보세요. 다음, 당신과 부정적 감정을 담은 통 사이에 둘 수 있는 무언가를 생각해보세요. 벽이나 갑옷, 시골의 광활한 들판 등 당신과 부정적 감정 사이에 안전한 거리감을 줄 수 있는 것이라면 어떤 것이든 좋습니다.

"자, 이제 이 방에 집중해 봅시다. 방을 둘러보세요. 색깔의 이름을 최대한 많이 말해보세요. 좋습니다. 물건을 최대한 많이 말해보세요: 의자가 몇 개있나요? 커튼이 있나요? 창문은 몇 개인가요? 창문을 보세요–바깥 날씨는 어떤가요? 좋습니다. 그림이나 포스터가 있나요? 그렇다면, 한 개를 골라서 묘사해보세요. 판단하는 것이 아니라, 관련된 것들을 단순히 나열하는 겁니다; 색깔, 형태, 내용. 훌륭합니다! 카페트나 바닥의 색은 무엇인가요? 문은 몇 개인가요? 등은 형광색인가요? 벽색깔은 무엇인가요? 벽에 인쇄된 글자가 있나요, 포스터나 책표지? 그렇다면 글자를 거꾸로 읽어보세요(거꾸로 읽는 이유는 당신이 단순히 글자자체만 알아보도록 하기 위해서입니다—마치 이 글자를 처음 보는 것처럼). 아주 잘하셨어요!

"다음, 우리는 이름대기를 해보겠습니다. 도시명을 최대한 많이 말해보세요. 잘하셨습니다! 스포츠팀 이름을 최대한 기억해서 말해보세요. TV프로그램을 말해보세요. 최대한 많이. 자 이제 100이 있습니다. 여기에서 5를 빼면 어떤 숫자인가요? 다시 5를 빼보면 어떤 숫자인가요? 산수를 못한다고 걱정하지 마세요. 그냥 내버려 두세요.

계속

이 활동지의 복사는 본 저서의 구매자가 개인적으로 활용하는 경우에만 가능합니다. 안전기반치료의 모든 저작권은 Lisa M. Najavits(2002), Guilford Press에 있습니다.

신체적 그라운딩 "이제 우리는 신체적 그라운딩을 해보려 합니다. 저를 따라해보세요. 바닥위의 당신의 발을 알아차려보세요. 말 그대로 당신의 발은 땅을 딛고 있고 바닥과 연결되어 있습니다. 신발안에서 발가락을 꿈틀꿈틀 움직여보세요. 더 그라운딩 하기 위해서 발꿈치로 부드럽게 바닥을 파보세요. 좋습니다. 이제 당신이 앉은 의자를 만져보세요. 어떤 것이든 말해보세요–재질이 무엇인가요? 이제 책상을 만져보세요: 재질이 무엇인가요? 의자보다 더 따뜻한가요? 좋습니다. 이제, 당신주변의 물건을 찾아보세요– 펜이나 열쇠, 책상 위 물건. 그것을 집어들고 그 물건에 대해서 말해보세요: 재질, 무게, 따뜻한지 차가운지, 색깔. 이제 주먹을 꽉 쥐어보세요; 그럴 때 손안의 긴장을 알아차려보세요. 좋습니다. 이제 팔꿈치를 허리에 붙이고 손바닥을 힘주어 맞대어 보세요; 최대한 세게 해보세요. 손바닥에 모든 주의를 집중하세요. 이제 풀어줍니다. 잘하셨어요! 최대한 의자를 움켜잡아보세요. 몇 분 뒤 이제 풀어주세요. 마지막으로 목을 몇 번 돌려주세요. 훌륭하십니다!"

진정형 그라운딩 "자 이제 진정형 그라운딩으로 넘어가 볼까요. 가장 좋아하는 것부터 시작해봅시다. 당신이 가장 좋아하는 색을 생각해보세요: 무슨 색인가요? 좋습니다. 가장 좋아하는 동물을 생각하세요: 무슨 동물인가요? 가장 좋아하는 TV프로그램을 생각해보세요: 무엇인가요? 훌륭합니다. 이제, 제일 좋아하는 계절을 생각해 보세요; 무엇인가요? 하루 중 가장 좋아하는 시간을 생각해보세요; 언제인가요? 가장 좋아하는 사람을 생각해보세요– 안면이 있는 사람이거나 유명한 사람일 수 있습니다. 그 사람을 그려보세요. 좋습니다! 원한다면, 당신이 가장 좋아하는 활기찬 음악을 생각해보세요. 음율과 가사를 기억해보세요." *환자에게 최소 1분 정도 주세요.*
"이제 안전한 장소를 생각해봅시다. 눈은 계속 뜨고 있고, 가장 안전하고 위안이 되고 평안함을 주는 장소를 생각해보세요: 해변, 산, 도심의 산책, 좋아하는 방, 공원일 수 있습니다. 안전한 장소를 생각할 수 없다면, 그것도 괜찮습니다– 우리는 치료실에서 안전하므로 이 방을 생각해보세요. 좋습니다. 이제 안전지대를 최대한 많이 알아차려보세요. 당신이 안전지대에서 좋아하는 것을 알아차려보세요. 색, 감촉, 모양, 안전성, 평온함. 좋습니다. 굉장히 잘하셨어요." 10분간 계속한다.

연습 후 부정적 감정을 재측정하도록 한다. "이제 0–10등급, 10은 가장 부정적인 경우, 중에서 당신의 부정적 감정을 다시 측정해보세요." 첫 측정으로부터 변화가 있는지 확인한다.

그라운딩 시범에 대한 환자의 반응을 탐색하라.

측정전후, 연습전후 측정값이 변화한 것을 알아차렸는지 질문하라. 집단치료에서 환자의 측정을 요약하라–예를 들어, "대부분의 집단원들은 적어도 1에서 2점은 내려갔습니다. 몇 사람은 4점까지 내려갔습니다." 등

그라운딩에 대한 환자의 관점을 탐색하라. 예를 들어, "그라운딩에 대해 좋아하는 점과 싫어하는 점은 무엇인가요? 어떤 유형의 그라운딩이 당신에게 최선인가요? 연습 후 느낌이 어떠십니까? 연습동안 주의집중을 할 수 있었나요? 연습에서 어려웠던 부분이 있었나요? 특히 도움이 되었던 부분이 있었나요?"

계속

환자가 해낸 그 어떤 성공도 칭찬하라(예, "당신이 집중할 수 있었던 것은 매우 잘한 겁니다."). 만약 환자가 부정적이라면, 수용하고 다루어라(아래 참조)

특정상황에서 그라운딩을 활용하는 법을 논의하라. 예를 들어, 물질갈망이 있을 때 어떻게 그라운딩을 활용할 것인가? 자해나 타인을 해치고 싶을 때는? 화날 때? 심란할 때? 일상에서 환자가 직면하는 구체적 예를 연습하도록 하라.

부정적 반응 다루기. 그라운딩이 효과적인지를 "체크"하는 수준은 경험적 연습으로 구축되는 감정적 평가이다. 때때로 환자의 측정은 향상되지 않는다. 이 경우, 반드시 다루도록 하라. 다음번에 어떻게 하면 더 효과적일지 환자에게 물어보거나 배포물을 살펴보며 방안을 찾아라. 더 오랜 연습이나, 특정 환자의 흥미를 끄는 그라운딩 기법의 선정이나, 배포물의 고급 그라운딩 기법("그라운딩이 통하지 않을 때"를 참조하라)의 시도가 성공으로 이끌기도 한다. 또 오늘 주제의 "회기 내용"의 "제안"을 참조하라.

인용

"No feeling is Final."

Rainer Maria Rilke

"지금의 그 느낌은, 그 순간은 지나간다."

감정적 고통을 벗어나기 위해 그라운딩 사용하기

그라운딩이란?

그라운딩은 감정적 고통(예, 물질갈망, 자해충동, 화, 슬픔)을 분리하기 위한 간단한 전략의 집합입니다. 주의분산은 자기내부가 아니라 외부 세계에 초점을 둠으로써 전환이 작동됩니다. 또한 이를 '주의분산(distraction)', '중심두기(centering)', '안전지대', '외부향하기', '건강한 분리'라고 생각할 수 있습니다.

왜 그라운딩을 하는가?

당신이 감정적 고통에 압도당할 때 자신의 감정에 대한 통제력과 안전을 유지하도록 감정 분리가 필요합니다. 그라운딩을 하는 동안, 당신은 물질사용이나 자해를 할 수 없습니다! 그라운딩은 당신을 현재와 현실에 "정박시킵니다."

물질남용과 외상 후 스트레스 장애(PTSD)를 가진 이들은 너무 많거나(압도적인 감정과 기억) 너무 적은(마비와 해리)감정 때문에 고통 받습니다. 그라운딩을 하는 동안, 당신은 둘 사이의 균형을 찾게 됩니다: 현실을 자각하고 그것을 인내할 수 있는. 고통은 느낌이라는 것을 기억하세요; 고통은 당신 자체가 아닙니다. 당신이 감정에 휩싸일 때, 당신이 당신의 고통 그 자체인 것처럼 느껴지고 그것이 존재하는 전부라고 느낄 수 있습니다. 그러나 이것은 당신의 경험의 한 부분일 뿐입니다–다른 것은 그저 감춰져있고 그라운딩을 통하여 다시 찾을 수 있습니다.

가이드라인

- 그라운딩은 ***언제, 어디든, 아무데서나*** 할 수 있고 아무도 알 필요가 없습니다.
- 당신이 ***촉발제와 직면하고 격분하고*** 해리되고 ***물질을 갈망하거나 감정적 고통이 (0–10단계 중) 6을 넘을 때마다 그라운딩을 사용하세요.*** 그라운딩은 당신과 이러한 부정적인 감정 사이에 건강한 거리를 만듭니다.
- 현재와 계속 닿아있기 위해 ***눈을 뜨고 방을 둘러보고 불을 켜세요.***
- 그라운딩이 작동하는지 확인하기 위해 ***당신의 기분을 사전사후 평가하세요.*** 그라운딩 전에, 당신의 감정적 고통의 단계를 평가하세요(0–10, 10이 "극심한 고통"을 의미). 그라운딩 후에 재평가하세요. 감소했는가?
- ***부정적 감정을 말하거나 일기로 쓰지 마세요*** – 당신은 부정적 감정과 연결되는 것이 아니라 떨어지는 것이 필요합니다.
- ***중립을 유지하라*** – "좋고", "나쁜" 판단을 피하세요. 예를 들어, "그 벽은 파란색이야; 파란색은 우울증을 생각나게 해서 나는 파란색을 싫어해"가 아니라, 간단하게 "그 벽은 파란색이야"라고 말하고 다음으로 이동하세요.

계속

이 활동지의 복사는 본 저서의 구매자가 개인적으로 활용하는 경우에만 가능합니다. 안전기반치료의 모든 저작권은 Lisa M. Najavits(2002), Guilford Press에 있습니다.

- ***과거나 미래가 아니라, 현재에 집중하세요.***
- ***그라운딩은 이완훈련과 다르다는 것에 주목하세요.*** 그라운딩은 더 활동적이고 전환전략에 초점을 두며 극심한 부정적 감정을 공략합니다. 이완훈련 보다 PTSD(외상 후 스트레스 장애)치료에 더 효과적으로 알려져 있습니다.

그라운딩의 방법

그라운딩의 주요 방법은 세 가지–정신적, 신체적, 진정형–가 있습니다. "정신적"이란 마음에 집중하고 "신체적"은 감각(예–촉각, 청각)에 초점을 맞추며 "진정형"은 자신에게 매우 친절하게 이야기하는 것을 의미합니다. 자신에게 세 가지 유형이 다 맞거나 한 가지 유형만 효과적일 수도 있습니다.

정신적 그라운딩

- ***당신의 모든 감각을 사용하여 당신의 주변을 자세하게 말하세요.*** – 예를 들어, "그 벽은 흰색이야; 5개의 분홍색 의자가 있어; 벽에 나무로 된 선반이 걸려있어…" 사물, 소리, 감촉, 색깔, 냄새, 모양, 개수, 그리고 온도를 말하라. 어디서든지 정신적 그라운딩을 할 수 있습니다. 예를 들어, 지하철에서: "나는 지하철에 있어. 나는 곧 강을 볼 거야. 이것은 창문이야. 이것은 의자야. 금속 손잡이는 은색이야. 지하철 지도에는 4가지 색깔이 있어"
- ***자신과 "카테고리"게임을 하세요.*** "개의 종류", "재즈 음악가", " 'A'로 시작하는 나라", "자동차", "TV쇼", "작가", "스포츠", "노래", "도시"를 열거하세요.
- ***연령 진행(age progression)을 하세요.*** 당신이 어린 나이(예, 8세)로 퇴행되었다면, 자신의 현재 나이로 돌아올 때 까지 천천히 다시 올라오세요(예– "나는 지금 9살이야", "나는 지금 10살이야", "나는 지금 11살이야…")
- ***매일 활동을 매우 자세하게 서술하세요.*** 예를 들어, 당신이 요리한 음식을 서술하세요(예, "먼저 감자의 껍질을 벗기고 4분의 1 크기로 자르세요. 물을 끓이고 오레가노, 바질, 마늘, 올리브오일 등으로 허브양념장을 만들었다.")
- ***상상하세요.*** 이미지를 사용하세요: 당신의 고통으로부터 스케이트 타듯이 미끄러져나가세요; 더 재미있는 쇼를 보기위해 TV채널을 바꾸세요; 당신과 당신의 고통사이에 완충제로서 벽을 생각하세요.
- ***안전 문장을 말하세요.*** "내 이름은 ______ 이다.; 나는 지금 안전하다. 나는 과거가 아니라 현재에 있다. 나는 ____________ 에 있다.; 오늘 날짜는 ___________ 이다."
- ***무언가를 읽을 때 각 단어를 혼잣말로 해보세요.*** 또는 단어의 의미가 아니라 각 글자 자체에 집중하도록 글자를 거꾸로 읽어보세요.(예, 안전기반치료 —〉 료, 치, 반, 기, 전, 안)
- ***유머를 사용하세요.*** 당신의 기분에서 재빨리 벗어나게 해줄 재밌는 것을 생각하세요.
- 10까지 세거나 ***'가나다라'를 열거하세요.*** 매.우. 천...천...히.

계속

신체적 그라운딩

- ***차갑거나 따뜻한 흐르는 물에 손을 담그어 보세요.***
- ***당신의 의자를 최대한 세게 잡아보세요.***
- ***주변의 여러 가지 물건을 만져보세요.***; 펜, 열쇠, 옷, 책상, 벽. 질감, 색깔, 재료, 무게, 온도를 알아차려 보세요. 당신이 만지고 있는 물건들을 비교하세요: 어느 것이 더 차가운가요? 혹은 더 가벼운가요?
- ***발뒤꿈치를 바닥에 단단히 붙어보세요.*** – 말 그대로 "그라운딩(grounding)"하세요! 이때 뒤꿈치에 집중된 긴장감을 알아차려 보세요. 당신이 땅과 연결되어 있다는 것을 되새겨 보세요.
- ***그라운딩 물질을 주머니에 지니고 다니세요.*** –촉발될 때마다, 언제든 만질 수 있는 작은 물건(작은 돌, 찰흙, 반지, 천 조각이나 실)
- ***위아래로 점프해 보세요***
- ***몸을 알아차려 보세요:*** 의자에 앉아있는 당신의 몸의 무게; 양말 안에서 꼼지락거리는 발가락; 의자에 기댄 등의 느낌. 당신은 세상과 연결되어 있습니다.
- ***스트레칭 하세요.*** 손가락, 팔, 발을 최대한 늘려보세요; 머리를 돌려보세요
- ***주먹을 꽉 쥐었다가 풀어보세요.***
- ***천천히 걸으며 각 발걸음에 집중해보세요,*** 각 걸음마다 "왼발", "오른발"의 구령을 붙혀보세요.
- 먹을 때, 자신에게 ***맛을 자세히 기술해보세요.***
- 각 들숨과 날숨을 알아채면서 ***자신의 호흡에 집중해보세요.*** 매 들숨마다 자신에게 좋은 말을 반복하세요(예, 좋아하는 색, "안전"또는"쉬운"과 같은 진정형 단어)

진정형 그라운딩

★ 어린 아이에게 말하는 것처럼 ***친절하게 말하세요*** – 예를 들어, "너는 힘든 시간을 겪고 있는 좋은 사람이야. 너는 이것을 이겨낼 수 있어."

★ 가장 ***좋아하는 것을 생각하세요.*** 당신이 좋아하는 색깔, 동물, 계절, 음식, 날짜, TV 쇼를 생각하세요.

★ ***당신이 아끼는 사람***(예, 당신의 아이)의 사진을 찍고 그 사진을 보세요.

★ 당신의 기분을 더 낫게 만들어주는 ***시, 인용구, 영감을 주는 노래 관련 단어를 기억하세요.***(예, AA 평화를 위한 기도)

★ ***안전 장소를 기억하세요.*** 자신만의 진정감을 주는 장소를 서술하세요.(해변, 산, 좋아하는 방); 그 장소에 대한 모든 것에 집중하세요– 소리, 색깔, 모양, 물건, 질감.

★ ***대처문장을 말하세요.*** "나는 이것을 감당할 수 있어." "이 기분은 지나갈 거야."

★ ***자신을 위한 안전한 선물을 계획하세요.*** 사탕 하나, 멋진 저녁, 따뜻한 목욕.

★ ***다음 주에 있을 즐거운 계획을 생각하세요.*** 친구만나기, 영화보기, 산책.

그라운딩이 효과가 없을 경우

그라운딩은 작용합니다! 다른 기법이 그러하듯이, 이 기법이 효과적이 되도록 연습할 필요가 있습니다. 아래는 그라운딩의 효과적인 활용을 위한 제안입니다.

* 당신이 필요하지 않을 때도 ***가능한 자주 연습하세요.*** 가슴으로 알도록!
* ***더 빠르게 연습하세요.*** 외부 세계에 빠르게 초점을 두도록 속도를 높여보세요.
* ***긴 시간동안 그라운딩을 시도하세요.***(20–30분) 그리고 반복하고, 반복하고 또 반복하세요.
* ***당신이 가장 좋아하는 방법에 집중하도록 노력하세요.*** –신체적, 정신적, 혹은 진정형 그라운딩 방법 혹은 다양한 조합형.
* ***자신만의 그라운딩 방법을 만들어보세요.*** 당신이 만든 방법이 여기서 읽은 그 어떤 방법보다 훨씬 더 가치 있습니다. 왜냐하면 그것은 당신의 것이므로.
* ***부정적 기분의 순환 속에서 그라운딩을 빨리 시작하세요.*** 물질을 이제 막 갈망하기 시작하거나 회상이 막 시작되었을 때 그라운딩을 시작하세요. 분노가 통제수준을 벗어나기 전에 시작하세요.
* ***정보카드를 만들어보세요.*** 당신의 최고 그라운딩 방법과 얼마나 오랫동안 사용할지 적어보세요.
* ***그라운딩을 도울 다른 사람을 구하세요.*** 친구들과 가족에게 그라운딩을 가르쳐주고, 당신이 압도되기 전에 그들이 당신을 도와주게 만드세요.
* ***사전에 준비하세요.*** 그라운딩을 위한 자료와 상기시키는 것들을 집, 차, 직장에 두세요.
* ***그라운딩 메시지의 녹음화일을 만들어보세요.*** 필요할 때 들을 수 있도록. 당신이 타인의 목소리로 하고 싶다면 상담치료자 혹은 당신과 가까운 사람에게 요청하세요.
* ***왜 그라운딩이 작용하는지를 생각하세요.*** 왜 외부 세계에 집중하는 것이 내적 평화를 더 인지하게 할까요? 당신에게 맞는 방법에 주목하세요–왜 당신에게 그 방법이 다른 방법보다 더 강력하게 작용할까요?
* ***포기하지 마세요!***

헌신을 돕는 발상

당신의 삶을 진전시키는 하나의 행동에 헌신하라.
어떤 생각이든 가능하며, 아래의 의견들 중 한 가지를 시도할 수 있다.
헌신을 유지하는 것은 자신을 존경하고 명예로이 여기며 스스로를 보살피는 방법이다.

☆ 선택 1: 사전사후 당신의 느낌을 평가하면서 10분 이상 그라운딩을 실시합니다(상담회기 시간에 했었던 것처럼)
☆ 선택 2: 배포물을 읽고 당신이 가장 시도해보고 싶은 방법에 동그라미 하세요.
☆ 선택 3: 그라운드의 느낌을 가질 수 있도록, 지니고 다닐만한 것을 찾아보세요(예, 작고 예쁜 돌; 당신이 사랑하는 사람의 그림; 당신이 획득한 AA칩). 당신의 지갑이나 옷주머니, 열쇠고리 등, 언제든지 접속할 수 있는 장소에 그 물건을 배치하세요.
☆ 선택 4: 안전대처 활동지를 채우세요.

이 주제를 적용한 안전대처 활동지의 예시

	이전 방식	새로운 방식
상황	플래쉬백을 가짐	플래쉬백을 가짐
★ 당신의 대처 ★	나는 플래쉬백에 갇혀있다; 너무나 끔찍하다. 3잔의 진토닉으로 그 느낌을 죽여 버리려고 했다.	그라운딩을 함으로써 플래쉬백을 대처하려고 노력했다. 나에게 효과적인 방법이 있다: 1. 손을 흐르는 찬물에 담근다. 2. 1970년대 레드삭스(농구팀)의 주요 선수를 기억해본다. 3. 플래쉬백을 떠내려보내기 위해 특정 음악을 크게 틀어본다.
결과	나는 내 감정을 전혀 통제할 수 없는 것처럼 느껴졌다. 압도될 때마다 술 마시는 것을 멈출 수가 없다.	심각성이 완전히 사라져 버린 것은 아니다. 그러나 충분히 가라앉았기 때문에 술을 마실 필요는 느끼지는 못했다.

당신의 이전 대처방식은 얼마나 안전한가요?___ 당신의 새로운 대처방식은 얼마나 안전한가요?___

0점(전혀 안전하지 않았음) – 10점(완전히 안전하였음)

이 활동지의 복사는 본 저서의 구매자가 개인적으로 활용하는 경우에만 가능합니다. 안전기반치료의 모든 저작권은 Lisa M. Najavits(2002), Guilford Press에 있습니다.

물질이 당신을 지배할 때

요 약

이 주제는 8개의 배포물이 주어지며, 같이 또는 따로 사용할 수 있다: (1) 물질남용이란?; (2) 물질남용이 어떻게 PTSD의 치유를 막는가?; (3) 물질 포기를 선택하기; (4) 회복의 산을 오르기(물질포기를 위해 현실적으로 준비하기 위한 상상적 연습); (5) 양가감정; (6) 물질사용에 대한 자기이해; (7) 자조집단; (8) 물질남용과 PTSD: 자주하는 질문

오리엔테이션

"음주는... 위안이 필요한 나의 어린 측면을 보살핀다."
"나는 어차피 엉망이기 때문에 그저 마약을 하는 편이 나을지도 모른다"
"몇 잔의 맥주는 나를 더 정상적으로 느끼게 한다."

물질남용은 다른 어떤 목표보다 이 치료의 핵심이다. 왜냐하면, 물질은 환자를 끝없이 "오작동하게 만들기" 때문이다-PTSD증상에 갇혀있다(감정을 직면하고 관리하는 것을 학습하지 못한다); 사회경제적 수준에서 하락한다(물질남용은 재정적 파산을 이끌고 관계와 직업기능을 망친다); 환자를 자기 자신과 정상적 삶으로부터 점차로 소외시킨다. AA와 자조집단의 가장 훌륭한 측면중의 하나는 매우 다양한 방법으로 반복하는 하나의 단순 메시지이다: 물질을 포기하라, 그러면 삶을 되찾을 것이다. 안전기반치료에서도 메시지는 동일하다 그러나 PTSD에 대한 내용이 추가된다. 물질남용치료는 어렵기로 악명이 높지만, PTSD가 공존하는 경우 더 어려워진다. 악몽, 압도적 슬픔과 분노, 나쁜 기억을 떨쳐내게 해주는 무언가를 감히 포기할만한 사람이 있을까? PTSD와 물질남용이 이처럼 흔하게 공존하는 이유 중의 하나는 물질남용이 PTSD

의 한 부분을 단기적으로 "해결"할 수 있기 때문이다. 실제로, Khantzian(1998)은 물질남용과 만성 PTSD를 가진 많은 환자가 물질남용이 없는 PTSD환자보다 더 "통합되어" 보이고, 심장질환(대상부전)이 덜하며 덜 미쳐 보인다고 말했다. 그러나 물질이 PTSD에 부정적 영향을 미치는 것도 분명하다-피해망상을 증가시키고 수면부족을 일으키고 부정적 감정을 심화시키고 (장기적으로) 환자를 나선형 하향흐름(spiraling downward)으로 내몰아서 심각한 역기능성에 귀결되게 한다. 환자가 오랫동안 2개의 심리장애를 가지고 있을 때, 물질을 포기한다는 것은 상상할 수 있는 가장 어려운 과제이다. 환자는 자존감, 의지, 기댈만한 남겨진 희망이 거의 없다. "회복의 산 오르기"의 힘겨운 노력의 핵심 원리의 하나는 물질의 *장기 대 단기적 영향을 구분하는 것*이다. 물질이 아무리 단기적으로 도움이 되었다고 하더라도, 장기적으로는 상황을 악화시킬 뿐이다. 물질은 신체적, 감정적, 영적 건강을 훼손한다. (실제로, 정신질환의 가장 좋은 정의중의 하나는 단기 대 장기 해결책의 승리이다). PTSD와 물질남용간의 연결고리를 "자가치유"로 정의함으로써, 환자는 자신의 물질남용에 대한 소망이 장기적으로는 무효하나 이해할만한 것으로 인지할 수 있다. 또 다른 핵심 메세지는 "무슨 일이 벌어지든, 물질없이 안전하게 대처할 수 있다"이다. 말 그대로, 그 어떤 것도(이혼, 우울, HIV 진단, 해리, 수면 문제, 실직, 기타 삶의 사건) 물질남용으로 이끌 수 없다. 고통스러운 삶의 시간과 물질사용간의 "논리적"연결을 깨트리는 것이 환자가 안전한 대처방식을 숙달하는 데 원동력이 되기를 희망한다. 따라서 안전대처기법목록(*안전*이란 주제의 HANDOUT 2)은 매우 길다: 환자는 물질사용없이도 대처법이 매우 많다는 것을 상기할 필요가 있다.

오늘의 주제는 물질남용을 제거하기 위한 다양한 전략을 제공한다. 환자와 치료자는 하나 이상의 배포물을 선택할 수 있다. 그리고 다음 회기나 치료 중 언제든지 연관되는 나머지를 다룰 수 있다. 따라서 물질문제를 가졌다고 인지하지 못한 환자가 있다면, 치료자는 한 회기 내내 HANDOUT 1(물질남용은 무엇인가?)만 활용할 수도 있다. DSM-Ⅳ를 활용하여, 환자 자신이 물질남용문제가 있는지의 여부를 정직하게 자기평가 하도록 안내한다. 구체적 물질사용사례를 탐색하기 위해, HANDOUT 6, 물질사용의 자기이해,를 사용할 수 있다. 왜 특정시간에 물질사용을 선택했는지 "한 사람의 영혼을 찾는" 다양한 방법을 제공한다(언제나 *선택*이 있음을 강조한다, 우연이 아니다). 물질포기를 두려워하는 사람에게(말하자면 모든 환자!), HANDOUT 4와 5, 회복의 산 등반하기 와 양가감정, 은 현실적 어려움과 그에 따른 정서를 인정하도록 도와준다.

물질사용과 연관된 또 다른 중요 쟁점은 피해감소(Harm Reduction Coalition, 1998)의 개념이다. 물질남용 치료에서 이런 혁신은 일부 환자는 단순히 "완전한 금욕(cold turkey)"을 할 준비가 안 되어 있다는 인식에서 출발하였다. 완전한 금욕은 영원히 모든 물질사용의 포기를 선언해야한다: 피해감소의 "일시적 금욕(warm turkey)" (Miller & Page, 1991)모델은 물질사용의 전반적 감소를 칭찬하고 강화하는 것이다(예, 일주일에 5번이 아니라 2번 물질사용).

시간이 지나면, 환자는 물질사용을 극복하는 능력에 통제감을 더 느끼고 완전한 금욕을 선택할 수 있다. *안전기반치료*에서 궁극적인 목표는 금욕이다. PTSD의 완전한 치유는 트라우마 쟁점을 작업할 수 있도록 장기적 금욕을 필요로 한다고 믿기 때문이다. 그러나 현재 금욕에 동의할 수 없는 환자에게, 피해감소접근은 장기적으로 금욕을 향해 나아가게 한다. 이 접근이 환자가 더 오래 치료를 유지하고(물질사용을 했을 때, 수치심이나 죄책감을 느끼기보다) 회복을 향해 점진적으로 나아갈 수 있게 하기를 희망한다. 그러나 치료자가 간단히 환자가 물질사용을 "선택"하게 허용할 수는 없다는 것을 명심하라. 치료자는 환자의 물질사용을 심각하게 염려하고 있음을 전하고 왜 물질을 사용하지는 탐색하고 어느 정도의 사용에 동의하는 지 분명한 계약이 필요하며(HANDOUT 3 참조), 치료전반에 물질사용을 감소하도록 해야한다. 이 치료 작업에서 치료자의 가장 흔한 실수중의 하나는(특히 물질남용 영역에 낯선 치료자의 경우) 물질사용의 선택을 괜찮다고 전하는 것이다. 치료자는 균형잡기 어려운 행동사이를 항해해야 한다: 물질남용자는 금욕으로 인해 비난받거나 금욕을 강요받아서는 안됨을 인지하고: 그럼에도 불구하고 이와 같은 환자는 한계를 정하지 않는 한 물질사용의 합리적 선택을 할 수 없음도 인지해야한다. 이들에게 물질은 매우 중독적이고 위험해서 물질사용을 줄이기 위해 일정의 노력이 이루어져야 한다. 환자가 성냥을 가지고 놀고 싶어 하는 어린아이라는 이미지를 갖는 것이 도움이 될 수 있다: 부모로서, 이와 같은 놀이는 비안전하므로 아이에게 금지시키나 친절하고 양육적인 방식으로 할 것이다. 과도한 엄격함과 과도한 관대함의 극단사이에서 균형을 찾는 것이 목표이다.

동일한 원칙이 AA와 같은 12단계 자조모임에도 적용된다. 모든 환자에게 노력하도록 강력하게 권유한다. 그러나, 참석을 거부하는 환자도 그 결정을 충분히 존중한다. DuWors(1992)가 언급했듯이, "좋은 소식은 AA가 효과적이란 것이다. 나쁜 소식은 모든 사람의 모든 문제에 반드시 효과적인 것은 아니라는 것이다."(p. 131). PTSD를 가진 환자는 이와 같은 집단에서 큰 위로를 받았다고 보고한다. 반면 오해받았다고 느끼는 환자도 있다. 예를 들어, 모든 정신건강치료와 약물치료를 반대하는 AA구성원을 만난 환자가 그럴 수 있다(심리장애 치료를 지지하는 AA의 공식적 정책에도 불구하고). 또는 자신의 물질남용을 과거 트라우마에 귀인해서는 안 된다는 메시지를 듣는 경우도 있다. PTSD를 가진 여성환자중에는 많은 남성으로 구성된 집단에서 부정적 감정을 자극받을 수도 있다. 한 환자는 말했다, "AA의 태도는 '아동기 성폭행 때문에 당신이 술을 마시는 것은 아니다; 당신이 술중독자이기 때문에 마신다'이다". 또 다른 환자는 빈약한 사회적 기술과 사람에 대한 기본적 신뢰의 부족으로 인해, 정서적 발달을 선행과제로 하지 않는 이상, 어떤 종류의 집단이든 활용할 수 없다. 환자가 이와 같은 집단의 참여여부를 결정하는 것에 대해, 치료자가 판단하거나 수치심, 죄책감을 전해서는 안 된다. 이와 같은 집단을 통해 많이 나아지는 환자도 있고, 그렇지 않고도 나아지는 환자도 있다(Mark & Luborsky, 1992). 개인상담의 추가, 기타 집단치료, 기타 자조모임, 주간보호치료 프로그램과 같은 추가적 지원 등 언제나 치료의 선택안이 있다.

역전이 쟁점

물질남용은 치료자에게 수많은 역전이를 일으키는 것으로 알려져 있다. 환자와 힘겨루기, 지루함, 냉소, 무관심, 비난, 철회, 소진, 환자에 대한 강렬하고 불안전한 느낌을 포함한다(Imhof, 1991; Imhof et al., 1983; Najavits et al., 1995). 실제로, 물질남용자에 대한 치료자의 정서적 반응의 연구에서, 치료자가 물질남용에 대한 광범위한 수련을 했음에도 불구하고 시간이 갈수록 더 부정적인 된다는 것을 발견했다(Najavits et al., 1995). 물질남용은 치료하기에 가장 어려운 심리장애중의 하나이다; 치료자가 최대한 영웅적 노력을 했더라도 중도탈락률이 높다; 많은 환자에게 물질은 치료보다 너무 많이 강렬하다. 여기에 요약하기에는 너무 큰 주제이지만, 위에 이미 언급한 자료에 덧붙혀, 물질남용자를 치료하는 치료자의 역할을 정리한 몇 가지 논문을 제시하였다(Najavits et al., 2000; Najavits & Weiss, 1994b)

Acknowlegdement

HANDOUT 1, 물질남용이란?,에서 물질사용장애의 정의는 DSM-Ⅳ(미국심리학회, 1994)와 Rinaldi, Steindler, Wilford, & Goodwin(1988)에서 가져왔다. HANDOUT 3, 물질 포기를 선택하기,에서 물질포기의 방법은 Miller와 Page(1991)에서 가져왔다. 통제적 음주에 대한 연구는 McCrady와 Langenbuncher(1996)에 기초를 두고 언급하였다. HANDOUT 4, 회복의 산 오르기,에서 제목과 그림은 Sobell과 Sobell(1993)(The Guilford Press저작권 1993; 허가를 받아 재인쇄)에서 가져왔다. "물질남용을 이끄는 3가지 주요생각"은 DuWors(1992)에서 인용하였다. HANDOUT 8, 물질남용과 PTSD; 일반적 질문,에서 참조한 물질남용 여성에 대한 연구는 Brady, Dansky, Back, Foa와 Carroll(2000)에 기술되어 있다

회기 준비

◆ ***핵심:***

1. HANDOUT 3, 물질을 포기하기 위한 방법을 선택하기,를 다룰 때, Millers와 Page(1991)와 Millers와 Rollnick(1991)의 자료가 도움이 된다. 특히 제안사항이 궁금하다면, 더욱 참조해보라.
2. HANDOUT 7, 자조모임 집단,을 다룰 때, 지역내 AA와 기타 자조집단의 목록을 갖추고 환자에게 주어라. 지역내 AA나 AA 무료전화(800-637-6237)에 연락하라.

3. 물질남용치료가 낯설다면, 이 주제관련 핵심 서적을 읽고(Beck et al., 1993; Marlatt & Gordon, 1985; Miller & Rollnick, 1991) 수퍼비전을 받으라.

◆ *추천:*

1. HANDOUT 3, 물질을 포기하는 법을 선택하기,를 다룰 때, 각 주요 약물이 어떻게 신체를 망가뜨리는지를 설명한 정보지를 구하라(예, 알코올, 코카인, 헤로인, 마리화나). NIDA(888-NIH-NIDA, 또는 888-644-6432)에 주문할 수 있다.
2. HANDOUT 7, 자조모임집단, 을 다룰 때, 이전에 가본 적이 없다면 12단계 모임에 참석하라. 이와 같은 집단의 가치와 어떻게 작동하는지를 환자가 이해할 수 있도록 직접적인 지식을 알게 될 것이다.

회기 형식

1. ***Check-in***(환자마다 최대 5분). 2장을 참조하라.
2. ***인용구***(간단하게): 198쪽을 참조하라. 회기와 인용구를 연결하라-예를 들면, "오늘 우리는 물질남용을 이야기 할 것입니다. 인용구에서 말하고 있듯이, 물질사용에 대해 자신을 비난하는 것이 아니라 이해함으로써 치유하는 것이 목표입니다."
3. ***주제와 환자의 삶을 연관시켜라***(대부분의 회기에서 면밀하게).
   a. 환자에게 배포물을 자세히 살펴보도록 요청하라. 배포물은 한꺼번에 혹은 따로따로 줄 수 있다: 각 배포물은 고유의 하위주제를 가지고 있음을 명심하라. "회기 내용"을 참조하라(아래). 많은 양의 배포물중에서 선택하는 방법은 2장에 나와 있다. 환자의 요구와 치료자의 시간을 고려하라. 시간이 충분하다면 여러 회기에서 다루도록 한다.
      HANDOUT 1: 물질남용은 무엇인가?
      HANDOUT 2: 물질남용이 PTSD치유를 어떻게 방해하는가?
      HANDOUT 3: 물질을 포기하는 방법을 선택하라.
      HANDOUT 4: 회복의 산 오르기
      HANDOUT 5: 혼란스러운 감정
      HANDOUT 6: 물질사용에 대한 자기이해
      HANDOUT 7: 자기조력집단
      HANDOUT 8: 물질남용과 PTSD: 일반적 질문

b. 환자가 이 기술과 당면한 구체적인 생애 쟁점을 연결할 수 있도록 도와라. 아래의 "회기 내용(아래)"과 2장을 참조하라.

4. *Check-out*(간단하게). 2장을 참조하라.

회기 내용

이 주제는 다른 주제보다 배포물이 많아서 한 회기 내 모두 다룰 수 없다. 다양한 요구를 가진 환자를 위한 PTSD치료의 핵심 주제중 하나를 다루는 데 있어, 치료자의 융통성이 최대치로 필요하다. 환자가 한 개 이상의 배포물을 선정하거나 치료자가 치료자의 환자에 대한 지식에 기반하여 선택하라. 나머지 배포물은 나중에 다룰 수도 있다. 어떤 배포물을 선정할 지에 대해, 2장의 제안을 참조하라.

HANDOUT 1: 물질남용은 무엇인가?

목표

- 자신이 물질남용장애를 가지고 있는지 환자가 정직하게 평가하도록 지원하기

자료와 환자의 삶을 연결하는 방법

★ ***자기탐색.*** 자신에게 적용할만한 항목을 환자가 직접 체크하게 하라.

★ ***논의***

이 배포물을 사용할 것인지의 여부를 결정할 수 있는 질문은 다음과 같다:

- "당신이 물질남용(또는 의존)문제를 가지고 있다는 것을 알고 있나요?"
- "당신의 물질남용 문제를 의심하고 있는 사람이 주변에 있나요?"
- "물질남용이 무엇인지 살펴보는 시간이 필요할까요? 아니면 다음으로 넘어갈까요?"

이 배포물을 사용할 때 할 수 있는 질문은 다음과 같다:

- "최근 물질이 당신을 어떤 식으로 통제하고 있나요?"
- "당신의 물질사용이 영향을 미치는 당신의 삶의 영역은 어떤 것입니까?(관계? 일? 신체 건강? 여가시간? 인간으로서의 성장발달?)"
- "물질을 포기하면 당신의 삶이 어떻게 될 것 같습니까?"

제안

◆ ***물질남용장애의 기준을 살펴볼 필요가 있는 환자도 있다.*** (1) 심각한 문제가 있다는 분명한 증거에도 불구하고 물질사용의 영향력을 부인하고; (2) 진단이 불분명한 최소한의 증상을 보이고; (3) 치료자들로부터 엇갈리는 의견을 받고(예, 어떤 치료자는 환자가 문제가 있다고 하나 다른 치료자는 없다고 한 경우); (4) 물질남용에서 물질의존으로 발달하는 위험한 상황이라서 "선행학습"이 필요한 경우; (5) 물질남용을 더 잘 이해하고 싶어 하는 경우들을 포함한다: 판단이 잘 안서는 경우, 환자에게 헌신의 일환으로 미리 읽어보게 하는 방법도 있다.

◆ ***집단치료에서, "인생 투쟁사"을 피하라.*** PTSD와 마찬가지로, 물질사용을 구체적으로 듣는 것은 환자를 촉발할 수 있다. 인생 투쟁사를 자세하게 말하는 환자를 방향전환시켜라. 과거의 경험보다 금욕하는 법에 초점을 유지하라.

◆ ***여기에서 DSM-Ⅳ 진단기준을 살펴보는 것은 선택사항임을 주목하라.*** 모든 환자에게 진단기준(그 주제의 "오리엔테이션"에서 그 이유를 설명했다)을 제공하는 주제, *PTSD: 당신의 힘을 되찾기,* 와는 상반된다. 원래 모든 환자가 물질사용장애기준을 살펴보게 했었다. 그러나 이 치료의 연구결과, 많은 환자가 자신이 물질관련 문제가 있음을 알고 있었고, 실제 기준을 살펴보는 것이 새로운 지식을 추가하지는 못했다.

◆ ***물질사용장애를 정확하게 진단하라.*** 환자가 물질사용을 하지만 심각한 부정적 영향이 없다면, 심리장애의 정의에 맞지 않는다.

HANDOUT 2: 물질남용이 PTSD치유를 어떻게 방해하는가?

목표

□ 물질남용이 PTSD의 치유를 어떻게 방해하는지에 대한 환자의 인식을 증가시킨다.

자료와 환자의 삶을 연결하는 방법

★ ***요점을 검토하라.*** 환자가 배포물의 주요 요점을 요약하게 하고 이를 활용하여 기법을 작업하기 시작하라-예를 들어, "배포물이 전하고자 하는 내용이 무엇이라고 생각하십니까?"

★ ***논의***

- "물질사용이 PTSD치유를 방해하는 방식을 알겠습니까?"
- "물질사용 없이 PTSD를 관리하는 것을 배운다면, 어떤 기분이 들까요?"
- "최근 PTSD를 관리하기 위해 물질을 사용한 적이 있으신가요?"

제안

◆ ***PTSD뿐만 아니라, 물질사용에는 많은 이유가 있음을 인지하라.*** 물질남용에 대한 생물학적 취약성, 학습된 습관, 외적 촉발제(자신의 마약상과 우연히 마주치다), 물질사용하는 가족과 함께 성장함 등이 있다. 모든 물질사용 사건이 PTSD와 연결되지 않고, 그럴 필요도 없다. 환자가 자신에게 해당된다고 생각하는 수준까지 두 심리장애의 연결을 전반적으로 깨닫는 것이 목표이다.

◆ ***물질은 PTSD증상에 긍정적 영향을 줄 수 있다는 것을 기억하라.*** 모든 물질남용이 PTSD 증상을 악화시킨다는 단순 모형은 없다. 실제로, 이 주제의 "오리엔테이션"에서 논의했듯이, 물질남용의 원인 중 하나는 일부 PTSD증상을 경감시킨다는 것이다.-강렬한 부정적 감정을 마비시키고 밤에 수면을 촉진하고 좀 더 사회성이 있다고 느끼게 하고 감정에 접촉할 수 있도록 돕고 불안을 줄인다. 그래서 물질남용이 PTSD환자에게도 매우 흔하게 일어난다. 동시에 물질남용은 PTSD증상에 부정적 영향도 미친다-피해망상이나 수면부족을 증가시킨다. 물질이 PTSD증상에 긍정적 영향을 미친다는 환자와 작업할때, 핵심은 장기적으로도 긍정적인가의 여부이다. 긍정적 영향은 언제나 단기이며-수 분에서 몇 시간, 장기적으로(2일, 1주일), PTSD증상은 개선되지 않는다. 또한, 물질사용은 그 자체로 자존감과 기능성을 감소시킨다. 환자에게 장기적 영향을 계속 질문함으로써, 물질포기의 필요성을 깨닫게 할 수 있다.

HANDOUT 3: 물질을 포기하는 방법을 선택하라.

목표

ㅁ 물질사용을 세서할 극직직인 세획을 찾아라. 그 세획은 환자가 수용할만하고 현실직이어야 한다. 3가지 선택안은 "한 번에 그만두라", "실험을 해보라", "점차적으로 줄여라"이다.

자료와 환자의 삶을 연결하는 방법

★ ***글로 계획을 작성하라.*** 배포물의 마지막 영역에서 시도해보라.

★ ***논의***

- "어느 계획이 당신에게 가장 매력적입니까? 당신에게 최상의 계획은 어느 것입니까?"
- "이전에 어떤 계획을 시도해보았습니까? 이전에 당신에게 효과적이었나요? 아니면 효과적이지 않았었나요?"

- "당신이 선택한 계획을 고수할 것인지를 어떻게 분명히 할 수 있나요?"

제안

◆ ***완전한 금욕에 헌신할 준비가 되어있지 않은 환자를 판단하거나 비난하지 마라.*** "오늘의 좋은 계획이 내일의 완전한 계획보다 더 낫다"라는 속담을 기억하라. PTSD환자가 모든 물질을 즉시 포기하는 것이 불가능하다고 느끼는 데는 타당한 이유가 많다: PTSD증상에 압도될 것이라는 현실적인 공포; 자살충동을 느끼는 무력감; "나쁜" 사람이나 돌봄 받을 가치가 없는 사람이라는 마음 깊은 곳의 가정; 극심하게 낮은 자존감. 물질남용, 특히 12단계 모델, 을 우선적으로 수련 받은 임상가에게, 금욕 외에 다른 계획을 지지하는 것은 그 "가능성"조차도 어렵게 느껴질 수 있다. 이중진단은 물질남용만 가진 환자와 다르며, 만성 PTSD는 기타 이중진단(예, 금욕으로 개선되는 우울증)과도 다르다는 것을 기억하라. 또한, PTSD를 가진 많은 환자가 치료자가 금욕을 고집하면 매우 순응하는 듯 보이지만—동의할 수 있다—이후 절대 하지 않지 않는다. 아동기 피해자였던 PTSD환자의 경우, 어떤 일을 하라고 강요하거나 강압하는 것은 학대의 반복처럼 느낄 수 있다. 지금 자신이 할 수 있는 것을 솔직히 평가하게하고 전력을 다해 돕고 금욕을 향한 어떤 긍정적 걸음이든 강화하라.

◆ ***물질사용을 줄일 수 있는 분명한 계획을 개발하라; 환자가 사용해 왔었던 물질을 계속 사용하는 것은 타당한 "선택"이 아니다.*** 정신건강을 주전공으로 훈련 받은 임상자에게, 물질남용을 감소하기 위한 즉각적이고 분명한 계획에 대한 요구를 과소평가할 수 있다. 환자에게 물질사용을 줄이려는 근본적인 시도 없이, 물질을 계속 남용하는 것이 자신의 "선택"이라고 말하는 것은 위험한 메세지일 수 있다. 환자에게 금욕을 강요할 수 없고 환자가 물질사용을 줄이도록 동기를 강화하고 가능한 모든 지지적 개입을 할 필요가 있는 반면, 다음과 같은 개념을 전달하는 것도 필수이다: (1) 물질남용은 PTSD의 맥락에서 특히 더 자기파괴적이다; (2) 이전에 사용하던 대로 계속 한다면, 치료자가 환자를 걱정하게 될 것이다; (3) 치료자로서, 물질이 환자에게 어떻게 했는지를 보았기 때문에, 같은 수준의 물질사용을 지속하는 것에 동의할 수 없다; (4) 심각한 물질남용은 말 그대로 환자를 죽인다. 이러한 "좋은 부모" 접근은 물질사용의 즉각적인 축소를 위해 배포물내의 방법 중 하나를 선택하는데 도움이 된다. 이것은 물질남용치료와 종종 연관된 고정관념 속에서 환자를 직면하라는 의미가 아님에 주목하라(치료자의 의견을 환자에게 강요하여 환자의 부인을 깨뜨리는 것). 대신 물질남용이 환자를 파괴할 수 있고, 매우 효과적이면서 공감적 방법으로 작업할 필요가 있다는 것을 깊게 인지하라는 의미이다—커팅, 자녀 학대, 자살, 방화의 위

험한 충동을 가진 환자와 작업할 때와 같이. 마지막으로 왜 통제적 음주와 절제관리가 이 시점의 환자에게 수용할만한 계획이 아닌지 확실하게 이해하라.(배포물 참조)

- ***물질포기의 필요성이 확실하지 않은 환자도 있다.*** 이 일은 매우 자주 일어난다. 환자는 자신의 문제가 남들처럼 심각하지 않다고 말할 수 있다 또는 자신은 통제할 수 있다고 말한다. 이 태도는 양가감정을 반영한다. 또는 물질을 제거할 때 일어날 일에 대한 두려움을 반영한다(예, PTSD가 더 악화될까?). 여기에 몇 가지 개입이 도움이 될 것이다: 회복과정을 교육하기(특히, 시간이 지날수록 쉬워진다); 물질사용과 삶의 문제들 연결하도록 노력하기; 모든 물질사용을 줄이도록 동기를 강화하기(시간이 지날수록 완전금욕이 가능할 것이라는 견해를 가지고). 동일하게 중요한 것은 *하지 말아야 할 것*이다: 물질을 사용한다면 이 치료에 참석할 수 없다거나 AA에 반드시 참석해야한다 등 환자에게 최후통첩을 하기; 환자가 "부인하고 있다"고 말하기(이는 환자의 경험을 경멸하는 낙인을 추가하는 것뿐이다); 또는 금욕에 대한 미성숙한 헌신을 강요하기(이는 실패경험을 낳는다).
- ***3가지 방법 중 어느 것을 선택하던지간에, 계획을 글로 써라. 구체화하고 환자가 자발적으로 시도해야 한다는 것을 명확히 하라.*** 또한, 이를 작업할 때 뒤따르는 잠재적 장애물을 상담작업으로 처리하라.
- ***치료전반에 걸쳐 계획을 재확인하라.*** 일단 물질사용을 줄이는 계획이 구축된 후에는, 치료자는 동의사항을 기억하고, 치료전반에 걸쳐 환자가 잘 고수하고 있는지를 평가해야 한다. 고수하지 못한다면, 좀 더 현실적으로 환자에게 맞는 계획으로 재협상하라(예, 환자가 가능한 것 이상으로 약속했었을지도 모른다). 또는 실현할 수 있는 방법을 생각하라. 환자가 "실험"을 하거나 "점차적으로 줄인다"에 동의했다면, 그 다음에 무엇을 할지 환자가 결정하게 할 필요가 있다(예, 실험을 지속할 것인지 물질사용을 좀 더 줄일 것인지). 따라서 계획을 수정할 때 마다 HANDOUT 3을 새롭게 작성한다. 요약하자면, 치료전반에 걸쳐, 모든 환자에게 물질남용관련 금욕이나 점진적 축소의 목표를 담은 구체적인 서면계약서가 준비되어 있어야 한다. 환자가 물질사용 감소를 목표로 하지 않는다면, 이 목표를 동기 강화하는 방법이 적힌 '제안'을 참조하라.
- 물질이 신체를 어떻게 훼손하는지 교육하기 위해 ***물질사용관련 정보지를 제공하라.*** 환자들은 이 정보지가 매우 유용하다고 보고한다(무료정보지를 구하는 방법은 "회기 준비"를 참조하라).

HANDOUT 4: 회복의 산 오르기

목표

□ 물질을 포기하는데 현실적인 준비를 할 수 있게, 회복의 산 오르기, 심상 연습을 실시하라.

자료와 환자의 삶을 연결하는 방법

★ ***훈습하라.*** 상황을 제안하고 상황을 어떻게 다룰 지 질문하라—예를 들어, "누군가 당신에게 물질을 준다면, 어떻게 할 건가요?", "한잔 마시는 실수를 하게 된다면, 어떻게 할 건가요?".

★ ***논의***

- "물질을 포기하는 것이 어떤 느낌일 거라 생각하시나요? 당신에게 가장 어려운 것은 무엇인가요?"
- "물질을 포기하면서 생길 수 있는 어려움을 지금 어떻게 준비할 수 있나요?"
- "실수[2)](물질을 한 번 사용하는 경우)한다면, 완전한 재발로 빠지지 않도록 어떻게 할 수 있을까요?"
- "'물질사용을 이끄는 3가지 주요 생각'중에서 당신에게 익숙한 것이 있나요?"

제안

◆ ***환자가 회복의 산 오르기 은유를 좋아하지 않는다면, 하지마라.*** 현실적으로 물질포기를 준비하는 법을 탐색할 수 있는 실제적 계획을 작업하라.

◆ ***회복의 산의 A경로를 논의할 때, 금주 위반 효과를 가르쳐라.*** 금주위반효과(Marlatt & Gordon, 1985)는 물질남용회복에서 잘 알려진 현상이다. 환자가 실수(물질을 한 번 사용하는 경우)하면, "이제 끝났어; 나는 이미 망쳤고 그저 계속 마시는 편이 나아"라고 믿는다—그래서 완전한 재발로 더 나빠진다. 실수 후에 멈추고, 계속 산에 오르는 법을 예행연습하라.

◆ ***물질포기는 기분이 나빠진다는 것을 인지하게 도와라.*** 기분이 나빠지는 것에 기분이 나빠질 수도 있다—자신이 뭔가 잘못된 사람이기 때문에, 물질포기를 이토록 불행하게 느낀

---

2) "실수"라는 용어는 물질사용을 선택한 것이 아니라 우연이라고 들리기 때문에 문제가 된다. 하지만, 일반적인 용어이기때문에, 여기에도 사용한다.

다고 생각한다. 나쁜 기분을 정상화하고 최대한 대처하는 법을 알아내는 것이 도움이 된다(예, 안전대처기법을 활용하여). 등산에서 "나쁜 날씨"나 "나쁜 때"의 은유를 사용할 수 있다—아무도 이를 좋아하지 않지만 쉼터 찾기나 평정 유지하기와 같은 대처법이 있다.

HANDOUT 5: 혼란스러운 감정

목표

- □ 안전 행동을 유지하는 한, 물질남용에 대해 양가감정을 가지는 것이 정상이라는 것을 깨닫도록 도와라

자료와 환자의 삶을 연결하는 방법

★ ***자기탐색.*** 환자가 물질을 포기하는 데 긍정적/부정적 감정 모두를 찾아보게 하라. 이는 "장점과 단점"목록으로도 알려져 있다(Marlatt & Gordon, 1985).

★ ***논의***

- "물질(또는 PTSD증상)을 포기하는 것에 대해 양가감정을 가지고 있나요?"
- "물질을 계속 사용하고 싶을 때 당신은 '기분이 나쁜가요?'(또는 '동기가 없는', '게으르고', '다른', 기타)"
- "양가감정이 있음에도 불구하고 어떻게 당신의 행동을 안전하게 유지할 수 있나요?"

제안

◆ 이 주제를 적용할 수 있는 HANDOUT 4 '회복의 산 오르기'에서 "제안"을 살펴보라. 주제 *'분열된 자아를 통합하기'*는 자아의 다른 측면을 더 이해할 수 있게 도울 것이다.

HANDOUT 6: 물질사용의 자기이해

목표

- □ 물질사용을 자기비난하기보다 연민을 가지고 이해하도록 환자를 지원하라.

자료와 환자의 삶을 연결하는 방법

★ ***상황을 재연하라.*** 물질남용 실수를 했었던 최근 상황을 탐색하도록 환자에게 질문하라. 배포물을 그 상황에 적용하라. "느린 동작으로 보기"를 연습시켜라—환자가 생각했던 것,

느꼈던 것, 행동했던 것의 모든 자세한 사항을 인지하라. 자기비난보다 자기 이해를 향한 탐색을 향하게 하라.

★ *논의*

- "물질을 사용한 후에, 자기이해를 찾나요? 아니면, 자신을 비난하나요?"
- "시간이 지나면, 왜 비난보다 자기이해가 물질사용을 줄일까요?"
- "물질남용의 재정적/감정적 대가는 무엇일까요?"
- "지금 현재 당신의 삶에서 물질사용의 의미는 무엇인가? 왜 해야 하는가?"
- "어떤 방법이 물질남용을 이해하는 데 더 도움이 됩니까?"

제안

◆ ***물질남용을 이해하는 것은 계속 사용하라는 허가가 아님을 기억하라.*** 환자가 물질사용을 변명하는 틀로 삼으려 한다면, 물질남용은 절대 정당화될 수 없다는 메시지로 방향전환해야한다–삶에서 무엇을 겪든, 물질을 사용하지 않고 언제나 안전하게 대처할 수 있다. 상황이 발생해서 다시 재현되지 않게 하려면 어떤 것이 문제였는지 정직하게 직면하는 것이 필요하다. 예를 들어, 억제된 요구, 인지하지 못한 감정, 왜곡된 대처법.

◆ 연민어린 이해 vs. 자기비난을 더 살펴보려면, ***연민이라는 주제를 살펴보라.***

HANDOUT 7: 자기조력집단

목표

□ 자조모임집단의 역할을 논의하고 환자가 참석하도록 격려하라.

자료와 환자의 삶을 연결하는 방법

★ ***적어도 하나의 자조모임에 참석하는 계획을 만들어라.*** 환자의 지역내 특정 모임을 찾아라. 지역내 자조집단목록을 회기내에 가져와서 활용하라.

★ *논의*

- "자조모임의 집단에 참석해본 적이 있나요? 그 이유는?"
- "이와 같은 집단모임 관련 어떤 걱정이 있나요?"
- "어떻게 하면 모임을 시도해보고 더 배울 수 있을까요?"
- "한 모임을 좋아하지 않는다면, 다른 모임을 시도해보는 것은 어떤가요?"

제안

- ***이 배포물은 자조모임을 전혀 시도해본 적이 없는 환자나 시도했으나 최근에는 가지 않는 환자에게 추천한다.*** 환자가 적극적으로 참석한다면, 이 배포물을 다룰 필요는 없다(하지만 이 배포물을 통해, 후원자를 얻는 법, 더 참여하는 법 등을 도와줄 수는 있다).
- ***12단계집단에 참석하도록 격려하라.*** 지역내 모임의 목록을 제공하라; 이 목록을 얻는 법은 "회기준비"를 참조하라. 자조집단에 가는 것에 대한 부정적 반응을 탐색하고 처리하도록 도와라. 동시에, 부정적 측면이 있음에도 불구하고 모든 것을 감안할 때 자조모임은 극히 도움이 될 수 있다는 메시지를 전하라.
- ***일부 치료자에게는 12단계모임에 참석할지의 여부를 결정할 환자의 권리를 존중하는 것이 도전이 될 수 있다.*** 모임을 시도하라고 격려하는 것은 좋다; 참석을 고집하거나 환자의 불참을 판단하는 것은 좋지 않다. PTSD를 가진 사람중에는 자조집단과 맞지 않는 합리적인 다양한 이유가 있다: 사회공포증 또는 피해망상; 일부 12단계 모임(예, "당신의 이야기를 공개하라"와 "신에게 굴복하라"; Satel et al., 1993); 또는 남성 참석자(예, 술이나 마약에 취한 남자에게 학대당했던 여성의 경우). 이러한 환자에게 이와 같은 집단에 참석하도록 강요하거나 불참에 대해 나쁘거나 수치심을 주어서는 안 된다. 환자가 열린 마음으로 선택할 수 있도록 정보를 제공하라.
- ***12단계집단에 많이 저항적인 환자에게는 발견의 전략을 시도해볼 수 있다***(주제 *발견*을 참조하라).
- ***12단계의 직접적 지식을 얻고 이 주제관련 환자를 더 잘 도울 수 있도록, 모든 치료자가 12단계집단에 참석할 것을 강력하게 권유한다.*** 누구든지 모임에 참석할 수 있고 자신이 왜 왔는지 밝힐 필요도 없다. 가능하다면 발표자 모임에 참석해보라. 환자가 가질 수 있는 자조집단에 대한 질문은 다음과 같다; "12단계 집단은 무엇인가? 왜 그렇게 부르는가?", "AA에 참석하는 것은 치료에서 배운 것과 상반되는가?", "AA, 익명의 약물중독자 모임(Narcotics Anonymous; NA), 익명의 코카인 중독자 모임(Cocaine Anonymous: CA), Al-Anon, Alateen의 차이는 무엇인가?", "AA의 영적 요소는 무엇인가?", "어떻게 AA를 도울 수 있는가?", "SMART Recovery는 무엇이며, AA와 다른 점은 무엇인가?", "AA 후원자의 역할은 무엇인가?"

HANDOUT 8: 물질남용과 PTSD: 일반적인 질문

목표

- PTSD와 물질남용의 회복관련 혼동스러운 메시지를 바르게 이해하도록 돕는다.

자료와 환자의 삶을 연결하는 방법

★ ***"문답" 형식.*** 환자에게 아는 것과 모르는 것이 있는지 질문하라-예를 들어, "PTSD치료전에 물질을 '금욕'하는 것이 필수 인가요?", "'자가치료'가 무슨 말인가요?", "물질남용치료 초기에서 외상기억을 다루는 방법은 무엇인가요?"

★ ***논의***

- "PTSD와 물질남용으로부터 회복에 관하여 중요한 질문이 있나요?"
- "이 질문과 반응이 이해가 되나요?"
- "배포물에서 당신에게 도움이 되었거나 해로운 내용이 있나요?"

제안

◆ ***환자는 극단적이거나 엄격한 메시지를 들으면 혼란감을 느낄 수 있다.*** 불행하게도, 진심으로 환자를 돕기 위해 치료자나 치료기관은 엄격한 메시지를 전할 수 있다. 엄격한 메시지는 환자가 물질포기를 더 어렵게 만들 수 있다(예, "당신은 PTSD치료전에 반드시 물질을 끊어야 한다."). 더 심각하게 훼손된 환자일수록, 엄격한 메세지로부터 혜택을 받을 확률이 더 적다. 특히 자신의 관점이 관심의 대상이거나 이해받는 대신 인정받지 못한다고 느끼면 더욱 그렇다. 우리가 아직 모르는 것이 많고 사람은 각자의 방법으로 회복하며 이러한 이중진단을 가진 환자는 모두 같지 않다는 것을 인지하여, 극단적 태도를 부드럽게 하는 것이 도움이 된다.

◆ 배포물에 있는 관점과 ***PTSD와 물질남용으로부터 회복의 관점은 치료자마다 다를 수 있다.*** 자신이 믿는 것과 다른 메세지에 기분이 상할 수 있다. 배포물의 내용은 많이 알려지진 않았으나 이러한 이중진단의 치료에서 공통적인 최신 견해를 전하려는 시도이다.

◆ ***해리성 성격장애를 가진 환자는 물질사용을 변경된 자아에게 귀인할 수 있다.*** 해리성성격장애(다중인격장애로도 알려진)는 심각한 정신질환으로 PTSD와 연관성이 매우 높다(미국심리학회, 1994). 이 심리장애에서, 자아는 전형적으로 다른 이름, 나이, 성별, 성격을 가진 별개의 부분("변경된 자아")으로 분열된다. 이와 같은 환자는 물질을 사용하는 변경된 자아를 진정으로 가질 수 있다. 반면, 나머지 변경된 자아들은 이를 인지하지 못하거나 통제할 수 없다. 이처럼 극단적 심리장애를 가진 환자의 경우 변경된 자아들의 건강한 통합을 작업할 수 있는 전문가가 확실하게 필요하다. 그러나 어떤 치료에서든, 환자가 물질 사용하는 자아를 치료에 참석하도록 격려할 수 있다(예, "물질을 사용하는 당신의 측면이 나와 이야기할 수 있습니까?"). 그리고 물질사용은 위험하며, 어떤 변경된 자아가 물질을 사용하든 진지한 관심이 필요하다는 것을 인식하게 한다.

어려운 사례

* "코카인의 사용은 나의 PTSD를 낫게 해줘요-나는 포기할 수 없어요"
* "물질을 포기하기 싫어요. 나는 PTSD로부터 회복할 수 없어요. 그런데 왜 포기해야 하나요?"
* "술을 마시는 건 나의 또 다른 자아입니다. 그리고 그녀는 지금 여기 없어요."
* "나는 확실하게 술을 조절하면서 마실수 있어요."
* "나 자신에게 인내심을 가지려고 노력하고 있어요. '물질사용 줄이기'와 같은 도달할 수 없는 목표는 설정하고 싶지 않아요."
* "얼마나 오랫동안 물질을 멀리해야 하나요?"
* "당신은 중독된 적이 있나요? 없다면, 당신이 어떻게 나를 도울 수 있다는 거죠?"
* "PTSD를 치료하기 전에 반드시 금욕해야 하나요?"
* "AA모임에 가기 싫어요."

인용

“Not to laugh, not to lament, not to judge, but to understand”

Baruch Spinoza
(17th century Dutch philosopher)

“웃기위해서가 아니고,
한탄하기 위해서가 아니고,
판단하기 위해서가 아니고,
그저 이해하려고 하는 것이다.”

물질남용이란 무엇인가

"물질남용"의 가장 간단한 정의는 물질이 당신의 삶을 지배한다는 것입니다. 미국의학협회에 의하면, 물질남용이란 "물질의 강박적인 사용으로 인해 신체적, 심리적, 사회적 손상을 야기하고...그 손상에도 불구하고 지속적으로 사용하는 것을 말합니다"(Rinaldi et al., 1988). 물질이 당신의 대인관계, 일, 다른 모든 것보다 더 중요하게 된다는 의미입니다.

물질남용은 의학적 질병으로 알려져 있습니다. 물질남용은 "나쁘거나," "게으르거나," "단지 좋은 시간을 보내기" 에 기인한 것이 아닙니다.

어떤 이는 중독이 되고 어떤 이는 그렇지 않은지에 대한 설명은 충분하지 않습니다. 어쩌면 생물학적인 요인, 끔찍한 경험, 복합적 이유일 것입니다. 어떤 이유이든지 이 질병을 극복하는 법을 배우는 것이 중요합니다. 할 수 있습니다!

어떤 이는 자신이 진정으로 물질 문제가 있는지 혹은 남과 상반된 의견을 듣고 있는지 잘 모릅니다. 다음의 공식적 정의가 당신에게 해당되는지 자문해보도록 합시다.

당신은 물질남용의 문제를 가지고 있습니까?

물질관련 문제를 가지고 있다면, 물질남용(장애의 가벼운 형태)이거나 물질의존(장애의 심각한 형태)입니다. 일반적으로 "물질남용"이란 물질 관련 문제를 의미합니다.

물질남용

★ 자신에게 진정으로 솔직하게 해당되는 사항을 V 하세요.

_____ 물질사용때문에 의무 사항을 수행하는데 실패했다. (예. 일. 육아)
_____ 신체적으로 위험한 상황에서 물질사용을 반복한다. (예. 운전)
_____ 물질사용으로 인해 법적 문제를 반복한다.(예. 난동)
_____ 물질사용으로 인해 문제가 반복됨에도 불구하고 지속적으로 물질을 사용한다.(예. 사람들과의 시비)

하나 이상 해당된다면 당신은 물질남용으로 진단받을 수 있습니다.

물질의존

★ 자신에게 진정으로 솔직하게 해당되는 사항을 V 하세요.

_____ Q **물질사용량**(Quantity)이 증가했다.
_____ U 물질사용을 **통제할 수 없다**(Unable to control).

계속

이 활동지의 복사는 본 저서의 구매자가 개인적으로 활용하는 경우에만 가능합니다. 안전기반치료의 모든 저작권은 Lisa M. Najavits(2002), Guilford Press에 있습니다.

_____ I 물질사용이 책무(예, 가사, 직무, 육아)을 **방해한다**(Interfere).
_____ T 물질사용에 많은 **시간**(Time)을 쓴다.
_____ N 동일한 효과를 얻기 위해 약물이 더 **필요하다**(Need) ("내성")
_____ O 삶의 **일부**(Other aspects) (건강, 사회성)가 물질사용으로 손상되었으나 지속적으로 사용한다.
_____ W 물질사용을 중단하면 신체적 **금단**(Withdrawal)증상이 나타난다. 그래서 금단증상을 관리하기 위해 물질을 사용한다.

만약 3개 이상 해당된다면 당신은 물질의존으로 진단받을 수 있다. Quit Now(지금 멈춰라)라는 머리글자로 기억하라.

물질사용이 PTSD 치료를 방해하는 방식

당신이 PTSD치유를 원하는 것은 의심할 여지가 없습니다. 누구도 PTSD로 인해 고통스럽게 살기를 원하지 않습니다. 그러나 PTSD를 치유하는데 물질남용이 어떻게 방해하고 있는지 알고 있나요? 다음 목록이 도움이 될 것입니다.

★ *자신에게 해당되는 사항을 V 하세요.*

물질남용은 …

- ☐ ***PTSD증상을 더 악화 시킵니다.*** 물질은 우울과 자살사고를 증가시키고 안정감을 감소시킵니다. 물질남용이 단시간에는 일부 PTSD증상을 "해결한" 것으로 보일 수 있지만(예, 잠들기, 얼마 동안 "감각이 마비되기"), 장기적으로 물질남용은 해결책이 아닙니다.
- ☐ ***자기인식을 방해합니다.*** 물질과 함께하면 자신을 잃게 됩니다. PTSD를 치유하기 위해서는 당신은 물질 없이 진정으로 자기 인식을 점차 증가시켜야 합니다.
- ☐ ***당신의 욕구를 충족하지 못합니다.*** 당신은 사랑받음을 느끼고 자신을 수용하고 고통을 덜고 돌봄 받음을 느끼기 위해 물질을 사용할 것입니다. 하지만 물질은 위의 것들을 당신에게 주지 않습니다. 당신은 이러한 매우 중요한 욕구를 충족하기 위해 안전대처방법을 배울 필요가 있습니다.
- ☐ ***당신의 정서발달을 지연시킵니다.*** 신체나이 상으로 성인일지라도, PTSD, 물질남용, 혹은 둘 다의 이유로 성장발달 초기에서 정서적으로 "멈추었을" 수 있습니다. 물질을 포기하면, 정서적 성장을 지속할 수 있습니다.
- ☐ ***당신을 고립시킵니다.*** 물질에 취한 상태에서 좋은 대인관계를 가질 수 없습니다. PTSD의 주요 특징 중 하나는 고립입니다; 비밀로 하고 무슨 일이 일어났는지를 거짓말하고 외롭게 만듭니다. 물질남용은 그러한 외로움을 영속시킵니다.
- ☐ ***감정을 다루지 못하게 합니다.*** PTSD관련 감정을 직면하는 것은 견딜 수 없다고 느낄 수 있습니다. 그래서 "자가치료"를 위해 물질을 사용하고 싶은 유혹이 들 수 있습니다. 그러나 진정한 치유는 안전한 대처를 통해 감정의 통제력 획득을 학습하는 것입니다. 방해하는 물질을 포기한다면 치유는 가능합니다.
- ☐ ***통제권을 빼앗습니다.*** PTSD의 가장 어려운 측면 중 하나는 당신이 외상을 통제할 수 없다는 것입니다. 물질남용의 특성도 통제권을 빼앗는 것입니다—물질이 당신의 인생을 지배합니다. 물질을 포기함으로써 당신의 힘을 되찾으세요.
- ☐ ***자신을 미워하도록 만듭니다.*** 물질이 당신을 통제하면 자신을 좋게 느낄 수 없습니다. PTSD만으로도 당신은 이미 자신을 싫어합니다. 물질남용은 그 미움을 더 가중시킬 뿐입니다.
- ☐ ***자신을 방임하는 방법입니다.*** 물질사용은 건강, 마음, 관계, 자기 가치, 영성을 훼손합니다. 당신이 아동기의 방임이나 학대로 고통을 받았다면, 물질남용은 그 패턴의 반복일 뿐입니다. 단지 지금은 당신이 자신에게 그 일을 할 뿐입니다.

PTSD의 치유는 자신의 모든 보살핌과 관심이 필요합니다 - 물질남용은 당신을 사면초가로 몰아넣습니다.

이 활동지의 복사는 본 저서의 구매자가 개인적으로 활용하는 경우에만 가능합니다. 안전기반치료의 모든 저작권은 Lisa M. Najavits(2002), Guilford Press에 있습니다.

물질포기의 방법을 선택하라.

→ ***한 번에 다 끊기.*** 이것은 AA에서 개발된 금욕모델입니다; 즉각 중단하는 것으로 "완전 금욕(cold turkey)"라고 불립니다. 어떤 이에게는 매우 효과적입니다. 시작하기가 더 어려울 수 있으나 고수하기는 더 쉽습니다.

→ ***실험해보기.*** "즉각 중단" 보다는 "일시 중단(warm turkey)" 을 시도해보세요–일시적 중단이 어떠한 것인지 알아보기 위해 일주일간 물질을 포기해보세요. 그리고 치료회기에서 재평가해보세요.

→ ***점차 줄이기.*** 피해감소라고 합니다. 느리더라도 진전하는 것이 정체보다 낫습니다. 매일 물질사용을 한다면 이틀에 한 번 사용하기로 시작할 수 있습니다. 코카인과 마리화나를 사용한다면, 코카인을 포기하고 마리화나만 사용할 수 있습니다. 일단 작은 목표를 달성하면 종국에는 완벽하게 물질을 포기할 수 있습니다.

핵심 질문 : "내가 완벽하게 물질남용을 포기해야하나요?" PTSD의 성공적 치료를 위해서, PTSD와 물질남용을 가진 사람은 완벽한 중단이 적어도 얼마 동안이라도 필요하다는 것은 확실합니다. 일단 PTSD의 완전한 회복 후, 물질사용이 안전한 지의 여부를 탐색할 수 있습니다. 많은 사람들은 PTSD에서 회복되면 더 이상의 물질사용을 원하지 않습니다. 물질남용관련 임상현장에서는 물질남용 경험자가 다시 물질을 안전하게 사용할 수 있는지에 대한 논란이 많습니다. 일정 한도를 유지하는 선에서 사용하는 것이 괜찮다는 의미의 "절제 관리"나 "절제 음주"가 가능하다고 믿는 사람들이 있습니다. 하지만 이는 심각한 물질사용 경험자에게는 안전하지 않습니다. PTSD치유를 위해서는 물질을 포기하는 것이 필요하다는 것을 직시해야 합니다.

★ *오늘부터 어떤 계획을 실행하겠는가? 아래에서 하나를 선택하고"Notes"의 빈칸을 작성하시오.*

- □ ***(1) 한 번에 다 끊기*** (AA나 "즉각 중단" 모델).
- □ ***(2) 실험해보기*** ("일시 중단" 모델). 당신이 얼마 동안 물질을 포기할 수 있는지 적으시오. 주
- □ ***(3) 점차 줄이기.***("피해감소" 모델) 정확하게 어떤 물질을 줄이거나 포기할 것인지 뒷장에 작성하시오. 얼만큼 얼마나 자주 사용할 것인지도 기재하시오 (지금 보다 적게 사용합니다. 그러나 증가할 수는 없습니다).

Notes :

(a) 나는 ________________ (물질)과 관련된 모든 용품을 버릴 것에 동의합니다.

(b) 나는 ________________ (나의 지인)에게 나에게 물질을 주거나 내 주변에서 사용하지 말기를 요청할 것에 동의합니다.

서명 ________________ 날짜 ________________

☎ 내가 계획을 유지할 수 없다면 나는 나의 ________________ [치료자? 지원자? 배우자? 친구? 연인?]에게 ________________ 시간 내에 ________________ [전화메세지, 쪽지]로 나의 상황을 알릴 것입니다.

계속

이 활동지의 복사는 본 저서의 구매자가 개인적으로 활용하는 경우에만 가능합니다. 안전기반치료의 모든 저작권은 Lisa M. Najavits(2002), Guilford Press에 있습니다.

제안점

※ ***주변 환경에서 물질을 치워버리면, 계획을 실행하기에 용이하다.*** 숨겨둔 물질을 버리고, 지인들에게 물질을 주지 말라고 당부하세요.

※ ***필요하다면 "실험해보기"와 "점차 줄이기"를 결합해서 사용할 수 있습니다.*** 물질감량이 극도의 두려움을 야기한다면, 짧은 시간동안 조금씩 포기하는 것을 시도할 수 있습니다.

※ ***많은 사람들이 금욕하는 법에 대한 자신만의 확고한 의견들을 가지고 있다는 것을 기억하세요.*** 하지만, 현 시점에서 어떤 방법이 어떤 이에게 최선이고 어떤 방식으로 최선책이 되는지 정확하게 아는 사람이 없다는 것도 직시하십시오. 당신이 지속하는 한, 위의 세 가지 방법은 효과적일 것입니다. 한 가지 방법을 시도했는데 효과가 없다면, 당신의 치료자와 재평가하고 다른 방법을 시도하세요.

무슨 일이 벌어지든, 당신은 물질 없이 안전한 대처를 할 수 있습니다!

회복 산 등반하기

물질남용의 회복은 등산과 같다

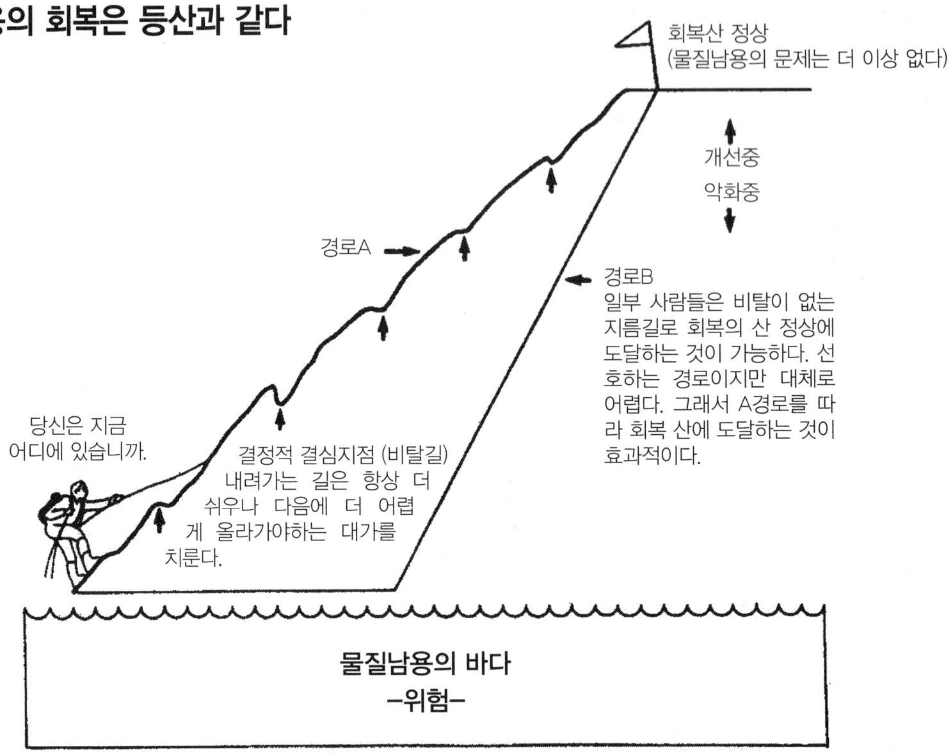

★ *경로A와 경로B를 보면서, 어떤 생각이 나십니까?*

A경로는 시행착오–등반에서 실수가 있지만 결국엔 정상에 오른다.
B경로는 완벽–문제없이 바로 정상에 오른다. 오직 소수의 사람만이 이 경로로 할 수 있다!

교훈 : 당신은 어떤 경로이든 정상에 오를 것입니다.

등산을 상상하고 싶지 않다면 당신에게 적합한 다른 이미지를 고르시오: 외국여행? 마라톤? 운전연습? 전혀 없다?

여행 준비

여느 여행처럼 준비가 필요합니다. 등산할 때 등산화, 음식, 텐트, 손전등이 필요한 것처럼, 회복 여행에는 다음 사항이 필요합니다.

이 활동지의 복사는 본 저서의 구매자가 개인적으로 활용하는 경우에만 가능합니다. 안전기반치료의 모든 저작권은 Lisa M. Najavits(2002), Guilford Press에 있습니다.

→ ***가까운 사람에게 당신의 목적지를 말하고*** 도와달라고 요청하세요(예, 당신주변에서 물질사용을 하지 않기, 당신에게 절대 물질을 주지 않기).
→ ***"악천우"를 대비하세요.*** 일부 사람들은 금욕 시, PTSD가 한동안 더 악화됩니다. 하지만 폭풍우처럼 이는 영원히 지속되지 않습니다. 단지 물질남용으로 숨겼던 감정들을 직면할 필요가 있음을 의미합니다. 이러한 감정들을 수용하고 존중하세요. 최대한 물질을 사용하지 않고 그 느낌을 다루도록 노력하세요.
→ ***안전대처기술목록을 소지하세요***– 이 등반에서 살아남기 위한 필수식량과 같습니다. 금욕해야 할 이유의 목록, 각 금욕일마다 자신을 위한 보상목록도 챙기는 것이 가장 좋습니다. 쉽게 찾을 수 있도록 지갑 안에 보관하세요.
→ ***침체기를 대비하세요.*** 모든 모험에서 재미없는 시간이 있습니다. 금욕 시, 불행감과 박탈감을 느낄 것입니다. 그래도 묵묵히 산에 오르세요–더 나은 시간이 당신 앞에 있습니다. 정상에서 내려다보는 광경은 믿을 수 없을 만큼 멋집니다.
→ ***"지도"를 소지하세요.*** 지도와 여행안내서를 가지고 다니는 것처럼, 당신의 여행에 대해 최대한 모든 것을 배울 필요가 있습니다— 자조모임, 관련 서적, 교육용 시청각자료, 회복한 사람들과의 대화.
→ ***곤경을 대비하여, 도움을 청할 수 있는 전화기와 연락처를 소지하세요.***
→ ***시작 일을 정하세요.*** 오늘은 어떠한가요?
→ ***죄책감을 갖거나 자기혐오나 비난하지 마세요*** — 이것이 당신을 기죽게 합니다.
→ ***물질사용의 변명은 없다는 것을 기억하세요.*** 당신이 노숙자이고 싸움을 했고 하루 만에 전 재산을 잃었더라도, 이것이 "물질을 사용해도 된다"는 의미는 아닙니다. 물질사용은 당신을 집으로 데려다 주지도 싸움을 벗어나거나 돈을 되돌려주지 않습니다... 단지 문제대처능력을 감소시킬 뿐입니다.
→ ***물질사용을 줄이면서 PTSD가 심해질 수 있음을 기억하세요;*** 이것에 대비하고, 도움을 구하세요. 그리고 그것이 영원히 지속되지 않음을 기억하세요.
→ ***당신 주변을 안전으로 채우세요.*** — 안전한 사람, 안전한 장소, 안전한 물건 등.
→ ***물질을 거부할 수 있는지 알아보려고 자신을 "시험"하지 마세요.*** 밤에 어두운 골목을 걸어가 보는 것으로 당신의 안전을 절대 시험하지 않는 것처럼, 물질남용상황을 찾아가서 당신의 회복을 시험해서는 절대 안 됩니다.
→ ***갈망이 정상임을 인지하세요.*** 실제로 사용하지 않는 한, 당신은 괜찮습니다.
→ ***"금주위반효과(AVE)" 와 싸우세요.*** 이는 회복의 흔한 양상입니다; 물질을 한 번 사용하면, 이미 실패했기 때문에 계속 사용하는 것이 낫다고 생각하게 됩니다. 아닙니다–계속 사용하지마세요. 그저 멈추고 다시 일어나세요. 한 잔 술이 열잔 술보다 낫습니다.
→ ***핵심을 기억하세요: PTSD로부터 치유되기 위해서는 물질에서 자유로워지도록 노력하세요.***
→ ***물질사용을 이끄는 세 가지 주요 생각을 암기하세요*** (아래 글상자를 보세요). 그들은 풀밭의 뱀과 같습니다– 당신이 한 눈을 팔 때, 뛰쳐나와 당신을 물고 해할 것입니다.

물질사용으로 이끄는 세 가지 중요한 생각들

"딱 한 잔만 마실 꺼야 "

"나 혼자 처리할 수 있어"

"알게 뭐야"

★*그 밖에 당신의 여행에 필요한 것은?* ______________________________

____

혼란스러운 감정

★ *어떻게 생각하는지, "진실" 또는 "거짓"에 동그라미로 표시하고 아래의 답변을 살펴보시오.*

1. 물질을 포기할 수 있는 동기가 생길 때까지 기다리는 것이 최선이다. 진실 거짓
2. 많은 사람들이 물질을 포기하는 것에 대한 혼란스러운 감정을 가지고 있다. 진실 거짓
3. 물질사용을 여전히 원한다면 당신에게 뭔가 문제가 있는 것이다. 진실 거짓
4. 회복한 사람들은 자신이 물질을 포기하고 싶다는 것을 완전히 확신한다. 진실 거짓

♣ ***당신은 물질 포기에 대해 혼란스러운 감정을 가질 수 있습니다.*** 당신은 물질남용으로부터 회복을 원했다가 다시 원하지 않는 상태를 번갈아 경험할 수 있습니다. 이처럼 혼란스러운 감정을 "양가감정"이라 부릅니다. 이는 회복 초기의 매우 일반적인 단계입니다. 물질남용을 겪으면서 받은 모든 고통에도 불구하고, 물질은 익숙합니다. 물질을 포기하는 것은 친한 친구를 잃은 것처럼 느껴질 수 있습니다. 물질을 포기하는 대부분의 사람들은 혼란스러운 감정을 갖습니다. 장기적 금욕을 달성하는데 성공한 사람과 대화해보면, 그들도 회복 초기에 혼란스러운 감정을 가졌다고 말할 것입니다.

♣ ***PTSD의 경우, 치유도 혼란스러운 감정이 들 수 있습니다.*** PTSD는 매우 친숙하게 느껴져서 심지어 당신의 정체성이 될 수 있습니다. PTSD를 놓아버리고 앞으로 나아간다는 것은 무서울 수 있습니다: "고통을 계속 느끼는 것은 그 트라우마가 얼마나 나쁜 것이었는지를 증명한다.", "내가 치유되면, 나의 가해자가 이긴 것이다.", "전쟁에서 나의 친구가 죽었는데 어떻게 치유할 수 있겠는가" 고통을 내보내는 것, 그 자체가 트라우마경험을 타당화하지 않는 것처럼 느낄 수 있습니다.

♣ ***혼란스러운 감정을 어떻게 대처할까요?*** 혼란스러운 감정이 많을 수 있고, 그것은 정상적입니다. 그러나 당신이 무엇을 느끼든 지, 당신의 행동은 안전에 집중해야 한다는 것을 항상 기억하세요. 이는 물질을 사용하지 않고 치료를 고수하고, 당신의 혼란스러운 감정들을 솔직하게 이야기하는 것을 말합니다. 당신이 PTSD증상이나 물질을 포기하는 것처럼 느낄 필요는 없습니다. 기분이 조금 나아지지 않습니까?

[질문에 대한 답 : 거짓, 진실, 거짓, 거짓]

이 활동지의 복사는 본 저서의 구매자가 개인적으로 활용하는 경우에만 가능합니다. 안전기반치료의 모든 저작권은 Lisa M. Najavits(2002), Guilford Press에 있습니다.

물질사용에서의 자기이해

물질을 사용한다면 *그 이유*를 이해하는 것이 핵심이다. 수치심, 비난, 죄책감, "자책"은 안 된다–이는 모두 자기이해를 어렵게 합니다.
물질사용을 이해한다는 것은 변명으로 삼으라는 것이 아니라는 것에 주목하세요. 물질사용이 괜찮거나 옳았다는 의미가 아닙니다. 물질사용은 물질남용과 PTSD로부터 회복 중인 사람에게 안전 대처법이 절대 될 수 없습니다. 즉, "변명이 아니라, 설명을 찾으세요." 다음은 물질사용을 이해하는 방법입니다.

선택을 알아차리세요

물질을 사용할 때 마다, 물질사용의 의사결정을 하는 것입니다. 그 결정을 "인정하세요"–물질사용의 의사결정을 정당화하기 위해 자신에게 하는 말을 주목하세요. 경청하면, 당신이 물질을 사용할 때 마다 방치된 요구를 들을 수 있습니다: 즐거움, 연결, 휴식, 사랑, 축하, 증상완화에 대한 요구. 몇 가지 예로: "내 친구가 파티에서 마리화나를 나눠줄 때, 나도 거기에 끼고 싶은 느낌이 들었다." "술 매장을 보고, '피곤하다. 딱 한잔만 마시고 싶다' 고 말했다" 이것은 모두 관심을 기울여야 할 정당한 요구입니다. 하지만 물질 없이 관심을 기울여야 합니다. 또한 당신의 물질사용을 "실수"나 "퇴보"라고 말하는 것은 도움이 되지 않습니다.–물질사용이 우연한 사고인 것처럼 들립니다. 물질사용은 절대 "우연한 사고"가 아닙니다; 언제나 선택입니다. 그 선택의 인정이 자신과 자신의 요구를 이해하는 지름길입니다.
당신의 무의식을 탐색하세요. 어떻게 일어났는지 제대로 알지 못한 채 물질을 사용할 때가 있습니다. 특히 PTSD에서 흔한 증상인 해리를 가진 사람은 자신이 어떻게 갔는지 알지 못한 채, 술잔을 들고 바에 앉아있는 자신을 발견할 수 있습니다. 이에 대한 최고의 전략은 물질사용을 이끈 무의식을 탐색하는 것입니다. "지킬하이드 성격"이나 "분열된 자아"라고도 불립니다–당신이 느끼기 어려운 감정이 있고, 이 감정은 몰래 다가와 당신을 놀라게 합니다. 예를 들어, 당신은 물질사용 충동이 있으나 이를 부인합니다("나는 이런 식으로 느껴서는 안 돼. 그러니까 내가 물질을 생각하도록 놔두어서는 안 된다"). 또는 당신은 화가 났으나 충분히 인식하지 못합니다("나는 화낼 자격이 없다"). 당신이 물질을 무의식적으로 사용할 때, 더 의식적이 되도록 노력할 수 있다는 것을 깨달으세요. 여기에서도 관심을 기울여야 할 충족되지 못한 요구를 경청하세요.

느린 화면으로 다시 보기 하세요

물질사용의 동기를 이해하고 자신에게 진실로 솔직한 태도를 가지고 느린 화면으로 영화를 보는 것처럼 물질사용을 이끄는 모든 것을 설명하세요.

당신은 누구와 함께 있었나요?
당신은 어디에 있었나요?

계속

이 활동지의 복사는 본 저서의 구매자가 개인적으로 활용하는 경우에만 가능합니다. 안전기반치료의 모든 저작권은 Lisa M. Najavits(2002), Guilford Press에 있습니다.

그날 무슨 일이 있었나요?
당신은 무엇을 생각하고 느꼈었나요?
그 때가 몇 시였나요?
어떤 대처를 시도하였나요?
자신 혹은 다른 사람들과 나눴던 대화는 무엇이었나요?

추후 더 나은 대처법을 지금 알아내세요 – 느린 화면으로 그 장면을 다시보세요. 단지 이번에는 더 나은 결말을 지어보세요. 반복해서 말하면, 수치심이나 비난은 안됩니다–다음에는 어떻게 당신이 자신을 더 잘 대할 수 있는지만 찾아내세요. 더 나은 해결을 찾기 위해 안전대처기술 목록을 참조하세요.

예를 들어, 당신이 물질을 사용한 이유가.....
화났다... 그렇다면, 누군가에게 이야기를 하자.
밤에 잘 수가 없다... 그렇다면, 수면관련 전문의와 상의하자.
형제가 죽었고 당신은 그가 보고 싶다... 그렇다면, 자신에게 울음을 허용하고 상실을 애도하라.

당신의 물질사용의 의미를 탐색하세요

PTSD를 가진 사람에게 물질사용은 많은 의미가 있습니다. 물질사용은 잠을 자기위한 방법이고, 고통을 마비시키고, 통제권을 갖고, 타인에게 수용 받는다고 느끼게 하고, 자살을 늦추고, 가해자에게 복수하고, 도움을 외치고, 당신이 얼마나 많은 고통 속에 있는지 타인에게 보여주며, 기억을 덮고, 기억에 접속하는 등 기타 많은 의미가 있습니다. 당신이 물질을 사용할 때 마다 그 의미를 이해하도록 노력하세요.

비용에 주목하세요

세상에 "공짜는 없는 것"처럼 물질사용에도 공짜는 없습니다. 물질사용은 정서와 경제적 비용을 지불합니다. 물질사용으로 인해 몇 분에서 몇 시간 동안 좋은 기분을 느낄 수 있으나 이 후 비용을 지불해야 합니다. 대인관계 비용(상처받는 사람은 누구인가요?); 경제적 비용(과연 바람직한 소비인가요?); 정서적 비용(물질사용하는 자신에 대한 느낌은 어떠한가요?)을 생각해보세요.

물질사용후의 자신을 어떻게 바라보는가 알아차리세요

PTSD를 가진 사람들은 물질사용 후 대부분 "자책합니다." 그들은 자신을 공격하고 거부하며 수치스러워하고 호통칩니다. 이는 물질사용의 동기와 요구를 열린 마음과 심장으로 들을 수 없게 함으로써, 성장을 지연시킵니다. 또 다른 파괴적 양상은 완벽주의입니다: 엄격한 관점에서 한 번 사용을 실패로 보고 계속 사용하여, 1잔이 10잔으로 변하게 됩니다. 사용 후 당신안의 목소리를 알아차리세요: 친절하고 돌보는 목소리인가요? 아니면 가혹하고 판단적인가요? (그 목소리는 당신의 성장기동안 당신을 가혹하게 대하던 사람을 연상시키는가요?)

자조집단

자조집단을 선호하는 사람도 있고 그렇지 않은 사람도 있습니다 자조모임에는 단주회(AA), 익명의 약물중독자 모임 (NA), 익명의 코카인중독자 모임(CA), SMART회복모임, 이중진단자 모임(Dual Diagnosis), 합리적 회복 집단(Rational Recovery), 비종교 금주집단(Secular Organization for Sobriety; SOS), 익명의 도박중독자모임(GA), 익명의 섹스중독자모임(SA), 익명의 정서모임(Emotions Anonymous), 알코올중독자 구제회 (Al-Anon), 알코올 중독의 부모를 가진 10대 모임(Alateen), 익명의 부모회, 익명의 공존의존자 모임을 포함합니다.

※ ***자조모임에 참가해 본적이 전혀 없다면 참석해서 확인해보세요.***

※ ***모임이 도움이 될 수 있습니다.*** 회복을 지원할만한 어떤 것이든 해볼 만한 가치가 있습니다. 자조모임은 당신처럼 고전 분투하는 지역 주민을 만나게 해주고 물질남용에 대한 교육, 미래에 대한 희망, 회복한 사람의 지혜를 제공할 것입니다.

※ ***참가한 모임이 마음에 들지 않는다면*** 당신이 좋아할만한 모임인지 알아보기 위해 다른 모임을 시도하세요. 각 모임의 문화는 다릅니다. 전문적인 모임도 많습니다: 여성, 동성애자, 전투참전용사, 초보자, 비흡연자 등. 각 모임은 다른 형식이기도 합니다; 예를 들어, 간증인 모임, 단계별 모임, 토론모임. 자신에게 적합한 모임을 찾아보세요.

※ ***12단계의 영성 집단이 불편하다면*** SMRAT회복모임, 합리적 회복 집단, 비종교 금주집단과 같은 대안을 찾아보세요. AA를 좋아하지 않는 많은 사람들은 이러한 모임을 선호합니다. 왜냐하면 이 모임들은 영성 접근보다 합리적 접근을 택하고 중독을 평생질환으로 보지 않기 때문입니다.

※ ***매주 실현 가능한 목표를 세우고 그것을 고수하세요.*** 매일 참석하기로 하고 전혀 가지 않는 것 보다, 일주일에 두 번 참석하기로 약속하고 실제로 가는 것이 더 낫습니다.

※ ***기억하세요, 자조모임은 PTSD가 아닌 중독에 초점을 맞추어 고안되었습니다.*** 모임에서 무엇을 얻을 수 있는지만 생각하세요. 환영받지 않는다면, 당신의 PTSD을 말할 필요가 없습니다. 많은 이들이 PTSD를 이해하지 못하니, 이에 놀라지 마세요.

※ ***치료약물사용반대자***("항우울제의 사용은 코카인의 사용만큼 나쁘다.")나 치료반대자("당신에게 필요한 것은 오직 AA모임이다")를 만날 수도 있습니다. 이것은 자조모임의 공식적 정책이 아니므로, 그러한 충고는 무시하면 됩니다.

※ 피해망상이나 사회 공포 때문에 대중 속에 있을 수 없고 참석자와 건강하지 못한 관계에 말려드는 등 다른 많은 이유 때문에, ***PTSD를 가진 사람은 자조모임이 힘들 수 있습니다.*** 진정으로 참여했는데도 불구하고 여전히 모임이 불편하다면, 괜찮습니다. 가지 않는 것에 대해 당신을 탓할 사람은 없습니다. 그것은 개인적 선택이며 치유의 경로는 다양하게 많습니다.

이 활동지의 복사는 본 저서의 구매자가 개인적으로 활용하는 경우에만 가능합니다. 안전기반치료의 모든 저작권은 Lisa M. Najavits(2002), Guilford Press에 있습니다.

물질남용과 PTSD: 자주 하는 질문

최근 물질남용과 PTSD를 연결하는 연구가 시작되었기 때문에, 이중진단에 대한 다양한 논의가 있습니다. 다음은 당신이 들은 다양한 내용을 정리하는데 도움을 줄만한 견해입니다.

질문 : PTSD치료 전, 물질을 먼저 끊어야 한다는 것이 맞습니까?

답변 : 가장 흔한 질문 중 하나입니다. 일반적으로 전문가들은 두 가지 장애를 동시에 치료해야하고, 또 할 수 있다고 믿습니다. 이것은 '통합치료'라 하고 "회전문" 문제–물질을 끊고 나서 PTSD에 압도되고, 다시 물질을 사용하게 되는 방식을 계속하는 것–를 예방할 수 있습니다. 회복기간 동안 안전에 초점을 맞춘다면 두 장애를 동시에 치료할 수 있습니다. "현재초점치료(current-focused treatment)"는 모든 이에게 유익합니다. 이는 물질남용과 PTSD의 현재 대처법을 배운다는 의미입니다(예, 두 장애를 학습, 통제권을 획득하기 위한 새 기술의 연습, 두 장애가 서로 어떻게 영향을 미치는지를 각성). "과거초점치료"가 도움이 될 수도 있는데, 이는 당신의 과거를 자세하게 이야기한다는 의미입니다(종종 "노출치료" 나 "애도"라고 합니다). 이러한 치료법은 심리적 괴로움이 크다는 점을 주의하세요; 지금 그 작업을 하는 것이 당신에게 안전한 것인지 아니면 회복의 후반부에 다루어야하는지를 치료자와 함께 평가하는 것이 중요합니다.이 쟁점관련 더 많은 내용은 다음 질문을 참조하세요) 또 하나 중요하게 강조할 사항은 대부분의 전문가들은 PTDS의 장기적 치료에서 금욕이 필수임을 동의한다는 것입니다(주제–*PTSD: 당신의 힘을 되찾기*–를 참조하세요.) 물질사용은 PTSD의 치유를 저지합니다. 당신 주변에 매우 극단적인 메시지를 전하는 사람들–대체로 선한 의도를 가진 사람들–이 있을 것입니다. 예를 들어 "일 년이나 6개월 등 일정 기간 금욕하지 않았으면 PTSD작업을 할 수 없다", "정말 중요한 단 하나의 문제는 당신의 물질남용입니다–오로지 여기에만 집중해야합니다" 당신이 물질남용이 아니라 오로지 PTSD만 치료하고 있다면, 당신은 정반대의 메시지를 들었을 수도 있습니다. 반복해서 요점을 말하자면, 두 장애를 동시에 작업하는 것이 현재로서는 이중진단을 치료하는 최선으로 여겨집니다. PTSD와 물질남용 모두 중요하며, 양쪽을 모두 안전하게 대처하는 것을 지금 바로 배우기를 강력하게 추천합니다.

질문: 치료를 시작하자마자 나의 고통스러운 외상을 이야기하는 것이 도움이 되나요?

답변: 도움이 되는 이도 있고 아닌 이도 있습니다. 이것은 복잡한 쟁점이고 아직까지는 알려진 바가 거의 없습니다. 하지만 "통합치료(PTSD와 물질남용을 동시에 치료)"가 "금욕"을 시도하는 동안 과거의 고통스런 기억을 파헤쳐야 한다는 것을 의미하지는 않습니다. 이는 어떤 이에게는 너무 압도적이어서, 적절한 대처기술이 부재할 경우, 물질의 재발로 이어집니다. 그렇기 때문에, 안전기반치료는 당신이 고통스러운 내용을 잘 다룰 수 있을 때 이야기할 수 있도록, 대처기술을 먼저 가르치도록 고안하였습니다.

질문 : AA나 다른 자조모임에 가야 합니까?

답변 : PTSD와 물질남용을 가진 사람이 대체로 이러한 모임에서 큰 도움을 받습니다; 일부는 싫어하고; 일부는 중립적입니다. 당신이 모임을 좋아한다면 아주 좋은 일입니다. 시도해봤으나 좋지 않다

계속

이 활동지의 복사는 본 저서의 구매자가 개인적으로 활용하는 경우에만 가능합니다. 안전기반치료의 모든 저작권은 Lisa M. Najavits(2002), Guilford Press에 있습니다.

면, 그것도 괜찮습니다—금욕의 방법은 매우 많으며, 자신에게 적합한 방법(예, 심리치료, 약물상담, 약물치료)을 찾아야 합니다. 자조모임 참석에 압박을 느끼는 이들이 종종 있습니다. 이 압박감은 자신에 대해 나쁜 감정을 들게 합니다(이는 PTSD 치료에 도움이 되지 않습니다!) 특히 한 번 시도해보려는 경우, 자조모임에 대해 자신만의 관점을 가지는 것이 전적으로 유효합니다. 아직 자조모임을 시도해보지 않았다면 시도해보는 것만으로도 의미가 있습니다. 그러나 심각한 사회불안을 가진 이들 중에는 자조모임을 시도하기 전에 먼저 심리치료같은 개인치료를 통해 호전되는 것이 선행되어야 할 것입니다. 요약컨대 사람은 다양한 방법으로 치유합니다. 당신은 자신에게 적합한 치유를 찾아내고 자신만의 방법을 존중해야 합니다. 최고의 성공확률은 다양한 치료법을 시도해보는 것입니다.

질문 : PTSD와 물질남용외 다른 문제도 있습니다: 여기에 초점을 맞추는 것도 괜찮은가요?
답변 : 더할나위없이 추천합니다. 당신은 꼬리표 자체가 아니라 사람입니다. PTSD와 물질남용을 가진 사람은 또 다른 중독(예, 도박, 섭식장애)과 같은 추가적인 문제와 일상생활의 어려움(예, 무직, 노숙, 의료문제, 가정폭력)을 갖는 경우가 종종 있습니다. 최고의 방법은 어떤 문제든지 당신에게 지금 당장 가장 중요하고 당신의 생존에 꼭 필요한 쟁점을 다루는 것입니다. 나아가 당신에게 도움이 된다면 어떤 쟁점이라도 안전기반치료를 적용할 수 있다는 것을 인지하세요.

질문 : 일단 금욕만 하면 기분이 나아지겠죠?
답변 : 단기적으로는 나아질 수도 아닐 수도 있으나, 장기적으로는 나아집니다. 현재로서는 전형적 양상이 많이 연구되지 않았으나, 나아지기 전에 더 나빠지는 것으로 알려져 있습니다. 꼭 기억하세요. 당신이 물질을 끊고 기분이 나빠진다면, 시간이 갈수록 그 나쁜 기분이 진정으로 사라지고 있다는 것을 알게 될 것입니다: 그냥 버티고 지지받고 대처하고 대처하고 대처하세요. 이중진단을 가진 사람들은 마치 모두 같은 것처럼 말하는 경우가 있습니다. 그들은 금욕하자마자 바로 나아졌다고 말할 지도 모릅니다. 그러나 이중진단의 양상은 동일하지 않습니다. 예를 들어, 우울과 물질남용을 가진 이들은 물질을 "끊자마자" 우울이 사라진 것을 경험하기도 합니다. PTSD와 물질남용의 경우, 이런 가능성은 거의 일어나지 않습니다.

질문 : 물질남용이 내 PTSD의 "자가치료"라는 것이 사실입니까?
답변 : 많은 사람들의 보고에 의하면 그렇습니다. 외상 후, 외상의 심리적 고통을 대처하기 위한 잘못된 시도로써 물질에 중독됩니다. 하지만 물질남용 후, 외상을 경험하는 경우도 있습니다(예를 들어 물질에 취해 안전하지 않은 사람들과 어울리거나 약기운에 위험한 행동을 하는 것). 외상과 물질남용이 상존했던 가정에서 성장한 경우도 있습니다. 두 장애의 발생 원인이 무엇이든 간에 일단 두 장애를 가지게 되면, 두 장애는 서로 얽히게 됩니다. 지금 당장 두 장애에 대한 개입이 필요하다는 의미입니다.

위 내용을 확정하기 위해서는 더 많은 연구가 필요합니다. 위 내용은 지금까지의 임상현장보고와 연구를 기반으로 제시한 견해입니다. 이 주제을 더 많이 이해하기 위해서는 실제 PTSD와 물질남용을 가진 사람들로부터 배우고 연구하는 것이 중요합니다. 당신이 계속 배우는 것처럼, 연구자와 임상가도 그러할 것입니다.

헌신을 돕는 발상

당신의 삶을 진전시키는 하나의 행동에 헌신하라.
어떤 생각이든 가능하며, 아래의 의견들 중 한 가지를 시도할 수 있다.
헌신을 유지하는 것은 자신을 존경하고 명예로이 여기며 스스로를 보살피는 방법이다.

☆ 선택 1: AA모임처럼, 12단계 집단 모임을 시도해 보세요. 당신이 어떻게 느낄 지 살펴보세요.

☆ 선택 2: 다음의 인용구를 읽어보시오.

"상상할 수 있는 것은 성취할 수도 있다"
T. Peavey

당신의 삶을 PTSD와 물질남용을 극복한 사람처럼 글로 기술해 보세요. 당신의 하루 하루는 어떨까요? 타인과 어떤 관계를 가질 까요? 절망과 실망을 어떻게 관리하나요? 원한다면, 이러한 상황을 더 잘 기억할 수 있도록 이 "사람"에게 이름을 지어주세요.

☆ 선택 3: 물질을 사용하지 않는 날에 당신에게 줄 수 있는 보상목록을 만드세요–그리고 당신이 받을 만하다면, 자신에게 실제로 보상하세요.

☆ 선택 4: 종이를 가져오세요. 중간에 선을 그으세요. 왼쪽에는 물질사용의 "이점"들을 적으세요. 오른쪽에는 물질사용의 "불이익"들을 적으세요. 어떤 쪽이 당신에게 더 중요한가요?

☆ 선택 5: 다음의 장면을 상상해 보세요.

당신은 일주일동안 어떤 물질도 사용하지 않고 "실험을 시도하는" 헌신을 약속했습니다. 수요일까지 당신은 압도감을 느끼고 잠도 잘 수 없고 잠시라도 기분이 나아지기를 절박하게 원합니다. 당신은 자신과 싸우나 결국 마리화나를 피우고 있습니다.

이 장면 (또는 당신의 삶에서 기타 관련 있는 장면)을 통해 자기이해를 얼마나 잘 할 수 있을지 예행연습해 보세요.
가능하다면, 친구, 후원자, 치료자와 함께 큰 소리로 예행연습하고 피드백을 얻어 보세요.

이 활동지의 복사는 본 저서의 구매자가 개인적으로 활용하는 경우에만 가능합니다. 안전기반치료의 모든 저작권은 Lisa M. Najavits(2002), Guilford Press에 있습니다.

도움 요청하기

요 약

PTSD나 물질남용과 같은 심리장애는 당신이 타인에게 도움을 요청하는 것을 어렵게 한다. 오늘의 주제는 환자가 도움을 청하고 싶은 자신들의 요구를 인식하도록 격려하고 효과적으로 도움을 요청하는 가이드라인을 제공하는 것이다.

오리엔테이션

"전화기가 천근처럼 무겁게 느껴져요."

*"내가 도움을 요청하든 안하든 나는 항상 지는 거다.
도움을 요청하면 나는 죄책감을 느끼고; 도움을 요청하지 않으면 나는 굴욕감과 외로움을 느낀다."*

*"도움을 청하는 것이 얼마나 어려운지 아세요?
도움을 청하는 것보다 코카인을 끊는 것이 훨씬 더 쉽다고 생각해요."*

*"내 주변의 모든 사람들은 어떤 식으로든 나에게 상처를 줍니다.
어쩌면 믿으려고 노력해야 하는 것인지도 몰라요. 쉽지 않아요-나는 더 이상 상처받고 싶지 않아요."*

PTSD와 물질남용의 경우, 타인의 도움은 필수적이다. "마약의 힘은 도움의 요구와 동일하다.... 경제의 수요공급처럼 긴밀하게 연결되어 있다. 마치 기체의 압력과 부피의 작용처럼.... 총구가 내 머리를 겨눈다: 도움을 청하거나 죽는다"(DuWors, 1992, pp. 97-99). 마찬가지로, 심각한 PTSD의 경우, 치유는 오직 관계맥락안에서만 일어난다고 알려져 있다(Herman, 1992).

환자가 도움 청하기를 어려워하는 데는 타당한 이유가 있다. 성장기에 신뢰할만한 사람이 전혀 없었을 수도 있다; "강한" 사람으로서의 이미지를 따라가고자 싶은 요구를 느낄 수도 있다; 도움 청하기는 벌이 따른다는 것을 학습했을 수도 있다. 많은 PTSD환자에게, 트라우마를 겪는 동안 충분한 지원이 없었다. 지원이 더 가능한 지금, 도움을 청할 수 없는 것처럼 느낄 수 있다. 물질 사용은 그들이 취할 수 있는 유일한 "도움"처럼 느꼈을 것이다. 어떤 환자는 PTSD나 물질남용에 대해 무지한 치료기관이나, 치료가 아니라 처벌을 주었을 지도 모르는 법적 기관에 도움을 청했다가 실패했었을 지도 모른다. 환자들의 도움청하기의 딜레마를 자세히 알기 원한다면, 이 주제의 마지막 부분의 "환자 이야기: 도움을 청하는 것이 왜 그렇게 어려울까?"를 참조하라.

오늘의 주제는 더 자주, 더 효과적으로 타인과 닿는 법에 대한 분명한 안내를 제공한다. 이 기법은 말 그대로 유사시에 생명을 구할 수 있다. 환자주변의 많은 사람들은 도움을 제공할 수 없거나 하려고 하지 않기 때문에, 핵심 주제는 할 수 있는 사람을, 비록 그 사람이 치료자 한 명뿐일지라도, 찾아가는 법을 배우는 것이다. 타인에게 도움을 받는 것에 "예"라고 말하기를 더 자세히 알아보려면, *관계에서 경계설정하기*라는 주제도 참조하라.

역전이 쟁점

특히 지지적인 환경에서 성장한 치료자들 중에는 도움을 청하는 데 있어 환자의 어려움을 과소평가한다. 대체로 그들은 현실보다는 환자의 지각의 문제라고 믿고, 도움을 청하는데 있어 실제적 위험을 인지하지 못할 수 있다. 이 쟁점관련 "제안"을 살펴보시오.

회기 형식

1. ***Check-in***(환자마다 최대 5분). 2장을 참조하시오.
2. ***인용구***(간단하게): 221쪽을 참조하라. 회기와 인용구를 연결하라-예를 들면, "오늘 우리는 도움청하기에 주목할 겁니다. 어떤 이는 큰 위험으로 느낄 수 있습니다-그러나 그 위험을 감수하고 타인에게 닿는 법을 배우는 것은 매우 중요합니다."
3. ***주제와 환자의 삶을 연관시켜라***(대부분의 회기에서 면밀하게).
   a. 환자에게 배포물을 자세히 살펴보도록 요청하라.

HANDOUT 1: 도움을 요청하기

HANDOUT 2: 접근 활동지

b. 환자가 기술과 당면한 구체적인 생애 쟁점을 연결할 수 있도록 도와라. 아래의 "회기 내용(아래)"과 2장을 참조하라.

4. ***Check-out***(간단하게). 2장을 참조하라.

회기 내용

목표

- 도움 청하기의 효과적인 방법을 논하라.
- 도움 청하는 법을 연습하라.
- 도움 청하기관련 환자의 경험을 탐색하라.

자료와 환자의 삶을 연결하는 방법

★ ***역할극.*** 역할극의 최고의 상황은 환자가 꺼내놓은 당면한 실제 상황이다. 또한 환자는 도움청하기의 기회가 될 만한 새로운 사건을 선택할 수도 있다. 지난 회기 이래로 환자가 비안전행동을 해왔다면(물질사용, 신체적 싸움을 유발하기, 자해, 피임하지 않고 성행위하기, 자살 시도), 이 기법을 최우선시하여 연습할 것을 강력하게 권유한다. 예를 들어, "당신이 마지막으로 물질사용했던 상황을 역할극 해봅시다. 누구에게 전화를 할 수 있었을까요? 무엇이라 말할 수 있었을까요?"라고 질문할 수 있다. 또는 "당신이 안전하다고 느끼지 않는다면 치료자에게 말하세요.", "외롭다고 느낄 때 친구에게 전화해보세요.", "자조모임에 같이 가자고 요청해보세요.", "파트너에게 이 치료의 자료를 살펴보는 것을 도와달라고 말해보세요.", "자해나 타인을 해칠 것 같은 느낌이 들 때, 전화를 하세요."라고 질문할 수 있다.

★ ***접근활동지(HANDOUT 2) 작업하기.*** 도움을 청해서 혜택 받을 수 있는 최근 상황을 정의하게 하라. 그리고 어떻게 할 것인지 작업하라. 환자가 "자신의 머릿속의" 추정에서 벗어나 "실제로 일어나고 있는 일"을 발견하게 하는 것이 목표이다. 따라서 HANDOUT 2, 접근활동지(원하는 도움을 어떻게 얻을 수 있을까, 누구에게 물어볼 것인가, 환자가 예측한 대로 일어날 것인가)의 첫 3칸을 작성하게 하라. 그리고, 다음 회기 전까지 구체적인 도움을 실제로 요청해보게 하라. 자신의 예측이 정확한지의 여부도 관찰할 수 있다(활동지

의 4번째 칸을 작성하라)

성공적 경험을 만들기 위해서, 환자가 무언가 새로운 것을 진정으로 시도하며 단순히 행위만 따라하지 않게 하라; 가장 성공확률이 높은 상황을 설정하라(예, 안전한 사람에게 요청하기); 도움요청이 잘 안될 경우 어떻게 할지 분명하게 논의하라; 과제를 실행할 때 실제의 정서적 장애물을 탐색하라; 환자가 다음 회기에 올 때 무슨 일이 일어났는지 처리하라. 잘 되지 않았을 때 환자를 돕는 법은 그 경험으로부터 생산적인 것을 학습하는 것이다(예, "나는 위험감수를 할 수 있다." 또는 "이제 나는 안다. 나는 도움을 얻을 수 있는 타인을 찾아야만 한다"). 또한 어떻게 도움을 요청하는지를 알아내고 솔직한 피드백과 효과적인 안내를 하라.

★ ***논의***

- "가장 도움받기를 원하는 것은 무엇입니까?"
- "도움청하기가 왜 결정적 대처기술입니까?"
- "최근 당신이 타인에게 도움을 청할 필요가 있었으나 하지 못했던 적이 있었나요?"
- "도움을 청하기 더 어려운 것이 PTSD입니까? 물질남용입니까? 아니면 둘 다 동일하게 어렵습니까?"
- "왜 PTSD와 물질남용이 도움청하기를 어렵게 하는 것일까요?"
- "당신이 도움을 청하지 않으면 무슨 일이 벌어질까요?"
- "도움청하기에 성공한 적이 있나요? 어떻게 가능했나요?"
- "더 많은 도움 청하기를 배울 수 있다고 생각합니까?"
- "타인이 도움을 거절한다면 어떻게 대처할 수 있을까요?"
- "파괴적 행동의 충동을 느낄 때, 전화할 사람이 있고 무슨 말을 할런지도 알고 있나요?"
- "왜 도움청하기가 장기적으로 당신을 더욱 독립적으로 만드는 것일까요?"
- "당신은 상대방에게 듣기 원하는 말을 먼저 그 사람에게 '코치'할 수 있나요?"

제안

◆ ***이 주제를 간단하고 힘 있는 문장으로 소개할 수 있다:*** "당신이 알게 될 회복의 가장 큰 비밀중의 하나를 말하려 합니다. 이 비밀은 물리학의 법칙과 같고 당신이 걷고 있는 땅처럼 굳건합니다: 회복하기 위해서는 타인의 도움이 필요합니다." 환자가 이에 반응하도록 시간을 주고, 환자가 도움청하기의 긍정적인 예를 말하면 칭찬해주라.

◆ ***실제 행동 연습이 일반적으로 가장 효과적이다.*** 도움청하기를 어떻게 할 것인가의 예행연습이 일반적 토론보다 더 적극적인 참여를 이끈다. 따라서 역할극이나 접근 활동지가 효

과가 가장 높은 편이다.

- ***환자들 중에는 도움을 청할 만한 안전한 사람이 없음을 주의하라.*** 어떤 이에게 이는 매우 현실적인 상황이다. 이러한 경우, 치료자에게 도움청하기를 연습하는 것을 목표로 한다(예, 응급전화, AA참석자나 후원자, 치료자). 특정 친구나 가족구성원이 실제로 그들을 위할 것인지의 여부에 대하여 환자와 "논쟁"하는 것은 거의 도움이 안된다– 환자의 직감이 정확할 수 있다. 그리고 이 회기의 목표는 환자가 처한 바로 그 상황에서 도움을 청할 수 있도록 하는 것이다. 치료자는 도움청하기 기술을 숙련하는데 매우 좋은 자원이다. 시간이 지나면 환자는 비–치료자들과 안전한 지지망을 개발할 수 있을 것이다. 지금에라도 환자가 지지망 구축을 돕는 활동에 참여하도록 격려하라(예, 자조집단, 레저활동, 종교기관). 그러나 아직 이런 활동을 활용할 수 없는 환자도 있다. 이 경우 치료자는 "대비책"이 될 수 있다. 환자에게 지역사회자원의 HANDOUT 1의 자원을 제공하라. 여기에는 정보지원을 받을 수 있는 무료 전화번호가 있다. 여기에서도 역시, 노력하고 연결하는 연습이 목표이다.
- ***어떤 환자는 현 시점에서 도움청하기가 진정으로 위험하다는 것을 매우 진지하게 받아들여라.*** 환자가 도움을 청한다면, 폭력적 파트너가 그를 해치는 경우가 있다; 또는 감정적 장애물이 위험할 수 있다(예, "내가 요청한 도움을 얻지 못한다면 나는 자살하고 싶을꺼야"). 때에 따라, 치료자/치료기관이 도움이 안될수도 있다. 가장 중요한 전략은 환자의 공포를 공감하고 안전한 선택안으로 방향전환하는 것이다. 예를 들어, 도움요청 과정을 작업하기 위해서, 치료회기 동안이나 그 전에 도움청하기를 계획할 수 있다(상담실에서 전화를 하기). 반대로 치료자가 "파트너와 계속 노력하세요"나 "당신은 할 수 있어요"와 같은 단순한 "응원"도 도움이 안된다.
- ***환자가 필요한 도움의 내용을 주변인에게 교육하도록 환자를 격려하라.*** 예를 들어, 환자가 물질사용전에 도움을 청한다면, 상대방이 그러지 말라고 말할 것이라고 걱정한다. 환자가 상대방이 말했으면 하는 것을 미리 분명하게 연습하게 하라. 예를 들어, "물질사용을 막을 수는 없겠지만 나는 너가 걱정된다," 또는 "너가 무슨 말을 하든 그냥 들을게." *당신의 회복을 지지하는 타인을 얻기*라는 주제에서 더 자세한 사항을 볼 수 있다.
- ***감정적 지원보다 분명하고 실질적인 도움부터 시작하는 것이 가장 안전하다.*** 예를 들어, 친구에게 자조모임에 가기 위한 차편을 부탁하는 것이 복잡한 감정적 문제에 대한 충고를 청하는 것보다 쉬울 것이다. 비록 작지만 한 단계씩 해 나가면서 필요할 때 타인에게 도움을 청하는 것이 목표이다. 과제의 난이도를 조정하는 것이 핵심이다(너무 어렵지 않고 너무 쉽지 않게). 또한 환자는 잠재적으로 진심으로 도울 수 있는 사람을 골라야 한다. 과거에 도움을 거절했던 친구나 환자를 학대했던 가족구성원처럼 "희망 없는 경우"는 안된다.

- ***언제라도 할 수 있는 것이 안하는 것보다 낫다.*** 물질사용전(또는 기타 그와 같은 사건)에만 도움을 청할 수 있다고 믿는 경우가 있다. 일단 자기파괴적 행동을 시작하면 도움청하기가 너무 늦었다고 믿는다. 연속적인 과정상의 어느 한 순간이라도 도움을 청하는 법을 작업하라. 예를 들어:

  물질사용 전: "물질 갈망이 들고 사용하기 전에, 전화하라."

  물질사용하는 동안: "바에 있다면, 전화기를 들고 후원자에게 전화하라."

  물질사용 후: "어떤 일이 벌어졌는지 논의하기 위해, 다음 날 친구에게 전화하라."
- ***거절당하기 전에 미리 대처법을 찾아라.*** 도움을 청해서 거절 받았을 때를 어떻게 다룰 것인지 예행연습하라. 자기비난이 아닌 설명과 같은 인지전략이 특히 도움이 될 것이다: "내가 요청한 그 사람은 그저 내 생각만큼 관대하지는 않은가 보다.", "이를 통해 나는 배운 것이 있다. 나중에 다른 사람에게도 다시 시도해볼 것이다.", "내가 바라는 대로 되지는 않았지만, 시도한 것에 대해 나 자신을 칭찬할 필요가 있다."
- ***끈기가 중요하다.*** 환자는 쉽게 포기하지 말아야 한다. "당신 이야기를 '들어줄만한' 사람에게 2번 물어볼 필요도 있다", 또는 "한 사람이 당신을 도울 수 없다면, 즉각 다른 사람에게 시도해보라"와 같은 제안을 하라.
- ***도움을 청하는 것이 너무 의존적이 될까봐 두려워할 수 있다.*** 도움청하기가 장기적으로 환자를 더 독립적으로 만든다는 사실에 놀랄 것이다. 자신의 요구를 깨닫고 우선순위 하는 것을 학습하고, 도움청하기 요청을 말로 하는 법을 알고, 이와 같은 요청의 취약성을 감내하는 것은 전부 환자에게 힘을 주고 힘과 자존감을 향상시킨다. 도움청하기는 사람을 무서워하지 않고 안전하게 타인과 함께 할 수 있다는 의미이다.
- ***특히 역할극에서 환자가 어떻게 도움을 청하는지 주목하라.*** 솔직한 피드백을 주고 도움청하기의 보다 효과적인 방법을 안내할 필요가 있다. 예를 들어, 한 환자가 "나는 내 파트너에게 전혀 도움이 안 된다고 말했고, 그때부터 지금까지 그녀는 나를 도와야만했다"라고 말했다. 이 사람은 부드럽게 접근하는 것을 학습할 필요가 있다.
- ***인용구를 이해하지 못하는 경우도 있다.*** 삶에서 위험감수의 중요성을 강조하는 인용구를 사용한다. 비록 "자기방어"라고 느낄 수 있지만, 위험감수를 하지 않는 것은 자신을 외롭고 고립되게 만든다. 손을 뻗어 도움을 청하는 것은 감수할 만한 중요한 일이다.

어려운 사례

* "나는 늘 타인을 돕지만 나를 돕는 사람은 아무도 없어요."
* "역할극에서는 도움을 청할 수 있지만 실제 삶에서는 할 수 없어요."

* "도움을 줄 수 있는 사람이 주변에 없어요."
* "도움을 청할 때 마다 거절당해요."
* "물질사용하고 싶을 때 도움을 청할 수 없어요–나는 그것을 내놓고 이야기하기 싫어요."
* "나는 지금 공공전화로 전화하고 있어요. 지금 당장 도움이 필요합니다; 자살할 것 같아요."
* "내 가족은 가족외의 사람에게 도움 받는 것을 싫어합니다."
* "성장하면서 내가 도움을 청할 때마다 나는 맞았어요."
* "이 사회를 살아가는 라틴계 남자로서, 나는 다른 라틴계 남자에게만 도움을 청할 수 있어요."

환자의 이야기: 도움을 청하는 것이 왜 어려운가.

"내 트라우마는 5살쯤 시작되었다. 불이 꺼지면 늘 악몽을 꾸었고 정말 무서운 시간이었다. 어두울 때 나쁜 일이 벌어진다. 나는 잠든 척 했지만 별 소용이 없었다. 내가 눈을 감으면 사라졌다. 하지만 그건 진실이 아니었다. 인형을 끌어안고 위안을 찾았다. 가끔은 내가 너무 세게 끌어안아서 인형의 머리가 터질지도 모른다고 생각했다.

"그런데 왜 도움을 구하지 않았냐구요? 내가 도움을 구했다면 모든 일을 멈출 수 있었을지도 모른다. 그러나 하지 않았다. 나는 아무것도 안했다; 모든 일이 일어나게 내버려두었다. 나는 어리석었나? 혹은 어쩌면 내가 그것을 좋아했나? 제발 답을 주세요–저는 답을 가지고 있지 않아요. 나는 더럽다고 느낀다. 언제나 더럽다고 느낀다. 성장하는 내내, 그것을 생각하는 지금조차도 그것은 언제나 내 잘못이었다. 나는 어떤 것도 멈추지 않았다. 11살에 강간을 당한 후에도 나는 아무에게도 말하지 않았다. 성인이 된 후에도 나는 결혼생활에서 그 일이 벌어지게 그냥 두었다. 성인임에도! 그 후에는 멈추어야 했었다. 그러나 하지 못했다. 나는 도움을 원하는 어린 소녀였지만 실제로 도움을 청하지는 않았다.

"글쎄요, 맞아요, 내 트라우마는 어린 소녀일 때 일어났어요. 맞아요–어린 소녀. 이 남자는 매우 강했어요. 너무 무서운 이 사람을 멈출 방법이 없었어요. 아니오, 나는 어리석은 것은 아니에요. 즐기지도 않았어요. 그것을 생각할 때 마다 역겨워요. 내 동생이 상처받을까봐 도움을 청하지 않았어요. 나는 무력했어요. 그는 나의 아버지, 내 삶에서 매우 강력한 사람이었어요. 그 때는 도움을 구하지 못했지

만 지금은 할 수 있어요. 도움을 청하는데 너무 늦은 때는 없어요. 나는 내 삶을 정리하고 내 두발로 당당히 설겁니다. 그때 내가 말을 했었다면 나쁜 일들이 일어났었을 지도 모릅니다. 그러나 더 이상은 아닙니다. 나는 더 이상 내 삶에서 상처받지 않을 겁니다."

"And the trouble is, if you don't risk anything, you risk even more"

Erica Jong
(20세기 미국 작가)

"진짜 문제는
당신이 아무런 위험을 감수하지 않는다면,
더 큰 위험을 맞이하게 된다는 것이다."

도움 청하기

핵심사항

★ 당신이 PTSD와 물질남용을 가지고 있다면 도움청하기를 어려워하는 것은 매우 흔한 일입니다.

★ 회복하기 위해서 타인의 도움을 받아야 합니다. 아무도 혼자서 그 일을 할 수 없습니다.

★ 도움청하기를 학습하려면, "작은 것"부터 시작하세요: 안전한 사람과 작은 요청으로 연습하세요.

★ 문제에 압도되기 전에 도움청하기를 시도해보세요. 하지만 어려운 시간 전/동안/후–어떤 시간이든 도움청하기를 할 수 있습니다.

★ 도움을 청했는데 거절당한다면 어떻게 다룰 것인지 준비하세요.

★ 도움을 청할 때, 모든 것을 "쏟아낼" 필요는 없습니다.

★ 도움 청하기는 장기적으로 당신을 더 강하고 더 독립적으로 만들 것입니다.

★ 도움 청하기 학습은 처음엔 매우 어색하게 느낄 수 있습니다.

★ 주변에서 도움을 줄 수 있는 사람이 아무도 없다면, 지지망을 구축하도록 하세요.

★ 도움을 청할 때, 부드럽게 하세요–강력하게 요구하거나 위협이나 모욕하지 마세요.

★ 당신의 두려움이 정확한지의 여부를 발견하라: 당신의 예측과 현실을 비교하세요.

★ 전화할 수 있는 전화번호목록을 지갑에 지니고 다니세요.

이 활동지의 복사는 본 저서의 구매자가 개인적으로 활용하는 경우에만 가능합니다. 안전기반치료의 모든 저작권은 Lisa M. Najavits(2002), Guilford Press에 있습니다.

접근 활동지

★ *첫 3부분을 지금 작성하세요. 그 사람을 접근한 후에 나머지 부분을 작성하세요.*
(1) 누구에게 말할까요?
(2) 무엇을 말할까요?
(3) 무슨 일이 일어날 것이라고 예측하나요?
(4) 실제로 무슨 일이 일어났나요?

★ *다음을 자문해보시오.*

- 이 시도로 당신이 배운 것은 무엇입니까?
- 당신이 원하던 것을 얻었습니까? 아니면 적어도 당신이 원하는 것의 한 부분을 얻었습니까?
- 다음에는 다르게 시도해볼만한 것이 있나요?
- 당신의 경험을 어떻게 느끼십니까?
- 얼마나 어려웠습니까?

이 활동지의 복사는 본 저서의 구매자가 개인적으로 활용하는 경우에만 가능합니다. 안전기반치료의 모든 저작권은 Lisa M. Najavits(2002), Guilford Press 에 있습니다.

헌신을 돕는 발상

당신의 삶을 진전시키는 하나의 행동에 헌신하라.
어떤 생각이든 가능하며, 아래의 의견들 중 한 가지를 시도할 수 있다.
헌신을 유지하는 것은 자신을 존경하고 명예로이 여기며 스스로를 보살피는 방법이다.

☆ 선택 1: 문제(예, 말하고 싶은, 두려움을 느끼는, 약물 갈망, 차편이 필요할 때 등)가 있을 때 전화할만한 사람의 목록을 기재하세요. 친구, 가족구성원, 자조 후원자, 치료자, 응급전화, 임시사무실 등 당신이 생각할 수 있는 누구든지 포함하세요(아래의 예시를 참조하세요)

도움을 청할 사람의 목록
1. 내 친구 마샤: 466-4215, 252-7655 2. 내 치료자(클레인 박사): 855-1111, 핸드폰 855-1000 3. 내 AA후원자(바바라): 731-1502

☆ 선택 2: 그냥 한번 해봅시다! 접근 활동지를 작성하세요.

접근활동지-예시

★ *첫 3부분을 지금 작성하세요. 그 사람을 접근한 후에 나머지 부분을 작성하세요.*
(1) 누구에게 말할까요? 내 친구 엘리자베스
(2) 무엇을 말할까요? 내가 오늘 저녁 파티에서 술을 마시지 않도록 도와줘-나한테 술을 주지 말고, 내가 괜찮은지 파티시간에 나를 종종 살펴보고 체크해줘. 그것이 나를 돕는 것이야.
(3) 무슨 일이 일어날 것이라고 예측하나요? 그녀는 나를 돕지 않을꺼야. 그녀는 내가 한심하다고 생각할 것이다.
(4) 실제로 무슨 일이 일어났나요? 나는 엘리자베스에게 전화했다. 그녀는 파티에서 나를 기꺼이 잘 살펴주었다. 또한 시내의 좋은 AA집단의 전화번호를 주었다. 그녀는 나에게 어떤 판단이나 부정적 관점을 보이지 않았다.

이 활동지의 복사는 본 저서의 구매자가 개인적으로 활용하는 경우에만 가능합니다. 안전기반치료의 모든 저작권은 Lisa M. Najavits(2002), Guilford Press에 있습니다.

자기 돌보기

요 약

특정 행동의 설문목록을 사용하여 어떻게 자신을 잘 돌볼지 탐색한다(예, "당신은 매년 건강 정기검진을 받나요?", "당신은 안전한 섹스를 합니까?"). 적어도 하나의 자기 돌보기 문제를 선정하고 이를 개선할 수 있는 즉각적인 행동을 한다.

오리엔테이션

"나는 내 문제도 다른 사람의 문제만큼 중요하다는 것을 기억해야 한다."

삶에서 안전을 얻는 또 다른 방법으로 자기 돌보기의 개념을 소개한다. PTSD와 물질남용은 항상 자기돌보기의 결핍으로 이어진다. 그 예로는 적정하게 먹지 않거나 필수 의료서비스를 받지 않는 것이다. 환자에게 자기돌보기는 존중으로 자신을 대하며 자신의 신체를 가치 있게 여기고 자신의 요구에 귀기울이는 방법이라는 것을 심리교육한다. 다음은 몇 가지 유념할 사항이다.

PTSD에 기인한 자기방치. 트라우마의 결과로서 많은 환자가 자신의 요구는 중요하지 않다는 것을 학습했다. 전형적 사고는 "아무도 나를 돌보지 않는데, 나는 왜 해야해?"이다. 아동기 피해자였던 사람은 자신을 방치하고 있다는 것조차 인지하지 못할 수 있다. 왜냐하면, 나쁘게 취급받는 것에 너무 익숙해있기 때문이다. 방치의 굴레를 깨기 위해서 자신의 요구를 경청하는 법을 배울 필요가 있다. 성인기에 발생한 PTSD의 경우라도, 자기방치가 종종 나타나며 자살사고, 자기비난, 죄책감에 연류된다(예, "남들은 다 죽었는데, 그 화마에서 내가 살아남을 가치는 없었다: 지금 나 자신에게 잘 대하면 기분이 나빠진다").

물질남용의 나선형 하향흐름. 물질남용은 나선형 하향흐름을 조장한다. 그 속에서 세상과의

긍정적 연결도 연달아 상실한다: 신체적 건강, 직업, 가족, 가정, 친구, 돈. 이와 같은 파괴적 패턴은 모든 방법을 동원한 적극적 개입으로 막아야 한다.

자기돌보기 역할모델의 부족. 가족내에서 자기돌보기의 모델이 빈약한 사례가 많다. 특히 물질남용, 트라우마, 정신과적 문제를 가진 부모의 경우 더욱 그러하다. 적절함에 대한 기초 지식이 부족한 경우도 많다. 예를 들어, 한 환자는 고통받으며 살지 않아도 된다는 생각은 한 번도 해본 적이 없었기 때문에, 한 달 동안 심각한 치통을 안고 살았다고 말했다.

재피해자화의 취약성. PTSD를 가진 사람은 PTSD가 없는 사람보다 재외상화의 위험이 높다. 물질남용자는 비-물질남용자에 비하여 트라우마를 겪을 확률이 더 높다(Fullilove et al., 1993; Herman, 1992; Najavits et al., 1997). 따라서 과거 트라우마에서 회복하는 과제뿐만 아니라, 향후 트라우마의 예방에 대한 요구는 매우 실재적이다. 많은 환자가 매우 낮은 자기 개념을 가지고 있기 때문에 자신을 위험한 상황에 처하게 내버려 둔다. 과속하거나 해리된 채 운전한다; 술집에서 싸움을 일으킨다; 폭력적인 관계에 들어간다; 밤에 혼자 위험한 동네를 돌아다닌다-모든 것이 자신을 상해의 위험에 놓이게 하는 것이다. 이와 같은 행동은 "수동적 자살"로 볼 수 있다: 죽고 싶으나 자신을 직접 죽이지는 않는다.

오늘의 주제는 자기돌보기의 상황을 판별하기 위해 간단한 설문을 제공한다. 그리고 적어도 한 문제를 치유하기 위한 확실한 계획을 세우는 것이 목표이다.

역전이 쟁점

치료자는 이 주제에 대한 환자의 고전분투를 더 잘 이해하기 위해, 자신이 직접 자기돌보기 설문지를 해볼 수 있다. 또한 환자를 자기돌보기 기술이 필요한 어린아이의 이미지로 보는 것이 도움이 된다-예를 들어, 환자가 7세였을 때 어떠했을까를 상상해보라. 성공적으로 환자를 돕는 데 있어, 때때로 많은 작업이 필요하지만, 이 방법은 이 문제에 대한 연민이 생기는 것을 더 수월하게 한다.

Acknowlegdement

Khantzian(1985)의 물질남용에서 자기돌보기의 결핍을 가져왔다; Herman(1992)의 PTSD 관련 논의를 가져왔다; Trotter(1992)의 PTSD 및 물질남용의 이중 진단 관련 연구를 가져왔다.

회기 형식

1. *Check-in*(환자마다 최대 5분). 2장을 참조하시오.
2. ***인용구***(간단하게): 229쪽을 참조하라. 회기와 인용구를 연결하라-예를 들면, "오늘 우리는 자기 돌보기를 이야기 할 것입니다. 인용구는 당신이 자신의 삶에서 최선을 다 할 것을 강조합니다."
3. ***주제와 환자의 삶을 연관시켜라***(대부분의 회기에서 면밀하게).
   a. 환자에게 배포물, 자기 돌보기 질문지를 자세히 살펴보도록 요청하라.
   b. 환자가 기술과 당면한 구체적 생애 쟁점을 연결할 수 있도록 도와라. 아래의 "회기 내용(아래)"과 2장을 참조하라.
4. *Check-out*(간단하게). 2장을 참조하라.

회기 내용

목표

- 자기돌보기의 개념과 자기돌보기와 PTSD/물질남용의 관계를 논의한다.
- 자기돌보기의 구체적 문제를 규명하도록 돕는다.
- 적어도 하나의 자기돌보기의 문제에 대해 즉시적 행동을 취하도록 동기를 부여한다.

자료와 환자의 삶을 연결하는 방법

★ ***자기돌보기 설문지를 작성하게 하라.*** 환자에게 실행하기 편안하다고 느끼는 항목을 체크하게 하고, 총점을 확인한다.

★ ***개선할 수 있는 자기돌보기의 문제를 하나 정의하게 하라.*** 가장 간단한 방법은 자기돌보기 설문에서 "아니오"라고 한 답변 중 하나를 선택하는 것이다. 다음 회기 전까지 달성 할 수 있는 현실적이고 중요한 목표를 선택해야한다. 원한다면, Check-out시간의 헌신으로 삼을 수 있다. 또한, 환자가 자신이 선택한 목표를 작업할 때 발생할 수 있는 실제적/감정적 장애물을 탐색하게 도와라. 다음 회기에 어떻게 진행되었는지 이야기할 수 있다(예, 무엇을 했는지, 어떻게 느꼈는지, 지속할 수 있는지의 여부)

★ ***논의***

- "자기돌보기 설문을 통해 무엇을 배웠나요?"

- "자기돌보기 설문지를 작성할 때, 어떤 느낌이 들었나요?"
- "'자기돌보기'가 무슨 말일까요?"
- "'자기 방임'이란 무엇일까요?"
- "자기돌보기 설문지에는 없는 자기돌보기 문제가 있나요?"
- "PTSD/물질남용이 왜 자기돌보기 문제와 관련되어 있다고 생각하시나요?"
- "자신을 잘 돌보는 사람을 아시나요(예, 친구, 동료, AA 후원자, 치료자)? 그 사람에게서 배운 자기돌보기란 무엇입니까?"

제안

◆ ***"저항적" 환자와 자기돌보기 문제의 근원을 탐색하라.*** 환자의 자기방임은 견고한 경우가 많다. 반드시 행동을 바꿔야 하는지에 대한 논쟁보다 자기방임의 근원과 의미로 방향전환하는 것이 항상 더 성공적이다. 따라서 치료자는 "자신에게 그렇게 행동하는 이유를 탐색해봅시다", "가족 중에 이렇게 행동하는 사람이 있나요?", "이것은 당신이 세상에게 무언가를 말하는 방식인가요?", "그 행동의 의미가 무엇인지 말로 표현할 수 있나요?", "당신이 그 요구에 관심을 주지 않을 때, 자신에게 주는 메시지는 무엇인가요?"라고 말할 수 있다.

◆ ***인용구에 문제를 제기하는 환자도 있음을 유의하라.*** 제니스 조플린이 약물 과다 복용으로 사망한 헤로인 중독자임을 아는 환자도 있다. 환자가 언급하는 경우, "맞습니다. 그래서 자신을 돌보는 것이 매우 중요한 이유이기도 합니다–그렇게 생을 마감하지 않기 위해서.", 또는 "맞습니다. 그녀가 자신안의 충고를 충분히 듣지 않았다는 것은 안타까운 일입니다."라고 말할 수 있다. 요약하면, 그녀의 죽음관련 사실이 인용구를 무효화하지 않는다.

어려운 사례

* "나는 돌볼 가치가 없다."
* "내가 정신의학적 도움이 필요하다는 걸 안다. 그러나 정신의학적 도움은 내가 앞으로 정상적 삶을 살지 못할 것이라고 끝없이 상기 시킨다. 그래서 그 도움을 원하지 않는다."
* "나는 매년 건강 검진을 받을 돈이 없다; 나는 괜찮을 것이다."
* "나는 안전하지 않은 섹스에 대해 알고 있지만, 그 순간 흥분하게 되면 아무 생각이 없다."
* "나는 유방에 혹이 있지만, 검사를 받지 않는다–의사의 검진이 학대를 떠오르게 한다. 어쨌든 내 인생에서 더 이상의 나쁜 소식을 원하지 않는다."

"Don't compromise yourself. you are all you've got"

Janis Joplin
(20세기 미국 가수)

"자신과 타협하지 마라.
당신은 당신이 가진 것의 전부이다."

자기돌보기 설문

★ *아래의 각 질문에 "예" 또는 "아니오"로 답하세요; 자신과 상관이 없는 질문이라면 비워 둡니다.*

당신은...

♥ 당신을 학대하거나 해치지 않는 안전한 사람과 관계합니까? 예 ________ 아니오 ________
♥ 매년 건강검진을 ____________에서 받으세요?
  • 병원? 예 ________ 아니오 ________ • 치과? 예 ________ 아니오 ________
  • 안과? 예 ________ 아니오 ________ • 산부인과? 예 ________ 아니오 ________
♥ 건강한 식사법(건강한 식품, 과식이나 극소량이 아닌 식사)을 가지고 있나요?
  예 ________ 아니오 ________
♥ 안전한 성관계를 합니까? 예 ________ 아니오 ________
♥ 위험한 상황을 피하고, 안전한 지역을 여행합니까?(예, 사람 없는 지역에 혼자 있기)?
  예 ________ 아니오 ________
♥ 충분한 잠을 잡니까? 예 ________ 아니오 ________
♥ 일상에서 위생(깨끗한 옷, 샤워, 이닦기 등)을 유지합니까? 예 ________ 아니오 ________
♥ 적절한 운동을 하고 있습니까(너무 많거나 너무 적지 않은)? 예 ________ 아니오 ________
♥ 처방대로 약물을 섭취합니까? 예 ________ 아니오 ________
♥ 고장 날 위험에 처하지 않도록 차를 관리합니까? 예 ________ 아니오 ________
♥ 밤에 혼자 산책을 하거나 조깅하는 것을 피합니까? 예 ________ 아니오 ________
♥ 당신은 재정 범위 내에서 지출을 합니까? 예 ________ 아니오 ________
♥ 제 시간에 비용청구서를 지불합니까? 예 ________ 아니오 ________
♥ 당신이 가정 폭력을 당할 경우, 누구에게 전화를 할지 아십니까?
  예 ________ 아니오 ________
♥ 거주지가 안전합니까? 예 ________ 아니오 ________
♥ 운전하면서 술/담배를 하지 않습니까? 예 ________ 아니오 ________
♥ 안전 운전을 합니까(제한 속도의 8km/h 이내)? 예 ________ 아니오 ________
♥ 당신의 집에 낯선 사람을 데려오는 것을 삼가합니까? 예 ________ 아니오 ________
♥ 만약을 대비해 현금, 신분증, 건강 보험증을 가지고 다닙니까?
  예 ________ 아니오 ________
♥ 현재 마약을 하지 않는 친구가 적어도 두 명 있습니까? 예 ________ 아니오 ________
♥ 건강 보험이 있나요? 예 ________ 아니오 ________
♥ 아플 때, 병원을 방문합니까? 예 ________ 아니오 ________
♥ 사람 없는 지역에서 혼자 하이킹을 하거나 자전거를 타는 것을 피합니까?
  예 ________ 아니오 ________

계속

이 활동지의 복사는 본 저서의 구매자가 개인적으로 활용하는 경우에만 가능합니다. 안전기반치료의 모든 저작권은 Lisa M. Najavits(2002), Guilford Press에 있습니다.

♥ 약물이나 알코올을 적절하게 사용하거나 혹은 전혀 사용하지 않습니까?
  예 _________ 아니오 _________
♥ 담배를 피우지 않습니까? 예 _________ 아니오 _________
♥ 하루에 4 잔의 커피 또는 7병의 콜라 미만으로 카페인섭취를 제한합니까?
  예 _________ 아니오 _________
♥ 하루에 자유 시간을 1시간 이상 가집니까? 예 _________ 아니오 _________
♥ 매일 즐거운 일을 합니까(예, 산책) ? 예 _________ 아니오 _________
♥ 적어도 세 가지의 여가 활동을 즐기고 있습니까?(예, 스포츠, 물질사용이 아닌 취미)
  예 _________ 아니오 _________
♥ 매일 비타민을 섭취합니까? 예 _________ 아니오 _________
♥ 당신 인생에서 진정으로 이야기 할 수 있는 사람이 적어도 한 명 있습니까?
  (치료자, 친구, 지원자, 배우자) 예 _________ 아니오 _________
♥ 피임합니까? 예 _________ 아니오 _________
♥ 적어도 매주 한 번의 사회적 접촉을 합니까? 예 _________ 아니오 _________
♥ 정기적으로 치료(예, 개인치료, 집단치료, 자조모임)에 참석합니까?
  예 _________ 아니오 _________
♥ 매주 적어도 열 시간동안 규칙적으로 생활합니까? 예 _________ 아니오 _________
♥ 정돈된 삶을 위해 일상계획과 "할 일" 목록을 가지고 있습니까? 예 _________ 아니오 _________
♥ 종교 활동에 참여합니까?(당신이 원하는 경우) 예 _________ 아니오 _________
♥ 기타: ____ 예 _________ 아니오 _________

당신의 점수(아니오의 갯수) _______________________

자기 돌보기의 주의 사항

자기 돌보기와 PTSD. PTSD를 가진 사람은 자기 돌보기를 배울 필요가 있습니다. 예를 들어, 당신이 자살생각이 많다면 당신은 자신을 잘 돌볼 가치를 느끼지 못하므로 돌보려는 노력을 특별히 더 해야 합니다. 아동학대 피해자는 자신의 요구가 중요하지 않다는 메시지를 학습하며 자랐습니다. "아무도 나를 돌보지 않는데 내가 왜 그래야 해?"라고 생각할 수 있습니다. 이제 존중과 존엄으로 자신을 대하기 시작할 때입니다.

자기 돌보기와 물질남용. 과도한 약물 사용은 자기신체를 직접적으로 해치기 때문에 자기 방임의 가장 극단적인 형태 중 하나로 볼 수 있습니다. 그리고 약물을 더 남용할수록 당신은 다른 방식으로도 자신을 방치하기 더 쉬워집니다(예, 좋지 않은 식습관, 수면 부족)

매일 조금 더 자기를 돌보세요. 모든 설문 사항을 완벽하게 해내는 사람은 거의 없습니다. 따라서 목표는 가장 시급한 우선순위사항을 먼저 돌보고, 매일 자기 돌보기를 향상하도록 노력하는 것입니다. "완벽이 아니라, 과정이 중요합니다."

헌신을 돕는 발상

당신의 삶을 진전시키는 하나의 행동에 헌신하라.
어떤 생각이든 가능하며, 아래의 의견들 중 한 가지를 시도할 수 있다.
헌신을 유지하는 것은 자신을 존경하고 명예로이 여기며 스스로를 보살피는 방법이다.

☆ 선택 1: 자기돌보기 설문지에서 해결하고 싶은 문제를 하나 정합니다("아니오"대답 중에서 하나). 다음 회기 전까지 그 "아니오"를 "예"로 고쳐보세요-자기 돌보기 문제를 해결하세요. 원한다면, 어떻게 진행했는지 적어보세요: 어떤 기분이 들었나요? 성공적이었나요? 당신이 시도해보고 싶은 다음 항목은?

☆ 선택 2 : 다음에서 4 단어를 선택하고 이 단어에 관심을 가짐으로써 어떻게 당신의 인생을 향상시킬 수 있을지 1 쪽 정도 써보세요.

자기돌보기　존엄성　몸　주의　사랑　노력　지식　존중　안전　물리적

☆ 선택 3 : 자신을 잘 돌보는 주변인을 찾아보세요. 그 사람을 인터뷰하세요. 그 사람이 어떻게 자신을 잘 돌볼 수 있는지, 어떤 느낌이 드는지, 어떻게 배웠는지 등 할 수 있는 모든 것을 질문하세요.

☆ 선택 4 : 안전 대처 활동지를 작성합니다. (아래에서 이 주제를 적용한 예시를 참조하세요)

이 주제를 적용한 안전대처 활동지의 예시

	이전 방식	새로운 방식
상황	나는 치통이 생겼다.	나는 치통이 생겼다.
★ 당신의 대처 ★	이에 대해 아무것도하지 않는다. 그저 생각하지 않으려고 애쓴다.	즉시 치과 의사에게 연락한다. 나 자신에게 말한다, "나의 성장기에 나는 돌봄을 받지 못했지만, 지금 나는 더 잘할 필요가 있다."
결과	치통이 더 심해진다. 나는 불행감에 빠진다.	느낌이 이상하다-모든 것이 위기에 처할 때까지 아무것도 안하고 기다리곤 했었다. 그러나 이 방법이 최선이었음을 알고는 있다.

당신의 이전 대처방식은 얼마나 안전한가요?___ 당신의 새로운 대처방식은 얼마나 안전한가요?___

0점(전혀 안전하지 않았음) – 10점(완전히 안전하였음)

이 활동지의 복사는 본 저서의 구매자가 개인적으로 활용하는 경우에만 가능합니다. 안전기반치료의 모든 저작권은 Lisa M. Najavits(2002), Guilford Press에 있습니다.

연민

요 약

PTSD와 물질남용자는 전형적으로 거대한 자기혐오를 가지고 있다. 그는 "자기비난하고" 자신을 탓한다. 오늘의 주제는 파괴적 자기대화를 연민어린 자기대화로 대체하는 것이다. 자신을 향한 사랑의 태도만이 오래가는 변화를 만든다는 것을 배울 것이다.

오리엔테이션

환자는 자신이 엄격한 자기대화를 많이 사용한다는 것을 재빨리 알아차리는 경우가 많다. 일반적으로 환자는 "이것이 사실이기 때문에" 엄격하게 한다고 말한다(예, "나는 내 삶을 망쳤고 그것이 사실이다"). 또는 이와 같은 엄격함이 책임을 지는 하나의 방법이라고 믿는다(예, "나는 어제 또 물질을 사용했다. 나는 얼마나 멍청한가–이는 내 잘못이고 나는 절대 나아지지 않을 것이다.)

오늘의 주제에서, 환자는 엄격한 자기대화가 "진실"이나 "책임"이 아니라는 것을 배우게 된다. 오히려, 아동기에 학습했듯이, 자신을 다시 학대하는 패턴이다. 부모가 엄격함을 통제의 한 방법으로 사용했다면, 환자는 그 목소리를 내재화하고 현재의 자기대화의 한 부분으로 완성한다. 엄격함이 성장의 *장애물*이라는 것은 환자에게 매우 놀라운 학습경험이 된다. 대체로 엄격한 자기대화는 긍정적인 변화를 이끌거나 변화를 지속시키지 못한다. 엄격한 자기대화는 솔직한 방식으로 특정 문제의 탐색을 막는 방어이다. 예를 들어, 술을 끊겠다고 지속적으로 약속함에도 술을 마시는 환자는 "나는 정말 실패자이다; 나는 아무것도 제대로 하지 못해. 다음에는 무슨 일이 있더라도 술을 절대 마시지 않겠다고 맹세해."라고 말한다. 이와 같은 내적 대화는 다음번 환자의 음주로 귀결되기 쉽다. 왜 음주가 발생했는지 탐색이 전혀 없기 때문이다. 연민어린 내적 대화는 "음주가 나에게 위험하다는 것을 안다. 그러나 어쨌든 해버렸다. 거기에는 합당한 이유가 있을 것이다. 어쩌면 내 형제의 죽음을 아직도 슬퍼하기 때문인지도 모른다. 나의 후원자에게 전화해서 내가 얼마나 슬픈지 이야기할 수 있다." 이다.

엄격함과 연민사이의 대조를 가르칠 때, 환자에게 연민은 극단적으로 어렵고 부자연스럽고 틀리다고 느껴질 수 있다는 것을 명심하라. 그리고 이는 강렬한 정서를 가져올 수 있다. 예를 들어, 자신의 성장하는 동안 애정이 부족했다는 깨달음이 환자를 더욱 슬프게 할 수 있다.

오늘의 주제는 이렇게 새로운 연민어린 접근을 환자에게 이해시키고 예행연습을 하는 것이다. 또한 상담회기 밖에서 사용할 수 있도록 연민어린 자기대화를 녹음하여 연습할 수도 있다-말 그대로 "오래된 녹음화일"을 더 새롭고 더 건강한 버전을 대체하는 시도이다.

역전이 쟁점

연민의 흔한 오역은 연민이 "응원"이나 그저 자신에게 좋은 말을 하는 것이라고 생각하는 것이다. 연민은 깊은 수준에서 자신을 이해하는 것을 의미한다. 이는 부정과 긍정이 섞여진 감정을 종종 자극하게 된다. 반어적으로, "따뜻한 애매함"으로 그저 연민을 가르치려는 치료자는 환자의 외상경험에 대한 연민의 부족을 전하기 쉽다.

회기 준비

◆녹음을 준비하라.

회기 형식

1. *Check-in*(환자마다 최대 5분). 2장을 참조하시오.
2. ***인용구***(간단하게): 237쪽을 참조하라. 회기와 인용구를 연결하라-예를 들면, "오늘 우리는 연민을 이야기하려고 합니다. 인용구는 자신을 이해하는 것이 판단이나 비난보다 낫다고 말하고 있습니다."
3. ***주제와 환자의 삶을 연관시켜라***(대부분의 회기에서 면밀하게).
   a. 환자에게 배포물을 자세히 살펴보도록 요청하라. 배포물은 한꺼번에 혹은 따로따로 줄 수 있다: 시간이 충분하다면 여러 회기에서 다루도록 한다. "회기 내용"(아래)과 2

장을 참조하라.

HANDOUT 1: 엄격함 대 연민

HANDOUT 2: 연민을 증가시키는 방법

b. 환자가 기술과 당면한 구체적인 생애 쟁점을 연결할 수 있도록 도와라. 아래의 "회기 내용(아래)"과 2장을 참조하라.

4. ***Check-out***(간단하게). 2장을 참조하라.

회기 내용

목표

- ㅁ 엄격한 자기대화 대 연민어린 자기대화(HANDOUT 1)을 대조하라.
- ㅁ 연민어린 자기대화를 예행연습하라(HANDOUT 2).

자료와 환자의 삶을 연결하는 방법

★ ***역할극.*** 치료자는 엄격한 목소리를 담당하고 환자는 연민어린 반응을 한다. 가능하면 환자의 실생활의 최근 예시를 사용하라.

★ 환자가 위험한 행동을 했었던 ***최근 상황을 탐색하라.*** 연민어린 대화가 어떻게 그 위험한 행동을 막을 수 있었을지 환자에게 큰 소리로 재연하게 하라. 예를 들어, 폭식하고 토하는 상황을 피하기 위해서, 폭식하고 토하는 갈망의 시간동안 어떻게 연민어린 자기대화를 사용할 수 있었을지?

★ ***연민어린 자기대화를 녹음하라.*** 집에서 들을 수 있도록 연민어린 문장을 녹음하여 말 그대로 "오래된 녹음화일을 바꿀 수 있다." 이 녹음화일은 (환자의 실제생활의 예시와 배포물의 핵심사항을 사용하여) 연민을 증가시키는 문장을 환자와 치료자가 함께 녹음하여 회기 내에 만들 수 있다. 또한 안전한 가족과 친구를 녹음에 참여시킬 수 있다.

★ ***논의***

- "당신의 엄격한 자기대화가 어떻게 들리나요? 연민어린 자기대화는 어떻게 들리나요?"
- "연민이 위험한 행동을 어떻게 예방할 수 있을까요?"
- "자신에게 연민어린 대화를 시도할 때 어떤 감정이 올라오나요?"
- "PTSD와 물질남용은 엄격한 자기대화와 어떻게 연결되나요?"

제안

◆ ***환자가 "나는 실패자야"와 같은 포괄적인 문장을 작업하기 원한다면,*** 그 생각이 들었던 가장 최근의 구체적인 시간을 탐색하라. 포괄적인 관점을 변화시키려는 시도는 일반적으로 효과적이지 않다; 구체적인 최근 사건을 처리하는 것이 더 효과적이다.

◆ ***환자가 연민을 "물질사용에 대한 변명만들기"로 오해할 수 있다.*** 연민은 물질사용을 예방하기 위해 사용할 때 더 도움이 된다는 메시지를 갖는 것이 중요하다(예, "물질사용욕구가 있을 때 그에 따라 행동하는 것을 피하고 연민어린 자기대화를 해보는 것은 어떠한가?"). 연민은 물질사용을 자극하는 숨겨진 요구(예, 박탈감, 불편감, 외로움)를 탐색하는데 사용한다. 그렇다고 "과거 물질을 사용했던 것은 괜찮아"처럼 말해서는 절대 안된다.

◆ ***집단치료에서 녹음을 할 때, 녹음화일을 하나 만들고 모든 환자가 그것을 계속 이야기하게 하라***(하지 않겠다는 환자의 선호도 존중하라). 비밀보장에 따라, 익명으로 하라. 녹음화일을 복사해서 다음 회기에 각 환자에게 하나씩 나눠주라.

어려운 사례

* "이것은 겁쟁이를 위한 것이야."
* "그러나 나는 실패자야."
* "어떻게 연민어린 대화가 이혼한 배우자가 나를 협박하는 것을 멈추게 할 수 있나요?"
* "시도해봤는데 할 수 없어요. 이것은 나한테는 통하지 않아요."

"You yourself, as much as anybody in the entire universe, deserve your love and affection"

Buddha
(기원전 5세기, 인도 철학자)

"이 전 우주에 존재하는
모든 사람들처럼
당신 자신도 당신의 사랑과 관심을 받을
자격이 있습니다."

엄격함 vs. 연민

자신과의 대화가 엄격한가요 아니면 연민이 있나요?

엄격한 자기 대화	연민어린 자기 대화
비난, '자신을 질책하기' 변화를 막다 자신을 무시한다 쉽다	사랑하고, 이해하는 변화를 증진하다 자기내면의 말에 경청한다 어렵다

예시:

엄격한 자기 대화	연민어린 자기 대화
"어제 저녁에 술 마셨어, 나는 실패자야! 나는 아무것도 제대로 하는 게 없어."	"술 마시는 건 위험한데 어쨌든 하고 말았어. 거긴 이유가 있을 거야. 아마 형의 죽음에 많이 화가 나서 그런 것 같아. 다음에는 술 마시고 싶을 때, 나의 후원자에게 전화해서 나의 느낌을 이야기하고 술은 마시지 않을거야."

고려사항:

어쩌면 엄격함은 PTSD/물질남용과 연관되어 있습니다.

PTSD : 정서적 고통이 심하면, 당신은 자신에게 화풀이할 수 있습니다. 이는 자신을 낮추는 형태("머저리!")나 자해와 같은 신체적 학대로 나타납니다. 당신이 아동기에 심하게 비난받았다면, 그러한 목소리가 "내면화" 되어서 지금은 당신 자신을 스스로 비난하게 됩니다.

물질남용: 물질사용후에는 종종 자기혐오가 나타납니다. 사람들은 수치심을 느끼고 다시는 그러지 말라고 자신에게 "역정을 냅니다". 그러나 물질남용을 예방하는 최고의 방법은 당신이 물질을 사용한 이유(예, 박탈감? 외로움? 두려움?)에 대해 연민을 가지고 탐색하는 것입니다. 또한 다음에는 물질사용에 대한 갈망이 생기면, 그 욕망에 굴복하지 않도록 자신에게 연민을 가지고 이야기해보세요(예, 다른 방식으로 당신의 요구를 충족하세요).

엄격함은 성장을 방해하고 연민은 성장을 증진시킵니다. 당신은 엄격함이 "진실"이고 "책임지는 법"이라고 생각할 수 있습니다–자신을 윽박지르면 자신의 행동이 바뀔 것입니다. 하지만 자기혐오는 얕은 속

계속

이 활동지의 복사는 본 저서의 구매자가 개인적으로 활용하는 경우에만 가능합니다. 안전기반치료의 모든 저작권은 Lisa M. Najavits(2002), Guilford Press에 있습니다.

임수이고 환상입니다. 성장을 저해하는 것은 심리적 방어기제입니다. 매우 하기 수월한 파괴적 습관입니다. 연구에 의하면, 처벌은 인간의 행동을 장기적으로 변화시키지 못합니다; 칭찬과 이해는 가능합니다. 당신이 무슨 일을 했든, 자기힐난 없이 책임질 수 있습니다. 연민은 무비판적이고 열린 마음으로 발생한 일을 탐색하는 것입니다. 이것이 진정한 변화를 증진합니다. 성장기에 배우지 못해서 연민이 낯설다면, 어렵다고 느낄 수 있습니다. 자연스럽다고 느낄 때까지 많이 연습하면 됩니다.

★ 당신 자신의 삶을 생각해봅시다.

- 당신의 엄격한 자기대화는 어떻게 들리나요? 당신의 연민어린 자기대화가 어떻게 들리나요?
- 자신에게 엄격할 때, 이전 행동에 갇히게 되나요?
- 자신에게 연민보다 엄격함이 더 쉽나요?

연민을 증대시키는 법

엄격한 자기대화를 알아차렸을 때

☞ ***"나 자신을 사랑한다면 내 자신에게 지금 당장 무엇을 말하겠는가?"***라고 자신에게 물어보세요.
☞ ***"내가 내 마음 가장 깊은 곳의 요구를 진심으로 경청한다면, 자신에게 무엇을 말하겠는가?"***라고 자신에게 물어보세요.
☞ ***행동 기저의 이유를 탐색해보세요.*** 예를 들어 당신이 술을 마셨을 때, 어쩌면 당신은 심각한 고통에 있었을 지도 모릅니다. 취업면접에 실패했다면, 더 많은 지원과 연습이 필요한 지도 모릅니다.
☞ ***더 친절한 언어를 사용하세요.*** 자신과의 대화를 더 부드럽게 하는 법을 찾아보세요. 예를 들어 "난 실패물이야"는 가혹합니다. 대신 "나는 그동안 고통이 심했어. 그래서 나의 진전이 천천히 진행되는 것 같아"는 더 친절합니다.
☞ ***실수를 저지른 아동과 대화한다고 상상해보세요.*** 그 아동과 어떻게 연민어린 대화를 하나요? 예를 들어, "괜찮아, 적어도 지금 너는 안전해. 너는 좋은 사람이고, 실수를 어떻게 만회할지 계속 노력할 수 있을 거야."라고 말할 수 있습니다.
☞ 단지 잠시만이라도 ***연민을 실험해보세요.*** 너무 어렵다고 생각한다면, 첫 단계로 "사고 정지"를 시도해볼 수 있습니다: 엄격한 대화의 굴레를 끊기 위해, "그 생각 그만해!"라고 자신에게 큰 소리로 말해보세요. 스스로 크게 외치세요. 그 다음, 연민을 시도해보세요.
☞ ***연습을 시도하세요.*** 아래의 상황에서, 안전하지 못한 행동을 막기 위해 자신에게 어떻게 연민스런 이야기를 하나요?
- 외로워서 물질을 사용하고 싶다.
- 지금 해고되었고 벽을 치고 싶다고 느낀다.
- 파트너와 헤어져서, 자살하고 싶다.
- 시험점수를 낮게 받고, 폭식하고 싶다.

이 활동지의 복사는 본 저서의 구매자가 개인적으로 활용하는 경우에만 가능합니다. 안전기반치료의 모든 저작권은 Lisa M. Najavits(2002), Guilford Press에 있습니다.

헌신을 돕는 발상

당신의 삶을 진전시키는 하나의 행동에 헌신하라.
어떤 생각이든 가능하며, 아래의 의견들 중 한 가지를 시도할 수 있다.
헌신을 유지하는 것은 자신을 존경하고 명예로이 여기며 스스로를 보살피는 방법이다.

☆ 선택 1: "나는 나쁜 사람이야"라는 문장을 다뤄봅시다. 좀 더 연민어린 문장으로 어떻게 만들 수 있을까요?
☆ 선택 2: 연민이 당신에게 어떤 의미인지 한 문장으로 써보세요. 자신에게 좀 더 연민을 가진다면 당신의 삶이 달라질까요?
☆ 선택 3: 말 그대로 새로운 녹음화일을 만들어서 당신 머릿속의 "오래된 녹음화일"과 바꿔보세요. 연민과 진정시키는 문장으로 녹음해보세요. 원한다면, 주변의 중요 사람에게도 녹음에 참여하도록 부탁하세요(예, 가족구성원, 치료자, AA후원자). 엄격한 자기대화가 나올 때 마다 녹음을 들어보세요.
☆ 선택 4: 안전대처 활동지를 작성하세요. (아래에서 이 주제를 적용한 예시를 참조하세요)

이 주제를 적용한 안전대처 활동지의 예시

	이전 방식	새로운 방식
상황	내 딸이 내가 마약을 사용하는 것을 보고 매우 상처받은 것 같다.	내 딸이 내가 마약을 사용하는 것을 보고 매우 상처받은 것 같다.
★ 당신의 대처 ★	나 자신에게 말했다. "너는 아무 쓸모가 없어. 너는 부모로서 탈락이야. 너는 언제나 일을 망쳐."	나는 나 자신에게 말했다. "딸 앞에서 물질사용을 했다면 많이 화나고 부족하다고 느끼는 것은 당연하다. 나 자신을 어떻게 더 잘 돌보면 앞으로 이런 일이 다시 벌어지지 않을까?"
결과	나는 더 이상 내려갈 곳이 없이 너무 끔찍한 기분이다.	나는 해결에 초점을 두려고 노력했다. 더 나은 견해를 얻기 위해 내 후원자에게 전화했다.

당신의 이전 대처방식은 얼마나 안전한가요?___ 당신의 새로운 대처방식은 얼마나 안전한가요?___

0점(전혀 안전하지 않았음) – 10점(완전히 안전하였음)

이 활동지의 복사는 본 저서의 구매자가 개인적으로 활용하는 경우에만 가능합니다. 안전기반치료의 모든 저작권은 Lisa M. Najavits(2002), Guilford Press에 있습니다.

적신호와 청신호

요 약

환자가 (1) PTSD와 물질남용에 대한 위험 및 안전 신호(적신호와 청신호)를 구별하고 (2) 안전계획을 만들도록 안내한다.

오리엔테이션

"일단 내가 위험지대에 들어가서 브레이크를 잡으려면 수퍼영웅의 노력이 필요하다. 내가 '나는 어려 움에 처하고 술 마시고 싶다'고 더 크게 외칠수록 더 나아진다. 더 많은 모임에 참석할수록, 치료자에게 더 솔직하게 말할수록, 나는 덜 위협적으로 느낀다. 나의 고통스러운 상황은 계속 진행 중이다: 폭력적인 결혼을 떠나고 내 아이들을 보호하는 것은 두렵고 불가피한 촉발제이다. 매우 감사하게도 나는 나의 재발을 빠르게 저지할 수 있었고, 이 집단과 다른 치료자들을 만나서 집중적으로 작업할 수 있었다. 현재 나는 지역내 AA모임에 참석하고 지역내 후원자에게 매일 전화한다. 진실로, 나는 혼자가 아니다."

이 환자가 말하듯이, 재발에 빠지는 것은 심각한 위협이다. 하지만 노력으로 극복할 수 있다. PTSD와 물질남용의 치료 과정은 공통적으로 기복이 있다. 이 심리장애의 만성적 유형을 가진 환자는 특히 더 그렇다. 환자와 치료자 모두에게 PTSD증상(예, 자살 느낌)과 물질남용 증상(예, 물질사용)의 악화 위험은 지속적인 걱정거리이다.

더욱이, 이러한 심리장애는 해리, 축소화, 부인의 형태로 심리내적 방어인 억제가 나타나기 쉽다. 따라서 환자는 정말 필요할 때 그 심각성을 인지하지 못하는 경우가 많다. 그러므로 오늘의 주제의 목표는 환자의 적극적 회복 노력에 의한 나선형 상향흐름("청신호")과 나선형 하향흐름("적신호") 패턴의 인식을 증가시키는 것이다. 나선형 상향흐름에 대한 논의는 중요하다. 많은 환자가 "악(bad)은 악을 먹고 산다"처럼 "선(good)은 선을 먹고 산다"는 것을 모르기 때문이다. 전자는 황폐한 삶을 사는 사람에게 더 친숙하다; 회복초기를 잘 헤쳐 나가면, 시간이 지남에 따라 상황은 더 쉬워질 것이라는 것을 명확히 전달하여 희망을 고취시킬 수 있다.

이 주제의 회기내 연습은 안전계획을 만드는 것이다. 환자가 가벼운/중간/심각한 위험 수준에 도달할 때 무엇을 할 수 있는지 구체화하는 것이다. 각 수준별 계획을 체계적으로 적어나감으로써, 환자는 진정으로 자신을 경청할 수 있다. PTSD와 물질남용 모두에서, 환자는 자신과의 연결이 끊겨서 자신의 행동이 보내는 메시지를 "들을 수" 없다. 환자는 싸움에 휘말리고 고립되고 자신의 신체를 더 이상 적절히 돌보지 않는다. 그럼에도 불구하고, 이러한 상황들이 즉각적 관심을 필요로 하는 고통의 모든 의사표현이라는 것을 인지하지 못한다. 특히 이미 황폐수준에 달한 시기가 아니라 초기단계에서, "언제 무엇을 할지"에 대한 구체적 계획을 제공하면 적극적 대처의 혜택이 더 확실해 진다. 요약해서 다르게 말해보자면, "인생이 비극일 필요는 없다. 타인의 도움과 함께 당신은 새로운 대본을 쓸 수 있다."

역전이 쟁점

치료자는 환자의 이해 수준 이상의 피드백을 주는 것을 경계해야한다. 비록 위험과 안전 패턴에 대한 환자의 관점을 타당화하는 것이 중요할지라도, 치료자가 시간을 두고 환자와 작업해온 직접 경험에 기반을 둔 추가적 영감을 더할 때 그 주제가 향상된다. 환자의 행동적 메세지를 알아차리는 치료자의 능력은 깊은 수준의 경청이 무엇인지 모델링으로 보여줄 수 있다.

Acknowlegdement

재발 경고 신호의 개념은 Marlatt와 Gordon(1985)가 자세하게 다루고 있다. "적신호"란 용어는 Trotter(1992, p. 104)에서 가져왔다. 안전계획(배포물2)은 McLean 병원의 여성 낮치료 프로그램에서 사용하던 양식을 가져왔고 저자는 알려지지 않았다.

회기 준비

이 주제관련 안전계획의 실행을 도울 수 있도록, 환자가 안전한 가족 구성원과/이나 친구를 회기에 초대할 것을 고려해보라. 아래의 "제안"을 살펴보라.

회기 형식

1. ***Check-in***(환자마다 최대 5분). 2장을 참조하시오.
2. ***인용구***(간단하게): 247쪽을 참조하라. 회기와 인용구를 연결하라-예를 들면, "오늘 우리는 위험과 안전의 신호를 이야기할 겁니다. 이 이야기의 사람처럼, 신호를 알아차리면 똑같은 구멍에 반복해서 빠지지 않는 것을 배울 수 있습니다."
3. ***주제와 환자의 삶을 연관시켜라***(대부분의 회기에서 면밀하게).
   a. 환자에게 배포물을 자세히 살펴보도록 요청하라. 배포물은 한꺼번에 혹은 따로따로 줄 수 있다: 시간이 충분하다면 여러 회기에서 다루도록 한다. "회기 내용"과 2장을 참조하라(아래).
      HANDOUT 1: 위험 대 안전의 신호
      HANDOUT 2: 안전계획 창조하기
      HANDOUT 3: 청신호와 적신호의 핵심사항
   b. 환자가 기술과 당면한 구체적인 생애 쟁점을 연결할 수 있도록 도와라. 아래의 "회기 내용(아래)"과 2장을 참조하라.
4. ***Check-out***(간단하게). 2장을 참조하라.

회기 내용

목표

- 위험(적신호)과 안전(청신호)관련, 환자의 고유한 신호체계를 알아차리도록 돕는다(HANDOUT 1).
- 안전계획을 만든다(HANDOUT 2).
- 전형적인 재발패턴을 논의한다(HANDOUT 3).

자료와 환자의 삶을 연결하는 방법

★ ***최근 사건을 떠올리도록 질문하라.*** 물질사용, 자해, 기타 최근 폭력적 행동은 환자가 자신의 적신호를 알아차리는 데 도움이 될 것이다. 마찬가지로, 최근 했던 좋은 대처는 청신호를 구별하는데 도움이 될 것이다.

★ ***안전계획을 맞춤화하라.*** 각 환자의 특정 요구에 맞는 안전계획(HANDOUT 2)을 개발하

라. 그 기초로써, HANDOUT 1에서 이미 분류된 적신호와 청신호를 사용하라. 필요한 피드백을 제공하라. 할 수 있다면, 환자에게 그 계획에 서명하게 하고 다른 치료자에게 그 복사본을 주라.

★ ***논의***

위험 대 안전의 신호(HANDOUT 1)

- "당신에게 어떤 적/청신호가 가장 중요한가요?"
- "최근 물질(또는 비안전 행동)을 사용한 때는 언제인가? 어떤 적신호가 물질에 이르게 했습니까?"
- "당신이 위험에 처했다는 것을 실질적으로 말해주는 신호체계가 있나요?"
- "적신호가 나타날 때, 고통의 신호로서 그것을 '알아차릴 수' 있었나요?"
- "하향식 나선흐름을 시작할 때 말할만한 사람이 있나요?"
- "당신이 위험에 처할 때 그것을 경고해줄 수 있는, 당신을 충분히 아는 사람이 있나요?"

안전계획 만들기(HANDOUT 2)

- "왜 안전계획을 미리 개발하는 것이 도움이 될까요?"
- "당신이 필요할 때 기억할 수 있도록 안전계획서를 보관하는 곳은 어디인가요?"
- "안전계획서를 줄만한 사람이 있나요? (후원자? 친구?)"
- "작성하면서 자신에 대해서 새롭게 배운 것이 있나요?"

적신호와 청신호의 핵심사항(HANDOUT 3)

- "너무 늦게 심각한 적신호를 인지한 적이 있나요?"
- "왜 대부분의 물질남용 재발이 금욕 후 90일 이내에 일어날까요?"
- "나선형 하향흐름을 시작한다면 타인에게 도움을 얻는 것이 왜 필수적일까요?"
- "당신의 적신호를 고통의 신호로 보는 것이 가능한가요?"

제안

◆ ***지난 2회기에 걸쳐 다뤘던 자료를 고려해보라.*** 하나의 방법으로는 한 회기에 HANDOUT 1과 HANDOUT 3을 다루고, 그 다음회기에서 HANDOUT 2를 작업하라.

◆ ***치료 회기내에 안전한 중요 타인을 초대하도록 환자를 격려하라.*** 안전한 중요타인은 환자의 적신호를 모니터하고 안전계획을 실행하도록 도울 수 있다. 이 연합회기의 가이드라인으로 *당신의 회복을 지지하기 위해 타인을 얻기*라는 주제를 살펴보라(가족치료 회기로 만

들지 마라. 중요타인이 환자를 지지하지만 못하게 만들지 않도록 안내하라). 환자의 중요타인이 회기에 오지 않는다면, 안전계획의 복사본을 전달할 수 있다.

어려운 사례

* "내 팔을 칼로 그을 때, 난 무슨 일이 벌어지고 있는지 몰랐어요. 그 일이 벌어지고 난 후에야 알게 됐어요."
* "대부분의 적신호가 지금 현재 나에게 해당되요. 우울하네요. 난 그저 포기해야하나 봐요."
* "서류 작성하기 싫어요."
* "안전계획을 적을 수 있어요. 하지만 실행할 수는 없어요. 내가 원한다면 자살할 수 있을 것 같아요."
* "이 적/청신호는 양자택일적 생각이 아닌가요? 당신은 우리가 중간을 찾아야한다고 했던 것 같은데요."

인용

내 삶의 장

1장:
나는 인도를 걸어 내려오다가 깊은 구멍에 빠졌다.
나는 빠져나올 수 없었고 왜 그런지 몰랐다.
이는 나의 잘못이 아니었다. 빠져나오는데 오랜 시간이 걸렸다.

2장:
나는 인도를 걸어 내려오다가 동일한 그 깊은 구멍에 또 빠졌다.
나는 이해할 수 없었다. 이는 나의 잘못이 아니었다.
빠져나오는데 정말 많이 애를 써야했다.

3장:
나는 인도를 걸어 내려오다가 동일한 그 깊은 구멍에 또 빠졌다.
이번에는 나는 왜 그랬는지 이해했고 이는 나의 잘못이었다.
이번에는 빠져나오기가 더 쉬웠다.

4장:
나는 인도를 걸어 내려오다가 동일한 그 깊은 구멍을 보았다.
나는 주위를 돌아갔다. 나는 그 구멍에 빠지지 않았다.

5장:
나는 다른 인도를 선택했다.

Portia Nelson
(20세기 미국 작가)

위험 신호 VS 안전 신호

당신의 행동이 당신에게 보내는 메시지를 경청하세요!

★ *당신의 적신호와 청신호는 무엇인가요? 아래에 체크해보세요.*

적신호	청신호
위험	**안전**
고립	지지, 격려해 주는 사람과 함께 시간보내기
내 몸을 돌보지 않는(음식, 수면)	내 몸을 돌보는
사람과 다투는	함께 잘 지내는
자유시간이 너무 많은	구조화된 스케줄
파괴적 행동	조절할 수 있는 행동
정체되고 갇힌 느낌	진전하는 느낌
거짓말하는	정직한
부정적 기분이 폭발된	부정적 기분을 말로 표현하는
치료회기를 취소하고 가지 않는	규칙적으로 모든 치료에 참석하는
처방받은 대로 약을 복용하지 않는 (과다복용이나 소량복용)	처방받은 대로 약을 복용하는
수동적 (왜 해야 돼?)	능동적 대처
냉소적/부정적	현실적/긍정적
PTSD 증상과 싸우지 않는(예, 해리, 자해)	PTSD 증상과 싸우는 (예, 그라운딩, 다시 생각하기, 등)
새로운 대처기술을 학습하지 않는	새로운 대처기술을 학습하는
신체적으로 아픈	신체적으로 건강을 유지하는
치료가 불필요하다고 믿는	치료가 필요하다고 믿는
물질을 사용하는 사람들과 시간을 보내는	물질을 사용하지 않는 사람들과 시간을 보내는
피드백을 들을 수 없는	피드백을 듣는
과도한 책임감	적절한 책임감
사람들은 나를 나쁜 사람으로 만들려고 하고 내 기분을 불쾌하게 만들려고 한다고 생각하는	사람들과 함께할 때, 기분이 괜찮은
돌보지 않는; 노력하지 않는	돌보고 노력하는
오만한 만족감	현실적 걱정
직장이나 학교에 결석하는	직장이나 학교에 다니는

계속

이 활동지의 복사는 본 저서의 구매자가 개인적으로 활용하는 경우에만 가능합니다. 안전기반치료의 모든 저작권은 Lisa M. Najavits(2002), Guilford Press에 있습니다.

★ *추가하고 싶은 당신의 적신호가 있나요?*

★ *추가하고 싶은 당신의 청신호는 무엇인가요?*

안전계획 창조하기

★ *예시를 활용하여, 다음 안전계획을 작성하세요.*

저위험(고통이 나타나기 시작)	**안전 유지를 위해 내가 할 일**
• 형편없이 먹기	• 한 주에 3번으로 AA참석을 증가시킨다
• 가끔 치료 회기를 불참하는	• 내가 느끼는 것을 치료자에게 말한다
• 냉소적이고 부정적이 되는	• 내친구, 팻,와 통화하고 얘기한다

적신호	청신호
저위험 (고통이 시작됨)	**안전 유지를 위해 내가 할 일**
중위험 (심각해짐–조심하기)	**안전 유지를 위해 내가 할 일**
고위험 (비상사태!!)	**안전 유지를 위해 내가 할 일**

이 활동지의 복사는 본 저서의 구매자가 개인적으로 활용하는 경우에만 가능합니다. 안전기반치료의 모든 저작권은 Lisa M. Najavits(2002), Guilford Press에 있습니다.

적신호와 청신호의 핵심

☞ ***적신호는 고통의 메시지다.*** 몸에서 나는 열이 당신이 쉬어야 한다는 신호인 것처럼, 적신호는 감정적 고통이 생겼다는 신호입니다. PTSD와 물질남용을 가진 사람은 발생신호를 안보고 무의식적으로 마음에서 내보내려는 경향이 있습니다. 하지만 적신호를 알아차리고, 발생의 이유를 인정하는 것이 필요합니다(약함이나 실패의 신호가 아니라, 자신에게 관심을 기울이라는 메시지로서의 신호입니다).

☞ ***"싹트는 모습"을 기억하세요.*** "음주로 자라나기(BUD: Building Up to Drinking)."가 도움이 되는 것처럼, "위험으로 자라나기(Building Up to Danger)"를 활용할 수 있습니다. HANDOUT 1과 2의 적신호 목록은 당신이 파괴적으로 행동할 준비가 되었다는 신호입니다. 경고 신호를 볼 수 있고 적극적으로 대처할 수 있다면, 내리막으로 치닫는 자신을 멈출 수 있는 기회의 창이 됩니다. 따라서 PTSD와 물질남용의 위험한 시간은 흑백논리의 사건이 아니라, 자신을 구할 시간이 허락된 점진적인 과정으로 활용할 수 있습니다.

☞ ***위험이 증가할 때, 타인의 도움은 필수적입니다.*** 적신호가 증가함에 따라 안전한 사람에게 도움을 요청할 필요성도 증가합니다. PTSD와 물질남용의 가장 어려운 측면 중 하나는 고립입니다. 증상이 늘어날수록, 환자는 숨어버리는 경향이 있습니다. 그렇기 때문에, 위험기간동안 누구에게 전화할지 미리 계획하고 그가 당신을 어떻게 도울지 미리 준비하는 것이 필요합니다. 말할 내용을 서로 예행연습하세요.

☞ ***"비명"이 되기 전의 "속삭임"일 때, 경청하세요.*** 안전 계획은 당신의 경고 신호와 그에 대한 반응 양식을 찾는 것을 포함합니다. HANDOUT 2의 안전 계획은 3단계로 되어있어, 위급상황(단계 3)이 되기 전에 저위험 신호(단계 1)에 주의를 기울일 수 있습니다. 초기단계에 행동을 취할수록 더 낫습니다.

☞ ***위험이 커질수록, 말보다 폭발적 행동으로 나타날 가능성도 커집니다.*** 대부분의 위험신호는 행동이라는 것을 알아차리세요. 고통이 커질수록 당신의 느낌을 계속 얘기하는 것이 필수적입니다; 그렇지 않으면 당신은 행동으로 "그 느낌을 폭발하기" 쉽습니다. 상처 받고 벽에 주먹질하는 어린아이를 생각해보세요. 아이가 직접 감정을 표현할 수 없는 경우, 그는 분노행동으로 표출합니다.

☞ ***대부분 물질남용은 금욕 후 90일 안에 재발합니다.*** 연구에 의하면, 전반적인 물질남용(헤로인, 흡연, 술)에 있어, 첫 90일이 취약합니다. 그러므로 자신의 위험 신호를 아는 것이 회복 초기에 특히 중요합니다.

☞ ***나선형을 알아차리세요.*** 회복할 때, "나선형" 또는 "눈덩이"의 과정은 긍정과 부정의 양방향으로 전개됩니다. 나선형 하향흐름은 증상이 급속도로, 대체로 빠르게 악화되는 것입니다. 나선형의 상향흐름은 회복을 향한 지속적인 노력으로 긍정적인 일들이 발생하기 시작하는 것입니다. 예를 들어, 취업을 하고 더 안전한 지역에서 아파트를 얻을 수 있게 되고 그곳에서 더 건강한 사람들과 친구가 되는 등이 계속 연달아 일어납니다.

이 활동지의 복사는 본 저서의 구매자가 개인적으로 활용하는 경우에만 가능합니다. 안전기반치료의 모든 저작권은 Lisa M. Najavits(2002), Guilford Press에 있습니다.

헌신을 돕는 발상

당신의 삶을 진전시키는 하나의 행동에 헌신하라.
어떤 생각이든 가능하며, 아래의 의견들 중 한 가지를 시도할 수 있다.
헌신을 유지하는 것은 자신을 존경하고 명예로이 여기며 스스로를 보살피는 방법이다.

☆ 선택 1: 당신이 믿을만한 사람(예, 안전한 가족, 친구, 치료자, 후원자)에게 당신의 안전계획서를 주고 의견을 구하세요.
☆ 선택 2: 용기에 대한 개인적인 이야기를 써보세요: "적신호를 어떻게 직면하고 이겼는가"
☆ 선택 3: 당신의 주변인에게 "나를 어떻게 도울 수 있는가"에 대한 안내서를 적어주세요. 당신의 위험신호를 기술하고, 당신이 좋지 못한 상황에 빠지게 될 때 사람들이 당신을 어떻게 도울 수 있는지 기술하세요.
☆ 선택 4: 당신이 (1) 중간수준의 위험이나 (2) 심각한 위험에 처할 때 자신에게 무슨 말을 할 것인지 미리 적어두세요.
☆ 선택 5: 안전대처 활동지를 작성하세요.(아래에서 이 주제를 적용한 예시를 참조하세요)

	이전 방식	새로운 방식
상황	어떤 사람이 도로에서 내 차 앞으로 끼어들었다.	어떤 사람이 도로에서 내 차 앞으로 끼어들었다.
★ 당신의 대처 ★	화가 나서 3분정도 그 차를 바짝 따라 달렸다. 스트레스를 감당할 수 없는 것 같다. 물질사용하고 싶은 생각을 계속 한다.	나는 앞서 다뤘던 위험 신호를 살펴볼 필요가 있다. 이러한 스트레스를 받으면 그 다음에 물질사용이 뒤따른다는 의미이다. 나는 세상과의 완충제가 필요하다–모임에 갈 것이다. 나는 "정신건강"을 위해 오늘 하루 휴식한다.
결과	아무 것도 나아지지 않는다. 나는 점점 나쁜 것에 빠져든다.	나는 괜찮아졌고 통제감을 더 느꼈다.

당신의 이전 대처방식은 얼마나 안전한가요?___ 당신의 새로운 대처방식은 얼마나 안전한가요?___

0점(전혀 안전하지 않았음) – 10점(완전히 안전하였음)

이 활동지의 복사는 본 저서의 구매자가 개인적으로 활용하는 경우에만 가능합니다. 안전기반치료의 모든 저작권은 Lisa M. Najavits(2002), Guilford Press에 있습니다.

정직

요 약

환자는 회복에서 정직의 역할을 탐색하고 구체적인 상황에서 역할극을 하도록 격려 받는다. 이 주제와 관련된 쟁점은 다음을 포함한다: 부정직의 대가는 무엇인가? 정직한 것이 안전한 때는 언제인가? 상대방이 정직을 수용하지 않으면 어떻게 하겠는가?

오리엔테이션

"내가 알코올중독자라고 의사에게 말하지 않았다. 의사가 Benzodiazepines(항불안제) 처방을 취소하는 것이 싫다."

"내 트라우마는 내가 알고 있는 만큼 나쁠 리가 없다; 나는 거짓말을 만들어내야 한다."

"사회복지기관에서 나의 상담진전에 대한 당신의 소견서를 원한다. 지난달, 내가 재발했던 것은 삭제해주실래요?"

"가족에게 물질남용을 말한다면, 나는 골칫덩어리가 될 것이다."

"나는 그 남자와 데이트하기 싫다. 그런데 '싫다'고 말할 수가 없다."

자신 및 타인과의 정직은 PTSD와 물질남용의 회복에서 중심적 원칙이다. 비밀, 거짓말, 부인, 회피는 두 심리장애의 전형적 특징이다. PTSD(특히 아동기 만성 학대)환자는 그들이 말하면 처벌받거나 무시 받았었을 것이다. 그래서 그들은 진실을 억제하는 것을 배웠었을지도 모른다. 예를 들어, 한 환자는 아버지를 비평하면 심하게 얻어맞았다; 치료 초기에, 그녀는 타인에 대한 결정적 생각조차 의식하지 못했다. 단회성 트라우마를 가진 환자도, 괜찮지 않아도 "진짜로 괜찮은" 척을 하려고 노력하면서, 그 영향을 직면하는 것을 어려워할 수도 있다. 물질남용자가 심리내적관계 및 대인관계에서 부인하려는 경향은 이미 잘 알려져 있다. 가족이나 치료자가 아무리 지지적이라 하더라도, 물질사용에 대한 수치심은 사람들이 물질사용을 계속 거짓말하게 만든다.

이 주제에서, 환자는 부정직의 심리적 비용을 인지하도록 격려받는다: 부정직은 타인으로부터 자신을 소외시키고, 자신의 한 부분은 수용할 수 없고 반드시 숨겨야 한다는 생각을 영구화한다. 반대로 정직은 자유롭게 한다. 이 치료의 예비연구에서, 자신에게 가장 중요한 개념을 물어보았다. 치료종결 및 그 3개월 후, 그 2번의 평가기간에서 평균 2.9점으로(0–3척도) "정직은 필수"라는 항목이 가장 높은 점수를 받았다(Najavits et al., 1996b).

정직이 자기주장과 동일한 것으로 보일지라도, "정직"이란 용어는 단지 자신의 관점을 표현하는 것 이상의 의미를 전한다. 통합, 자신의 경험을 "소유"한다는 개념, 수용에 대한 영적 수준의 감각을 의미한다. 타인과의 관계도 강조한다. 반면, "자기주장"은 일반적으로 단순히 대인관계의 구조에 관한 것이다.

그러나 실재 위험은 환자를 위태롭게 만들기 때문에, 정직은 쉽지 않은 주제이다. 정직은 선택적이어야 한다. 예를 들어 가해자를 직면하는 것은 안전하지 않을 수 있다. 데이트 초기관계에서 과거의 트라우마와 물질남용을 전부 드러내는 것은 현명하지 않을 것이다. 요약하면, 정직은 만능도구가 아니다. 구체적 상황과 위험을 세심하게 저울질해봐야한다.

물질남용을 거짓말해왔다면 환자가 타인의 신뢰를 다시 얻는 것이 필요하다는 것을 이해하는 것도 중요하다. 환자의 정직을 믿기 전에, 가족구성원, 친구, 치료자는 장기간동안 환자의 일관적인 정직을 지켜 봐야할 필요가 있다. 따라서 치료의 한 부분으로 소변검사를 요구하는 것은 온당한 요청이다.

또 하나 어려울 수 있는 상황은 다른 치료자로부터 정보를 숨겨달라고 환자가 치료자에게 부탁할 때 이다. 물질남용관련, 이 장의 도입부에서 제시한 환자의 인용에서 몇 가지 예시가 있다. 이와 같은 상황에서 치료자는 다른 치료자에게 비밀을 갖지 않는 것이 매우 중요하다. 환자가 다른 치료자와 정직하게 이야기해보도록 제안하고, 언제까지 할 것이라는 날짜도 정하도록 하라. 정해진 그 날짜 이후에, 치료자는 그 치료자에게 해당 정보가 전달되었는지 직접 확인한다. 비록 환자가 치료를 중도 포기하는 위험이 뒤따르기는 하지만, 환자에게 더 큰 위험이란 물질남용을 비밀로 하는 것이다. 이러한 치료자의 행동은 물질남용에 대해서 환자의 거짓말을 강화할 뿐만 아니라 타인을 위험에 빠뜨리는 "조장자"의 역할을 하게 될 수도 있다. 반대로, PTSD와 관련하여, 환자가 한 치료자와 정보를 공유하지만 다른 치료자에게 전하는 것은 선호하지 않는 것이 타당할 경우도 하다. 치료관계에서 친밀감의 정도, 치료자의 역할과 환자의 취약감에 따라, 트라우마 내용의 비밀유지는 타당하다. 언제나 그렇듯, 예외는 환자가 연루되어 자신이나 타인을 향한 실재적인 신체적 상해나 위협이 있을 경우이다.

환자에게 정직하라고 격려함에 있어, 핵심 쟁점은 상대방의 부정적 반응을 다루도록 돕는 것이다. 타인의 반응에 상관없이, 정직 그 자체와 실행을 긍정적 목표로 보도록 환자를 돕는다. 어떤 방향이든 성장은 일어난다: 상대방이 긍정적 반응을 보인다면 관계에서 친밀감이 증가될 것이다; 부정적 반응을 보인다면, 환자는 상대방을 더 잘 알게 되고 그에 따라 진행할 수 있다. 불행하게도, 환자는 부정적 반응을 상대방에 대한 정보가 아니라 자신에 대한 비난으로 받아들이는 경우가 너무 많다. 따라서 부정적 반응을 미리 준비하는 것이 중요하다.

오늘 주제의 배포물은 환자에게 다음과 같은 방식으로 정직을 탐색할 기회를 갖도록 고안하였다.

- 정직에 대한 개념을 논의하기(PTSD와 물질남용이 부정직을 이끄는 방식; 부정직의 감정적 비용; 자신과 타인에 대한 정직의 개념)
- 정직을 표현하는 구체적 전략을 학습하기
- 정직하기를 역할극하고 상대방의 부정적 반응을 다루는 법을 학습하기
- 정직이 안전하지 않을 때를 구별하기; 예를 들어, 가정폭력상황에서 정직은 신체적 상해로 귀결될 수 있다.

헌신하기 위해, "실험 설계하기"전략을 제안한다: 환자는 특정 상황에서 정직하기를 통해 일어날 일들을 예측한다. 다음으로, 그 예측이 얼마나 정확한지 살펴본다. 이와 같은 실험을 통한 체계적 학습이 도움이 된다. 환자는 그 결과에 종종 놀라곤 한다. 원한다면, *도움 요청하기* 주제의 접근 활동지, HANDOUT 2,가 이 연습을 구조적으로 할 수 있게 도울 것이다.

역전이 쟁점

환자가 정직하는 것은 너무 어렵기 때문에, 환자의 방어를 존중하고 실제적으로 진전을 보일 수 있는 영역에서 작업하는 것이 환자가 저항하는 목표를 설득하는 것보다 더 도움이 된다. 따라서 환자가 특정 상황(예, 연애상대자와 헤어질 수 없다)에서 정직할 수 없다면, 좀 더 성취 가능한 목표로 하향조정하라.

회기 준비

선택: 진실, 정신질환, 심리치료를 논의한 M. Scott Peck(1997)이 쓴 거짓의 사람들(People of The Lie)을 읽어보기를 권한다.

회기 형식

1. *Check-in*(환자마다 최대 5분). 2장을 참조하시오.
2. ***인용구***(간단하게): 259쪽을 참조하라. 회기와 인용구를 연결하라–예를 들면, “오늘 우리는 정직을 이야기할 것입니다. 인용구에서 말하고 있듯이, 침묵을 깨뜨리는 말을 찾을 수 있을 겁니다.”
3. ***주제와 환자의 삶을 연관시켜라***(대부분의 회기에서 면밀하게).
   a. 환자에게 배포물, 정직,을 자세히 살펴보도록 요청하라.
   b. 환자가 기술과 당면한 구체적인 생애 쟁점을 연결할 수 있도록 도와라. 아래의 “회기 내용(아래)”과 2장을 참조하라.
4. *Check-out*(간단하게). 2장을 참조하라.

회기 내용

목표

- 회복에서 정직의 역할을 탐색하라.
- 정직을 적극적으로 예행연습하라.

자료와 환자의 삶을 연결하는 방법

★ ***역할극.*** 환자가 정직이 더 도움이 되었을 법 한 구체적인 최근 상황을 탐색하도록 질문하라. 그리고 정직을 표현하는 연습을 시켜라. “그 상황에서 당신이 정직하다면 무슨 일이 벌어질까봐 두려운가요?”, “상대방이 당신의 정직에 어떻게 반응할 것이라고 예측하십니까?”, “상대방이 잘 반응하지 않는다면 어떻게 대처할 건가요?”, “실제 삶에서도 연습한 것처럼 정직할 수 있겠습니까? 그 이유는 무엇입니까?”

★ ***훈습하라.*** 가정 상황을 만들고 어떻게 다룰 것인지 질문하라. 예를 들어, "다음에 자살생각이 들 때 누구에게 말할 수 있나요?", "물질사용하고 싶을 때 누구에게 말할 건가요?", "안전한 성관계를 원한다고 상대방에게 어떻게 말할 수 있을까요?"

★ ***논의***

- "당신이 부정직했었던 최근 예시를 생각해보세요—어느 정도는 자신을 보호하려고 했었나요?"
- "최근 물질을 사용했을 때(또는 기타 위험한 행동을 했을 때), 그것을 미리 타인에게 정직하게 말했나요?"
- "어떤 이와 정직하게 지내는 것이 안전하다는 것을 어떻게 알 수 있나요?"
- "물질남용을 거짓말해야 할 것 같은 사람은 누구입니까? 부정적 감정에 대해서는?"
- "정직이 당신의 PTSD와 물질남용과 어떤 관련이 있나요?"
- "당신이 정직했을 때 도움이 되었던 적을 기억할 수 있나요?"

제안

◆ ***환자가 자신은 "언제나 정직하다"고 말한다면, 이를 조사해보라.*** 이는 일반적으로 환자가 자신의 부정직을 인지하지 못한다는 의미이다. "최근 물질을 사용했을 때, 그것을 미리 타인에게 정직하게 말했나요?", "'나는 다시는 절대 술을 마시지 않을 꺼야'라고 자신에게 말했던 적이 있나요?"

◆ ***부정직을 "자기보호"의 틀로 보아라.*** 환자가 비난을 피하는 반면 자신의 부정직에 책임을 지도록 도와라. 환자는 자신이나 타인에게 거짓말을 하는 합당한 이유가 있을 것이다. 거짓말은 대체로 어떤 식으로든 자신을 보호하려는 시도이다. 예를 들어, 타인에게 물질남용에 대해 거짓말하는 것이 자신에 대한 굴욕감이 덜하다; PTSD에 대한 거짓말은 추가적인 학대로부터 자신을 보호한다.

◆ ***정직이 치료의 필수라는 것을 강조하라.*** 부정직에 대한 동기가 아무리 이해할만 하더라도(위 항목을 참조하라), 정직하려고 노력하는 것은 필수이다. 좀 더 많은 정직을 실험하고 그 결과를 평가하는 것이 목표이다.

◆ ***정직은 양자택일적 사건이 아님을 주목하라.*** 정직은 "'좀 더 많게' 에서 '좀 더 적게'"에 이르는 연속선상에 있다. 부분적 정직이 최선인 상황이 있다(예, 사내 파티에서 술 거부하기)

◆ ***정직의 예행연습에서, 상대방이 잘 반응하지 않을 때 환자가 어떻게 대처할 것인지 탐색해보라.*** 가장 흔한 실수중의 하나는 상대방이 긍정적으로 반응할 때만 정직이 성공적이라고 믿는 것이다. 반응이 부정적이면 절망적이라고 느낀다. 상대방의 반응이 좋지 않을 경

우 대처하는 법을 분명하게 생각하도록, 정직의 예행연습에서 다루어야 한다. 그 대처법은 내적(자신에게 이야기하는 법)이나 외적(상대방에게 말할 내용)이 될 수 있다. 정직은 그 내용과 그 자체가 모두 가치 있다는 핵심을 강화하라.

어려운 사례

* "내가 정직하다면 상대방이 상처받을 것이다."
* "당신은 내가 거짓말쟁이라고 말하는 겁니까?"
* "나는 직접적으로 거짓말을 절대 하지 않는다; 그저 정보를 말하지 않을 뿐이다."
* "정직? 내 사장은 못된 XXX이라고 말하는 건 어떤가요?"
* "자식들에게 나의 물질남용을 말할 수 없어요."
* "나는 매우 정직한 사람이다 그러나 물질을 떨쳐낼 수 없다. 이 주제가 어떻게 나를 돕겠는가?"
* "좋게 말할 수 없다면 말하지 않는 것이 낫다는 가르침을 받고 자랐어요."
* "역할극에서는 정직할 수 있지만 실제 생활에서는 절대 할 수 없을 것 같아요."

“What are the words you do not yet have? What do you need to say?

...

There are so many silences to be broken.”

Audre Lorde
(20세기 미국 작가)

“당신이 아직 하지 못한 말은 무엇인가요?
당신은 무엇을 말하고 싶나요?

....

깨쳐야 할 침묵이 너무 많다.”

정 직

당신이라면 어떻게 하시겠습니까?

★ *각 질문에 동그라미로 답하시오.*

1. 당신이 술을 마시면 10살짜리 딸이 화를 낸다. "오늘 술 마셨어요?"라고 물었다.
   (당신은 술을 마셨다.)
   당신은: (a) 진실을 말하겠습니까? (b) 거짓을 말하겠습니까?
2. 당신의 치료자가 당신을 화나게 하는 말을 했다.
   당신은: (a) 진실을 말하겠습니까? (b) 거짓을 말하겠습니까?
3. 물질을 사용하면 당신은 공동주거시설에서 쫓겨난다. 당신은 코카인을 한 번 사용했다.
   다음 날, 일일 Check-in 시간에:
   당신은: (a) 진실을 말하겠습니까? (b) 거짓을 말하겠습니까?

"a"의 개수? ______________ "b"의 개수? ______________

정직

정직이 왜 중요할까요?

▶ 회복을 촉진합니다.
▶ 당신이 자신을 존중케 합니다.
▶ 관계를 향상시킵니다.
▶ 기타: ____

부정직의 대가는?

• 당신은 숨겨지고 고립됩니다. – 당신에게 정말 무슨 일이 일어나고 있는지 사람들이 모르게 됩니다.
• 당신이 수치심을 느끼게 합니다. – 당신이 거짓을 말할 때 자기 존중은 어렵습니다.
• 타인을 해칠 수 있습니다. – 타인이 알았을 때 배신감을 느낄 수 있습니다.
• 기타: ____

PTSD와 물질남용자에게 정직은 매우 어려울 수 있습니다. 부정직은 주로 자신을 보호하고자 하는 시도입니다.

물질남용자는 기분이 나아지기 위해 거짓을 말합니다.

계속

이 활동지의 복사는 본 저서의 구매자가 개인적으로 활용하는 경우에만 가능합니다. 안전기반치료의 모든 저작권은 Lisa M. Najavits(2002), Guilford Press에 있습니다.

타인에게 부정직: 약물사용을 축소화; 소변 검사를 속이기
자신에게 부정직: 물질사용에 문제가 있음을 부인; "단지 한 잔 했을 뿐이야."라는 자기 대화

PTSD를 가진 사람은 고통을 피하기 위해 거짓을 말합니다.
타인에게 부정직: 당신이 괜찮지 않은데 괜찮은 척; 가족 내 폭력을 비밀로 하는 것
자신에게 부정직: 너무 고통스럽기 때문에 발생한 일을 직면하지 않는다; 폭력적 관계를 떠나기보다 머무르기

모든 정직의 기본은 자신에게 진실한 것입니다. 타인과 정직하기 위해서는 자신과의 정직이 우선시되어야 합니다: 자신의 요구를 "소유하고" 자신의 느낌을 깨닫기.

부정직의 두 가지 방법:

- 적극적 거짓말: 당신은 진실이 아닌 것을 말합니다. 예, 약물을 사용했지만 안했다고 말한다.
- 수동적 거짓말: 당신은 진실을 말하지 않습니다. 예, 당신은 친구에게 화가 났지만, 이를 그 친구에게 직접 말하지 않는다.

부정직이 나은 선택일 경우:

※ 정직이 안전하지 않은 경우 (예, 당신의 파트너가 당신을 때릴 것이다)
※ 이전에 시도했지만 그 사람은 당신의 이야기를 "듣지 않는다"는 것을 알았을 때(예, 당신의 트라우마를 엄마에게 이야기 할 때)
※ 100% 정직이 필요 없는 경우(예, 데이트 초기에 과거의 트라우마와 물질남용을 공개하고 싶지 않을 수 있습니다).

정직과 관계. 관계에서 정직은 식물의 생존에 필수인 물과 태양의 관계와 같은 것입니다. 진정한 느낌과 생각을 표현하지 않는다면 관계는 결국 소멸합니다. 정직을 외면한다면, 당신은 분노를 폭발하거나 자신의 감정을 폭력적 행동으로 표출하게 될 수 있습니다(예, 당신은 친구에게 화가 나서 일부러 늦게 나타납니다).

좀 더 솔직해지는 법

- ***자신/타인과의 정직은 회복의 핵심임을 깨달으세요.***
- ***당신의 의견을 침착하고 친절하게 말하세요.*** 폄하, 냉소, 고함 없이.
- ***"I" 문장을 사용하세요.:*** "나는 느낀다.", "나는 생각한다." "나는 원한다."
- ***구체적으로 하세요:*** "난 당신이 인종 차별적 발언을 그만했으면 합니다." 또는 "나는 당신이 나에게 마약을 주지 않았으면 합니다."

계속

- ***상대방이 당신 말을 더 잘 경청할 수 있도록 긍정성을 강조하세요.*** 예, 당신은 정직이 관계에 도움이 된다는 것을 믿는다고 말합니다.
- ***나쁜 반응이 나왔을 경우, 자신을 보호하기 위해 무엇이든 하세요.*** 당신의 주장을 고수하거나, 그 상황에서 벗어나거나, 상대방이 당신의 말을 지금 당장은 경청할 수 없다는 것을 결정하세요. 그러나 자책하지 마세요. 당신은 중요한 무언가를 시도했고 그것만으로도 자신을 칭찬할 만합니다.
- ***핵심: 타인이 제대로 반응하지 않더라도 정직은 가치가 있습니다.*** 정직은 타인이 어떻게 반응하는지와 무관한 자유로운 정서적 경험입니다. 타인이 당신의 정직을 수용하면 좋겠지만, 그저 자신에게 솔직함으로써 타인이 당신을 진정으로 알게 하도록 시도하면서 관계에서 당신의 부분을 "소유"하고 자신에게 진실하게 되는 것입니다. 이것이 보상 이상의 가치입니다. AA의 12단계와 세상의 모든 종교 및 윤리적 체제는 정직을 그 자체로써 가치를 둡니다; 세상에는 이에 대한 많은 지혜가 있습니다.

★ *당신이 더 정직해지고 싶은 현재 상황을 이 페이지의 뒷면에 목록화하세요. 예를 들면, 당신이 정말 어떻게 느끼는지 당신의 치료자에게 말하기; 약물사용이 안전하지 않다고 자신에게 말하기; 당신이 화를 느끼는 상대에게 직접 말하기.*

헌신을 돕는 발상

당신의 삶을 진전시키는 하나의 행동에 헌신하라.
어떤 생각이든 가능하며, 아래의 의견들 중 한 가지를 시도할 수 있다.
헌신을 유지하는 것은 자신을 존경하고 명예로이 여기며 스스로를 보살피는 방법이다.

☆ 선택 :1: 시도하고 살펴보세요! 좀 더 정직하고 싶은 상황을 찾아보세요. 당신이 기대한 것(전)과 실제로 일어난 일(후)을 비교해보세요.
☆ 선택 2: 말하고 싶었지만, 누구도 말한 적이 없는 것의 목록을 작성하세요. (주의: 이것은 어려울 것입니다. 만약 너무 불편감을 느낀다면 하지 마세요.)
☆ 선택 3: "자신에게 정직하기; 타인에게 정직하기"(또는 정직과 관련된 기타 쟁점)를 탐색하며 글을 써보세요.
☆ 선택 4: 안전 대처 활동지를 작성해 주세요. (이 항목에 적용되는 아래의 예시를 참조하세요.)

	이전 방식	**새로운 방식**
상황	내가 어제 술을 마셨는지 10살짜리 내 딸이 나에게 물었다.	내가 어제 술을 마셨는지 10살짜리 내 딸이 나에게 물었다.
★ 당신의 대처 ★	내가 술을 마신 것을 알게 되면 내 딸은 화를 많이 낸다. 나는 그녀에게 그렇게 할 수 없다–나는 그녀의 실망감을 다시 견디기 어렵다. 나는 실패자처럼 느꼈다. 나는 마시지 않았다고 그녀에게 말했다.	비록 그것이 우리 모두에게 고통스럽다 해도 나는 그녀에게 진실을 말할 필요가 있다. 아마도 딸의 반응때문에 다음번에 내가 알코올에서 멀리 떨어질 수 있을 것이다. 내가 무슨 일을 했든, 딸에게 거짓말을 하는 것은 우리를 몰락시킬 뿐이다. 나는 딸에게 술은 나의 심각한 문제이며, 나는 이를 바꾸도록 내가 할 수 있는 모든 것을 할 것이라고 설명할 필요가 있다.
결과	쓸모없고 미친하다고 느꼈다– 나는 내 딸에게 거짓말을 하고 싶지 않다.	딸을 화나게 해서 기분이 안 좋지만, 내가 옳은 일을 했다는 것을 안다. 내가 진실한 사람이라는 느낌이 든다.

당신의 이전 대처방식은 얼마나 안전한가요?___ 당신의 새로운 대처방식은 얼마나 안전한가요?___

0점(전혀 안전하지 않았음) – 10점(완전히 안전하였음)

이 활동지의 복사는 본 저서의 구매자가 개인적으로 활용하는 경우에만 가능합니다. 안전기반치료의 모든 저작권은 Lisa M. Najavits(2002), Guilford Press에 있습니다.

회복적 생각

요 약

PTSD와 물질남용과 연관된 생각은 더 건강한 "회복적 생각"과 대조된다. 환자는 "당신의 선택 목록", "새로운 이야기 창조하기", "의사결정하기", "상상하기"와 같은 다시 생각하기 도구를 사용하여 자신의 생각을 바꾸도록 안내받는다. 다시 생각하기의 힘은 소리 내어 생각하기와 다시 생각하기 연습을 통해 구현된다.

오리엔테이션

환자가 마약이나 기타 비안전행동을 하는 이유는 매우 많고 복잡한 의미와 오래된 근원에서 찾아볼 수 있다. 이러한 의미를 탐색함으로써, 치료자는 문제의 가장 깊은 뿌리를 개입할 가능성이 높아진다. PTSD를 가진 사람에게, 물질사용은 다음과 같은 특정 의미를 지닌다.

- ***도움 외치기.*** "중독은 내가 얼마나 통제불능을 느끼는 지 보여준다."
- ***자신의 내적세계(느낌, 생각, 기억)에 접속하는 방법.*** "나는 접속해야할 많은 것이 내안에 있다는 것을 안다. 하지만 (술이나 약에) 취하지 않고서는 그렇게 할 수 없다."
- ***자신의 내적 세계를 차단하는 방법.*** "약물중독은 쓰레기를 다루는 나만의 방식이고 모든 것을 차단하려는 노력이다."
- ***가해자에게 되돌아가는 법.*** 물질사용을 통해, 환자는 행동으로써 다음과 같은 말을 표현한다, "당신은 더 이상 나를 해칠 수 없다", "이제 내가 내 몸을 통제한다."
- ***혼란스러운 가정생활의 핵심.*** 환자는 자신의 기억을 거슬러 올라가면, 트라우마와 물질남용이 자신의 가족안에 존재했다고 말하곤 한다. "내가 경험한 트라우마는 부분적으로는 내

엄마의 알코올중독 때문이다. 엄마가 술을 마시는 동안, 아버지는 어머니에게 성관계를 강요했다. 그것이 어린 나로서는 매우 충격적인 트라우마였다."
- ***느린 자살.*** "어쨌든 나는 그저 죽고 싶기 때문에 물질을 사용한다."
- ***자신을 재학대하는 방법.*** "나는 내 자신을 미워하고 관심도 없기 때문에 물질을 사용한다."
- ***자기방어의 진정어린 시도(즉, 더 심한 자해를 예방하는 방법).*** "너무 압도적 감정 앞에서, 나의 단 하나의 선택은 나 자신을 해치거나 술을 마시는 것이라고 느낀다."
- ***학대의 장을 설계하는 가해자의 방법*** "내 삼촌이 내가 11살 때부터 나를 학대했다. 심지어 그는 나를 마리화나로 매수하려고 할 정도로 뻔뻔스러웠다."

인지치료는 환자가 자신의 의미체계를 탐색하고 변화하는데 도움을 준다. 오늘의 주제에서, 2가지 주요 전략을 강조한 인지치료의 개요를 제공한다: (1) 환자가 만들어낸 의미를 정의하기(특히 PTSD와 물질남용과 연관된 의미); (2) 해로운 생각으로부터 치유하는 생각(회복적 사고)으로 전환하도록 돕기. 회기를 실행하는 동안, 여러 핵심사항을 기억하는 것이 도움이 된다.

- ***"부정적"사고를 논의할 때, PTSD와 물질남용자는 쉽게 비난받는다고 느낀다.*** "나는 생각도 나쁘다", "나아지지 않은 것은 내 잘못이다", "나는 멍청하다", "내 문제는 모두 내 머리 안에 있다"는 말을 한다. 치료자는 환자의 의미체계가 어떻게 자신의 삶에 영향을 미치는가를 현실적으로 탐색하는 동시에, 협조적이고 공감적인 입장을 전함으로써 이를 맞서게 돕는다. 모든 사람들이 어느 수준까지는 비적응적 사고를 가지며 모든 사람이 그 사고를 수정하는 것을 학습할 수 있다는 점을 강조하는 것이 도움이 된다.
- ***자신의 생각을 정의하고 변화하는 것은 획득하기 어려운 기술이다.*** 많은 사람들이 생각과 느낌을 동일한 현상으로 본다; 자신의 생각을 인지하지 못한다; 자신의 생각, 행동, 느낌을 명명하지 못한다. 사고를 변화하는 것은 많은 노력을 필요로 한다.
- ***간단한 용어를 사용하라.*** 인지치료는 "다시 생각하기", "의미 창조", "자기대화"로 볼 수 있다. 이 용어들은 "인지"에 대한 토론보다 덜 추상적으로 들린다.
- ***인지치료에 대한 왜곡된 개념은 아주 많다***(Clark, 1995; Gluhoski, 1994). 이 예시로 "인지치료는 건조하고 기술적이며 작성해야할 양식이 많다," "인지치료는 부정적 생각을 긍정적인 생각으로 변화하는 것이다", "인지치료는 표면적이다; 단지 생각에만 관심 있다. 그러나 정말 중요한 것은 감정이다," "인지치료는 쉽다–그저 당신의 생각을 바꾸면 된다," "인지치료는 환자가 '잘못된' 생각을 가진 것에 대해 나쁜 기분이 들게 한다", "인지치료는 사람에게 무엇을 믿어야 하는지를 말하는 것이다."가 있다. 실제로, 잘 작업한 인지치료는 깊고 감정적인 탐색과정으로써, 오래 지속되는 변화를 만드는 엄청난 힘을 가지고 있다. 잘못

작업하면, 환자는 약화되고 지배당하거나 오해받는다고 느낄 수 있다.

- ***대체로 환자는 자신의 생각에 집중하는 것을 매우 감사하게 여긴다.*** 이것이 환자가 자신의 경험을 타당화하고 내적 세계와 접촉하는 것을 돕는다.

역전이 쟁점

- ***너무 "교육 같거나" 기술적으로만 접근하기***(예, 다시 생각하기의 힘에 대한 전반적인 경험 대신, 생각과 느낌간의 구분을 반복연습시키기). 이는 치료자가 다시 생각하기와 익숙하지 않다면 자주 일어난다. 치료자가 다시 생각하기 작업에 미숙하다고 느낀다면, 인지치료 메뉴얼을 필수적으로 다시 읽어라–예를 들어, 물질남용의 인지치료(Beck et al., 1993) 또는 우울증의 인지치료(Beck et al., 1979).
- ***환자에게 충분한 가이드라인을 제공하지 않기.*** 일부 치료자는 소크라테스질문에 대한 필수적 안내 없이 신념을 다시 생각하라고 요청하기도 한다. 예를 들어, "이것을 어떻게 다르게 생각할 수 있을까요?" "새로운 방법으로 이것을 생각해보세요"라고 말하기도 한다. 하지만 환자는 세계에 대한 새로운 이해를 간단하게 만들어낼 수는 없다; 세심하고 구제적인 질문들의 시리즈를 구성해야 한다. 이 치료의 연구에서, 치료자가 잘해내기에 가장 어려운 주제가 인지적 주제였다; 대부분은 환자의 사고 전환을 어떻게 도와야 할 지 몰랐다. 인지치료를 가르치는 것은 이 책의 범위에서 벗어나지만, 치료개입 전에 인지기법을 미리 학습하는 것은 필수적이다. 이러한 문제는 다음과 같은 형태로도 나타난다: 환자에게 무엇을 믿어야 할지 말하고("당신이 나쁜 사람이라고 말하지 마세요–당신은 좋은 사람입니다"), 환자가 다시 생각하기는 효과적이지 않다고 말할 때 어떻게 해야 할지 모른다.
- ***다시 생각하기를 깊은 정서적 연습보다 표면적 연습으로 다루기.*** 정서적 연습으로 만들기 위해서, (1) 연습할 상황은 반드시 "열띤" 것이어야 한다(즉, 환자가 매우 강한 부정적 감정을 가지고 있어야 한다); (2) 다시 생각하기는 환자가 만드는 핵심 가정에 접근해야 한다; (3) 다시 생각하기는 현실적인 새로운 이해를 제공할 필요가 있다(즉, 단순하거나 비현실적이지 않은 생각). 예를 들어, 환자는 자신은 전혀 친구를 가져본 적이 없으며 앞으로도 없을 것 같다고 말한다. 치료자가 대답한다, "AA모임에 참석하면 거기에서 사람을 만날 것이다"– 환자가 사회적 기술이 심각하게 부족해서 현실적으로 친구관계를 만들기 전에 심층치료가 필요할 가능성을 무시하는 것이다.

Acknowlegdement

많은 저자가 인지 재구조화의 주제를 다루었다. 여기에서는 Aron T. Beck과 Albert Ellis(Ellis, McInerney, DiGuseppe, & Yeager, 1988)를 주요하게 활용하였다. 물질남용 영역의 HANDOUT 1, 자신에게 하는 말을 알아차려라!는 Beck과 동료들(1993), DuWors(1992)에 기반을 두고 있다. HANDOUT 2의 다시 생각하기기법 목록, 다시 생각하기 기술,은 Burns(1990)의 "당신의 꼬인 생각을 푸는 10가지 방법"에서 기초를 두고 있다. 또한 "결과를 생각하라"와 "그 증거를 조사하라"라는 자료에서 직접 가져온 2가지 기법을 포함한다. "오리엔테이션"의 일부는 Bruce Liese박사가 저술하였다.

회기 형식

1. ***Check-in***(환자마다 최대 5분). 2장을 참조하시오.
2. ***인용구***(간단하게): 272쪽을 참조하라. 회기와 인용구를 연결하라. *The Little Engine That Cloud*라는 이야기를 아는 사람이 있는지 물어볼 수 있다. 짧게 이야기하라. 즉, 기차가 가파른 언덕을 올라가려 하지만, 할 수 없었다. 하지만 그 작은 엔진은 계속해서 말한다, "내 생각에 나는 할 수 있어, 나는 할 수 있어" 결국 그 기차는 언덕위에 올라섰다. 또는 치료자가 이렇게 말할 수도 있다 "어떻게 *생각하는가*가 어떻게 *느끼는* 지를 결정한다. 인용구에서 말하고 있듯이, 엔진은 지지적인 생각을 하려고 노력한다."
3. ***주제와 환자의 삶을 연관시켜라***(대부분의 회기에서 면밀하게).
   a. 환자에게 배포물을 자세히 살펴보도록 요청하라. 배포물은 한꺼번에 혹은 따로따로 줄 수 있다. 시간이 충분하다면 여러 회기에서 다루도록 한다. "회기 내용"과 2장을 참조하라(아래).

      HANDOUT 1: 자신에게 하는 말을 알아차려라!

      HANDOUT 2: 다시 생각하기 기술

      HANDOUT 3: 다시 생각하기에 대하여.

   b. 환자가 기술과 당면한 구체적인 생애 쟁점을 연결할 수 있도록 도와라. 아래의 "회기 내용(아래)"과 2장을 참조하라.
4. ***Check-out***(간단하게). 2장을 참조하라.

회기 내용

HANDOUT 1: 자신에게 하는 말을 알아차려라!

목표

- PTSD, 물질남용, 회복과 연관된 사고를 좀 더 잘 알아차리도록 환자를 안내한다.

자료와 환자의 삶을 연결하는 방법

★ ***자기탐색.*** 환자가 자신에게 가장 두드러진 생각을 배포물에 동그라미하게 하라.

★ ***소리내어 생각하기를 연습하라.*** 물질남용이나 기타 비안전행동의 구체적인 최근 사례를 기억하라고 요청하라: "영화처럼 그 장면을 되돌려 보라. 당신이 생각하기 전/동안/후의 내용을 자세하게 기술하라."고 요청하라.

★ ***논의***

- "이 배포물의 왼쪽과 오른쪽의 차이점은 무엇인가요?"
- "당신 안에서 어떤 생각을 알아차렸나요?"
- "어떤 생각을 가장 변화하고 싶은가요?"
- "당신이 생각하는 것을 알아차리는 것이 왜 중요한지 알겠나요?"
- "여기에 추가하고 싶은 기타 생각이 있나요?"
- "오른쪽처럼 생각한다면 삶이 어떨 것 같습니까? 어떻게 다른 행동을 할 것 같나요? 타인과 관계가 얼마나 달라질 것 같나요? 당신은 얼마나 다르게 느낄 것 같나요?"

제안

◆ ***전체적인 생각을 알아차려라.*** 환자는 비적응적 사고(이 배포물의 왼쪽 면)와 건강한 생각(이 배포물의 오른쪽) 이 혼재할 가능성이 있다. 언제나 그러하듯이, 병리에 집중할 뿐만 아니라 환자의 건강한 측면을 강화하는 것이 도움이 된다.

HANDOUT 2: 다시 생각하기 기술

목표

- 다시 생각하기의 기술을 활용하여 소리내어 생각하기 연습을 실시함으로써 다시 생각하기의 힘을 경험하도록 돕는다.

자료와 환자의 삶을 연결하는 방법

★ ***다시 생각하기의 시연을 보여주라.*** "말하는 것보다 보는 것이 낫다"의 정신으로, 다시 생각하기 모형을 경험하게 하는 것이 최선의 방법 중 하나이다. 환자에게 물질남용과 PTSD와 연관된 최근 비안전 상황을 탐색하게 하라. 그리고 안전대처활동지를 활용하여 그 예시를 작업하라. 당신이 활용하는 다시 생각하기의 기술이 어떤 것인지 소리내어 정의하고 그 과정을 분명하게 이해하도록 도와라.

★ ***자기탐색.*** 환자에게 가장 매력적으로 느껴지는 다시 생각하기 기술을 동그라미하게 하라.

★ ***각 다시 생각하기 모형을 묘사하라.*** 치료자가 다시 생각하기 기술을 차례로 살펴보고, 환자에게 특정 기술을 어떻게 자신의 삶에 적용할 것인지 묘사하게 하고, 각 기술에 대한 질문에 답하라.

★ ***논의***

- "다시 생각하기의 도구중에서 어떤 기술이 당신을 도울 것 같습니까?"
- "목록에는 없지만, 당신이 이미 사용하고 있는 기술이 있습니까?"
- "'멈추라, 보라, 들어라'를 실제로 어떻게 기억할 수 있겠습니까?-즉, 자신과의 부정적 대화를 간섭하고 이 기술을 적용하는 법?"
- "이 기술이 자신에게 효과적일 것이라고 생각하나요? 아니라면, 왜 그런가요?"
- "자신의 생각이 '틀렸거나 '나쁘다'고 생각한 적이 있나요? 그렇다면, 당신은 어떻게 다시 생각하기를 할 수 있을까요?"

제안

◆ ***추가 자료를 고려하라.*** 더 많은 다시 생각하기 관련 도구를 알아보려면, The Feeling Good Handbook (Burns, 1990, pp. 118-119)의 목록을 활용하라. 여기에는 "용어를 정의하라", "비용편익분석", "회색의 그림자 안에서 생각하기", "이중기준법"과 같은 기법들이 있다.

◆ ***이 연습이 효과적이었는지의 여부를 피드백 받아라.*** 다시 생각하기 연습을 실시한다면, 환자에게 과연 효과적이었는지를 반드시 피드백 받아라; 효과적이지 않았다고 하면, 이를 작업하거나 재시도하라.

HANDOUT 3: 다시 생각하기에 대하여.

목표

- 환자의 다시 생각하기에 대한 이해가 깊어지도록 도와라.

자료와 환자의 삶을 연결하는 방법

★ ***핵심사항을 검토하라.*** 환자가 배포물의 중요사항을 요약하게 하라. 그 다음, 이를 다시 생각하기 기술을 작업하는 시작점으로 삼아라. 예를 들어, "이 배포물의 중요 개념은 무엇일까요? 당신과 관련된 아이디어가 있나요?"

★ ***논의***

- "'열린 생각'이 다시 생각하기를 작업하는 데 왜 중요할 것 같나요?"
- "긍정적 생각과 현실적 생각 사이의 차이점은 무엇일까요?"
- "다시 생각하기를 시도해서 효과가 없다면, 다음번에 어떻게 다르게 시도해볼 수 있을까요?"

제안

◆ ***환자가 인지치료를 더 학습하도록 격려하라.*** 이 배포물의 마지막에 예시로 몇 가지 목록을 제시하였다.

◆ ***다시 생각하기가 효과가 없을 때 무엇을 해야 하는지에 대해 작업하라.*** 환자가 가진 가장 흔한 문제 중의 하나는 그들이 심각한 고통 속에 있을 때는 다시 생각하기 작업을 할 수 없다는 것이다. 회기동안 환자를 돕는 것이 결정적으로 중요하다. 회기동안 구체적 예시를 활용하고 깊은 영향력을 줄 수 있는 기술을 탐색하라(배포물에 있는 예시 참조).

어려운 사례

* "전에 이미 긍정적 생각을 시도해봤어요. 나에게는 효과가 없었어요."
* "내 트라우마는 비참하다고 '생각해요'. 말하자면, 트라우마를 그렇게 보면 안 된다는 거죠?"
* "안전대처 활동지의 다시 생각하기를 시도해봤어요. 그러나 그 후에 전혀 나아지지 않았어요."
* "당신은 자신에게 다시 생각하기 기술을 활용하나요?"

* "상담시간동안 다시 생각하기를 할 때는 괜찮아보여요. 그러나 나 혼자서는 할 수 없어요."
* "다시 생각하기 기술의 긴 목록을 외워야 하나요?"

“I think i can,
I think i can,
I think i can”

Watty Piper
(20세기 아동문학작가,
The Little Engine That Cloud)

“나는 할수 있을 것 같다,
나는 할수 있을 것 같다,
나는 할수 있을 것 같다”

자신에게 하는 말을 알아차려라!

회복적 생각이란 존중과 지지를 가지고 자기 대화를 한다는 의미이다.

물질남용 생각

★ *물질 사용관련 생각(좌측 열)과 회복관련 생각(우측 열)을 비교해보세요.*

물질남용 생각	VS	회복 생각
"나는 지금 그것이 필요하다" *(즉각적 만족을 원하는)*	vs	"나는 기다릴 수 있다" *(자기 통제)*
"나는 미래에 관심이 없다" *(계획을 세울 수 없는)*	vs	"나중에 내 기분이 어떨까?" *(계획을 세울 수 있는)*
"일은 항상 막힘없이 흘러가야 한다" *(좌절을 참을 수 없는)*	vs	"가끔 일이 잘못되기도 한다" *(좌절을 참을 수 있는)*
"나는 내가 원하는 것을 할 수 있다" *(오직 자신에게만 집중하는)*	vs	"내가 물질사용하면 애들이 상처받을 것이다" *(자기와 타인에게 집중하는)*
"고통을 마비시킬 약이 필요하다" *(나쁜 기분을 참을 수 없는)*	vs	"나는 우울한 기분을 참을 수 있다" *(나쁜 기분을 참을 수 있는)*
"금욕은 지루할 것이다" *(지루함을 두려워하는)*	vs	"나는 새로운 것을 시도할 수 있다" *(흥미로운 활동을 찾아가는)*
"나는 결코 이것을 극복할 수 없다." *(과잉반응)*	vs	"한 번에 한걸음씩 나가자" *(균형 잡힌)*
"나는 물실을 사용하는 번이 낫나" –어차피 내 인생은 망했다"*(돌보지 않는)*	vs	"나는 소중해." *(돌보는)*
"나는 딱 한잔만 마실 것이다" *(비현실적)*	vs	"나는 딱 한 잔만 마실 수 없다는 걸 안다" *(현실적)*
"나는 자기훈육이 없다" *(꽉 막힌)*	vs	"나는 자기훈육을 배울 수 있다." *(성장을 찾는)*

계속

이 활동지의 복사는 본 저서의 구매자가 개인적으로 활용하는 경우에만 가능합니다. 안전기반치료의 모든 저작권은 Lisa M. Najavits(2002), Guilford Press에 있습니다.

PTSD 생각

★ *PTSD관련 생각(좌측 열)과 회복관련 생각(우측 열)을 비교해보세요.*

PTSD 생각	VS	회복 생각
"나는 쓸모없다" *(자신을 비난하다)*	VS	"나는 잘 했다" *(자신을 세우다)*
"나는 칼로 팔을 긋고 싶다" *(자기 파괴적)*	VS	"나는 문제를 해결하고 싶다" *(건설적)*
"나는 별 볼일 없다" *(자신을 방치하는)*	VS	"나는 나의 요구를 돌보아야 한다" *(자신을 돌보는)*
"아무런 의미가 없다" *(죽음을 선택하는)*	VS	"삶이란 내가 만드는 것이다" *(삶을 선택하는)*
"나는 항상 혼자 일 것이다." *(고립되다)*	VS	"나는 연결될 수 있다." *(팔을 뻗어 타인과 닿는)*
"나는 그저 학대피해자일뿐이다" *(좁은 정체성)*	VS	" 나는 인간이다" *(넓은 정체성)*
"아무것도 바뀌지 않는다." *(굳은)*	VS	"나는 성장할 수 있다." *(유연한)*
"나는 술을 마실 필요가 있다" *(탈출구를 찾는)*	VS	"나는 개선하기 위해 노력할 수 있다." *(문제를 직면하는)*
"나는 아무것도 아니다" *(가치 폄하하는)*	VS	"나는 좋은 사람이다" *(긍정적인)*
"나는 나쁘다" *(자신을 미워하는)*	VS	"나는 괜찮다" *(자신을 사랑하는)*
"나쁜 관계가 내가 얻을 수 있는 전부이다." *(안전하지 않은 사람과 지내는)*	VS	"나는 좋은 사람을 찾을 수 있다" *(안전한 사람을 찾는)*
"나는 대처할 수 없다" *(포기하는)*	VS	"나는 시도할 수 있다" *(해결책을 찾는)*
"이 세상은 고통뿐이다" *(오직 고통만을 보는)*	VS	"삶은 혼란이다." *(즐거움과 고통을 같이 보는)*

다시 생각하기 기술

당신의 생각을 변화시키기 위해 다음의 기술들을 시도해 보세요.

☆ *자신만의 선택 목록을 작성하세요* ☆

어떠한 상황에서든 당신에게는 선택안이 있습니다. 이 기술이 그 선택안을 찾아내는 데 도움이 될 것입니다. 예를 들면, 데이비드는 그의 부모님과 살고 있었고 "한심한 패배자"라고 느꼈습니다. 자신을 깍아내리기를 멈추는 대신, 그는 앉아서 그가 무엇을 할 수 있는지 목록화하였습니다: (1) 직업상담 받고, 취업하고, 이사 갈 돈을 번다; (2) 친구와 같이 살 수 있는지 알아본다; (3) 장애서류를 신청하고 이사 나간다; (4) 부모님과 같이 지내지만 자신만의 시간을 더 늘린다. 상황에 대해 단지 비관하기보다, 선택사항이 있고 그 중에서 선택 및 결정하는 것은 자신에게 달렸다는 것을 알게 되었습니다.

☆ *출처를 알아차리세요* ☆

누가 당신에게 무언가를 이야기하나요? 이 사람을 믿을 수 있나요? 그 사람의 결점은 무엇인가요? 당신이 비난받거나 동의할 수 없는 충고를 들을 때, 이 전략이 특히 유용합니다. 예를 들면, 주디의 이모는 계속해서 주디가 뚱뚱하다고 말했습니다. 주디는 우울하고 폭식했습니다. 이후, 주디는 그런 말을 듣기만 하는 것은 "좋지 않다—무시이다"를 깨달았습니다. 그녀는 이모가 자신의 고통을 주위 사람에게 꺼내놓는 매우 불행한 사람이라는 것을 알게 되었습니다.

☆ *상상하세요* ☆

당신의 기분을 좋게 할 정신적 그림을 만들어보세요. 예를 들면, 앨런은 공황발작을 일으켰을 때 "자신의 심장이 폭발하는" 상상을 했습니다. 그리고 이 상상은 그를 더욱더 불안하게 만들었을 지도 모릅니다. 그는 단단히 고정되고 튼튼해서 날아가거나 폭발하지 않는 "컴퓨터"로 그의 심장에 대한 이미지를 바꿨습니다. 당신이 어떤 이미지를 머릿속에 그릴 수만 있다면, 얼마든지 이 기법을 쓸 수 있습니다: 당신을 격려하는 코치, 탐험을 위해 배에 오르는 탐험가, 유망한 예술가인 자신을 상상해보세요. 또한 "실현 가능한 세계를 발명"하는데, 당신의 상상력을 사용할 수 있습니다—당신이 원하는 미래가 어떠한지 상상해보고, 그 방향으로 움직이세요(마치 스포츠 훈련에서 운동선수들이 행동 전에 그 움직임을 상상하는 것처럼).

☆ *자신을 칭찬하세요* ☆

당신이 잘한 일을 알아차리세요. 많은 연구에 의하면, 성장의 가장 강력한 도구는 긍정적 강화입니다. 이것은 "자책"이나 "자기 평가절하"의 반대 개념입니다—둘 다 당신이 나아지는데 도움이 되지 않습니다. 아무리 사소한 것이라도 가능한 모든 상황에서 칭찬을 하세요. 그리고 관대해지세요—충분히 받을 자격이 있을 때는 아낌없이 칭찬하세요.

계속

이 활동지의 복사는 본 저서의 구매자가 개인적으로 활용하는 경우에만 가능합니다. 안전기반치료의 모든 저작권은 Lisa M. Najavits(2002), Guilford Press에 있습니다.

☆ *경험으로부터 배우세요* ☆

다음에 도움이 될 만한 의미 있는 교훈을 발견하세요. 예를 들면, 도그는 그의 룸메이트에게 마리화나 식물을 집 밖으로 내보내라고 요구했지만, 그의 룸메이트는 이를 거절했습니다. 그가 배운 교훈은 "나의 룸메이트는 나를 위해 있는 것이 아니다. 나는 이사를 나가거나, 덜 이기적이고 내 회복을 저해하지 않을 새 룸메이트를 찾을 필요가 있다."입니다.

☆ *새로운 얘기를 만드세요* ☆

자신을 존중하는 태도로 "무슨 일이 있었는지"를 이야기하세요. 예를 들면, 제니퍼는 자신을 "흠집이 난 물건"으로 생각하곤 했습니다. 결국 그녀는 그 얘기를 새로 썼습니다. "지금 나는 나 자신을 걸어 다니는 기적이라고 생각한다. 내가 얼마나 멀리 왔는지 내가 얼마나 좋고 괜찮은 사람이라는 것을 깨달을 때 나는 자존감을 느낀다."

☆ *결과를 생각하세요* ☆

장기적 장단점을 평가하세요. 당신은 약간의 코카인을 복용했습니다. 그러면 15분 정도는 기분이 굉장할 것입니다. 하지만 장기적으로는? 당신은 돈을 낭비했습니다; 몸이 몹시 고단해 질 것입니다; 아마도 자신을 더 싫어할지도 모릅니다; 당신의 가족들은 실망할지도 모릅니다.

☆ *증거를 조사하세요* ☆

과학자나 형사처럼, 사실을 객관적으로 보려고 노력하세요. 찬반양론을 모두 알아차리세요. 예를 들면, 잭은 "나는 약을 끊을 수 없다"고 말했습니다. 그 증거를 조사하기 위해, 그는 두 가지 목록을 작성했습니다. 찬성(예, 나는 3개월 동안 매일 마리화나를 피웠다)과 반대(예, 나는 4년 전, 6개월간 끊었었다). 그 목록은 의견이 아닌 오직 사실만을 포함한다는 것에 주의하세요. 잭은 그 목록을 보고 과거에 자신이 회복에 성공했었던 경험이 있었다는 사실을 깨닫고, 재시도에 대한 동기가 더 생겼습니다.

☆ *브레인스토밍* ☆

부정적 상황에 대해 될 수 있으면 많은 해석을 생각해보세요. 예를 들면, 운전 중 어떤 이가 끼어든다면, 당신은 "저런 나쁜 놈! 아무도 남을 배려하지 않는 세상일세!" 라고 펄쩍 뛸 수도 있습니다. 아니면 다르게 해석할 수도 있습니다: "어쩌면 그는 아내가 산통이 시작되었다는 소식을 방금 들었을 지도 모른다." "어쩌면 그는 수술 때문에 급하게 병원 가는 의사일지도 모른다." 이 전략은 그 진실을 모르고 알아낼 수 없는 상황에서, 특히 유효합니다. 이러한 상황에서 그의 차를 가로 막고 왜 끼어들었는지를 물어볼 수 없습니다. 요약하자면, 당신이 확신할 수 없다면, 당신의 기분이 좋은 방향으로 해석하는 편이 낫습니다.

☆ *진정한 영향을 끼치는 것은 무엇일까요?* ☆

"나의 인생에 진정으로 영향을 끼치는 것이 무엇인가"라는 자문이 도움이 되기도 합니다. 일자리에 지원했다가 떨어졌다면 우울감을 느끼면서 스스로에게 이렇게 말할수도 있습니다. "나는 무능해서 취업 면접을 망쳤다. 정말 형편없다." 하지만 당신이 "진짜 영향을 미친 것은 무엇인가?"라고 자문하면, "그것은 단지 한 번의 면접일 뿐입니다. 세상에는 다른 많은 일들이 있고 나는 계속해서 지원할 수 있습니다. 아니면 새로운 훈련이나 직업 상담을 받고 면접연습을 하거나 취업길잡이관련 책을 읽을 수 있습니다. 이것 때문에 세상이 끝나는 것은 아니다."라고 생각할 수도 있습니다. 실제로 대부분의 상황이 죽고 사는 문제는 아닙니다.

계속

☆ *결정 하세요* ☆

당신의 길이 막혔다면, 그저 불완전한 길(그 길이 안전하다면)을 골라보세요. "완벽한" 해결을 보려는 많은 시도와 가능성에 사로잡혀서 사람들은 종종 마비되거나 정체되거나 혼란스러워 합니다. 하나를 선택하면 그것이 완벽하지 않더라도 지금의 결정을 하고 그저 앞으로 나가는 것은 훨씬 낫습니다. 진행과정에서 당신의 결정을 재평가할 수 있습니다. 하지만 지금은 "무엇이든 하라, 어떤 것이든 하라(그것이 안전하다면)"가 마비되거나 아무것도 하지 않는 것보다 낫습니다.

☆ *더 좋은 시절을 기억하세요* ☆

좋은 시절을 기억해내고 전망을 품으세요. 때로 당신이 부정적 감정에 사로잡혀있을 때, 마치 과거에도 이런 식이었고 미래에도 이런 식으로 될 것처럼 보입니다. 하지만 더 좋은 시절을 기억하려고 노력하세요(예, "지난달 나는 일주일 내내 폭식하지 않았다", 혹은 "3년 전에 나는 직장을 계속 다니고 있었다"). PTSD와 물질남용 모두 각각 다른 시점에서 다르게 나타났을 수 있습니다. 스테이시는 다음과 같이 적었습니다. "나는 한때 삶과 활력으로 충만했고 똑똑한 스테이시였다. 지금 나는 나를 모른다. 내가 이것을 빠져나갈 수 있을까? 나는 좋은 사람이다. '과거의 내'가 되돌아오기를 원한다. '과거의 나'는 내가 아플 때 내가 행동하는 방식으로 살 수 있을까? 이것은 내가 아니고 단지 질병이라는 것을 기억해야 한다."

☆ *삶의 규칙을 발견하세요* ☆

당신이 회복에 집중하게 해주는 원칙들을 정하세요—예, "자신을 잘 돌보기", "의심이 들 때는 가장 어려운 일을 하기."

다시 생각하기에 대하여

☞ ***인간은 항상 생각합니다, 심지어 생각하고 있다는 것을 깨닫지 못했을 때도.*** 깨어 있는 동안, 우리는 항상 우리 자신과 "대화"를 합니다("자기 대화"라고 종종 불립니다). 그것은 사소한 것("점심을 무엇을 먹지")부터 심오한 것("왜 계속 살아야할까?")까지 광범위합니다. 이런 생각은 주로 자동적입니다–그냥 일어납니다. 다시 생각하기는 내적 대화를 깨닫고 당신을 기분 좋게 하는 생각을 선택한다는 것입니다. 예를 들면, "나는 쓸모없어"라고 스스로에게 말하면, 우울해 질수 있다; "나는 힘들게 살아왔지만 그것은 나의 잘못이 아니다"라고 자신에게 말하는 것이 조금 더 나은 기분이 들게 할 것입니다.

☞ ***생각이 당신의 삶에 어떤 영향을 미치는지 알아차리세요.*** 생각은 당신이 어떻게 느끼고 행동하는지에 영향을 미칩니다. 예를 들면, 당신이 밤에 혼자 집에 있다가 어느 틈엔가 잠이 들었다고 상상해보세요. 갑자기 창문에서 어떤 소리가 들립니다. 만약에 당신이 "그것은 바람에 나뭇가지가 창문에 부딪쳐 나는 소리이다"라고 생각한다면, 기분이 좋게 다시 잠 들 것입니다. 하지만 당신이 "그것은 강도가 침입하려고 하는 소리이다"라고 생각한다면, 불안해져서 경찰에 전화 할 것입니다. 창문에서 소리가 나는 것은 동일한 상황이지만, 당신이 어떻게 느끼고 행동하는가는 당신이 무엇을 생각하느냐에 따라 달라집니다.

☞ ***다시 생각하기는 "긍정적 사고"를 의미하는 것이 아니라 "현실적인 사고"를 의미합니다.*** 예를 들면, "나는 나쁜 사람이다"라고 생각한다면, 이를 그냥 뒤집어 "나는 좋은 사람이다"라고 생각하는 것은 효과가 없습니다. 목표는 단지 부정적 사고를 긍정적 사고로 뒤집는 것이 아니라, 현실적으로 평가하는 것입니다. 당신의 사고를 평가하는 다양한 방법이 HANDOUT 2에 안내되어 있습니다. 다시 생각하기는 "긍정적 사고의 힘"이 아니라, 오히려 당신이 세상을 바라보는 법을 실제적으로 탐험하는 힘, 당신이 창조한 의미, 자신의 경험의 현실성을 의미합니다.

☞ ***다시 생각하기는 심오한 정서적 경험입니다.*** 사람들은 "다시 생각하기"를 건조하고 지적이며 지루하거나 학구적이라고 보기도 합니다. 다시 생각하기를 잘 배우면, 그것은 진정으로 기분이 나아지는 심오한 경험이 됩니다. 다시 생각하기는 당신이 진정으로 믿지 않는 것을 자신에게 반복하는 것이 아니라, 당신이 말해야한다고 생각하는 것을 말하는 것입니다. 다시 생각하기는 당신이 누구인지를 발견하고 당신의 삶에 어떻게 접근하고 싶은지 선택하는 것입니다. 다음은 강력한 효과를 낼 수 있는 핵심사항입니다:

- "열띤" 생각을 찾아내세요. 이것이 바로 지금 당신에게 중요한 것이고, 당신의 감정과 연결된 생각입니다.
- 구체적으로 하세요. 만약에 당신이 "나의 삶은 희망이 없다"와 같은 일반적 사고를 가지고 있다면, 그 생각의 근원이 된 최근 구체적인 실제 경험으로 그 생각을 분해해보세요. 예를 들면, 당신이 최근 이런 생각이 들었을 때(예, 어제 저녁 집에 혼자 있을 때)와 그 시간에 무엇을 하고 있었는지(예, 술을 마시고 있었다)를 정의하는 것이, 좀 더 쉽게 변화를 이끌어낼 수 있습니

계속

이 활동지의 복사는 본 저서의 구매자가 개인적으로 활용하는 경우에만 가능합니다. 안전기반치료의 모든 저작권은 Lisa M. Najavits(2002), Guilford Press에 있습니다.

다(예, "나는 내가 술을 마실 때 더 무망감을 느낀다는 것을 알아챘다", 혹은 "내가 저녁에 사람들과 시간을 보낸다면, 나는 그렇게 우울하지 않을 지도 모른다"). 이는 연습이 필요하지만, 큰 도움이 될 것입니다.

☞ ***당신의 생각이 틀리거나 나쁜 것은 아닙니다.*** 어떤 사람은 "내가 다시 생각해야 한다면, 그것은 내 생각이 나쁘다는 말이다"라고 가정합니다. 자신에게 이미 나쁜 감정을 가지고 있는 PTSD와 물질남용자에게는 정말 맞는 말입니다. 하지만 인간은 다양한 생각을 하며 그 중 일부는 부정적입니다. 지금의 생각으로 발전된 중요한 이유가 있음을 기억하세요. 그 생각은 당신의 삶의 경험에서 왔습니다. 예를 들면, 당신이 전쟁을 겪었다면, 당신은 "인간은 사악하고 자신만 생각한다"라고 믿기 시작했을 지도 모릅니다. 혹은, 아동기 어떤 말을 반복적으로 들었다면(예, "너는 결코 어떤 것도 되지 못할 것이다"), 나중에는 그 말을 믿기 시작했습니다. 또한, 자신의 자기대화 방식이 주변 사람이 당신에게 말하는 방식과 닮았다는 것도 알아차릴 수 있습니다.

☞ ***다시 생각하기는 적극적인 연습이 필요합니다.*** 다른 것과 마찬가지로, 다시 생각하기도 학습할 필요가 있습니다. 당신이 신발 끈을 매고 자전거 타는 걸 배웠던 때를 기억하는가요? 배우는 동안 실수하고 연습을 해야 합니다. 누구나 할 수 있는 것처럼, 당신은 단연코 다시 생각하기를 배울 수 있습니다. 당신의 현재 사고방식을 발전시키는 데는 오랜 시간이 걸렸습니다. 따라서 그것을 변화시키는 데도 어느 정도의 시간이 걸릴 것입니다. 더 많이 적극적으로 연습할수록, 더 잘 하고 더 빨리 결과물을 볼 것입니다. 당신이 파괴적 생각을 알아차리면, 그 순간에 자신을 멈추고 자문하세요, "기분이 좋아지려면 어떻게 이것을 다시 생각할 수 있을까?" 당신은 건강한 사고방식이 자동적으로 될 때 까지, 한동안 적극적인 노력을 기울여야만 합니다. 이것은 집짓기와 같습니다: 각 벽돌은 빌딩의 강도를 더합니다; 한 번 만에 일어나지 않습니다. 그저 계속 노력하세요!

☞ ***다시 생각하기를 더 많이 학습하세요.*** 도서관이나 서점, 인터넷에서 검색하세요: "인지 치료"를 검색하면 많은 유용한 자료가 있습니다. 예를 들어, 인지치료의 창시자, 아론 벡의 책이 있습니다. 데이비드 번스의 좋은 느낌: 새로운 기분치료는 저렴하고 인기 있는 책입니다. 지역의 인지치료자의 위치를 알려면 인지치료교육기관에 전화하세요(610-664-3020).

☞ ***SMART회복이나 합리적 회복을 시도해보세요.*** SMART회복과 합리적 회복은 AA와 같은 물질남용 자조모임입니다. 다만, 다른 점은 영성적 요인이 없고 중독을 평생 질병으로 보지 않고, 다시 생각하기에 초점을 맞춘다는 것입니다.

Acknowlegdement: 인지치료는 Aron T. Beck, MD와 Albert Ellis, Ph.D.가 개발하였습니다. 물질남용 영역의 HANDOUT 1은 Beck과 동료들(1993), DuWors(1992)에 기반을 두고 있습니다. HANDOUT 2의 다시 생각하기 기술 목록은 Burns(1990)의 "당신의 꼬인 생각을 푸는 10가지 방법"에서 기초를 두고 있습니다. 이 책에서 "결과를 생각하라"와 "그 증거를 조사하라"라는 2가지 기법을 직접 가져왔습니다. 이 자료에 대해 궁금하시면, 치료자에게 문의하세요.

헌신을 돕는 발상

당신의 삶을 진전시키는 하나의 행동에 헌신하라.
어떤 생각이든 가능하며, 아래의 의견들 중 한 가지를 시도할 수 있다.
헌신을 유지하는 것은 자신을 존경하고 명예로이 여기며 스스로를 보살피는 방법이다.

☆ 선택 :1: 우리가 22세기에 살고 있다고 상상해보세요. 새 각본을 써서 바로 자신의 생각을 바꿀 수 있습니다. 새 각본에 쓰고 싶은 내용으로 문장을 만들어보세요.

☆ 선택2: 다음 이야기를 읽고 아래의 질문에 답하세요.

크리스는 PTSD와 물질남용을 가지고 있다. 그는 최근에 자원봉사를 시작했고 3번 갔다. 다음 날 일어나서 자신에게 말한다, "난 그 일을 원하지 않는다; 지루하다." 그는 집 있으면서 TV를 본다. 그는 자신의 삶과 왜 항상 혼자라고 느끼는지를 생각하기 시작했다. 그는 자신의 아동기를 떠올렸고 삼촌에서 학대당했던 것을 떠올렸다. 그는 그 기억에서 벗어날 수 없었다. 헤로인을 구하러 밖에 나갔다. "왜 약을 끊어야 하지?" 자신에게 말했다. "끊으면 나는 불행감을 느낄 꺼야."

크리스가 더 잘 대처하도록 돕기 위해 그에게 어떤 말을 할까요? "다른 면"을 보도록 어떻게 도울 수 있을까요? 그의 마약사용과 PTSD에 대하여, 그와 어떻게 이야기할까요?

☆ 선택 3: 안전 대처 활동지를 작성해 주세요. (아래에서 이 주제를 적용한 예시를 참조하세요.)

	이전 방식	새로운 방식
상황	내 연인과 헤어졌다.	내 연인과 헤어졌다.
★ 당신의 대처 ★	나는 자신에게 말한다, "나는 무엇이 문제인거지? 나는 화나고 상처받았다. 나는 과연 정상적 관계를 가질 수 있을까? 나는 혼자인 것이 싫다. 그러나 내 관계는 언제나 깨진다. 나는 갇혀있는 느낌이 들고 더 나이 들고 더 고통스럽다."	이 헤어짐을 기분 좋게 만들 수 있는 방법은 없다. 그러나 내 마음의 어두운 곳에 들어가지 않는 법을 배웠다. 균형감을 유지하라: 나는 고통스럽다. 그러나 지금 당장 미래를 생각할 필요는 없다. 그저 나 자신을 잘 돌보라. 세상에는 내가 할 수 있는 일이 있고 감정은 나중에 정리할 수 있다.
결과	우울하고 화나고 내 자신이 싫다. 내가 구할 수 있는 약으로 이 고통을 마비시키고 싶다. 헤로인을 사용하게 된다.	나는 상담센터에 가서 이야기할 사람을 청했다. 나는 아직도 고통스럽다. 하지만 적어도 그것을 내 자신에게 쏟아 붓지는 않는다.

당신의 이전 대처방식은 얼마나 안전한가요?___ 당신의 새로운 대처방식은 얼마나 안전한가요?___

0점(전혀 안전하지 않았음) – 10점(완전히 안전하였음)

이 활동지의 복사는 본 저서의 구매자가 개인적으로 활용하는 경우에만 가능합니다. 안전기반치료의 모든 저작권은 Lisa M. Najavits(2002), Guilford Press에 있습니다.

분열된 자신을 통합하기

요 약

PTSD와 물질남용 모두에서 기인한 내적 분열을 인지하고 회복을 위해 통합하는 방법을 탐색하도록 안내한다.

오리엔테이션

"이는 마치 내 안에서 전쟁이 일어나는 것과 같다."

"마약하는 나는 분노하고 반항적인 나이다."

"내가 왜 3살짜리 아이처럼 느끼고 생각하고 행동하는지 모르겠다. 내가 앉아있는 곳에서 보면, 당신은 매우 크다. 나는 '하라, 그렇지 않으면'라는 것을 해야 한다. 가끔 나는 숨고 싶다. 그래서 당신이 나를 해치지 못하도록..... 안전을 위해, 나는 탁자아래에서 당신이 하는 말을 듣는다."

PTSD와 물질남용은 심리장애에서는 드물게 "분열"의 특징을 가지고 있다. 즉, 한 사람의 내적 세계가 다른 시기에는 다른 의식상태일 수 있다. 물질남용에서, 분열은 유명한 책을 따라 "지킬과 하이드"를 불리기도 한다-한 부분은 금욕을 원하고(이 측면이 치료에 참가한다) 반면 또 다른 부분은 이러한 고귀한 목표를 잊고 결과에 상관없이 물질을 사용한다(DuWors, 1992). 환자는 "내 안에 무엇이 들어왔는지 모르겠다; 내가 미처 알기 전에 나는 술집에 있었다", 또는 "내가 물질을 사용하고 싶을 때, 내 마음속에는 오직 하나만이 있다-갈등도 없고 또 다른 목소리도 없다"라고 말할 것이다.

PTSD에서도, 분열이 일어난다. 극단적으로는 해리성 정체성 장애(다중 성격장애로도 알려져 있다-즉, 모두 다른 각자의 이름과 성격을 가진 "변경된 자아")부터 단순하게는 자신의 다양한 면(다른 시간에 좀 더 미묘하게 출현하는)에 이르기까지, 연구로 충분히 입증된 방어체계이다. 환자는 살고자 하는 면과 죽고자 하는 면을 동시에 가지고 있을 수 있다. 또는 나아지고 싶어 하는 면과 그렇지 않은 면이 있다. PTSD환자의 자아의 부분들은 다른 나이를 가지고 트라우마관련 다른 감정을 반영한다(예, "작은 존재"는 두려워하고 "큰 존재"는 공격적이다). 그리고 PTSD 환자의 분열은 물질남용을 영구화할 수 있다: 한 환자는 자신이 어떻게 그렇게 오랫동안 순응해왔는지를 이야기한다. 음주의 주원인은 오직 물질사용할 때만 출현하는 자신의 "나쁜" 측면을 남들이 보기를 원했기 때문이라고 말한다.

환자가 다른 상태로 "빠르게 뒤집히는 것"을 말하는 때를 분열이라 정의할 수 있다. 바로 전에 있었을지도 모르는 자신의 다른 부분을 인지하지 못하는 채로, 마치 전등스위치를 켜고 새로운 상태의 마음이 출현하는 것과 같다. 분열은 안전의 결핍을 만들어낸다. 하나가 자아의 다른 부분(통제가 안되거나 거의 부재한)에 의해서 통제되기 쉽기 때문이다. 이것이, 부분적으로는, PTSD와 물질남용이 왜 이처럼 "비안전"심리장애인지를 설명한다. 분열이 없는 기타 심리장애(예, 범불안 장애, 신체화 장애)는 고통스럽고 불편할 수 있으나 PTSD와 물질남용처럼 비안전하지는 않을 것이다.

분열 관련 매우 직접적인 임상적 함의점이 있다. 첫째, 분열은 환자가 회복에 대해 심각한 양면성을 갖게 한다. 만약 이 쟁점이 치료의 한 부분으로 인지되지 않으면, 환자는 "나아지길 원하지 않는 것"에 대해 수치심을 느낄 수 있다. 둘째, 환자가 자신의 다른 면을 분별하게 하는 것이 도움이 된다. 그래서 다른 면들이 출현할 때, 이들을 더 잘 관리할 수 있다. 자아에는 건강한 측면이 있고(예, "성인"), 이 측면은 덜 적응적인 측면만큼이나 드러내서 설명하는 것이 중요하다. 셋째, 드물기는 하지만, 해리성정체성장애의 분열은 매우 극단적이라서, 물질사용하는 자아는 다른 자아들에게는 전혀 알려지지 않았을 수 있어서 치료에서는 별도의 사람으로 받아들여야 할 수도 있다.

환자는 자신이 좋아하지 않는 부분을 종종 거부한다. 그러나 모든 측면이 타당한 존재이유가 있고 환영받고 수용 받을 필요가 있다는 것을 가르쳐야한다. 일단 모든 측면이 안전한 방법으로 표현되면, 분열의 요구는 더 이상 존재하지 않고 통합이 일어난다. 그제야 환자는 자아의 모든 다른 측면들을 "수용"하게 된다. 환자가 한 측면을 수용하기보다 부인한다면, 분열은 영구화된다. 이것이 물질남용자가 종종 극단적으로 금욕에 헌신했다가, 그 다음 주에는 물질을 사용하고 죄책감과 수치심을 느끼게 되는 이유라고 볼 수 있다. 죄책감이나 수치심 없이 물질남용을 볼 수 있다면, 다시 사용하지 않을 확률이 높다. "자기비난"이 미래의 물질사용을 예방한다고 믿지만, 이는 물질사용의 확률만 증가시킬 뿐이다. 유사하게, 절대 화내지 말고 항상 "착하게 살라"고 배운 PTSD환자는 자신의 분출된 분노에 놀라고 이를 부인하려 하면서 그 굴레를 반복한다.

분열된 자아의 통합 과제는, 특히 해리성정체성장애의 경우, 장기적 노력이 필요하다. 그러나 치료자가 환자가 자신의 모든 면을 분별하고 수용하는 것을 도움으로써, 환자가 향후 이와 관련한 치료 작업의 요구를 더 잘 인식하게 된다.

역전이 쟁점

"회복된 기억"에 대한 상반성과 매우 실재적 걱정을 고려해볼 때, 치료자가 환자에 대한 특정 견해를 부과하지 않는 것이 중요하다. 또한 환자가 도움이 안 된다고 한다면, 환자의 측면들의 명명하려고 하지마라.

회기 형식

1. *Check-in*(환자마다 최대 5분). 2장을 참조하시오.
2. ***인용구***(간단하게): 286쪽을 참조하라. 회기와 인용구를 연결하라–예를 들면, "오늘 우리는 자신의 다양한 측면을 이야기할 것입니다. 자신의 모든 측면을 수용하는 입장을 갖는 것이 회복을 돕습니다."
3. ***주제와 환자의 삶을 연관시켜라***(대부분의 회기에서 면밀하게).
   a. 환자에게 배포물, 분열된 자아,를 자세히 살펴보도록 요청하라.
   b. 환자가 기술과 당면한 구체적인 생애 쟁점을 연결할 수 있도록 도와라. 아래의 "회기 내용(아래)"과 2장을 참조하라.
4. *Check-out*(간단하게). 2장을 참조하라.

회기 내용

목표

- PTSD와 물질남용 관련, 분열된 자아의 개념과 통합의 목표를 논의하라.
- 자신의 측면이 어떻게 다른 시간에 나타나며 회복에서 이를 어떻게 관리할 것인지를 의논할 수 있도록 환자를 격려하라.

자료와 환자의 삶을 연결하는 방법

★ ***소리내어 예행연습하라.*** 환자에게 자신의 다른 측면을 인지하는 것이 도움이 된다고 생각되는 구체적 상황을 정의하게 하라. 예를 들어, 환자가 마지막으로 물질을 사용했던 때(또는 기타 비안전행동을 했던), 자아의 어떤 부분이 출현했었는가? 자아의 어떤 부분의 목소리가 들리지 않았는가? 환자에게 성숙하고 건강한 측면이 덜 성숙하고 덜 건강한 측면에게 "말을 한다"는 식의 "대화"를 해보게 하라.

★ ***논의***

- "당신의 어느 측면을 알아차릴 수 있나요?"
- "당신은 당신의 어떤 측면을 어떤 이유로 거부해왔나요?"
- "당신의 어떤 측면을 가장 좋아하고, 어떤 측면을 가장 덜 좋아하나요?"
- "당신의 가장 건강한 측면은 무엇입니까? 그것이 당신을 어떻게 안전하게 유지합니까?"
- "당신의 모든 측면을 어떻게 수용할 수 있을까요?"
- "당신의 숨겨진 측면이 튀어나와서 당신이 비안전했던 적이 있었나요?"
- "당신의 한 측면을 거부하는 것이 왜 비안전행동을 이끌게 될까요?"
- "PTSD 또는 물질남용이 어떻게 분열과 연결되어 있나요?"

제안

◆ ***대부분의 사람들이 다양한 수준의 분열을 가지고 있다는 것을 언급하여, 이 주제를 정상화하도록 하라.*** 예를 들어, 양가감정을 가진 사람은 분열을 가지기 쉽다.

◆ ***일부 환자는 분열과 조현병을 혼동할 수 있음을 주의하라.*** 분열은 정신병환자나 "미친 사람"이 아니라는 것을 분명히 하라.

◆ ***자아의 모든 면을 감정적으로 수용하도록 격려하라.*** 한 부분은 정말 밉다고, 환자가 당신을 설득하려 할 수 있다(예, "나는 나의 그 측면을 죽여 버리고 싶어요."). 이러한 감정을 인정하라. 환자에게 자기존중을 상기시켜라. 예를 들어, "네, 당신이 그 측면을 싫어한다는 것을 알겠어요. 그러나 그 측면의 존재 이유가 있음을 존중하는 시도를 해봅시다. 당신이 그 측면을 더 잘 인식할수록, 덜 위험해질 겁니다." 분노를 분출하는 측면이 있다면, 그 측면의 감정을 인정하면서도 충동성을 표출하지 않는 것이 중요함을 반복해서 설명하라. 예를 들어, "당신의 젊은 측면이 자살하고 싶어 한다는 것을 알겠어요. 그러나 우리는 당신을 그러한 분노폭발로부터 안전하게 지켜야만 합니다."

- ***환자가 한 측면을 알아차리지 못한다면 그 쟁점을 강요하지 마라.*** 다른 틀을 만들거나(예, 양가감정) 환자가 연결 가능한 측면으로 전환해서 논의해보라(예, 종종 물질 갈망을 갖는 것)
- ***일부 환자의 경우, 자신의 측면들에 이름***(예, "마리아")*이나 표식*(예, "작은 거", "큰 거", "어두운 거", "밝은 거")*을 만드는 것에 주의하라.* 환자가 제안하거나 좋아한다면 괜찮다. 그러나 환자가 그로 인해 혼란스러워한다면, 치료자는 이와 같은 명명을 절대 강요하지 마라.
- ***환자가 변경된 자아를 가지고 있다면, 치료실에 있는 그 자아와 치료작업하라. 가장 성숙한 자아를 불러오도록 시도하라.*** 해리성정체성장애와 같은 극단적 사례의 경우, 환자는 다른 성격이나 "변경된 자아"를 가질 수 있다. 이는 흔하지 않지만, 실재한다. 이런 사례의 경우, 최고의 전략은 나타난 자아와 이야기하는 것이다(환자는 자아마다 다른 이름을 가질 수 있다.). 하지만 치료자가 아는 그 자아도 치료실로 불러오도록 노력해야한다(예, 당신이 "작은 아이"이군요; 우리가 '큰 사람'을 불러올 수 있을까요?). 유사하게, 물질사용 자아가 나타지 않는다면, 그 자아를 불러오도록 시도해볼 수 있다. 해리성정체성장애는 심각한 정신질환이며 전문가가 심층적 치료를 해야 한다는 것에 주목하라. 그 환자가 집단치료참가자이고 변경된 자아가 출현한다면, 집단에서 이를 정상화시켜라. 예를 들어, "사라는 자신의 다른 면들을 가지고 있어요. 어떤 측면들이 참석하든, 우리는 환영해야합니다. 사라는 괜찮을 겁니다. 걱정할 만한 사안은 없어요. 사라는 이와 관련해서 도움을 받을 겁니다."
- ***분열의 주제는 다른 환자를 촉발할 수 있음에 주목하라.*** 이런 일이 발생하면, 환자가 기분이 나아지는 방법을 모두 동원하라: 공감, 방향전환, 그라운딩 등

어려운 사례

* "나의 한 측면은 내 자식을 해치고 싶어 한다는 것을 압니다. 내가 그 측면을 수용하면, 내가 내 자식을 해치게 될까봐 두렵습니다."
* "내안에서 거부하고 있는 측면은 없습니다."
* "이것이 내 학대를 떠올리게 합니다. 나는 상담을 그만두고 싶어요."
* "나는 그저 비정상이고 희망이 없는 것 같아요."
* "나의 분노한 측면을 수용하고 싶지 않아요. 그저 없애버리고 싶어요."

인용

"...자신 안에서 무엇이 떠오르는지 관심을 기울이고
그것을 무엇보다도 우선에 두십시오....
당신의 깊은 내면에서 일어나는 것은
당신의 온전한 사랑을 받을 가치가 있습니다;
어떻게 해서든 당신은 그 방법을 찾아야만 합니다."

Rainer Maria Rilke
(20세기 독일 시인)

분열된 자아

★ *당신은…*

1. 어떤 일을 하고 있는데 어떻게 그 일이 일어났는지 기억하지 못합니까?(예–내가 바에 있는데, 여기에 어떻게 왔는지 기억을 못함) 예/아니오/확실하지 않음
2. 다른 감정의 상태로 "확 변해버린" 적이 있습니까?(예–당신의 기분이 매우 빠르고 격하게 변함) 예/아니오/확실하지 않음
3. 분리된 타인처럼 느껴지는 다른 면이 당신에게 있습니까?("젊은이", "큰 사람", "약한 사람", "화난 사람"과 같은) 예/아니오/확실하지 않음
4. 관계에서 극단적인 반대의 느낌이 있었습니까?(예–한 때는 이 사람을 완전히 긍정적으로 느끼고 난 후, 다른 때는 완전히 부정적으로 느낌) 예/아니오/확실하지 않음
5. 당신의 삶의 중요한 결정에 대해 혼란스러운 감정을 자주 가집니까?(치료를 계속 할지 말지, 직업을 가질지 말지 등) 예/아니오/확실하지 않음

"분열된 자아"란 무엇인가?

"분열된 자아"는 PTSD와 물질남용 모두에서 발생할 수 있는 자아의 다른 면을 말합니다. 이러한 다른 측면들을 인식하는 것이 당신의 회복에 도움이 됩니다.

물질남용의 예시. 당신의 한 부분은 약물사용을 원하는 반면, 다른 부분은 그렇지 않습니다. 이를 "지킬과 하이드"라 부르기도 합니다.
PTSD의 예시. 당신의 각 측면은 보호가 필요한 "어린 아이"; 약자를 괴롭히는 "싸움꾼"; 내일을 걱정하지 않고 놀고 싶은 "청소년"; 회복을 위해 노력하는 "건강한 사람"으로 느껴질 수 있습니다.

분열은 타당한 이유에서 발생합니다.

분열은 당신의 내적 세계가 상황마다 다른 의식 상태를 가지는 심리적 방어입니다. 국가가 방어를 위해 군대가 필요하듯이, 마음도 충격적인 삶의 경험으로 공격받을 때 방어가 필요합니다. 기억하세요, 이것은 PTSD와 물질남용에서는 정상이고 전형적인 반응입니다; 이것은 당신의 생존에 필수적이며, 당신이 미쳤다는 것을 의미하지도 않습니다. 또한 많은 "정상인"도 어떤 정도의 분열은 가지고 있습니다; 문제는 분열의 수준이 어느 정도이며 얼마나 위험한가입니다.
만약 당신이 분열을 가지고 있다면, 이는 당신이 당신의 삶 초기에 자신의 한 부분을 거부하고 싶은 심리적 요구가 있었다는 것을 의미합니다. 예를 들어, 당신이 음주운전을 해서 끔찍한 교통사고를 일으켰다면, 당신은 아마 극심한 죄책감을 느끼지만 그 당시에는 그 기분을 직면하기 어려웠을 겁니다. 그 죄

계속

이 활동지의 복사는 본 저서의 구매자가 개인적으로 활용하는 경우에만 가능합니다. 안전기반치료의 모든 저작권은 Lisa M. Najavits(2002), Guilford Press에 있습니다.

책감은 당신의 삶에서 다양한 방법으로 계속해서 "불쑥 나타나게" 됩니다(악몽이나 회상). 당신의 가족이 당신이 중요하게 여기는 부분을 거부했었다면, 분열은 아동기에도 생길 수 있습니다. 예를 들어, 만약 당신이 화를 표현하는 것이 안전하지 않았다면, 그 화가 아마 분열되었을 것입니다. 그러나 분열된 측면은 사라지지 않습니다—이것은 계속 숨어 있다가 가끔씩 나타나서 당신을 놀라게 할 것입니다. 당신은 자신의 한 측면이 분열되었었다는 것에 수치심을 느끼고 있을 수도 있습니다.

PTSD와 물질남용자의 경우, 거부되는 측면들은 주로 약물을 사용하길 원하고(당신은 갈망을 가질 때 "나쁜" 기분을 느낄 수 있다), 화가 나고(당신이 항상 "착해야 한다"고 느낀다), 취약한 기분이 들게 합니다(당신이 항상 "강해야 한다"고 느낀다).

위의 어떤 것도 당신의 잘못이 아니라는 것을 명심하세요—이것은 모두 인지 없이 무의식적으로 일어납니다. (만약 당신이 이것을 인지한다면, 이것은 분열이 아닙니다!)

분열은 위험한 행동으로 이끕니다.

당신은 자신이 거부한 면을 통제할 수 없습니다. 왜냐하면 그것은 숨어있기 때문입니다. 당신이 통제할 수 없을 때, 그것은 당신이 예측 못한 때에 나타나거나 더 건강한 측면을 완전히 "가림"으로써 당신을 통제합니다. 이것은 위험할 수 있습니다.

당신의 다른 측면을 탐색하세요.

★ *당신이 원하는 경우, 아래의 질문에 답하세요. 공간이 부족하면 뒷면을 이용하세요.*

1. 당신이 알아차린 자신의 다른 측면이 있습니까?
   물질남용: ______________________________
   PTSD: ______________________________
   기타: ______________________________
2. 어떤 측면을 좋아합니까? ____________ 어떤 측면을 안 좋아합니까? ____________
3. 당신의 분열로 인한 위험 행동을 알아챘습니까? ______________________________

통합의 목표

통합은 분열을 이겨내는 방법입니다.

분열을 벗어나는 방법은 자신이 거부했었던 면을 수용하고 통합하는 것입니다. 그건 어떻게 할 수 있을까요? 당신이 화가 났다면, 화가 나는 타당한 이유가 있다는 것을 존중해야 할 것입니다. 그것을 답답해하기 보다는, "들으려고" 시도하고 안전한 방법으로 표현합니다. 목표는 당신이 선택할 때마다 자신의 모든 면에 접속하는 것입니다. 그러나 일생동안 분열된 측면을 거부해왔거나 그 측면이 당신이 싫어하는 누군가를 떠올리게 한다면, 이 목표는 쉽지 않습니다.

계속

어떻게 당신은 다른 측면과 함께 할 수 있을까요?

▶ ***당신이 그 다른 측면을 싫어할지라도 인지하고 존중하고 "소유"하세요.*** 당신이 당신의 한 면을 제거하고 싶다고 느낄 수 있습니다. 하지만 안 될 것입니다. 왜냐하면 그 측면의 타당한 존재이유가 있기 때문입니다. 당신의 모든 면을 향해 깊이 배려하는 태도가 당신의 회복을 돕습니다.

▶ ***한 면이 지배적이라면 다른 면을 스스로 떠올리려고 노력하세요.*** 만약 한 면이 나타나 술을 마시길 원할 때, 당신의 다른 면은 원하지 않는다는 것을 기억하세요. 만약 한 면이 치료에 가고 싶어 하지 않는다면, 다른 면은 원한다는 것을 떠올려보세요.

▶ ***잘못했더라도 스스로를 벌주지 마세요.*** 비난, 죄책감, 수치심, "자책"은 분열을 유지할 가능성만 증가시킬 뿐입니다. 왜? 위의 감정은 수용이 부족하기 때문입니다. 당신이 싫어하는 것을 했다면 차분하게 존중하면서 이해하려고 노력하세요.

▶ ***다른 면들과 건강한 대화를 창조하세요.*** 때로는 다른 면들과 "회의 소집"에 성공해서 모든 측면들과 이야기하거나 한 면이 다른 면을 달랠 볼 수도 있습니다. 각 측면이 서로에게 "대화하기"를 허용한다는 것이 기이하게 들릴 수 있습니다. 하지만 실제로 매우 치유적입니다. 예행연습하거나 크게 말하거나 종이에 써서, 자신의 각 측면들 간의 건강한 대화가 어떤 것일지 시도해보세요.

헌신을 돕는 발상

당신의 삶을 진전시키는 하나의 행동에 헌신하라.
어떤 생각이든 가능하며, 아래의 의견들 중 한 가지를 시도할 수 있다.
헌신을 유지하는 것은 자신을 존경하고 명예로이 여기며 스스로를 보살피는 방법이다.

☆ 선택 1: 당신이 거부했던 부분을 수용하는 편지를 써보세요. 거부했던 부분을 경청하고 존중할 것을 약속하세요.
☆ 선택 2: 마지막으로 물질(또는 기타 위험한 행동)을 사용했던 때를 생각해보세요: 당신의 어떤 측면이 위험한 행동으로 이끌고 있나요? 당신의 어떤 부분이 현재 없는가?
☆ 선택 3: 당신의 다른 측면을 짧게 기술하세요. 당신이 좋아하고 좋아하지 않는 측면들을 포함하세요.
☆ 선택 4: 당신의 마음이나 종이에 적은 당신의 부분들 사이의 건강한 대화를 하도록 노력하세요. 한 측면이 다른 측면을 진정시킬 수 있나요, 예를 들어?
☆ 선택 5: 안전 대처 활동지를 작성해 주세요.(아래에서 이 주제를 적용한 예시를 참조하세요.)

	이전 방식	**새로운 방식**
상황	나는 데이트 신청을 했다가 거절당했다.	나는 데이트 신청을 했다가 거절당했다.
★ 당신의 대처 ★	왜 내가 계속 시도해야하지? 아무도 나를 원하지 않아. 나는 마리화나를 피웠다. 나는 도망칠 수 있는 방법이 필요하다.	나 자신에게 말한다, "나의 한쪽에서 기분이 나빠지는 것도 괜찮아. 그러나 그것은 나의 한 부분일 뿐이야. 나의 다른 측면은 내가 시도했었다는 것이 중요하다는 것을 안다. 그리고 내가 원하는 대로 되지 않았다고 하더라도, 그 시도에는 배짱이 필요했었다.
결과	나는 고립되었고 나 자신을 미워한다.	이 상황을 괜찮다–매우 좋은 것은 아니지만 그렇다고 끔찍한 것도 아니다.

당신의 이전 대처방식은 얼마나 안전한가요?___ 당신의 새로운 대처방식은 얼마나 안전한가요?___

0점(전혀 안전하지 않았음) – 10점(완전히 안전하였음)

이 활동지의 복사는 본 저서의 구매자가 개인적으로 활용하는 경우에만 가능합니다. 안전기반치료의 모든 저작권은 Lisa M. Najavits(2002), Guilford Press에 있습니다.

헌신

요 약

환자는 자신의 삶에서 헌신의 역할을 탐색하고, 헌신을 유지하는데 창의적 전략을 학습하고 방해가 되는 감정을 알아보도록 격려 받는다.

오리엔테이션

헌신을 유지하는 것은 행동치료의 핵심이다. 즉, 그 당시 어떤 감정을 느끼던지 간에, 어떤 것을 계획하고 그것을 실행함으로써 많은 변화가 일어난다. 그 보상은 모든 성취와 함께 구축된 자존감이다. 일단 방해가 되는 감정–불안이나 우울처럼–은 “단지 감정”에 불과하고 한 사람의 능력의 진정한 예측인자가 될 수 없다는 경험을 학습하게 되면, 그 감정은 줄어든다.

또 다른 차원에서, 헌신을 유지하는 것은 한 사람이 자신과 타인과의 관계에서 최고의 이상을 추구하는 방식을 의미한다. 약속을 지키고 쉬운 일보다는 옳은 일을 하고 실제적인 결실을 위해 노력하고 보여줄 수 있는 방식으로 성공을 추구한다는 것을 말한다.

물질남용과 PTSD를 가진 사람은 그 반대가 종종 일어난다. 물질남용은 그 당시 유혹이 모든 옳은 의도를 압도하여 깨져버린 일련의 약속들이다. 물질사용이 자신의 몸, 정서적 건강, 관계, 기능을 파괴한다는 것을 앎에도 불구하고 계속해서 사용한다. 한 사람의 정체성은 한동안 “실패자”나 “실패”로 형성되고 옳은 행동은 갈수록 점점 더 멀어진다. PTSD는 자기훈육의 결핍 그 자체일수도 혹은 아닐 수도 있다. 그러나 감정을 무엇보다도 가장 중요한 현실로 보는 경향이 있다. PTSD의 강렬한 부정적 정서(플래쉬백, 자해 충동, 고통의 홍수를 포함하여)는 한 사람의 존재의 중심이 되고, 그 정서가 그 사람의 삶을 지배하면서 기능저하를 이끈다. PTSD와 물질남용의 비극적인 나선형 하향식 흐름은 세상에 대한 흥미를 점점 크게 앗아간다. 또한 주거지 문제,

가난, 고립, 직장 어려움, HIV 위험, 가정폭력과 같은 점점 더 많은 실제생활문제가 축적된다. 문제가 축적될수록, 환자는 그 문제와 싸울 의지와 에너지를 모으는 것이 더 어려워진다. 자기훈육을 교육받지 못한 가정에서 자란 환자도 있다; 또 다른 환자에게 있어, 이 심리장애는 삶의 한 시점에서 기능의 감소를 초래하기도 한다.

따라서 오늘의 주제에서, 헌신은 환자가 매우 분명하게 현실적 약속을 하고 이행할 힘을 주는 것(empowerment)이다. 과거에 대한 자기비난보다는 이와 같은 노력의 긍정적 잠재력을 강조한다. 이 과정을 창조적으로 만들기 위해, 환자는 헌신을 "풀어야할 문제"로 보고 다양한 잠재적 해결책을 브레인스토밍하도록 격려 받는다. 환자는 성공의 가능성을 증가시키기 위해, 삶 가운데 실패를 예상하도록 심리교육을 받는다.

역전이 쟁점

대인관계와 심리내적 치료과정을 즐기나 목표지향적 성과에는 흥미가 덜한 치료자가 있다. PTSD와 물질남용을 가진 환자는 심각한 일상의 문제에 종종 부담을 느낀다는 것을 기억하라-그들은 Maslow(1970)의 욕구단계설에서 "낮은" 만족단계에 있다. 행동목표를 설정할 때, 치료 진도를 왜 시각적이고 확실하게 강화해야하는 지 알게 될 것이다. 무직, 부적절한 주거지, 공공재정지원이 부재한 환자는 행동적 목표에 집중할 필요가 있다. 공감, 치료자와의 좋은 관계는 필수이나 충분하지 않다. 치료동맹은 환자에게 동기를 부여하는 데 활용할 수 있으나, 세상에 내놓을 만한 가시적인 치료의 진척을 대체하지는 못한다.

회기 형식

1. ***Check-in***(환자마다 최대 5분). 2장을 참조하시오.
2. ***인용구***(간단하게): 295쪽을 참조하라. 회기와 인용구를 연결하라-예를 들면, "오늘 우리는 헌신을 이야기할 것입니다. 인용구에서 말하고 있듯이, 성공의 열쇠는 순전한 끈기이다."
3. ***주제와 환자의 삶을 연관시켜라***(대부분의 회기에서 면밀하게).
   a. 환자에게 배포물을 자세히 살펴보도록 요청하라. 배포물은 한꺼번에 혹은 따로따로 줄 수 있다. 시간이 충분하다면 여러 회기에서 다루도록 한다."회기 내용"과 2장을 참조하라(아래).
   HANDOUT 1: 책임과 약속

HANDOUT 2: 창의적 해결

HANDOUT 3: 정서적 방해물을 극복하기.

HANDOUT 4: 실행계획

b. 환자가 기술과 당면한 구체적인 생애 쟁점을 연결할 수 있도록 도와라. 아래의 "회기 내용(아래)"과 2장을 참조하라.

4. ***Check-out***(간단하게). 2장을 참조하라.

회기 내용

목표

- 환자의 헌신 경험을 논의하라(HANDOUT 1).
- 헌신의 완수를 위한 창의적 전략을 브레인스토밍하라(HANDOUT 2).
- 헌신의 정서적 방해물과 그것을 극복하는 방법을 탐색하라(HANDOUT 3)
- 환자가 특정 헌신을 정의하고 실행하는 실행계획(HANDOUT 4)을 만들도록 지원하라.

자료와 환자의 삶을 연결하는 방법

★ ***실행계획 만들기.*** 환자가 자신이 성취하고 싶은 특정 헌신을 정의하도록 환자와 작업하라. 실행계획(HANDOUT 4)을 활용하라. 이를 성취하는 방법을 알아내고(HANDOUT 2를 활용), 실제적 장애물과 정서적 장애물을 논의하라(HANDOUT 3).

★ ***논의***

- "PTSD와 물질남용으로부터 당신의 회복을 돕는 헌신을 어떻게 유지할 수 있을까요?"
- "헌신을 유지하는 데 있어 어려움이 무엇인가요?"
- "일을 완수하는 데 가장 선호하는 전략은 무엇인가요?"
- "헌신을 수행할 때 어떤 기분이 드나요?" "자녀가 있나요? 그렇다면, 당신의 행동을 통해, 자녀들에게 헌신을 어떻게 가르치고 있나요?"

제안

◆ ***과거를 비난하기보다 긍정적인 잠재력을 강조하라.*** 그렇지 않다면, 이 주제는 환자의 사기를 꺾을 수 있다. 따라서 모든 사람이 헌신을 유지하는 것을 배울 수 있다는 것을 타당화하라; 환자의 잠재력을 알아차려라; "자기존중을 구축할 수 있는"언어를 사용하라.

◆ ***"감정을 느껴라 그러나 어쨌든 행동하라."*** 가장 흔한 장애물은 감정이 언제나 자신이 무엇을 해야 하는지를 안내한다는 환자의 신념이다. 이 신념은 헌신의 영역에서 "노력해볼께요", "나중에 내 기분이 얼마나 나아지는 지 볼께요"로 나타난다. 느낌은 헌신을 가로막지 않는다는 개념을 교육하는 것이 필수적이다. 그러나 환자가 느낌은 중요하지 않다고 해석하지 않도록 주의하라(이미 그들의 삶에서 충분히 들어왔던 말이다). 오히려, 느낌을 탐색하고 표현할 수 있다. 그러나 결과적으로 행동을 결정하지 않는다. 다음과 같은 말이 도움이 될 수 있다, "감정을 느껴라 그러나 행동을 선택하라(Potter-Efron & Potter-Efron, 1995)", "좋은 느낌은 헌신을 실행한 후에 올 수 있다, 실행 전에 올 필요는 없다", "그 감정이 사라질 때까지 기다린다면,.... 그때는 당신은 노인일 수 있다." *치료안내/사례관리*라는 주제의 논의를 통해, 진짜 이유가 있어 헌신을 완수할 수 없다면 환자가 당신에게 연락할 수 있는 선택안을 제공할 수도 있다.

어려운 사례

* "나는 최선을 다할 것이다 그러나 실행할 것을 약속할 수는 없다."
* "압박받는다고 느끼면, 나는 마비되어서 아무것도 할 수 없다."
* "헌신할 필요가 있는 것이 없다."
* "약속을 지키지 못한 것 때문에 나 자신이 밉다."
* "내 기분이 어떤지 살펴볼게요."
* "지금부터 긍정적 자존감에 헌신하고 싶다."

"Naver, naver, naver, naver, naver, naver, naver, naver, naver, naver, naver give up"

Adapted from a speech by Winston Churchill
(20th-century British Prime Minister)

"절대, 절대, 절대, 절대, 절대,
절대, 절대, 절대, 절대, 절대,
절대, 포기하지 마라."

책임과 약속

★ *각 질문에 답하시오.*

1. 당신은 타인과의 약속을 지키지 않나요?	드물게	종종	많이
2. 당신은 자신과의 약속을 지키지 않나요?	드물게	종종	많이
3. 당신은 일을 끝맺지 못하는 문제가 있나요?	드물게	종종	많이
4. 당신은 이 치료에 헌신하기로 했지만 실행하지 않았나요?	드물게	종종	많이

헌신.. 약속.. 책임이란 단어들이 당신의 감정을 자극하나요? 이와 같은 단어를 생각할 때, 부정적 감정(긴장, 우울)이 떠오르기도 합니다. 반면 긍정적 감정(힘 있고 행복하고)이 떠오르는 사람도 있습니다. ***성장기에, 주변인에게 배운 헌신은 어떤 것인가요?*** PTSD와 물질남용자가 성장기 가정에서 배운 것은...

- 약속을 믿지 마라.
- 달아나고 회피하라.
- 일을 끝내는 유일한 방법은 타인이 나를 다그치는 것이다.
- 사람을 실망시키는 것은 괜찮다.
- 아이가 부모보다 더 책임이 있다.
- 이제까지 끝낸 일이 없다.
- 나에겐 다른 무언가가 있다–나는 정상적인 책임 있는 삶을 절대 살지 못할 것이다.

★ 당신의 성장기, 헌신에 대하여 어떻게 배웠나요? ____

____

헌신에는 개인적인 동시에 대인관계적인 것입니다. 헌신이 깨지면 끔직한 기분이 들 수 있습니다: 좌절감, 나약함, 무망감, 하찮음, 불안감. 이는 주변인, 특히 당신의 가족, 에게도 영향을 줍니다. 당신이 일을 끝내지 못할 때 가족의 기분은 어떠한가요? 가족이 책임에 대해 배운 것은 무엇인가요? 가족은 당신을 어떻게 보나요?

★ *헌신을 지속할 수 있는 능력은 어떤 것이 있나요?*

당신은? ____

주변인은? ____

계속

이 활동지의 복사는 본 저서의 구매자가 개인적으로 활용하는 경우에만 가능합니다. 안전기반치료의 모든 저작권은 Lisa M. Najavits(2002), Guilford Press에 있습니다.

★ *앞으로 어떤 방식으로 헌신하고 싶은가요? 당신의 목표를 정의하세요:*

- ㅁ 내가 약속을 했을 때 그것을 지킬 것이라고 사람들이 믿기를 바란다.
- ㅁ 나는 금욕에 헌신하고 유지하고 싶다.
- ㅁ 나는 약속을 지키고, 정해진 시간을 지키고 싶다.
- ㅁ 기타: ______________________________
- ㅁ 기타: ______________________________

헌신이 어렵다면, 기억하세요: 이것은 당신의 잘못이 아닙니다; 당신은 배운 대로 하는 것입니다. 당신은 책임감 있는 사람이 될 수 있습니다–당신은 남들과 같은 사람이며, 당신 안에 책임감 있는 사람이라는 가능성이 있습니다.

창의적 해결책

PTSD와 물질남용은 경직된 사고를 만들어 냅니다–자신을 "진부한" 해결책 안으로 제한합니다.
PTSD. 불안은 새로운 일을 시도할 때 당신을 두렵게 만들 수 있습니다. 외상에서 당신은 무력감을 느꼈고, 그래서 당신이 자신의 삶을 통제할 수 없다고 믿게 되었을 지도 모릅니다.
물질남용. 문제에 대처하기 위해 물질을 사용하는 것은 당신이 장기적이고 계획적인 해결책보다는 단기적이고 충동적인 해결책에 더 의존하는 것입니다.

창의적인 해결은 건강하고 직접적이며 적응적이고 현실적이며 구체적입니다.

★ *당신의 헌신을 성취하는 데 도움이 될 만한 전략을 골라서 (V) 하시오.*

- ㅁ 당신의 헌신을 적고 모든 곳에 복사본을 두세요(냉장고 문, 자동차 계기판 앞, 화장실 거울, 지갑, 컴퓨터). 자신에게 음성메일을 보내거나 알람을 보내 실행하게 하세요.
- ㅁ "어떤 것이든, 무엇이든 하기"규칙을 사용하세요–어디에서든 시작하세요. 처음부터 시작한다거나 가장 힘든 부분을 시작해야한다고 느낄 필요는 없습니다.
- ㅁ 지속적 실행을 도와주는 이미지를 만드세요: 강철처럼 강한... 전사... 완주를 위한 경주...
- ㅁ 어떻게 일을 끝마칠 수 있었는지 타인에게 물어보세요.
- ㅁ 당신을 도울 수 있는 사람(약속에 같이 갈사람)을 구하세요.
- ㅁ 상담회기 동안 힘들 때 전화할 수 있는지 치료자에게 물어보세요.
- ㅁ 헌신을 시작할 때까지 아침에 커피를 마시지 마세요.
- ㅁ 당신이 실행하지 않을 때 상처받을 사람들의 목록을 작성하세요(가족? 자신?)
- ㅁ 일을 끝낼 수 있도록 하루의 시간일정을 작성하세요.
- ㅁ 과제의 사전사후의 기분을 평가하세요. 사후에 기분이 나아지나요?
- ㅁ 보상을 계획하세요.
- ㅁ 당신이 일을 끝낼 것이라고 모든 주변인에게 말하세요.
- ㅁ 쪽지에 각 과제를 적고 모자에 넣으세요: 무작위로 뽑아서 그 과제를 실행하세요(또는 다른 게임을 만들어서 활용하세요).
- ㅁ 좋은 장소를 찾아보세요. 집에서 하기 어렵다면 도서관이나 커피숍을 시도해보세요.
- ㅁ 당신이 목표를 달성하지 않는다면 친구에게 50달러를 주고 보관하게 하세요; 목표를 달성한다면 자신에게 50달러를 써보세요.
- ㅁ 재미있게 하세요: 작업하는 동안 오디오를 틀어보세요.
- ㅁ 의미를 찾아보세요. 가장 큰 동기를 주는 것을 찾아내서 그것을 반복해서 활용하세요(일을 끝내기? 좋은 직장에서 일하기? 당신의 자녀를 위해 일하기? 당신을 위해 더 나은 삶을 창조하기?).
- ㅁ 특정 색연필로 당신의 목록을 지워나가세요(이 작은 일이 정말로 도움이 됩니다).
- ㅁ 파일을 구입해서 각 과제당 한 파일을 사용하세요(조직화는 동기를 증가시킵니다).

계속

이 활동지의 복사는 본 저서의 구매자가 개인적으로 활용하는 경우에만 가능합니다. 안전기반치료의 모든 저작권은 Lisa M. Najavits(2002), Guilford Press에 있습니다.

- ☐ 당신의 진전에 대하여 치료자에게 간단한 음성메세지를 남기세요.
- ☐ 완벽주의가 문제라면 "진짜"를 하기 전, "준비"의 개념으로 작은 단계를 시행하세요.
- ☐ 당신의 헌신을 유지하도록 동기를 강화하는 내용을 녹음하세요.
- ☐ 당신의 작업을 유지하는데 도움을 주는 그림, 시, 인용문구, 기타 영감을 주는 것을 활용하여 "생존책"을 개발하세요.
- ☐ 당신에게 적합한 기타 전략: ______________________________

____

____

정서적 장애물을 극복하라

★ *당신이 헌신을 완수하는데 방해되는 감정들을 찾아내세요:*

___ ***압도되는:*** "나는 할 수 없다... 너무 할 일이 많다... 나는 시간이 없다."
___ ***희망이 없는:*** "왜 그래야하지?.. 나는 일을 해낸 적이 없어... 그냥 포기하는 편이 낫다."
___ ***완벽을 추구하는:*** "나는 아직 시작할 준비가 안됐어...나는 준비가 더 필요해... 그것은 충분하지 않을 거야."
___ ***기타 감정:*** ______________________________

★ *당신의 정서적 장애물을 극복하는데 도움이 될 만한 의견에 동그라미 하시오.*

♣ 가장 중요한 단하나의 개념: 헌신은 당신이 어떻게 느끼든지에 상관없이, 자신이 말하는 것을 실행한다는 의미입니다. 빨간 신호등을 생각하세요: 당신의 느낌에 따라 정지를 결정하지 않습니다; 정지가 필요하다는 것을 알고 그렇게 행동합니다. 헌신도 같은 방식으로 작동합니다: 당신이 어떤 것을 해야 한다고 알고 있다면, 좋아하지 않더라도 행동한다는 개념입니다. 당신은 느낌을 인지하고 탐색할 수 있지만, 그럼에도 계획대로 헌신을 실행할 필요가 있습니다.
♣ 타인의 것이 아니라, 당신 자신의 목표에 헌신하세요.
♣ 사람들이 "나는 최선을 다해보겠다"라는 말은 "나는 정말로 여기에 헌신하지 않는다"는 의미입니다. 실제로 성취한 작은 목표가 단지 "시도"만 하는 큰 목표보다 더 가치가 있습니다.
♣ 어제 하지 못한 일은 잊어버리세요. 비록 백번을 실패했어도 지금 현재만이 중요합니다. 당신이 늦게 일어났다면, 거기에서 시작하세요. 당신이 뒤쳐져 있다면, 어쨌든 시작하세요.
♣ 방해가 되는 감정과 맞서기 위해 순전한 끈기를 가지세요. 계속 진전한다면 이러한 감정은 결국 사라질 것입니다.
♣ 간단하고 확실한 목표를 만들어보세요.
♣ 당신이 할 수 있는 것에 대해 자신에게 솔직하세요. 가끔 너무 많이 하는 것에 동의하고 나서, 다 할 수 없음을 끔찍하게 느낍니다. 현실적이 되세요.
♣ 당신이 일을 끝마치는 누군가인 척 해 보세요.
♣ 모든 것은 해결될 수 있는 문제입니다. 그것은 당신의 정체성이나 자기 가치가 아니고, 당신이 비정상이나 어리석다는 신호도 아닙니다. 이처럼 과도한 용어로 과제를 해석하는 것은 도움이 되지 않습니다.
♣ 실패해도 "자책하지 마세요." 그것은 다음번 일의 끝맺음을 더 어렵게 할 뿐입니다.
♣ "오늘의 좋은 계획이 내일의 완벽한 계획보다 더 낫다"라는 속담이 있습니다.
♣ 고통스러우면, 당신의 헌신을 재조정하세요.
♣ 비록 3단계 진전하고 2단계 후진하는 것처럼 보이더라도, 당신은 여전히 한 단계 앞서 있습니다.
♣ 당신의 목표를 완전히 성취하지 못하더라도, 전보다 더 나아갔다는 점에 기뻐할 수 있습니다.
♣ 당신이 왜 문제를 가지고 있는지 알아볼 수도 있습니다– 과거로부터의 오래된 감정? 표현되지 않는 분노? 그러나 그것을 알아내는 것만으로 행동을 대체할 수는 없다는 것을 기억하세요.
♣ 당신에게 맞는 기타 전략: ______________________________

____

이 활동지의 복사는 본 저서의 구매자가 개인적으로 활용하는 경우에만 가능합니다. 안전기반치료의 모든 저작권은 Lisa M. Najavits(2002), Guilford Press에 있습니다.

실천 계획

이름 ________________________ 날짜 ________________________

★ *실천 계획은 목표를 달성하고 당신의 말을 존중하는 방법입니다. "BEFORE" 란은 지금 작성하시고, "AFTER"부분은 나중에 작성하세요.*

BEFORE	**나는 ______________ 을 약속한다.**
	언제까지?
	나는 나의 헌신을 성취하기 위해 아래와 같은 전략을 사용할 것이다.
	나의 정서적 장애물을 극복하기 위해, 나는 ______________ 할 것이다.
	헌신을 완결하는 것이 내게는 중요하다. 왜냐하면 ______________
	헌신을 완수하면 나는 나에게 ______________ 의 보상을 할 것이다.
	서명 :
AFTER	**결과 : 진행상황을 기술하라.**
	다음에 지금과 다르게 할 수 있는 것은?

다음 회기까지 "실천계획"을 완성하지 못하는 사유가 생긴다면, 치료자에게 메시지를 남겨주세요. 이것이 진행을 순조롭게 하는데 도움이 됩니다. 치료자의 연락처: ________________________

이 활동지의 복사는 본 저서의 구매자가 개인적으로 활용하는 경우에만 가능합니다. 안전기반치료의 모든 저작권은 Lisa M. Najavits(2002), Guilford Press에 있습니다.

헌신을 돕는 발상

당신의 삶을 진전시키는 하나의 행동에 헌신하라.
어떤 생각이든 가능하며, 아래의 의견들 중 한 가지를 시도할 수 있다.
헌신을 유지하는 것은 자신을 존경하고 명예로이 여기며 스스로를 보살피는 방법이다.

☆ ☆ 선택 : 최고의 헌신은 헌신을 만드는 것입니다! 실천계획을 작성하세요(Handout4)

실천계획의 예

B E F O R E	**나는 ________________ 을 약속한다.** 마리화나와 그것을 싸는 종이를 버린다. 이에 대해, 나는 나 자신, 치료자, 나의 지지자와 약속한다.
	언제까지? 8:00 오늘밤.
	나는 나의 헌신을 성취하기 위해 아래와 같은 전략을 사용할 것이다. 나의 지지자에게 전화하고, 스스로에게 이 일이 필요한 이유를 "편지"쓴다.
	나의 정서적 장애물을 극복하기 위해, 나는 ________________ 할 것이다. 나의 치료자에게 이야기하고, 이 일로 인한 좋은 쪽에 초점을 맞춘다.
	헌신을 완결하는 것이 내게는 중요하다. 왜냐하면 ________________ 나의 미래가 달려 있다; 나의 건강이 증진될 것이다; 나는 내 말을 존중한다.
	헌신을 완수하면 나는 나에게 ________________ 의 보상을 할 것이다. 안전한 "보상"(새로운 영상, 책, CD, 외식)
	서명 :
A F T E R	**결과 : 진행상황을 기술하라.** 나는 그것을 하는 것이 싫었다. 그러나 했다. 나는 마리화나가 그립다. 그러나 내가 강해진 느낌이 든다. 나는 나에게 근사한 저녁식사를 대접했다.
	다음에 지금과 다르게 할 수 있는 것은? 없음 - 잘 진행되었다.

이 활동지의 복사는 본 저서의 구매자가 개인적으로 활용하는 경우에만 가능합니다. 안전기반치료의 모든 저작권은 Lisa M. Najavits(2002), Guilford Press에 있습니다.

의미 창조하기

요 약

오늘의 주제는 환자가 만들어낸 의미를 탐색하는 것이다. 특히, "박탈 추론(Deprivation Reasoning)", "말보다 행동이 더 중요하다", "시간왜곡"과 같은 PTSD와 물질남용관련 추정을 탐색한다. 환자는 회복에 해가 되는 것 vs. 치유가 되는 것의 의미를 비교하도록 격려 받는다.

오리엔테이션

이 주제에서, 환자는 자신이 만들어낸 의미를 알아차리게 된다. "의미"는 "숨겨진 추정", "도식", "신념"이라고도 불린다. 이는 많은 행동을 동기강화할 수 있는 중심적 주제이다. 실제로, 물질사용의 모든 사례나 기타 문제행동은 환자가 가진 특정 추정에 그 근원을 가지고 있다.

인지치료매뉴얼에서 "인지 왜곡(예, Burns, 1980)"이란 용어를 사용하지만, 이 치료의 연구결과, 부정적 용어를 덜 사용하는 것이 환자의 사기를 향상시키는 것으로 밝혀졌다. PTSD와 물질남용자는 극단적으로 비평에 민감한 편이다. "왜곡"과 같은 단어는 환자의 방어를 일으킬 수 있다. 나아가 "의미 창조하기"란 용어를 선택한 이유는 건강하고 건강하지 않은 생각 모두에 적용할 수 있기 때문이다(반면 "왜곡"은 오직 병리에만 집중한다); 이는 인간 해석의 적극적 본성을 전달한다; 이는 일상용어이다. 특히 PTSD의 경우, 자신의 경험에서 생산적 의미를 찾을 수 있는 사람이 그렇지 못한 사람보다 더 개선되는 경향이 있다(Janoff-Bulman, 1997).

이 주제는 특히 PTSD와 물질남용의 의미에 주로 집중한다. *해로운 의미와 치유하는 의미,* 모두를 설명한다. 예를 들어, 해로운 의미, "나는 미쳤다"("당신이 지금 느끼는 방식으로 느껴서는 안 된다고 믿는다")는 치유적 의미 "자신의 느낌을 명예로이 여기라"("당신이 겪은 것을 미루어 볼때, 당신의 느낌은 타당하다.")와 상반된다. "박탈추론"("당신이 고통 받았기 때문에 물질을 사용할 권리가 있다.")은 "잘 살자"("자해하는 것보다 행복하고 기능적인 삶이 당신의 고통을 훨씬 더 많이 보상할 것이다")와 상반된다. 또한, "이분법적 사고"와 "해야 한다"와 같은 더 일반적인 인지치료의 "왜곡"도 설명한다(Burns, 1980). 환자는 이와 같은 추정이 나타나면 항상 쉽게 인지할 수 있다; 더 어려운 과제가 이와 같은 신념에서 좀 더 적응적인 신념으로 변화하는 것을 돕는다.

오늘의 주제가 치료자와 환자에게 향후 치료회기에 쓸 수 있는 공통 언어를 줄 수 있기를 바란다. 치료자는 환자가 나중에 의미를 깨달을 때 그것을 알아차리도록 도울 수 있다. 이와 같은 전문용어는 다시 생각하기 작업을 용이하게 한다(예, "크리스, 마치 당신이 이분법적 사고적 용어를 생각하는 것으로 들리는군요; 중간지점을 찾아내보겠어요?").

배포물의 양이 꽤 많기 때문에, 이 주제를 다루기 위해서는 한 회기 이상이 필요하다. 너무 많은 자료를 다루는 것에 주의하라. 양을 위해 질을 희생하는 것에 주의하라. 회기 속도를 유지하고, 환자의 실제 걱정과 연결을 유지하라. 회기를 끝내고 나머지 배포물을 환자 스스로 읽어보도록 요청할 수도 있다.

이 치료의 연구에서, PTSD와 물질남용의 이중진단을 받은 여성(30명)이 배포물의 의미 목록을 얼마나 지지하는지 알아보고, 이를 PTSD만 가진 여성(일생 동안 물질남용력이 없는 28명)과 비교하였다(Najavits, Blackburn, Shaw, & Weiss, 1996a). 그 결과, 이중진단을 받은 여성이 단독진단을 받은 여성보다 해로운 의미를 상당히 많이 지지하는 것으로 나타났다. 또한, 이중진단집단은 Burns(1980)의 일반적인 의미보다 PTSD/물질남용 특유의 의미를 더 많이 지지했다. 이는 이 이중진단환자에게 실제로 특정의미체계가 존재하며, 이를 치료목표로 할 수 있음을 함의한다.

역전이 쟁점

이 주제와 관련하여 치료자가 갖는 어려움은 *회복적 사고*라는 주제와 2장에서 인재재구조화의 일반적 논의에서 요약하였다.

Acknowlegdement

이 배포물에서, 대부분의 해로운 의미("느낌이 현실이다.", "마음 읽기", "해야 한다", "부정에 초점 맞추기.", "이분법적 사고")는 Burns(1980)에서 가져왔다. "사느냐-죽느냐의 생각"과 "즉각적 만족"은 Beck과 그 동료들(1993)로 부터, "좋았던 옛날"은 Earley(1991)에서 가져왔다.

회기 형식

1. *Check-in*(환자마다 최대 5분). 2장을 참조하시오.
2. *인용구*(간단하게): 307쪽을 참조하라. 회기와 인용구를 연결하라-예를 들면, "당신의 생각을 바꾸는 것이 당신의 삶을 바꿀 수 있습니다. 오늘 우리는 당신이 창조한 의미를 탐색해보도록 하겠습니다."
3. ***주제와 환자의 삶을 연관시켜라***(대부분의 회기에서 면밀하게).
a. 환자에게 배포물, 의미를 창조하기, 을 자세히 살펴보도록 요청하라.
   b. 환자가 기술과 당면한 구체적인 생애 쟁점을 연결할 수 있도록 도와라. 아래의 "회기 내용(아래)"과 2장을 참조하라.
4. *Check-out*(간단하게). 2장을 참조하라.

회기 내용

목표

- PTSD와 물질남용이 연관된 의미를 정의하도록 환자를 도와라-해로운 의미와 치유하는 의미 모두.
- 환자가 해로운 의미에서 치유적 의미로 전환하도록 안내하라.

치료와 환자의 삶을 연결하는 방법

★ ***자기탐색.*** 환자에게 배포물을 훑어보고 자신과 연관되었다고 느끼는 의미에 동그라미하게 하라. 배포물은 매우 길다. 따라서 1회기 이상 다루는 것을 제안한다. *주의*: 집단회기에서는 한 환자가 첫 번째 의미(행을 따라 읽기)를 읽고, 다른 환자가 두 번째, 그 다음 환자가 세 번째..로 읽도록 요청하라.

★ ***장면을 다시 보기.*** 환자가 특정 해로운 의미를 떠올렸다면, 관련한 최근 예시가 있는지 질문하라. 환자가 그 상황에서 치유 의미를 소리 내어 예행연습하게 함으로써 "그 장면을 다시 보기" 하라. 안전대처 활동지를 사용하거나, 활동지를 쓰지 않고 단지 소리 내어 예행연습만 할 수도 있다.

★ ***핵심사항을 정의하라.*** 예를 들어,

☞ 삶의 경험으로부터 의미를 만들어내는 것이 인간의 본성이다. 당신이 힘겨운 삶을 살

았다면, 매우 고통스러운 의미를 끌어냈을 것이다(예, "나는 미래가 없다", "나는 실패자야" 등). 회복을 계속하게 되면, 당신의 추정이 변화하는 것을 발견하게 될 것이다. 예를 들어, 회복 초기에, "아무도 믿을 사람이 없다"하고 말할 수 있다. 배포물에는 "이분법적사고"라고 한다. 회복이 진행됨에 따라, 당신은 믿을 수 없는 사람이 있는 반면, 믿을 수 있는 사람이 있다는 것을 알아차리기 시작할 것이다. 이러한 관점의 전환은 새롭고 중요한 길을 열수 있다: 새로운 우정, 물질사용의 감소, 안전의 증가.

☞ 우리는 언제나 적극적으로 세상을 해석하기 때문에-가정하고 평가하고 결정하기, 배포물에서 "의미 창조하기"라고 하였다. 당신을 더 안전하게 하는 의미를 창조하는 것을 선택함으로써, 당신은 자신의 회복과정을 스스로 돕게 된다.

☞ 어쩌면 의미는 매우 깊은 수준에 있다; 오랫동안 무의식일 수 있다.

☞ 목표는 새로운 가능성을 열어두는 것이다. 당신의 의미는 당신의 과거에서는 진실일 수 있다; 우리의 목표는 미래에서 더 나은 의미를 찾으려는 것이다.

☞ 의미는 틀리거나 옳은 것이 아니라, 도움이 되거나 해롭거나 이다.

☞ *모든 사람이* 때때로 해로운 의미와 싸운다. PTSD와 물질남용자만 그러는 것이 아니다.

★ *논의*

- "어떤 의미가 당신에게 중요한가요?"
- "어떤 의미가 당신의 물질남용과 가장 연관있나요? 당신의 PTSD와는?"
- "치유의미가 진실이라고 믿는다면 당신의 기분이 어떨 것 같나요?"
- "당신이 이러한 의미들을 알아차렸던 최근 사례가 있나요?"
- "배포물에서 '의미 창조하기'라고 명명한 이유가 무엇일까요? 활동지에는 없지만 기타 핵심적 의미가 있을까요?"
- "해로운 의미에 갇힐 때, 자신에게 치유의미를 어떻게 떠올리게 할 수 있을까요?"

어려운 사례

* "내가 나쁜 것처럼, 내 생각도 나쁘다."
* "이것이 내 은행계좌에 돈을 넣어주나요?"
* "내 자신을 어떻게 해로운 의미로부터 치유의미로 할 수 있을까요?"
* "그러나 해로운 의미는 진짜로 진실이다."
* "긍정적 사고는 나에게 한 번도 통한 적이 없다."
* "말로는 그럴 듯하나, 실제 생활에서 할 수 없다."

인용

당신의 생각을 조심하라; 당신의 말이 된다.
당신의 말을 조심하라; 당신의 행동이 된다.
당신의 행동을 조심하라; 당신의 습관이 된다.
당신의 습관을 조심하라; 당신의 성격이 된다.
당신의 성격을 조심하라; 당신의 운명이 된다.

Frank Outlaw
(20세기 미국 작가)

의미 창조하기

다음은 PTSD와 물질남용자가 일반적으로 가지고 있는 의미입니다. *각 의미를 읽어보세요. 원한다면 당신이 얼마나 믿는지 각 항목별로 평가하세요. 0%(전혀)에서 100%(항상)으로 평가. 자신의 삶에서 예시를 생각할 수 있다면, 빈칸에 그 내용을 기재하세요.*

해로운 의미	정의	평가 (0%–100%)	예시	치유의 의미
박탈 추론	당신은 많이 고통받아왔기 때문에, 물질이 필요하다(또는 기타 파괴적 행동)		"나는 힘들게 살았어, 그래서 술(물질)에 취할 자격이 있어." "당신도 내가 겪은 것을 겪는다면, 당신도 자신을 해치게 될 거야"	**잘 살자.** 자신을 해치는 삶보다 행복하고 기능적인 삶이 자신의 고통을 훨씬 더 보상하는 것이다. 당신의 삶을 더 낫게 하는 긍정적 발걸음에 집중하자.
나는 미쳤다	당신이 느끼는 대로 느껴서는 안 된다고 믿고 있다.		"이렇게 분노하는 것을 보면 나는 미친 것이 분명해." "나는 (물질을) 이토록 갈망해서는 절대 안 돼."	**당신의 감정을 존중하라.** 당신은 미치지 않았다. 당신이 겪은 것을 미루어 보면, 당신의 감정은 말이 된다. 당신은 감정을 이야기하고 다루는 법을 학습함으로써, 감정을 이겨낼 수 있다.
시간왜곡	당신의 시간개념은 왜곡되어 있다; 부정적 느낌이 영원히 지속될 것이라고 믿고 있다.		"이 갈망은 멈추지 않을 것이다." "내가 운다면, 절대 멈출 수 없을 것이다."	**실제 시간을 관찰하라.** 시계를 가져와서 실제로 얼마나 지속되는지 시간을 확인해보라. 부정적 감정은 대체로 얼마 후에 가라앉는다; 당신이 주의를 활동으로 돌리면, 더 빨리 사라질 것이다.

계속

이 활동지의 복사는 본 저서의 구매자가 개인적으로 활용하는 경우에만 가능합니다. 안전기반치료의 모든 저작권은 Lisa M. Najavits(2002), Guilford Press에 있습니다.

해로운 의미	정의	평가 (0%–100%)	예시	치유의 의미
자신을 비난하다	당신의 마음속에서 당신은 자신에게 고함지르고 자신을 폄하한다.		"나는 나쁜 사람이야" "내 가족이 옳았어; 나는 가치없어."	**미움이 아니라, 사랑이 변화를 창출한다.** 자신을 비난하는 것은 과거 사람들이 당신에게 했던 말이 메아리치는 것이다. 그러나 자신에게 고함지르는 것은 당신의 행동을 바꾸지 못한다; 실제로 덜 변화시킨다. 관심과 이해가 진정한 변화를 증진시킨다.
과거는 현재이다	과거에 당신이 피해자이었기 때문에, 지금도 당신은 피해자이다.		"나는 아무도 믿을 수 없다." "나는 덫에 걸렸다."	**자신의 힘을 알아차려라.** 현실에 머물러라: "나는 성인이다(아이가 아니다); 나는 선택할 수 있다(나는 덫에 걸린 것이 아니다.); 나는 도움을 받을 수 있다(나는 혼자가 아니다.)
도피	감정이 그저 너무 고통스럽기 때문에, 도피는 필수적이다(예, 음식, 물질, 도박)		"나는 화났다; 나는 폭식을 해야 한다." "갈망을 견딜 수 없다; 나는 마리화나를 피워야 한다."	**성장을 계속하라.** 정서적 성장과 학습은 고통으로부터의 단 하나의 진정한 도피이다. 감정을 인내하고 문제를 해결하는 것을 배울 수 있다.
좋았던 옛날	당신은 어떤 것(약물, 폭력적 관계)으로부터 매우 행복했던 것을 기억하지만, 그와 관련한 비극을 무시한다.		"코카인은 나를 행복하게 한다." "나는 여전히 내 애인을 사랑한다, 비록 그가 나를 학대하더라도."	**양면 보기.** 약은 기분 좋게 할 수 있지만 실직이란 댓가를 지불한다; 긍정적 측면이 있는 관계이지만, 심각하게 부정적 측면도 있을 수 있다.
감정이 현실이다	진실로 느껴지기 때문에, 분명한 사실이라고 믿는다.		"나는 절대 회복될 것 같지 않다. 그래서 술을 마시는 편이 낫다." "나는 우울하다. 그래서 자살하는 편이 낫다."	**당신이 아는 것을 경청하라.** 당신의 느낌보다 당신의 마음을 가이드로 활용하라. 당신에게 최고인 것이 무엇인가? 감정은 타당하나 현실이 아니다.

계속

해로운 의미	정의	평가 (0%–100%)	예시	치유의 의미
단서를 무시하기	문제를 알아차리지 못한다면, 저절로 사라질 것이다.		"치통을 무시하면 저절로 사라질 것이다." "나는 물질문제가 없다"	**당신의 요구에 관심을 가지라.** 당신이 듣고 있는 것을 경청하라; 당신이 본 것을 알아차려라; 당신의 직감을 믿어라.
위험한 허용	당신은 자기파괴적 행동을 허용한다.		"그저 한번은 해가 되지 않는다." "나는 요리를 위해 와인 한 병을 살 것이다.	**안전 추구.** 당신의 욕구와 감정을 인지하라. 그리고 그것을 다루는 안전한 방법을 찾아라.
삐걱 거리는 바퀴에 기름칠을 한다.	당신이 나아지면 사람들로부터 이 만큼의 관심을 받을 수 없을 것이다.		"내가 잘하면, 내 치료자는 더 아픈 환자에게 집중할 것이다." "내가 고통에 처해 있어야만 사람들이 내 말을 듣는다."	**성공으로 관심을 얻어라.** 사람들은 성공에 관심 주기를 좋아한다. 당신이 이를 믿지 못한다면, 더 잘해보도록 시도해보라. 그리고 사람들이 당신에게 어떻게 반응하는 지 알아차려라.
마음 읽기	당신은 물어보지 않고 타인이 생각하는 것을 알 수 있다고 믿는다.		"그가 나를 미워하기 때문에 그는 나에게 인사를 하지 않았다고 나는 확신한다." "내 후원자는 내가 밤에 전화하면 부담스러워 할 것이다."	**확인해보라.** 상대방에게 질문하라. 당신이 발견하게 될 것에 무척이나 놀랄 것이다.
모든 것이 내 잘못이다.	나 때문에 모든 것이 잘못되었다.		"트라우마는 내 잘못이다." "타인에게 동의하지 않는다면, 나는 무언가 잘못하고 있는 것이다."	**자신에게 여유를 주라.** 당신 어깨에 세상을 짊어지고 갈 필요는 없다. 타인과 갈등이 있다면 50–50의 접근법을 취하라(50%는 상대방의 책임, 50%는 당신의 몫)

계속

해로운 의미	정의	평가 (0%–100%)	예시	치유의 의미
만약 이러하다면… 그 다음에 저것을…	다른 것을 기다리느냐고 중요한 무언가를 미루다.		"내가 취업하면, 나는 마리화나를 끊을 꺼야." "살을 빼면, AA모임에 갈꺼야"	**현재를 살아라.** 해야 할 일이 무엇이든, 지금 시작하라. 진전하는 모든 발걸음이 중요하다. 중요한 목표를 미루는 것은 도움이 안된다.
말보다 행동이 중요하다.	당신은 고통을 행동으로 보여준다; 그렇지 않으면 사람들이 당신의 고통을 보지 못할 것이다.		"내 팔의 상흔은 내가 무엇을 느끼는지 보여준다." "자살 후에 내 파트너가 내 시신을 발견하기를 원한다."	**침묵을 뚫고 나가라.** 느낌을 말로 표현하라. 언어는 사람들이 당신을 알게 하는 가장 강력한 방법이다.
나는 트라우마 자체이다.	당신의 트라우마가 당신의 정체성이다; 당신에 대한 그 어떤 것보다 이것이 훨씬 더 중요하다.		"내 삶은 고통이다." "나는 내가 고통받아온 것 자체이다."	**폭넓은 정체성을 창조하라.** 당신은 당신이 고통받았던 것보다 더 큰 존재이다. 삶에서 당신의 여러 역할, 당신의 다양한 흥미, 당신의 목표와 소망을 생각해보라.
유일함에 대한 오류	당신 혼자만 특정 문제를 가지고 있다; 그 밖의 아무도 이해할 수 없다.		"당신이 내가 살아온 대로 살지 않는 한, 당신은 나를 도울 수 없다." "왜 말해야 하나? 아무도 이해하지 못할 텐데."	**손을 뻗어 접촉하라.** 사람들에게 당신을 도울 기회를 주라. 이야기할만한 안전한 사람(치료자, AA후원자)을 찾아서 마음을 열어라.
미래가 없다	미래는 암울하다. :희망이 없다.		"내 삶은 이미 망가졌다." "나는 포기하는 편이 낫다."	**당신은 선택안을 가지고 있다.** 지금까지 무슨 일이 벌어졌든지 간에, 당신은 현재와 미래를 통제할 수 있다. 당신의 선택안을 알아차리고 현명하게 선택하라.

계속

해로운 의미	정의	평가 (0%–100%)	예시	치유의 의미
사느냐 죽느냐의 생각	당신의 마음속에서는 모든 것이 사느냐 죽느냐의 문제이다.		"그가 나를 떠났다는 사실에서 절대 벗어날 수 없을 꺼야." "그 직업을 구하지 못하면 난 죽을꺼야."	**관점을 가지라.** 일어날 수 있는 가장 최악이 무엇일까? 당신이 상실로 고통 받는다면, 애도하는 것을 배우고 다른 곳으로 나아가라. 삶의 가능성은 무궁무진하다.
혼란스러운 요구와 바램	당신은 어떤 것을 간절하게 원한다. 이는 당신이 그것을 가져야 한다는 의미이다		"나는 헤로인으로 긴장을 풀어야만 해" "나는 연애상대를 찾아야만 해."	**회복은 요구이다.** 당신은 많은 것을 원할 수 있다. 그러나 정말 필요한 것은 거의 없다. 당신이 헤로인을 원할 수 있으나, 당신에게 헤로인은 *필요* 없다. 음식, 쉼터, 옷, 당신의 회복과 같은 기본이 필요하다!
단기 사고	당신은 내일보다 오늘의 느낌에만 집중한다		"내가 술 마실때 나는 사람들과 더 잘 어울린다." "비록 새 옷을 살 돈은 없지만, 그 옷을 살 것이다."	**결과를 생각하라.** 당신이 옳다고 생각하는 일을 한다면 내일 자신에 대해서 얼마나 기분 좋게 느낄 지 상상해보라. 당신이 그 순간에 진다면 기분이 얼마나 나빠질 지 상상해보라.
해야한다	당신은 세상이 어떻게 돌아가야 한다에 대한 규칙을 가지고 있다. 그 규칙이 어긋나면 당신은 분노를 느낀다.		"내 친구는 나를 초대해야 한다." "나는 PTSD를 다룰 필요가 없다."	**당신의 언어를 부드럽게 하라.** 긴장을 늦추도록 하라(예, "나는 내 친구가 나를 초대하기를 원한다."). 당신은 자신이 원하는 것을 여전히 원할 수 있다. 그러나 당신은 자신이 더 인내력이 있다고 느낄지도 모른다.

해로운 의미	정의	평가 (0%–100%)	예시	치유의 의미
즉각적 만족	당신은 즉각적 만족을 찾는다. 삶은 쉬워야 한다.		"나는 그것을 지금 원한다." "나는 언제나 기분이 좋아야 한다."	**열심히 하라.** 가장 오래가는 만족감은 열심히 하고 인내심을 가지는 것으로부터 온다: 당신의 직업에서, 관계에서, 회복에서.
부정에 집중하기	상황에서 부정적인 것을 알아차리고 긍정적인 것을 무시한다.		"그 사람은 완전 못된 사람이야." "나는 어떤 것도 제대로 할 수 없어."	**좋은 것을 알아차려라.** 어떤 것이 잘 되었나? 당신 자신에게 좋은 것은 무엇인가? 이 상황에서 긍정적 측면은 무엇인가?
이분법적 사고	모든 것은 좋거나 나쁘다. 그 중간은 없다.		"삶은 그저 지옥이다." "나는 전혀 힘이 없다."	**균형 잡힌 관점을 찾으라.** 삶은 "흑백논리"보다 훨씬 더 복잡하고 흥미롭다. 균형 잡힌 관점으로 사물을 보라; 중간을 찾아보라. 잘 된 것, 잘 안된 것, 중간 정도 된 것을 찾아보라.

헌신을 돕는 발상

당신의 삶을 진전시키는 하나의 행동에 헌신하라.
어떤 생각이든 가능하며, 아래의 의견들 중 한 가지를 시도할 수 있다.
헌신을 유지하는 것은 자신을 존경하고 명예로이 여기며 스스로를 보살피는 방법이다.

☆ 선택 1: 배포물에서 해로운 의미 하나를 선택하세요. 당신이 그것에 어떻게 반응할 것인지 자세하게 적어보세요.
☆ 선택 2: 배포물에 없지만, 당신이나 타인에게서 관찰한 의미를 명명하고 묘사하세요.
☆ 선택 3: 당신 삶의 목적이 되는 주요 의미를 정의해보세요(예, 당신의 자녀? 직업? 영성? 회복?). 그 의미가 어떻게 당신의 회복에 집중하도록 돕는지 적어보세요.
☆ 선택 4: 향후 비안전 행동을 할 것 같은 기분이 들 때, 자신에게 어떻게 말할 것인지 적어보세요.
☆ 선택 5: 안전 대처 활동지를 작성해 주세요. (아래에서 이 주제를 적용한 예시를 참조하세요.)

	이전 방식	새로운 방식
상황	내 치료자는 휴가 중이다.	내 치료자는 휴가 중이다.
★ 당신의 대처 ★	혼자 생각했다, "나는 버려졌다; 아무도 나를 돌보지 않는다." 와인 반병을 마셨다.	나는 "박탈추론"을 사용한다–고통 때문에 술을 마실 권리가 있다고 생각한다. 또한 나는 "이분법적 사고"를 사용한다. 실제로, 나에게 관심을 가지고 돌보는 사람들이 있으며, 내 치료자가 휴가를 간 것이 나를 돌보지 않는다는 의미는 아니다.
결과	나의 음주가 휴가 중인 치료자를 데려오지는 못했다–몇 시간동안은 기분이 나아졌으나 그 후 며칠간은 기분이 더 나빠졌다.	내가 창조한 의미를 알아차림으로써, 나 자신과 좀 더 연결되었다고 느낀다. 나는 내가 느낀 것을 치료자와 이야기할 것이다.

당신의 이전 대처방식은 얼마나 안전한가요?___ 당신의 새로운 대처방식은 얼마나 안전한가요?___

0점(전혀 안전하지 않았음) – 10점(완전히 안전하였음)

이 활동지의 복사는 본 저서의 구매자가 개인적으로 활용하는 경우에만 가능합니다. 안전기반치료의 모든 저작권은 Lisa M. Najavits(2002), Guilford Press에 있습니다.

지역사회 자원

요 약

환자의 회복을 위해 국가 자원 목록을 제공한다(옹호기관, 자조집단, 홍보지, 비영리 기관을 포함한다). 또한 치료를 선택하고 평가함에 있어, 소비자 접근을 취하도록 환자를 돕는 가이드라인을 제공한다.

오리엔테이션

"나는 거의 자살하거나 약물과다복용을 할 뻔했다. 그러나 내 아이들이 나를 원한다. 나는 고통과 함께 살수 없다. 그러나 해야 한다. 나는 어제 위기센터에 갔었기 때문에, 또 그곳을 찾아갈 수 없다–연달아 두 번 가면 그들이 나를 입원시킬 것이다."

"나는 내가 갈 만한 무료 부모교육이 있다는 것을 전혀 몰랐다."

환자는 충분한 치료선택안이 없다고 느끼거나 어떤 자원이 유용한지 알지 못할 수 있다. 이 주제의 목표는 소비자 입장에서 자신의 건강을 챙기도록 힘을 주는 것이다. 환자 스스로 "여러 센터를 알아보고" 자신의 요구에 맞는 자원을 선택할 수 있기를 바란다. *도움 요청하기*라는 주제는 도움을 얻기 위해 내적/심리적 쟁점을 탐색한다. 이와는 반대로, 오늘의 주제는 외적/실제적 자원에 집중하는 것이다. 국가자원의 구체적 목록과 환자가 자신의 치료를 자기평가 하도록 구체적 안내를 제공한다. 이 측면에서, 오늘의 주제가 *치료안내/사례관리*와도 다르다.

지역사회자원을 논의할 때, 치료자는 "나는 AA모임을 시도했지만 도움이 안됐다."와 같은 불평을 마주칠 수 있다. 치료자는 환자가 이끄는 방향에 따르고 환자가 아직 시도해보지 못한 자원을 추가할 수 있는지를 평가할 것을 강력하게 권유한다.-예를 들어, "알겠어요, 당신은 AA를 싫어하는군요. 그렇다면 합리적 회복(Rational Recovery)을 시도해보는 것은 어떨까요?" 또는 "어떤 AA모임에 갔었나요? 혹시 당신이 좋아할 만한 다른 AA모임에 참가해보는 것은 어떠한가요?"). 환자가 거부하는 특정 유형을 고집하는 것보다 환자가 새로운 선택안을 시도해보도록 돕는 것이 일반적으로 더 낫다. 환자가 가지는 심리상담치료 서비스에 대한 걱정이 타당할 수 있다. 예를 들어, 물질남용 심리치료 문헌연구에서, 치료의 긍정적 성과와 치료자의 역량사이의 관계는 일관되게 나타나지 않았다(Najavits & Weiss, 1994b). PTSD영역에서, 치료자의 까다로운 역전이 반응이 매우 흔한 것으로 널리 알려져 있다(Pearlman & Saakvitne, 1995). 나아가 폭력적 가정에서 자란 환자에게 자신이 싫어하는 치료를 유지하라고 하는 것은, 과거 환자가 형편없는 양육자와 살아야만 했던 상황과 매우 유사하다. 물론, 환자는 종국에는 치료자에 대한 자신의 불신을 작업해야할 것이다. 그러나 효과 있는 치료를 그만두는 환자보다 효과가 없는 치료에 머무는 환자가 더욱 많아 보인다. 자신의 선택에 대해 통제감을 갖는 것은 당신이 환자에게 줄 수 있는 최고의 자유이다. 이는 그 자체만으로도 치료적 가치를 가진다. 말할 필요도 없이, 환자의 치료관련 추천을 하기 전, 의견차이로 인한 분열은 반드시 피해야 한다. 환자에게 기존의 치료자에게 전화해서 어떤 걱정이든 논의하라고 안내할 뿐만 아니라, 당신도 그렇게 하는 것이 필수이다.

마지막으로 PTSD와 물질남용자가 치료와 강력한 연합을 할 수 있다는 것은 주목할 만한 가치가 있다. 이 치료의 예비연구결과, 환자가 치료에 대한 매우 강력한 동맹과 만족감을 나타냈다. 그리고 참석율도 높았다(Najavits et al., 1998e).

역전이 쟁점

환자가 치료를 불평하는 경우, 치료자는 환자보다 다른 치료자와 더 동일시한다. 그리고 의식하든 아니든 간에, 치료자는 환자에 대한 공감 부족을 표현하게 될 수 있다(예, "부르스박사와 치료를 그냥 계속하세요. 해결해보세요" 또는 "호프만씨는 대단한 명성을 가지고 있어요; 상담에서 당신이 얻을 수 있는 것에 집중해 보는 것은 어때요?"). 이러한 반응이 타당할 수도 있다. 그러나 환자가 기존의 치료에서 싫어하는 것을 탐색하고, 적어도 부분적으로 그 불평이 환자 때문만이 아니라 합당한 염려일 수 있다는 입장에서 시작하는 것이 항상 도움이 된다(예, 치료자의 진정한 약점 때문일 수 있다. 또는 환자가 다니는 클리닉의 구조적 문제일 수 있다). 적어도 일정 부분에서 환자의 염려를 인정하는 것이 감정적/실제적인 수준에서 더 균형 잡힌 치료작업의 시작점을 얻을 수 있다. 말할 필요도 없이, 환자가 당신과의 치료를 불평한다면, 이러한 제안을 적용해보라.

회기 준비

당신의 지역사회에서 지역사회자원 목록을 만들어서 HANDOUT 1에 추가하라.

회기 형식

1. *Check-in*(환자마다 최대 5분). 2장을 참조하시오.
2. ***인용구***(간단하게): 320쪽을 참조하라. 회기와 인용구를 연결하라-예를 들면, "오늘 우리는 지역사회자원을 이야기하려고 합니다. 당신에게 유용한 자원을 가지고, 할 수 있는 모든 것을 해보는 것이 목표입니다."
3. ***주제와 환자의 삶을 연관시켜라***(대부분의 회기에서 면밀하게).
   a. 환자에게 배포물을 자세히 살펴보도록 요청하라. 배포물은 한꺼번에 혹은 따로따로 줄 수 있다. 환자의 욕구의 치료자의 시간을 고려하라. 시간이 충분하다면 여러 회기에서 다루도록 한다. "회기 내용"과 2장 을 참조하라(아래).
   HANDOUT 1: 국가 자원
   HANDOUT 2: 치료를 위한 소비자 가이드라인
   b. 환자가 기술과 당면한 구체적인 생애 쟁점을 연결할 수 있도록 도와라. 아래의 "회기 내용(아래)"과 2장을 참조하라.
4. *Check-out*(간단하게). 2장을 참조하라.

회기 내용

목표

- 지역사회자원 목록을 검토하라. 환자 스스로 원하는 지원을 찾아내도록 환자를 격려하라(HANDOUT 1).
- 치료의 소비자적 접근의 중요성을 논의하라. 심리치료 평가를 안내하라(HANDOUT 2).

자료와 환자의 삶을 연결하는 방법

★ ***자기탐색.*** HANDOUT 1을 가지고, 환자에게 가장 매력적인 자원을 찾아보게 하라. 또한, 환자에 대한 당신의 지식을 기반으로 도움이 될 만한 피드백을 주어라. 도움을 청할 때 나타날 수 있는 정서적 장애물을 처리하는 작업을 지속할 필요도 있을 것이다(*치료안내/사례관리* 주제를 참조하라. *도움 요청하기* 주제도 제안한다). 아직 이 주제를 다룰 준비가 많이 부족한 환자에게는 전화를 거는 역할극을 고려해보라.

★ ***상담시간동안 지역사회 자원기관에 전화하라.*** 지금 가지고 있는 전화번호중의 하나를 골라 실제로 환자가 전화하게 하라. 그리고 진행된 사항으로 상담을 진행하라.

★ ***추후관리 선택안을 탐색하라.*** 특히 이 치료가 끝난 후 추수상담에서, 환자의 사례관리 요구를 지속적으로 작업하는 기회로 삼아 이 주제를 활용하라.

★ ***환자가 그들의 현재 치료를 평가하도록 도와라.*** 현재 치료가 자신에게 얼마나 도움이 되는지 환자와 함께 탐색하라. 비생산적이라고 느껴지는 치료에 대한 대처계획을 세워라. 이 주제는 치료자간에 부정적 분열을 일으킬 수도 있는 매우 난해한 영역이다.

★ ***논의***

- "HANDOUT 1에서 당신에게 도움이 될 만한 기관을 찾아낼 수 있을까요?"
- "이전에 이와 같은 기관에 전화해본 적이 있나요? 그때 기분이 어땠나요?"
- "전화하면 무엇을 말할 건가요?"
- "최근 당신은 충분한 치료와 지원을 받고 있나요? 그밖에 당신이 필요하다고 느끼는 것이 있나요?"
- "특정 치료가 도움이 안되었다면 다른 선택안은 무엇일까요?"

제안

◆ ***이 주제에서 환자의 요구 수준에 따라,*** 이 주제를 2회기에 걸쳐 시행할 수 있다. 한 회기에 HANDOUT 1을 작업하고 다음 회기에 HANDOUT 2를 작업할 수 있다.

◆ ***환자가 경험했던 나쁜 치료경험을 이야기하도록 허용하라.*** 그러나 수 분 이상 여기에 빠져있지 마라. 간단하게 환자의 나쁜 경험을 타당화하라(예, "당신은 끔찍한 경험을 한 것으로 들리네요. 정말 안타깝습니다."). 그 다음 현재 도움이 될 만한 것을 환자가 찾아내도록 도와라. 미래를 향하게 하라.

◆ ***환자에게 효과적 자원을 찾을 때까지 "여러 기관을 둘러볼 수 있다."*** 소비자 접근을 취하는 데 있어 환자가 편안해지게 하라. 이와 같은 입장을 취할 때 나타나는 정서적 방해물을 작업하도록 지원하라(예, "의사는 항상 최고를 알고 있다고 생각했었는데", "치료자를 떠

난다면 죄책감을 느낄거에요."

◆ ***환자가 이미 충분한 지원을 받고 있을 수도 있다.*** 환자가 이미 충분한 치료와 지역사회 자원을 가지고 있다면, 미래의 참고용으로 배포물만 제공하고 다른 주제로 이동하라.

어려운 사례

* "나를 진정으로 돕는 사람을 본 적이 없다."
* "나의 마지막 치료자는 나와 성관계를 했다. 그러나 그것을 신고하고 싶지는 않다."
* "그냥 전화할 수가 없어요."
* "나는 5년간 심리치료를 받고 있다. 그러나 도움이 되는 것 같지 않다. 하지만 그만두기에는 너무 죄책감이 든다."
* "내 파트너는 이 치료가 단지 사기일 뿐이고 전혀 도움이 되지 않는다고 말했어요."
* "의사가 항불안제를 많이 처방해 주었다. 나는 이 약물에 중독되었다는 것을 알지만 그것을 의사에게 말하고 싶지 않다."

"Do what you can with what you have where you are"

Theodore Roosevelt
(20세기 미국 대통령)

"당신이 할 수 있는 것을 하라
당신을 가진 것을 가지고,
지금 당신이 처한 바로 이 곳에서"

국가 자원

물질남용/중독

Al-Anon (for relatives and friends of alcoholics)	800-344-2666
Al-Anon Family Group Headquarters	800-356-9996
Alateen (for teen relatives and friends of alcoholics)	800-344-2666
Alcohol and Drug Healthline	800-821-4357
Alcoholics Anonymous (World Service)	212-870-3400
American Council for Drug Education	800-488-DRUG
American Council on Alcoholism	800-527-5344
Center for Substance Abuse Treatment: National Drug Information, Treatment and Referral Hotline	800-662-HELP
Cocaine Anonymous (World Service)	310-559-5833
Co-Dependents Anonymous (addictive relationships)	602-277-7991
Division on Addiction-Harvard Medical School	617-432-0058
Families Anonymous (for families with substance abuse)	800-736-9805
Gamblers Anonymous (GA)	213-386-8789
Harm Reduction Coalition	212-213-6376
Join Together (for communities working to reduce substance abuse)	617-437-1500
Narcotics Anonymous (World Service)	818-773-9999
National Clearinghouse for Alcohol and Drug Information	800-729-6686
National Council on Alcoholism Information Lin	800-NCA-CALL
National Institute on Drug Abuse Info-Fax Service	888-NIH-NIDA
Rational Recovery (main office)	530-621-4374
Secular Organization for Sobriety/Save Our Selves (SOS)	310-821-8430
SMART Recovery (national office)	440-951-5357
Sexaholics Anonymous (national office)	615-331-6230

이 활동지의 복사는 본 저서의 구매자가 개인적으로 활용하는 경우에만 가능합니다. 안전기반치료의 모든 저작권은 Lisa M. Najavits(2002), Guilford Press에 있습니다.

트라우마/PTSD/불안장애

Anxiety Disorders Association of America	301-231-8368
Cavalcade Videos (on trauma, for patients and therapists)	800-345-5530
The Healing Woman (trauma survivor newsletter)	P. O. Box 28040 San Jose, CA 95159 www.healingwoman.org
International Society for Traumatic Stress Studies	847-480-9028
Many Voices (trauma survivors newsletter)	513-751-8020
National Center for PTSD and PILOTS Database (extensive literature on PTSD)	802-296-5132; www.ncptsd.org
National Institute of Mental Information Line	800-647-2642
National Victim Center Infolink	800-FYI-CALL
PTSD Research Quarterly (summary of new research)	202-512-1800
Sidran Traumatic Stress Foundation (trauma information, support)	888-825-8249

가정폭력

National Domestic Violence Hotline	800-799-7233
National Resource Center on Domestic Violence	800-537-2238

정신건강

Depression Awareness, Recognition and Treatment	800-421-4211
Grief Recovery Helpline	800-445-4808
National Alliance for the Mentally Ill	800-950-6264
National Foundation for Depressive Illness	800-248-4344
National Mental Health Association	800-969-6642

계속

HIV/AIDS/성질환

AIDS Hotline	800-235-2331
American Social Health Association (sexually transmitted diseases)	919-361-8422
Centers for Disease Control National AIDS Clearinghouse	800-458-5231
Centers for Disease Control National AIDS Hotline	800-342-2437
Gay Men's Health Crisis Hotline	212-807-6655
Planned Parenthood	800-230-7526

양육/관계

American Academy of Husband-Coached Childbirth	800-4A-BIRTH
Child Abuse Prevention Center	888-273-0071
International Childbirth Association	800-624-4934
National Adoption Center	800-TO-ADOPT
National Resource Center	800-367-6724
Parents Helping Parents (free self-help support groups)	800-882-1250

영양

American Dietetic Association Consumer Nutrition Hotline	800-366-1655
Food Safety Information Line	800-535-4555

의학 문제

24-Hour Poison Control Hotline	800-682-9211
Alzheimer's Association	800-272-3900
Alzheimer's Disease Education and Referral Center	800-438-4380
American Cancer Society	800-ACS-2345

계속

American Diabetes Association	800-232-3472
American Heart Association	800-242-8721
American Heart Association-Stroke Information	800-553-6321
American Kidney Fund	800-638-8299
American Liver Foundation	800-223-0179
American Lung Association	800-586-4872
American Optometric Association	314-991-4100
American Paralysis Association	800-225-0292
American Parkinson Disease Association	800-223-2732
American Red Cross	800-737-8300
Asthma and Allergy Foundation	800-7-ASTHMA
Asthma Information Line	800-822-2762
Brain Injury Association Helpline	800-444-6443
Breast Cancer Hotline	800-877-8077
Cancer Care	212-302-2400
Crohn's and Colitis Foundation	800-932-2423
Cystic Fibrosis Foundation	800-FIGHT-CF
Dial-a-Hearing Screening	800-222-3277
Endometriosis Foundation	800-992-3636
Guillain-Barré Syndrome Foundation International	610-667-0131
Huntington's Disease Society	800-345-HDSA
Impotence Information Center	800-843-4315
Juvenile Diabetes Association	800-533-2873
Lupus Foundation of America	301-670-9292
March of Dimes Birth Defects Foundation	888-MO-DIMES
Myasthenia Gravis Foundation	800-541-5454
National Cancer Institute (information about all forms of cancer)	800-4-CANCER

계속

National Council on Aging Information Center	800-222-2225
National Down Syndrome Society	800-221-4602
National Easter Seal Society	312-726-6200
National Hemophilia Foundation	800-42-HANDI
National Kidney Foundation	800-622-9010
National Marrow Donor Program	800-MARROW-2
National Multiple Sclerosis Society	800-FIGHT-MS
National Neurofibromatosis Foundation	800-323-7938
National Organization for Rare Disorders	800-999-NORD
National Psoriasis Foundation	503-297-1545
National Stroke Association	800-STROKES
Prevent Blindness	800-331-2020
RP Foundation Fighting Blindness	800-683-5555
Spina Bifida Association of America	800-621-3141
Stuttering Foundation of America	800-992-9392
Sudden Infant Death Syndrome Alliance	800-221-7437
Tourette Syndrome Association	800-237-0717
United Ostomy Association	800-826-0826

여성 건강

National Women's Health Information Cente	800-994-WOMAN

치료를 위한 소비자 지침서

당신이 어떠한 서비스를 원할 때, 당신은 소비자라는 것을 기억하십시오. 이것은 당신이 선택과 권리를 가지고 있음을 의미하며, 만약 당신이 받은 치료가 만족스럽지 않을 경우, 더 적합한 치료를 찾기 위해 다른 곳을 알아볼 수도 있습니다.[3] 몇 가지 지침들은 아래와 같습니다:

* ***치료의 질은 많이 다릅니다.*** 당신에게 많은 도움을 줄만한 의료 전문가가 많이 있습니다. 그러나 불행히도 도움이 되지 않는 전문가가 있으며, 그 중 몇은 해로운 영향을 끼치기도 합니다. 예를 들어, 심리치료 연구에 따르면, 치료자에 따라 치료 효과의 차이가 매우 크며, 그러한 차이는 경력 년수, 수련 유형(예: 사회복지사 vs 정신과 의사 vs 심리학자), 회복수준(중독 문제를 극복했는지 여부), 치료비용과는 관계가 없습니다. 즉, 당신이 치료자를 선택할 때, 이외의 요인에 근거하여 치료자를 평가할 필요가 있음을 의미합니다.
* ***전문가를 찾아가십시오.*** 당신은 PTSD와 물질남용이라는 두 가지의 특수한 질병과 싸우고 있으므로, 이러한 유형의 문제를 특화된 치료법에 관한 최신 정보를 갖은 사람으로부터 최선의 도움을 찾아야 합니다(도움이 필요한 다른 문제에 대해서도 마찬가지입니다)
* ***주변을 물색해보십시오.*** 치료를 결정하기 전에, 특히 정신 건강 문제에 있어서는, 여러 치료 기관을 "둘러 보십시오". 예를 들어, 누가 가장 도움이 되는지 알아보기 위해 3명의 치료자와 적어도 한 번씩 상담을 받을 수도 있습니다. 당신이 진심으로 마음에 드는 치료자를 찾을 때까지 시도하십시오. 치료자마다 치료 스타일이 각기 다릅니다. 다른 관계에서와 마찬가지로 서로 더 잘 맞는 사람과의 조합이 존재합니다. 당신의 말을 누가 가장 "경청"하는지, 당신이 어떠한 스타일을 선호하는지도 알아차리기 바랍니다(예를 들어, 매우 지지적인? 매우 직설적인? 직면적인? 온화한? 지적인? 많은 정보를 제공하는?). 당신이 이 사람에게 진심으로 마음을 열 수 있다고 생각하는지도 확인하십시오.
* ***질문 하십시오.*** 미래의 잠재적 치료자와 이야기 할 때, 당신은 이러한 질문을 할 권리가 있습니다. 예를 들어, "당신의 치료 모델은 무엇입니까?(그리고 제 문제 해결을 위한 다른 유형의 치료법이 있습니까?)", "당신은 나를 어떻게 도와주시겠습니까?" "치료기간은 얼마나 걸립니까?" "이전에 저와 같은 환자를 다룬 적이 있습니까?" "어디서 수련을 받았습니까?" "제 건강 보험 적용에 동의하십니까?" "치료비용은 얼마 정도 듭니까?" "비용이 더 저렴한 치료법이 있습니까?"
* ***효과가 있을 경우에만 치료를 계속 받으십시오.*** 만약 치료를 시도하였으나 마음에 들지 않을 경우, 치료를 그만 둘 수 있다는 것을 기억하시기 바랍니다. 당신이 치료자의 감정을 상하게 할 수 있다는 죄책감이나 압박감 때문에 치료를 지속하지 마십시오. 아래의 "심리치료를 평가하는 법"을 참조하십시오.
* ***비윤리적인 치료자를 신고하십시오.*** 치료자가 비윤리적인 경우(예: 성행위), 당신은 병원이나 상담센터의 장에게 신고하거나 치료자에게 자격증을 부여하는 주 정부 위원회(예: 주 의료 위원회)에 전화하거나, 소비자 사무실에 연락하거나 치료자의 전문가협회의 윤리 위원회(예: 미국 심리학 협회, 전미 사회복지사 협회, 미국 정신의학 협회)에 연락하여 신고 할 수 있습니다.

3) 법원에서 치료명령을 받은 경우, 명령받은 의무 치료를 마치기 전까지, 위 지침 중 많은 부분들은 적용되지 않을 수 있습니다. 그러나 치료명령의 경우라 할지라도, 당신은 어떤 치료를 받을 것인지를 선택할 권한이 있을 수 있습니다.

계속

이 활동지의 복사는 본 저서의 구매자가 개인적으로 활용하는 경우에만 가능합니다. 안전기반치료의 모든 저작권은 Lisa M. Najavits(2002), Guilford Press에 있습니다.

* ***소비자 정보를 파악하십시오.*** 일부 주에서는 의료 소비자을 위해 연락처 정보를 제작하여 제공하고 있습니다. 예를 들어, 매사추세츠의 주 매사추세츠 의학협회(the Massachusetts Medical Society) (800-377-0550)에서는 주의 모든 의사 명단(정신과 의사 포함), 자격 증명, 윤리위반에 대한 징계 처분과 같은 정보를 제공하고 있습니다. 또한 많은 공공 도서관에서 인터넷을 통해 다양한 정보를 확인할 수 있습니다.
* ***당신의 보험 혜택을 파악하십시오.***
  a. 당신의 보험 적용 범위가 어디까지 인지 알아보십시오. 의료보험 적용은 매우 상이합니다. 치료자를 고르기 전에, 우선 보험회사에 연락하시기 바랍니다; 당신의 신분 번호를 회사에게 알려주십시오(보험 플랜에서도 보장 금액은 달라질 수 있습니다). 보장 금액과 관련한 모든 사항을 파악해야 합니다. 얼마동안 보험 혜택을 받을 수 있는지, 보험이 적용되는 상담를 받기 위해 사전 승인이 필요한지, 당신이 받을 수 있는 특정 의료 보험 플랜에 대한 치료자 목록이 있는지(그러한 목록을 활용하여 당신이 지불해야 하는 비용을 줄일 수 있습니다), 치료자에 따라 지급액이 달라지는지, 어느 시점에서 보상 범위가 환자의 임상 검토에 의해 결정되는지의 여부를 파악하십시오.(예를 들어 우울증 환자 중 일부는 항우울제를 복용하지 않으면 일정 상담 횟수 이상의 심리치료에 대한 보험 혜택을 받을 수 없습니다) 당신이 이야기를 나누었던 사람들의 목록과 날짜에 관한 기록을 보관하십시오.
  b. 당신의 상담 기록을 기밀로 유지하는 것이 중요할 수 있습니다. 보험회사가 당신과 당신 상담기록에 관한 기밀 정보에 접근하는 것을 허용하는 권리포기서류에 서명해야 할 것입니다. 어느 누구도 당신의 정보를 모르게 하려면(예: 항우울제 약물 복용), 당신은 보험 혜택 없이 직접 비용을 지불할 수 있습니다.
  c. 당신의 재정상 이익을 보호하는 것은 치료자가 아닌 당신 자신의 책임임을 알아두십시오. 사실, 많은 치료자들은 당신의 보험혜택에 대해 질문조차 하지 않을 것입니다. 다른 서비스나 제품을 구매할 때와 마찬가지로, 비교 쇼핑을 하는 것이 현명합니다. 동일한 상담에 있어서 매우 다양한 금액을 지불할 수도 있습니다. 치료자에게 연락하여 상담예약을 하기 전에, 청구될 상담비가 얼마인지 먼저 물어보는 것이 좋습니다. 또한, 치료자는 Blue Cross/Blue Shield, Medicare, Medicaid 중 어느 하나의 의료 제공자로 등록되어 있으며, 당신을 치료하기로 동의한 치료자는 개별 상담비를 청구하기 이전에 우선 보험을 수락할 법적 의무가 있다는 사실을 모르는 사람들이 많습니다. 일부 치료자들은 이러한 유형의 보험에 가입되어 있는 환자들을 거부하는데, 그렇게 하는 것은 전적으로 합법적인 것입니다. 그러나 만약 치료자가 의료행위 공급자로서 명단에 등록되어 있고, 당신을 환자로 받아들일 경우, 해당 치료자는 보험을 적용해야 합니다. 이는 잔액 청구 할 수 있는 금액에 대해 제한이 있다는 것을 의미합니다. (각 플랜은 허용되는 최대 요율을 설정하고, 의료행위 공급자는 해당연도 보험이 만료될 때까지 이를 적용할 의무가 있습니다) 그러나, 치료자가 당신에게 보험에 가입되어 있는지 물어볼 의무가 없으므로, 당신이 요청하지 않으면, 보험 혜택을 받을 수 없습니다. (보험이 적용되는 범위의 서비스에 대한 비용을 지불하게 될 것입니다) 즉, 당신의 보험을 파악하고, 치료 시작시 청구서 발행이 어떻게 되는지를 명확히 해야 합니다.

계속

당신의 심리치료를 평가하는 법

심리치료는 많은 이들에게 엄청난 도움이 될 수 있지만 평가가 가장 어려운 치료법 중 하나일 수 있습니다. 치료 기법은 매우 다양하고, 그 효과는 당신과 치료자의 성격뿐만 아니라 함께 발전하는 관계에 따라서도 달라집니다. 심리치료가 과학에 기초하고 있지만, 이 또한 예술이기도 합니다. 다른 의료 영역과 달리, 심리치료는 사람마다 똑같은 방식으로 동일하게 적용되는 전형적 "절차"가 아닙니다.

- ***좋은 심리 치료가 가능하다는 것을 기억하십시오,*** 인생에서 가장 좋은 것을 만날 때처럼, 당신은 "그것을 보면 알 수 있습니다." 대부분의 PTSD와 물질남용자은 여러 치료자를 비교하고 둘러보는 노력을 거친 후에 자신에게 도움이 되는 치료를 찾을 수 있었습니다. 당신이 좋지 않은 치료 경험을 갖고 있더라도, 치료를 포기하거나 당신 스스로를 비난하지 마십시오. 당신 자신의 감정을 인정하고 존중하며, 더 낫다고 느끼게 되는 사람을 발견할 때까지 찾으십시오.
- ***세 번째 상담 후, 그 치료를 평가하십시오.*** 연구에 따르면, 세 번째 상담회기까지 심리치료가 도움이 되었다고 느끼는 평가가 추후 몇 년이 지난 후에도 일관되게 지속된다고 합니다. 만약 당신이 세 번째 상담회기 후, 그 치료가 도움이 되지 않는다고 느낀다면, 그 치료를 고수하기보다 새로운 치료자를 찾는 것이 훨씬 더 나을 것입니다.
- ***치료가 전반적으로 도움이 되는 한, 약간의 기복은 예상하셔야 합니다.*** 치료자로 인해 화가 나거나 실망한 느낌이 드는 시기가 있다는 것을 의식하십시오. 이것은 심리 치료의 정상적인 부분입니다. 그러나 문제가 계속되거나 너무 심각하게 자주 느낀다면, 좀 더 평가해야 할 수도 있습니다. 당신이 전반적으로 치료자의 도움을 받았다고 느낀다면, 그 치료를 계속하고 작업을 해내는 것이 좋습니다. (이것이 중요한 성장을 위한 진정한 기회일 수 있습니다). 전반적으로 치료자로부터 도움을 받지 못한다고 느낀다면, 그 치료를 그만 두는 것이 좋습니다.
- ***당신이 안전하게 선택하는 한, 삶의 결정은 자신의 몫이라는 것을 기억하십시오.*** 만약 치료자가 당신에게 특정 직업/관계를 유지하거나 혹은 중단하기, 가해자와 직면하기, AA 참석하기, 등 다른 주요한 조언을 하는 경우, 그것을 당신이 수용하거나 거부할 수 있는 일종의 의견으로 보시기 바랍니다. (당신이 안전하다고 느끼는 한)
- ***심리치료에 관한 가장 흔한 불만 중 하나는 치료자가 친절하고 지지가 되지만 성장을 촉진시키지는 않는다는 것입니다***(예를 들어, 직접적 피드백을 준다던지, 작업할 중요 문제를 파악하는데 도움이 된다던지, 새로운 능력을 개발하는데 도움이 되는 것). 좋은 심리치료는 지지적인 동시에 성장을 촉진시킵니다. 만약 당신이 단지 많은 이야기를 나누지만, 당신 삶에서 가시적 발전이 보이지 않거나 치료자가 "괜찮지만" 실질적인 도움이 되지 않는 경우, 당신은 당신에게 더 많은 것을 제공해줄 누군가를 찾을 수 있습니다.
- ***도움이 된다면 치료를 계속하십시오. 심리치료는 얼마나 오래 지속됩니까?*** 대부분의 심리치료는 치료자가 제시하기보다는 환자가 떠나기로 결정하기 때문에 끝납니다. 당신이 안전하고 기능적이라면(예를 들어, 자살하지 않고 과도한 물질남용을 하지 않으며 당신의 책임사항을 돌보는 것이 가능한 경우), 일반적 지침은 당신이 참여하기를 원하고 도움이 된다고 느끼는 한 치료를 계속 하는 것입니다. 당신이 치료 중단을 희망하는 것에 대해 치료자와 이야기하고 피드백을 받고 종결과정을 거치

계속

는 것이 좋습니다. 당신이 안전한 상태에 있는 한, 언제까지 치료를 지속하고 언제 치료를 끝낼지는 당신에게 달려 있습니다. 만약 치료를 끝내기로 결심했다면, 죄책감을 느끼거나 수치스러워하거나 그것을 나쁘다고 생각하지 마십시오. 만약 당신이 현재 안전하지 않다면, 위에서 설명한대로, 최소한 새로운 치료법을 발견하거나 더 안정적으로 느낄 때까지 이 치료를 계속해야 할 수도 있습니다.

◆ ***치료가 제대로 되지 않고 있다고 느낀다면,***
- *치료자에게 그* 문제를 직접 정중하게 *이야기해보십시오.*
- *특별한 요구사항이 있을 경우, 말하십시오.* 예를 들어, "약물 치료하라는 제안을 그만하십시오. 지금은 원하지 않습니다."라고 말할 수 있습니다.
- *당신은 그 분야의 경력자에게 자문을 요청할 수도 있습니다.* 많은 이들은 이러한 선택사항이 있음을 알지 못 합니다. 당신이 고용한 자문가는 치료자와 당신을 개별적으로 면담하고 자문을 합니다. 자문은 당신과 치료자가 극복 할 수 없는 치료적 장애물을 만나거나 당신이 동의하지 않는 치료적 제안을 고집하는 경우, 일반적으로 장기 치료에 활용됩니다.
- 치료자의 인지 하에, *자신의 녹음기를 사용하여 상담회기를 녹음하는 것은 합법적이며 수용할 만 일임을 인지하십시오.* 어떤 사람들은 상담에서 더 많은 것을 얻기 위해 나중에 녹음한 것을 다시 들으려고 이 방법을 활용합니다. 다른 사람이 상담내용을 듣기를 원하는 경우에도 유용합니다. (예: 치료를 평가하기 위해 자문가를 고용한 경우)
- *당신이 요청하면 대부분의 상담센터는 치료자를 바꿔준다는 것을 아십시오.* 당신에게 배정된 치료자와 치료작업을 할 수 없는 합당한 이유를 설명하고, 전환이 가능한지 알아보십시오. (예: 치료자와 병원 디렉터에게 물어보십시오)

◆ ***이러한 치료자를 조심 하십시오***
- *치료의 어려움은 모두 당신의 잘못이라고 전달하기* (예: 모든 것이 당신의 "저항", "동기 부족", "방어" 때문이라고 말하는 경우). 당신에게 기인한 사안이 있을 수도 있는 반면, 치료가 오랜 시간동안 (예: 1개월 이상) 정체된다면 일반적으로 치료자와 환자 둘 다에게 기인할 수 있습니다. 좋은 치료자는 당신이 어려움을 극복할 수 있도록 돕고 당신에게만 책임을 떠넘기지 않습니다.
- *당신보다 치료자 자신의 요구가 충족되고 있다는 느낌을 주기.* 예를 들어, 당신에게 중요하지 않다고 느끼는 주제로 당신을 반복적으로 이끄는 경우.
- *엄격한 부정성을 전달하기.* 당신에게 반복적으로 화를 내거나 격렬한 힘겨루기에 빠지거나 "모자른" 사람처럼 느끼게 만드는 치료자를 말합니다. 그러나 듣기에는 고통스럽지만 지지가 되는 건설적 피드백은 포함되지 않습니다.
- *효과가 없는 것처럼 느껴지는데도 계속 치료를 받으라고 주장하기.* 특히 그 치료자와 함께 이미 열심히 노력했음에도 불구하고.

◆ ***만약 치료자가 부적절한 경계를 갖는다면, 치료를 그만두십시오.*** 만약 치료자가 당신과 성행위를 시도하거나, 사교모임에 초대하거나, 상담실이 아닌 다른 장소에서 상담한다던지, 당신의 매력에 대해 부적절한 언급을 한다든지, 이외에 기타 전문가답지 못한 행동을 하는 경우, 최선의 방법은 다시 가지 않는 것입니다. 이러한 당신의 결정을 설명할 필요도 없으며, 그 치료자와 다시 말할 필요가 없습니다.

계속

치료 평가를 위한 자원

∨ ***서적.*** 치료를 평가하는 방법에 대한 더 많은 정보를 줄 수 있는 책이 많이 있습니다. 서점이나 도서관에 가서 찾아보시기 바랍니다.

∨ ***인터넷.*** PTSD나 물질남용, 심리치료, 결과, 치료와 같은 검색어로 찾아보십시오. 최신 정보 및 치료 방법에 관한 풍부한 정보들이 많습니다.

주의: "환자 만족"에 대한 데이터 광고가 점점 늘어나는 추세이다. 환자만족관련 대부분의 연구는 과학적 평가를 받지 않았고 정보제공보다는 홍보에 가까울 것이다.

헌신을 돕는 발상

당신의 삶을 진전시키는 하나의 행동에 헌신하라.
어떤 생각이든 가능하며, 아래의 의견들 중 한 가지를 시도할 수 있다.
헌신을 유지하는 것은 자신을 존경하고 명예로이 여기며 스스로를 보살피는 방법이다.

☆ 선택 1: 당신에게 도움이 될 지역사회자원을 확인해 보십시오. 그리고 다음 회기 전까지 그곳과 연락하십시오.
☆ 선택 2: 안전 대처 활동지를 작성해 주세요. (아래에서 이 주제를 적용한 예시를 참조하십시오.)

이번 주제에 해당하는 안전 대처 활동지의 예시

	이전 방식	새로운 방식
상황	한 밤에 끔찍한 플래시백이 나타난다; 잠을 잘 수 없다	한 밤에 끔찍한 플래시백이 나타난다; 잠을 잘 수 없다
★ 당신의 대처 ★	바륨(신경 안정제) 섭취하기 (처방받은 양보다 많게)	24시간 응급전화와 통화하고 나서 더 잘 대처할 수 있었다(이전에는 시도한 적 없는) 또한, 오늘 상담 때 배포물 1에서 많은 자료들이 있었고, 처음 보는 정보였다. 그중 몇 곳에 연락하여 더 많은 도움을 얻을 수 있을 것 같다.
결과	잠을 잘 수 있었으나 물질남용을 절대 끊지 못할 것 같다. 내 자신이 약하다고 느낀다.	약을 복용하기보다, 이러한 행동을 적극적으로 시도한다면 나는 더 강해짐을 느낄 것 같다.

당신의 이전 대처방식은 얼마나 안전한가요?___ 당신의 새로운 대처방식은 얼마나 안전한가요?___

0점(전혀 안전하지 않았음) – 10점(완전히 안전하였음)

이 활동지의 복사는 본 저서의 구매자가 개인적으로 활용하는 경우에만 가능합니다. 안전기반치료의 모든 저작권은 Lisa M. Najavits(2002), Guilford Press에 있습니다.

관계에서 경계설정하기

요 약

경계선 문제는 두 가지 유형으로 볼 수 있다: 너무 가까움(관계에서 "아니오"를 말하기 어려움)과 너무 거리가 멈(관계에서 "예"라고 말하기 어려움). 건강한 경계를 설정하는 방법을 기술하였다.

오리엔테이션

"나는 사람들을 믿지 못한다. 나는 사람들에게 닿을 수 없다. 베트남에서 일어난 일은 너무 끔직해서 말할 수 없다. 나는 인류에 대한 신념을 잃었다."

"남자때문에 항상 술을 마셨었다. 남자 때문에 처음으로 코카인을 했다. 남자를 기쁘게 해주고 싶었기 때문에 재활 후 다시 술을 집어 들었다. 신체적/성적으로 매우 폭력적인 상황도 겪었다. PTSD를 악화시켰다고 확신한다. 스티브와의 지금 관계는 건강하지 않다. 그는 유부남이고 코카인을 사용하고 나를 지배하고, 긍정적인 피드백이나 정신건강을 장려하지 않는다. 내가 AA모임이나 다른 행사에 가는 것도 싫어한다. 내가 이 관계를 다시 시작한다면 나에게 매우 위험할 것이라는 것을 이제는 안다. 지금 시점에서 아니라고 말하는 것이 내게는 매우 어렵다. 그러나 지금 나는 연습하고 있다."

PTSD와 물질남용이 어떻게 경계문제를 일으키고 경계설정을 어떻게 연습할 것인지에 대한 관심을 가지고, "경계선"의 개념을 탐색한다. 경계문제는 항상 너무 가깝거나 너무 거리가 먼 것이라 할 수 있다. 따라서 오늘의 주제는 2가지 간단한 전략을 제공한다: "아니오" 말하기(건강하지 않은 관계로부터 거리감을 만들기 위해)와 "예" 말하기(건강한 관계에서 친밀감을 만들기 위해).

환자가 관계에서 "아니오"라고 말하기 어려울 때, 이는 전형적으로 고립과 착취로 귀결되는 사랑의 불운한 시도인 경우이다. 환자는 자신을 잃어가면서 타인을 기쁘게 하려고 너무 열심히 노력한다. 관계에 한계를 둔다면, 상대방이 분노, 방임, 정서적 학대, 신체적 폭력 등 부정적 반응을 보일 것이라고 종종 두려워한다. 이는 삶의 경험에 기반을 둔 현실적인 공포인 동시에, 외상의 과거가 현재에 그늘을 드리운다는 과대일반화된 불신을 대변한다. 따라서 현실에서 "아니오" 말하기를 학습하는 것은 언제, 어떻게 "아니오"라고 말하는 것뿐만 아니라 누가 안전하고 안전하지 않은지를 구별하는 것도 필요하다. 폭력적 관계에서 "아니오"라고 말하는 것은 일부 환자에게는 결정적 쟁점이고 이번 배포물에서 다루게 된다(또한 환자가 가정폭력상황에 있다면 치료자는 이 매우 복잡한 영역의 특성화된 기관에 응급연락을 하고, 자문과 수퍼비전을 구하라). 타인의 경계선을 침범하기 쉬운 환자(너무 가까운 경계의 다른 유형)를 위해서, *분노로부터 치유*라는 주제를 참조하라. 자세하게 기술되어 있다. 마지막으로, 너무 가까운 경계는 종종 힘의 원천으로도 보인다. 환자가 관계를 시작하고 타인과 융통성 있게 연결하게 한다. 심리치료에서 강렬한 애착을 만드는 것은 추후 건강한 관계를 향한 발달적 단계로서 기능할 수 있다.

"예"라고 말하기를 학습하는 것은 타인에게서 자신을 너무 많이 고립시키는 환자에게 필요하다. 손을 뻗어 접촉하고 의미 있는 연결을 만들고 기꺼이 자신의 취약한 면을 드러내는 것은 관계에서 신뢰를 재구축하는 데 있어 모두 필수적인 부분이다. 특히 남자와/나 퇴역군인 ("강하게"보이고 싶어 하는)과 굴욕감이나 수치심이 심각한 대인관계 트라우마의 생존자에게는 더 어려울 수 있다.

건강한 경계는 대인관계에서 항상 강조된다. 그러나 (자신과의) 개인내적인 관계에서도 동일하게 중요하다. 예를 들어, 밖에 나가고 마약을 구입하는 것을 피하기 위해, 혹은 초과근무 대신 정상근무를 하기 위해 어떻게 자신과 이야기하겠는가? 이와 같은 내적 역할극은 외적 역할극만큼 유용할 수 있다. 그리고 타인을 바꾸려는 노력보다 자신을 바꾸는데 계속 집중한다. 또한 환자가 개인내적관계와 대인관계의 영역은 종종 평행이라는 것을 아는 것이 도움이 된다.-자신을 대하는 법은 타인을 대하는 법과 유사하다. 자신에게 "아니오"라고 말하는 것이 어렵다면, 타인에게 "아니오"라고 말하는 것도 어려울 것이다. 자신에게 "예"라고 말하는 것이 어렵다면, 타인에게 "예"라고 말하는 것도 어려울 것이다.

역전이 쟁점

특정 상황에서 무엇이 환자가 "아니오"나 "예"를 말할 수 없게 하는지를 충분히 이해하는 것이 매우 중요하다.

가끔은 너무 심층적이지 않는 방식으로 역할극을 실시하는 것이 좋다–건강한 경계설정을 막는 너무 실재적/정서적인 장애물을 다루지 마라. 예를 들어, 마약하자는 친구에게 "아니오"라고 말하는 역할극을 매우 잘 할 수 있다. 그러나 그 환자는 "실제에서 난 그렇게 말할 수 없을 것 같아요."라고 말한다. 환자의 고통 수준을 먼저 처리하고 난 후 집중하라. 또한 경고: 환자의 파괴적 관계를 탐색할 때, 치료자는 주변인의 판단이나 비평을 전할지도 모른다(예, "당신의 이모는 당신을 위해 거기 있는 것이 전혀 아닙니다."). 치료자가 환자의 애착을 존중하는 것이 중요하다. 심지어 망가진 관계 안에서도, 환자가 떠나는 것을 어렵게 만드는 진정성 있는 긍정적 측면이 항상 존재한다. 환자의 요구 관점에서 정직한 피드백을 제공하는 것처럼, 타인을 비판하는 환자를 지지하는 것이 도움이 될 수도 있다(예, "당신이 필요하다고 느끼는 것을 이모에게 얻을 수 없을까봐 걱정이 됩니다.").

Acknowlegdement

HANDOUT 5, PTSD와 물질남용과 연관된 경계선 문제는 대부분 Herman(1992)에서 인용하였다.

회기 형식

1. *Check-in*(환자마다 최대 5분). 2장을 참조하시오.
2. *인용구*(간단하게): 339쪽을 참조하라. 회기와 인용구를 연결하라–예를 들면, "오늘 우리는 관계에서 경계설정하기를 이야기할 것입니다. 자신의 내적 요구를 진심으로 경청하는 것이 도움이 될 것입니다."
3. *주제와 환자의 삶을 연관시켜라*(대부분의 회기에서 면밀하게).
   a. 환자에게 배포물을 자세히 살펴보도록 요청하라. 배포물은 한꺼번에 혹은 따로따로 줄 수 있다. 환자의 욕구의 치료자의 시간을 고려하라. 시간이 충분하다면 여러 회기에서 다루도록 한다. "회기 내용"과 2장 을 참조하라(아래).
   HANDOUT 1: 건강한 경계
   HANDOUT 2: 너무 가까움: 관계에서 "아니오" 말하기를 학습하기

HANDOUT 3: 너무 거리가 멈: 관계에서 "예" 말하기를 학습하기

HANDOUT 4: 폭력적 관계에서 벗어나기

HANDOUT 5: PTSD와 물질남용관련 경계문제(선택)

b. 환자가 기술과 당면한 구체적인 생애 쟁점을 연결할 수 있도록 도와라. 아래의 "회기 내용(아래)"과 2장을 참조하라.

4. ***Check-out***(간단하게). 2장을 참조하라.

회기 내용

HANDOUT 1, 2, 3 : 관계에서 경계설정하기

목표

- 건강한 경계 vs. 건강하지 않은 경계를 토론한다(HANDOUT 1)
- 너무 뒤엉킨 환자는 관계 속에서 '아니오'라고 말하는 법을 탐색한다(HANDOUT 2)
- 너무 분리된 환자는 관계 속에서 '예'라고 말하는 법을 탐색한다(HANDOUT 3)

자료와 환자의 삶을 연결하는 방법

★ ***역할극.*** 환자가 어떻게 자신/타인과 경계를 설정하는지 재연하게하라. 환자가 최근 실제 상황을 찾아내는 것을 힘들어한다면, HANDOUT 2, 3의 역할극 대본 목록을 활용하라. 환자가 자신과의 경계설정 역할극을 할 때, 치료자는 환자의 "내면의 소리"역할을 할 수 있다. 예를 들어, "내면의 소리"가 너무 오래 일하기를 원한다면, 환자는 그 경계를 설정하기 위해 그 목소리에 어떻게 반응할 것인가?"

★ ***약물거부훈련.*** 이 역할극은 특히 물질에 "아니오"라고 말하는 것에 집중한다. 이것은 환자가 배워야 할 가장 핵심적인 안전 기법 중의 하나이다. 환자는 반드시 소리 내어 연습하고, 물질 유혹을 받았을 때 자신/타인에게 "아니오"라고 말하는 법을 최소한 한두 가지 기억해야 한다.

★ ***논의***

- "당신은 자신이나 타인과의 경계를 설정하는데 어려움을 느끼시나요?"
- "당신의 경계는 너무 가까운가요? 아니면, 너무 먼가요?"
- "경계설정이 어떻게 당신을 안전하게 만들까요?"
- "왜 관계에서 경계를 설정하는 것이 중요하다고 생각하나요?"

- "왜 PTSD와 물질남용이 건강한 경계 형성을 어렵게 할까요?"
- "관계에서 경계 설정에 어려움을 느끼나요? 지금 현재 당신의 실제 삶에서의 그러한 예시가 있을까요?"
- "최근 당신이 자신이나 타인관의 관계의 경계설정에서 하는 것에 성공한 예시를 기억할 수 있나요? 있다면 어떻게 가능했었나요?"
- "어떤 사람이 당신에게 ____________ 라고 말할 때, 경계를 설정하기 위해 무엇이라고 말하겠습니까?"
- "당신이 자신에게 ____________ 라고 말할 때, 자신과 경계를 설정하기 위해 무엇이라고 말하겠습니까?"

제안

◆ ***대부분의 환자가 이 주제를 편안해하지만, 경계의 문제를 읽을 때 심란해하는 환자도 가끔 있다.*** 이런 상황이 발생하면, 환자를 편안하게 해주고 다시 확인하는 것이 좋다. 예를 들어, "원하지 않는다면, 계속 읽을 필요는 없습니다–지금 이 치료회기에서 경계를 설정하고, 이 활동지는 '아니오(하고 싶지 않아요)'라고 할 수 있습니다", "이것을 읽고 당연히 불편해질 수 있습니다", "모든 사람이 관계 문제를 가지고 있습니다 "

HANDOUT 4: 폭력적 관계에서 벗어나기.

목표

□ 환자가 파괴적 관계에 있는지 평가하게 하라. 그리고 그 관계로부터 환자 자신을 보호하는 법을 찾아내라

자료와 환자의 삶을 연결하는 방법

★ ***자기 탐색.*** 최근 환자에게 파괴적 관계에 있는지의 여부를 결정하기 위해 배포물 상단의 간단한 자가검진을 작성하게 하라. 환자에게 파괴적 관계가 없다면, 이 배포물을 그냥 넘어가도 좋다. 환자에게 필요한 다른 배포물을 다루라.

★ ***인지된 장애물 처리하기.*** 이 배포물의 나머지 부분은 환자가 파괴적 관계로부터 어떻게 자신을 보호하는지에 대한 것이다. 관계를 떠날 때 나타날 수 있는 감정적 장애물, 자기 보호를 증가시키는 법, 죄책감과 두려움을 완화하는 믿음 등 과 같은 쟁점을 알아차리게 도와라.

★ ***환자에게 응급전화를 이용하도록 격려하라.*** 가정폭력에 있는 많은 사람들은 자신을 통제하는 가해자의 기이하고 강력한 힘 때문에 쉽게 떠날 수 없다. 그 상황을 안전하게 다룰 수 있는 능력을 강화할 수 있도록, 지원하고 정보를 제공하라.

★ ***논의***

- "당신은 어떻게 파괴적 관계에서 벗어날 수 있을까요?"
- "무엇이 당신을 파괴적 관계속에 머물게 합니까?"
- "파괴적 관계에서 벗어나려면, 어떤 종류의 도움이 필요합니까?"
- "왜 '나쁜 관계보다 혼자 있는 것 더 낫다'라고 할까요?"

제안

◆ ***관계가 파괴적인지의 여부는 명확하지 않을 수 있다.*** 많은 관계는 좋은 면과 나쁜 면을 동시에 가지고 있다. 핵심적 단서는 심각한 감정적 상해나 신체적 학대 사례의 반복적 패턴이다.

◆ ***환자는 파괴적 관계를 인지하지 못할 수 있다.*** 치료자가 분명한 위험을 인지한다면, 환자에게 직접 솔직하고 공감적인 피드백을 주라. 이것은 환자의 부인이나 혼란을 극복하는데 도움이 될 것이다.

◆ ***가정폭력관련 전문가의 충고와 수퍼비전을 찾으라.*** 가정폭력 상황을 떠나는 것은 극단적 위험이 될 수 있다; 많은 사람이 가정폭력을 떠나려고 시도할 때, 가해자에 의해 살해당했다. 개입에 들어가기 전, 가정폭력 전문가에게 수퍼비전을 받으라. 배포물에 있는 기관/지역 경찰에 연락해서 정보를 얻어라. 기관 변호사가 있는 병원이나 클리닉센터에 일한다면(대부분의 병원은 있다), 그에게 자문을 구하라. 환자와 함께 정보를 얻고 그 위험을 정직하게 평가하는 작업을 하라.

HANDOUT 5: PTSD와 물질남용관련 경계문제

목표

ㅁ 트라우마와 물질남용과 관련된 다양한 종류의 경계 문제를 탐색하라.

주의 사항

이 치료를 연구할 때, 대부분의 환자가 HANDOUT 5를 읽으면서 도움을 받았다. 하지만 소수는 불편감을 호소했다. 치료자가 환자를 잘 모르거나 환자가 준비 되어있지 않다면, 다루지 마라. 환자를 알고 준비되었다고 판단하더라도, 환자가 읽기를 원하는지의 여부를 물어보라. 환자가 심각하게 불편해 한다면, 읽기를 멈추고 불편감을 경감시켜라(인정, 공감, 그라운딩을 활용하라).

자료와 환자의 삶을 연결하는 방법

★ ***자가 탐색.*** 자신 안에서 알아차린 경계문제를 확인하게 하라.

★ ***논의***

- "당신이 가진 경계 문제의 유형과 당신의 트라우마가 어떻게 연관되어 있는가?"
- "당신이 가진 경계 문제의 유형과 당신의 물질남용이 어떻게 연관되어 있는가?"
- "당신은 자신의 경계 문제를 연민으로 바라 볼 수 있나요? 아니라고 해도 한번 노력해 보시겠어요?"

어려운 사례

* "저는 역할극에서 경계를 다룰 수 있는데 실제에서는 못할 것 같아요."
* "저는 '아니오'라는 말을 못하겠어요. 그렇게 말하면, 내가 내 가해자처럼 비열한 사람이 되는 것 같아요."
* "저는 언제나 혼자에요. 사람들을 그냥 못 믿겠어요."
* '자신과 경계를 설정한다'는 것은 무슨 의미일까요?"
* "내 파트너에게 '아니오'라고 말하면, 나는 얻어맞아요."
* "나는 당신과 경계를 만들고 싶어요–물질을 끊으라고 더 이상 말하지 마세요! 난 준비가 되어 있지 않아요."
* "내가 파괴적 관계에 있는 것을 알아요. 하지만 난 떠날 수 없어요."
* "당신은 나에게 타인과 손을 뻗어 닿아보라 말하지만, 나는 혼자 있는 것이 더 안전하다고 느껴요."
* "내 사촌은 내가 아무리 하지 말라고 말해도, 나에게 계속 마약을 공급해요."

인용

"Let your heart guide you It whispers, so listen closely"

몰리 구드
(20세기 미국작가)

"당신의 마음이 당신을 인도하게 해라.
당신의 마음은 속삭인다.
그러니, 주의 깊게 들어라"

건강한 경계

건강한 경계는

- *유연한:* 당신은 상황에 따라서 가깝고도 멀게 할 수 있습니다. 당신은 파괴적 관계를 떠나보낼 수 있습니다. 당신은 양육적인 관계를 연결할 수 있습니다.
- *안전한:* 당신은 타인이 당신을 착취하는 것에 대항하여 자신을 보호할 수 있습니다. 당신은 타인이 학대적인지 이기적인지를 알려주는 단서를 읽을 수 있습니다.
- *연결된:* 당신은 타인과 균형잡힌 관계를 유지할 수 있습니다. 갈등이 일어나면, 당신은 이를 다룰 수 있습니다.

PTSD와 물질남용은 건강하지 못한 경계를 초래할 수 있다. PTSD에서, 당신의 경계(몸과 감정)는 트라우마에 의해 침해당했습니다. 지금 당신은 관계에서 건강한 경계를 유지하는 것이 어려울 수 있습니다. 물질남용에서, 당신은 물질과의 경계를 잃어버렸습니다(너무 많이 사용하고, 물질에 취하거나 의도하지 않을 말을 하는 등, 평상시에 하지 않은 방식으로 행동합니다). 건강한 경계 세우기를 학습하는 것은 두 가지 심리장애의 회복에 있어 필수적입니다.

경계가 너무 가깝거나 너무 멀 때 문제가 된다.

너무 가까운 경계(사람을 너무 많이 들어오게 하는 것; 휘말리는).

★ *당신은:*

- ☐ 관계에서 "아니오" 라고 말하기 어려운가요?
- ☐ 너무 많이 주나요?
- ☐ 너무 빨리 가까운 사이가 되나요?
- ☐ 너무 쉽게 믿나요?
- ☐ 타인을 침범하나요(예, 타인의 경계를 침해하나요)?
- ☐ 관계에 너무 오래 머무나요?

너무 먼 경계(사람을 충분히 들이지 않는; 분리하는)

★ *당신은:*

- ☐ 관계에서 "예" 라고 말하기가 어려운가요?
- ☐ 고립되어 있나요?
- ☐ 쉽게 불신하나요?
- ☐ 외로움을 느끼나요?
- ☐ 관계를 너무 짧게 유지하나요?

계속

이 활동지의 복사는 본 저서의 구매자가 개인적으로 활용하는 경우에만 가능합니다. 안전기반치료의 모든 저작권은 Lisa M. Najavits(2002), Guilford Press에 있습니다.

많은 사람들이 양쪽 영역 모두에 어려움을 느낀다는 것을 기억하세요.

경계의 문제는 사랑받고자하는 왜곡된 시도입니다. 사람에게 "모든 것을 줌"으로써, 당신은 그 사람을 얻으려고 한 것입니다; 대신 그에게 당신을 착취하는 것을 가르친 것입니다. 사람으로부터 고립됨으로써, 당신은 자신을 보호하려 한 것입니다. 그러나 그 후 당신이 필요한 지지를 얻지 못하게 됩니다.

건강한 경계는 당신을 안전하게 유지합니다. "아니오"라고 말하기를 학습하는 것은... AIDS로부터 당신을 보호합니다(비안전한 섹스에 "아니오"라고 말하기); 물질사용을 막습니다(물질에 "아니오"라고 말하기); 착취를 예방합니다(부당한 요구에 "아니오"라고 말하기); 가정폭력과 폭력적 관계로부터 당신을 보호합니다.
"네"라고 말하기를 학습하는 것은...타인에게 기댐을 허용합니다; 타인이 당신을 알게합니다; 당신이 지지감을 느끼게 합니다; 힘든 시간을 뚫고 나가게 합니다.

좋은 경계 설정은 관계의 극단성을 예방합니다. 경계를 설정함으로써, 당신은 극심한 고통을 피할 수 있습니다: 너무 친밀함 vs 너무 거리감 있음, 너무 많이 주는 것 vs 너무 적게 주는 것, 타인의 이상화 vs 타인의 평가절하. 양 극단 모두 건강하지 않습니다; 균형이 결정적으로 중요합니다.

타인뿐만 아니라 자신과도 경계를 세우는 것이 중요합니다. 자신에게 "아니오"라고 말하는 것이 힘들 수 있습니다. 예를 들어, 마리화나를 피우지 않겠다고 자신에게 약속합니다. 그러나 그 후 마리화나를 핍니다. 당신은 음식, 성생활, 기타 중독에 탐닉합니다. 당신은 폭력적인 파트너에게 돌아가지 않겠다고 말하지만 다시 돌아갑니다.
자신에게 "네"라고 스스로 말하는 것이 힘들 수 있습니다. 예를 들어, 당신은 충분히 먹지 않고 일을 너무 열심히 하고, 자신을 위한 시간을 갖지 않고 자신에게 쾌락을 허용하지 않음으로써, 자신에게서 너무 많은 것을 빼앗습니다.

경계설정에 어려움을 가진 사람은 타인의 경계도 침해할 수 있습니다. 남들은 당신이 "자신을 시험에 빠뜨리거나" 개인적인 영역을 침범하거나 타인을 통제하거나 언어적/신체적 폭력을 휘두르는 것으로 볼 수 있습니다.

자신이나 타인에게 신체적 상해를 입힌다면, 당장 경계에 대한 즉각적 도움이 필요합니다. 자신이나 타인을 해치는 것은 경계 침범의 극단적 형태입니다. 이는 당신이 자신의 정서적 고통을 신체적 학대로 표출한다는 의미입니다. 치료자와 안전 계약을 만드세요(주제 *'분노로부터의 치유'*을 참조하세요)

너무 많이 가까운: 관계에서 "아니오"라고 말하기의 학습

"아니오"라고 말하는 것이 왜 중요할까요? 이는 관계에서 자신을 보호할 수 있는 한계를 설정한다는 의미입니다. 예를 들어, "당신이 코카인에 취해 나타나면, 나는 떠날 것이다" 또는 "나에게 고함지르는 것을 멈추지 않으면, 난 밖으로 나갈 것이다". "아니오"라고 말하는 것은 경계 설정의 중요한 기술입니다. 심층적 수준에서, 경계 설정은 관계 맺은 두 사람 모두 돌봄과 관심을 마땅히 받아야 한다는 의미를 전하는 방법입니다. 각자의 독립된 정체성을 존중하는 것은 건강한 방법입니다.

"아니오"라고 말하기를 학습할 수 있는 상황

- 마약/술의 거절
- 당신이 원하는 것보다 더 많이 말하라는 압박
- 당신이 원하지 않는 일을 계속 해야 하는 상황
- 당신이 당신이외에 모든 사람을 돌보는 상황
- 관계에서 당신만 모든 것을 주는 상황
- 당신이 지키지 못할 약속을 자신에게 하는 상황
- 회복에 집중할 수 없는 일을 하는 상황

★ *당신이 알아차린 다른 것이 있나요? 뒷면에 적어보세요.*

예시: PTSD와 물질남용에서 "아니오"라고 말하기

	타인 대상	자신 대상
물질남용	"고맙지만 사양합니다: 지금은 아무것도 원하지 않습니다."	"오늘 내가 하는 물질금욕은 자기존중을 의미한다."
	"다이어트 중이라 술을 마시지 않습니다."	"누군가가 파티에서 마약을 준다면, 나는 그 자리를 떠난다."
PTSD	"나는 당신이 나에게 그렇게 말하지 않았으면 좋겠어요."	"매춘하는 것은 나의 PTSD를 악화시킨다; 나는 그만둘 필요가 있다."
	"제발 다시는 나에게 연락하지 마세요."	"전쟁영화를 보는 것은 내 PTSD를 촉발한다; 나는 멈춰야 한다."

계속

이 활동지의 복사는 본 저서의 구매자가 개인적으로 활용하는 경우에만 가능합니다. 안전기반치료의 모든 저작권은 Lisa M. Najavits(2002), Guilford Press에 있습니다.

"아니오"라고 말하는 법

* ***경계를 설정하는 다양한 방법을 시도해보세요.***

- *정중한 거절:* "고맙지만 사양하겠습니다. 저는 안하는 게 낫겠습니다."
- *고집:* "아니오, 저는 진심입니다, 그 이야기를 하고 싶지 않아요."
- *부분적인 정직:* "운전을 해야 해서, 술을 마실 수 없어요."
- *완전한 정직:* "저는 알코올중독자라서 술을 마실 수 없어요."
- *결과를 언급하기:* "당신이 집에 마약을 계속 가지고 오면, 나는 이 집을 나갈 것입니다."

* ***"아니오"라고 말하는 것이 존중의 신호임을 기억하세요.*** 자신을 보호하는 것은 자기존중 개발의 한부분입니다. 자기보호는 당신에게서 타인을 떠나게 하는 것이 아니라, 그가 당신을 더욱 가치 있게 보도록 돕는 것입니다. 당신은 착취당하지 않고 연약할 수 있습니다. 당신은 타인을 겁주지 않고 관계를 즐길 수 있습니다. 건강한 관계에서, 적절한 "아니오"는 친밀감을 증진시킵니다.

* ***얼마나 많이 혹은 적게 말하는가는 당신에게 달려있습니다.*** 그러나 당신이 편안하게 설명을 하면, 상대방이 더 쉽게 받아들일 수 있을 것입니다.

* ***"아니오"라고 말할 동기가 충분하다면 당신은 그 말을 찾을 수 있을 것입니다.*** 일단 자신의 요구를 보호하는데 헌신하면, 그 방법은 저절로 나타날 것입니다.

* ***자신을 돌보세요; 타인이 그 자신을 돌보게 두세요.*** 당신은 오직 자신만의 삶을 삽니다. 남의 삶을 살 수는 없습니다.

* ***상대방에게 상처를 줄까봐 두렵다면,*** 자기/상대방과의 관계에서 모두 반복적인 작업이 필요할 수 있음을 기억하세요. 시간이 지나면, 당신은 건강한 사람이란 당신이 생각하고 느끼는 것을 인내심 있게 듣는다는 것을 깨닫게 될 것입니다.

* ***타인과 상호작용이 하기 전/동안/후에 경계를 설정해야 합니다.*** 미리 어려운 주제를 토론해보세요(예; 성경험을 하기 전, 안전한 성을 토론하세요), 관계에 있을때(예: 상대방이 술을 권하면 "아니오"라고 말해보세요)와 그 관계가 끝난 후에도(예: 되돌아가서 말하세요. 상대방이 폭력적으로 말하는 것을 싫어했다고 말하세요.) 토론해보세요.

* ***당신의 노출 수준을 조심스럽게 정하세요. PTSD와 물질남용은 민감한 주제입니다.*** 이러한 장애에 대한 차별은 실재하며 위험합니다. 일반 뱉은 말은 되돌릴 수 없습니다. 당신이 잘 모르는 사람, 직장관련 사람, 당신을 학대하는 사람에게는 자신을 드러낼 필요가 없습니다.

* ***신체적 상해의 가능성이 있다면 절대적으로 조심하세요.*** 전문가이드를 찾으세요.

계속

"아니오" 라고 말하는 역할극

★ *다음 상황을 예행연습해봅시다. 당신은 무엇이라고 말하겠습니까?*

상대방에게..

- 크리스마스 파티에 참석했는데, 당신의 상사가 "축하합시다! 술 한잔 해요!" 라고 말한다.
- 당신의 파트너가 당신이 "트라우마를 오래전에 극복했어야 한다"고 말한다.
- 당신의 친구가 "정신과 약물도 물질남용"이기 때문에 약을 복용하지 말라고 말한다.
- 당신의 누나가 당신의 트라우마를 전부 알고 싶어 하지만, 당신은 말할 준비가 안 되었다고 느낀다.
- 당신의 파트너는 당신 주위에서 계속 술을 마시면서 말한다, "당신은 이 상황을 받아드릴 필요가 있어."
- 당신의 데이트상대가 "나의 집으로 갑시다"라고 말하나 당신은 가고 싶지 않다.
- 당신의 사장이 일을 너무 많이 준다.
- 당신의 삼촌이 당신의 딸을 학대한다는 의심이 든다.

자신에게

- 당신은 "딱 한잔만" 하기를 원한다.
- 당신은 자신은 돌보지 않고 타인만 돌본다.
- 당신은 폭식을 멈추겠다고 다짐했지만 계속 한다.
- 회복 활동의 시간 없이, 너무 많은 일만 한다.

너무 거리가 먼: 관계에서 "예"라고 말하기의 학습

"예"라고 말하는 것이 왜 중요할까요? 이는 타인과의 연결입니다. 우리는 모두 인간이며 사회적 접촉이 필요하다는 것을 깨닫는 하나의 방법입니다. 인간사회의 한 부분으로서의 자신의 역할을 존중하는 건강한 방식입니다. 이는 타인에게 자신이 알려진다는 의미입니다.

"예"라고 말하기를 학습할 수 있는 상황

- 누군가에게 커피 마시러 나가자고 말한다.
- 내 치료자에게 내가 진정으로 어떻게 느끼는지 이야기한다.
- 타인에게 도움을 요청한다.
- 동아리나 조직이랑 참여한다.
- 응급전화를 한다.
- 나의 "약한" 감정에 취약해진다.
- 사람들에게 당신을 알린다.
- 당신의 "어린 아이" 측면을 진정시킨다.

★ *당신이 알아차린 다른 것이 있나요? 뒷면에 적어보세요.*

예시: PTSD와 물질남용에서 "예"라고 말하기

	타인 대상	자신 대상
물질남용	"나는 약을 갈망하고 있어–이것을 이겨낼 수 있는 말을 해줘"	"나는 자신을 파괴적이 아니라 건강하게 대할 수 있다."
	"AA모임에 함께 가주겠니? 부탁이야."	"AA모임에서 이야기를 하려고 노력할 것이다."
PTSD	"당신의 도움이 필요해–나 무서워"	"심란할 때 다른 사람과 어울려야 한다."
	"내가 괜찮은지 전화해서 확인해주었으면 좋겠어."	"난 건강한 우애관계를 단계적으로 만들어 갈 수 있다."

계속

이 활동지의 복사는 본 저서의 구매자가 개인적으로 활용하는 경우에만 가능합니다. 안전기반치료의 모든 저작권은 Lisa M. Najavits(2002), Guilford Press에 있습니다.

"예"라고 말하는 법

* *다른 방법을 시도해봅시다:*

  - *활동공유하기:* "나랑 영화보러갈래요?"
  - *당신이 어떤 느낌인지 말하기:* "난 너무 외로워요; 이것을 말하는 것이 어려워요"
  - *상대방에게 집중하기:* "당신이 코카인과 어떻게 싸우고 있는지 말해줄래요"
  - *타인이 어떻게 하는지 관찰하기:* 모임에 참가하고 타인의 삶의 이야기를 경청하세요.

* ***거절에 대한 계획 :*** 모든 사람이 종종 거절을 당합니다. 이는 정상적인 삶입니다. 당신을 거절한 그 사람을 가게 두고, 가능한 사람에게 이동하세요.

* ***가능하다면 미리 연습하세요.*** 상담회기는 예행연습하기 좋은 장소입니다.

* ***안전한 사람을 선택하세요.*** 친절하고 지지적인 사람을 선택하세요.

* ***살면서 실수하는 것이 정상임을 인지하세요.*** 처음에는 타인에게 다가가는 것이 불편할 수 있습니다. 자신에게 성장할 여지를 주세요–시간이 갈수록 점점 더 쉬워질 것입니다.

* ***목표설정.*** 마치 당신이 업무에서 하는 것처럼, 명확한 계획을 만들고 이에 따라 진전하세요. 매주 한 번의 사교적 연락을 하세요. 또는 매주 새로운 모임을 시도하세요.

* ***당신이 너무 '어리다'고 느낄 수 있음을 인지하세요.*** 마치 지금 막 사람과 소통하는 것을 배운 어린아이처럼, 당신의 한 부분은 취약하다고 느낄 수 있습니다. PTSD나 물질남용 때문에, 그 부분을 개발할 기회를 갖지 못했을 지도 모르니, 이를 예측하세요.

* ***작게 시작하세요.*** 큰 것(예; 데이트 신청)보다는 간단한 이벤트(예: 인사나 미소)부터 시작하세요.

* ***당신과 남의 차이점보다 공통점을 알아차리세요.*** 타인과 당신의 유사성을 찾는데 열심히 노력하세요; 이것이 타인과의 연결을 더 쉽게 할 것입니다.

"예" 라고 말하는 역할극

* *다음 상황을 예행연습하세요.*

계속

상대방에게

- 자해를 실행 전에, 그 충동을 먼저 이야기하세요.
- 직장동료에게 점심을 같이하자고 해보세요.
- 당신의 치료자가 휴가 갔었을 때 치료자를 보고 싶어 했었다고 말해보세요.
- 술 마시고 싶을 때, 당신의 후원자에게 연락하세요.
- 누군가에게 "사랑한다"고 말해보세요.
- 당신이 얼마나 외로운지 누군가에게 말해보세요.
- 누군가에게 당신의 약점을 인정하세요.
- 당신이 그에게 화가 났다고 친구에게 정직하게 이야기해보세요.
- 새벽 4시, 당신은 낙담에 빠져 잠을 잘 수 없습니다. 누구에게 전화할 수 있습니까?
- 주말이 다가오는데, 같이 보낼 사람이 없습니다. 당신은 어떻게 하겠나요?

자신에게

- 무서움을 느낍니다. 당신은 자신을 어떻게 달랠 수 있나요?
- 매우 열심히 일했습니다; 당신은 자신에게 어떤 안전한 대접을 할까요?
- 당신의 한 부분("아이의 내면")이 상처를 받았습니다. 당신은 그 부분과 어떻게 이야기할까요?
- 시험에 떨어져서 자신에게 화가 났습니다. 당신은 자신을 어떻게 용서할 수 있을까요?

폭력적 관계에서 벗어나기

★ *당신은 지금 현재 다음과 같은 사람과 관계를 맺고 있나요?*

1. 당신이 하지 말라고 말했는데도, 당신 앞에서 물질을 사용하거나 당신에게 물질을 권유하는 사람	예	아니오
2. 당신을 반복적으로 비평하고, 당신의 감정을 부정하거나 당신에게 굴욕감을 주는 사람	예	아니오
3. 당신을 조종하는 사람(예: 당신의 자식을 해하겠다고 협박)	예	아니오
4. 당신을 신체적으로 해치거나 위협하는 사람	예	아니오
5. 당신이 도움 받는 것을 막는 사람(예: 명상, 치료, AA모임)	예	아니오
6. 당신에게 반복적으로 거짓말하는 사람.	예	아니오
7. 당신의 신뢰를 배신하는 사람(예: 남에게 당신의 비밀을 말하기)	예	아니오
8. 비상식적 요구를 하는 사람(예: 당신에게 모든 비용을 내라고 주장하기)	예	아니오
9. 당신을 착취하는 사람(예: 당신의 성행위 사진을 매매하기)	예	아니오
10. 당신의 신체적 요구를 무시하는 사람(예: 안전한 성관계를 거절하기)	예	아니오
11. 과도하게 관여하고 지배하는 사람(예: 당신이 무엇을 해야 하는지 말하기)	예	아니오

만약 당신이 위의 질문에 "예"라고 말했다면, 이 배포물을 끝까지 읽어보세요. 당신은 파괴적인 사람보다 더 나은 사람을 만날 가치가 있습니다.

악영향을 주는 관계에서 벗어나는 법

경계 문제가 있다면, 타인에게서 위험신호를 감지하지 못할 수 있습니다. 침묵의 베일에 가려진 과거속에 산다면, 자신의 느낌을 표현하지 못하고 타인에게 당신의 트라우마를 이야기하지 못하는 것이 당연합니다. 상대방에 대한 당신의 반응을 알아차리고 해로운 관계를 끝낼 시기를 배우는데 있어, 지금 특별한 노력이 필요합니다.

※ ***상대방이 '이해하지 못한다' 면, 지금으로서는 포기하세요.*** 회복 초기단계에서, 타인을 바꾸는데 당신의 에너지를 허비하지마세요; 오직 자신을 돕는데 집중하세요. 당신이 직접적이고 친절하고 반복적인 의사소통을 시도했지만 당신을 이해하지 못한다면, 다른 사람을 찾아보세요.

※ ***해로운 관계를 떠나지 못하더라도, 분리하는 것은 가능합니다.*** 반드시 봐야하는 사람이라면(예, 가족), 그 사람과 당신의 트라우마나 회복과 같은 취약한 주제를 이야기하지 않음으로써, 자신을 보호하세요.

※ ***충분히 합리적인 사람이 당신이 안 좋은 관계 속에 있다고 말하면, 그의 말을 들어보세요.*** 당신이 너무 혼란스럽거나 지배당해서, 자신의 요구를 알아차리지 못할 수 있습니다. 그의 말을 들어보세요.

계속

이 활동지의 복사는 본 저서의 구매자가 개인적으로 활용하는 경우에만 가능합니다. 안전기반치료의 모든 저작권은 Lisa M. Najavits(2002), Guilford Press에 있습니다.

※ ***파괴적 관계보다 혼자 있는 것이 낫습니다.*** 당신의 안전한 관계가 치료자뿐일지라도 지금 현재로서는 괜찮습니다.

※ ***파괴적 관계는 마약처럼 중독적입니다.*** 당신에게 해로운 사람인 줄 알지만 그 사람과의 관계에서 벗어나지 못한다면, 당신은 그 사람에게 중독된 것일 수 있습니다. 파괴적 관계를 친숙하게 느낄 수 있습니다. 그리고 당신의 주요 관계가 착취적이라면, 당신은 그에게 반복적으로 끌릴 수 있습니다. 가장 좋은 전략은 모든 중독과 동일합니다. 아무리 어렵다고 느끼더라도, 멀리 벗어나도록 자신을 적극적으로 채찍질하세요.

※ ***당신은 나쁜 관계를 참도록 강요받는 아이가 더 이상 아님을 기억하세요.*** 당신은 선택안을 가지고 있습니다.

※ ***나쁜 관계로부터의 분리는 시급한 일임을 인지하세요.*** 나쁜 관계는 PTSD와 물질남용으로부터의 회복을 방해합니다. 나쁜 관계는 자신과 타인을 돌보지 못하게 합니다(예: 자녀).

※ ***일단 손상된 관계를 떠나기로 결정했다면, "방법"은 저절로 나타날 것입니다.*** 당신이 떠나는 법을 모른다면 이는 대체로 당신이 아직 떠날 결정을 내리지 못했다는 의미입니다.

※ ***죄책감을 느낀다면, 당신의 삶을 사는 것임을 기억하세요.*** 어떻게 살지를 결정하는 사람은 당신입니다.

※ ***좋지 않은 결과를 대비하세요.*** 당신이 나쁜 관계를 떠날 때, 상대방이 화를 내거나 폭력적일 수 있습니다. 자신을 보호할 방법을 찾아보세요. "당신 편에 있는" 사람의 지지, 치료팀, 필요하다면 쉼터를 찾아보세요.

※ ***상대방에게 자신을 설명할 필요가 없습니다.*** 그냥 떠나세요.

※ ***자신을 보호하는 이미지를 만들어보세요.*** 예를 들어, 당신은 철갑을 두른 기사입니다. 당신은 상대방을 받아 들일 필요는 없습니다; 당신은 tv이고 그 채널을 바꿀 수 있습니다.

※ ***익명의 공존자모임을 시도하세요.*** 이는 손상된 관계에 의존하는 사람들을 위한 12단계 모임입니다 (602-277-7991).

※ ***누구도 당신에게 신체적 상해를 입히는 것을 참아서는 안 됩니다.*** 당신이 가정폭력의 상황에 있다면, 이는 매우 심각한 것이며, 전문가의 도움이 필요합니다. 다음으로 전화할 수 있습니다:
☎ 국가 가정폭력 응급전화 800 799 7233 ☎ 가정폭력 국가 자원 센터 800 537 2238

※ ***만약 누군가가 당신을 신체적으로 해친다면, "나는 다음에는 이러지 않을꺼야"*** 라는 그의 말을 믿지 마세요. 당신을 좋게 대할 기회를 반복적으로 주었음에도 학대의 패턴이 이어진다면, 벗어나세요. 말이 아니라, 그 사람의 행동을 들어보세요.

** 자신을 잘 돌아보시기 바랍니다 **

PTSD와 물질남용관련 경계문제

주의: *아래 목록을 읽을 때, 불편해지는 사람도 있습니다. 오직 당신이 안전함을 느낄 때만 하세요. 너무 심하게 심란해지면, 멈추세요.*

PTSD와 물질남용자는 다음과 같은 경계 문제를 보이기 쉽습니다.

- 극단: 너무 많이 믿거나 너무 믿지 않거나; 고립이나 얽힘
- 깨지기 쉬운 관계 (쉽게 상하고 부서지는)
- 타인의 결점을 너무 많이 참는; 관계를 보존하기 위해 어떤 것이라도 하는
- 타인과 연결하기 위해 물질을 사용하는.
- 관계가 너무 고통스러워서 피하는.
- 때때로 과도하게 순응하는; 다른 때는 너무 많이 저항적인.
- 항상 주기만 하는.
- 안전하지 못한 사람과 시간을 보내는.
- 타인의 말이나 행동에서 적대감을 보지 못하는.
- 과도하게 화내는, 사소한 일에도 짜증을 잘 내는 기질; 종종 "폭발"할 준비가 되어 있는.
- 감정표현의 어려움; 말보다 행동으로 표현하는(분노표출)
- 남자의 "강함"을 존중하고 여성의 "약함"을 존중하지 않는.
- 손실을 절대 극복할 수 없다고 느끼는; 애도하는 법을 모르는; 버림받을까봐 두려운
- 나쁜 관계를 벗어나기 어려운
- 두려움과 매력을 혼동하는(즉: 굉장히 두려울 때 굉장히 흥분하는)
- 물질을 사용하는 사람과 관계를 맺는
- 자신보다 타인을 위해 사는.
- 조작: 죄책감, 위협, 거짓말.
- 재현: 파괴적 관계를 반복하는 패턴에 얽매인(예: 가해자, 방관자, 피해자, 구원자, 공범자와 같은 트라우마 역할을 계속 맡는)
- "스톡홀름 신드롬" : 가해자에게 애착과 사랑을 느끼는.
- 구원을 바라는; 관계에 책임을 지는 사람을 원하는.
- 무엇이 적절한 관계인지 혼란스러운: 한 사람이 타인에게 올바르게 기대할 수 있는 것은 무엇인가? 언제 관계를 끝내야 하는가? 한 사람이 관계에서 얼마만큼 양보해야하는가? 타인에게 "아니오"라고 말하는 것이 괜찮은가?
- "공격자와 동일시" : 가해자가 옳다고 믿는.

이 활동지의 복사는 본 저서의 구매자가 개인적으로 활용하는 경우에만 가능합니다. 안전기반치료의 모든 저작권은 Lisa M. Najavits(2002), Guilford Press에 있습니다.

헌신을 돕는 발상

당신의 삶을 진전시키는 하나의 행동에 헌신하라.
어떤 생각이든 가능하며, 아래의 의견들 중 한 가지를 시도할 수 있다.
헌신을 유지하는 것은 자신을 존경하고 명예로이 여기며 스스로를 보살피는 방법이다.

☆ 선택 1: 실제생활에서 이번 주 동안 자신이나 타인과의 경계설정을 시도해보세요.
☆ 선택 2: 물질에서 "아니오"라고 말했던 3가지 최고의 방법을 기억하시오.
☆ 선택 3: 배포물 2나 3에서 역할극을 선택해서 어떻게 다룰 것인지 적어보세요.
☆ 선택 4: 안전 대처 활동지를 작성해 주세요. (아래에서 이 주제를 적용한 예시를 참조하십시오.)

	이전 방식	새로운 방식
상황	내 엄마는 내 결정을 계속 비판한다.	내 엄마는 내 결정을 계속 비판한다.
★ 당신의 대처 ★	나는 압도되고 분개했다. 나는 엄마가 말을 끝낼 때까지 그냥 내버려두었다. 그 후에는 가끔 나가서 마약을 하면서, 엄마로부터 "휴일"을 얻었다.	나는 엄마에게 나를 비판하는 것을 멈추어 달라고 요청함으로써, 경계를 설정했다–이는 내 회복을 망치는 것이고, 지금은 엄마의 말을 경청할 수 없고, 필요하다면 자리를 피할 것이다.
결과	내가 일방적으로 지는 것 같다. 나는 마약이 나의 신체와 내 은행계좌를 파괴할 것을 안다.	나는 기분이 나아졌다. 마치 내가 내 삶에 통제력을 가진 것처럼. 엄마는 놀라는 것 같았고 내 말을 듣기 싫어하는 것 같았다. 그러나 괜찮았다.

당신의 이전 대처방식은 얼마나 안전한가요?___ 당신의 새로운 대처방식은 얼마나 안전한가요?___

0점(전혀 안전하지 않았음) – 10점(완전히 안전하였음)

이 활동지의 복사는 본 저서의 구매자가 개인적으로 활용하는 경우에만 가능합니다. 안전기반치료의 모든 저작권은 Lisa M. Najavits(2002), Guilford Press에 있습니다.

발견

요 약

환자는 자신의 신념에 “갇혀” 있지 말고, 그 신념이 진실인지 알아보기 위해 “발견”을 사용하도록 격려받는다. 발견하는 법을 배우게 된다(“타인에게 물어보기”, “시도해보고 관찰하라.”, “~인 척 행동하라”). 그리고 부정적 피드백을 대처하는 법을 준비하게 된다.

오리엔테이션

“가능한 세상을 창조하기”

> *“내가 예전에 생각했던 것과는 반대로... 진보는 단순하게 사실의 관찰과 축적으로 이루어지지 않는다...사실...잠재적 세상을 창조하는 것에서 시작된다.... 그 다음, 실험을 통해 실제 세상과 비교가 이루어진다. 상상과 실험사이의 지속적 대화가... 현실이라 불리는 매우 세련된 개념을 가능하게 한다.”*
>
> –Francois Jacob(1988)

오늘의 주제는 위의 인용에서 말하는 것과 유사한 발견의 과정을 통해, 환자에게 현실의 개념을 향상시키는 방법을 제공한다. 실제로, 정신건강의 바른 정의는 “세상을 정확하게 인식하는 능력”을 포함한다. 불행하게도, PTSD와 물질남용은 인지적 경직성을 전형적 특징으로 가지고 있다. “세상은 나쁜 곳이야”, “나는 아무도 믿을 수 없어”, “나의 유일한 위안은 음주이다.” 등과 같은 가정에 갇혀있는 환자가 많다. 이러한 가정은 오랫동안 학습된 낡은 신념이며, 환자와 치료자 모두에게 좌절감을 준다.

가장 잘 활용된 인지치료는 환자에게 출구가 된다. 그러나-이것이 핵심이다-*설득*이 아니라 *발견*을 통해서 가능하다. 종종 "경험적 가설 연구"(Beck et al., 1985)라고 불리는 "발견"은 환자가 환자의 신념이 진실인지의 여부를 발견하도록 안내한다는 의미이다. 이러한 과정이 없으면, 대부분은 오랫동안 훼손된 신념에 매달린다. 그 훼손된 신념은 시도하지 않은 이유, 물질을 계속 사용하는 이유, 지금 처한 바로 그곳에 머무는 이유가 된다. 치료자가 그저 말하거나 강의하거나 새로운 신념체계를 주입하면, 인지치료는 효과적이지 않다: "그러나 당신은 좋은 사람이다!" 또는 "당신은 음주 없이 대처할 수 없다!" 반대로, 발견은 환자가 발견하는 방법을 설정하고 그 결과로부터 자신만의 결론을 도출하도록 돕는다. 환자가 자신의 경험을 탐색하도록 피드백 고리를 만든다. 세상속에서 자신의 모델을 계속 정제하고, 타인이 말하는 것이나 과거에서 경험한 것에 안주하지 않는 것이 중요하다. 발견은 새로운 지식을 탐험하는 것이다.

발견과정의 어려운 부분은 환자의 최악의 두려움이 현실로 이루어지는 것이다-HIV검사를 받고 HIV양성임을 발견하고; 직업을 구하나 얻지 못한다. 환자가 진실을 열린 마음으로 정직하게 직면하도록 돕고 생산적 학습으로 이어지게 하려면, 발견의 고통을 인내하도록 섬세한 준비가 필요하다. 모든 지식은, 심지어 고통스러운 지식일지라도, 도움이 된다는 것이 안내의 원칙이다. 현실로부터 숨는 것은 장기적 비용을 지불하는 단기 해결일 뿐이다.

배포물은 여러 가지 발견 전략을 배우고 신념을 작업하기 위해 발견활동지를 포함한다. 자신의 삶에서 구체적 예시를 가지고 "어떻게 하면 발견할 수 있지?"를 브레인스토밍 한다. 또한, 은유는 환자가 발견과정을 시도하고자 하는 동기를 증가시키는데 활용된다: 탐험가, 과학자, 예술가, 아이, 형사(은유를 시도하는 것은 그 자체만으로도 발견의 한 방법이다-전략 "~인 척 행동하다"는 HANDOUT 1에 기술하였다.) 마지막으로, 이 배포물의 마지막에는 실제 환자의 예시를 적었다. 여기에는 발생 가능한 어려움뿐만 아니라 잠재적인 긍정적 결과를 묘사하였다.

잘 작업한 발견의 최종 결과는 환자가 새로운 관점을 발견하고 자신의 내적 삶 및 자신이 만든 가정과 더 연결되었다고 느끼는 것이다. 힘없는 피해자가 아니라 선택안을 더 가진 성인의 입장에서 세상을 볼 수 있다. 이것이 자유로워지는 것이다.

역전이 쟁점

치료자는 무의식적으로, 책임을 지는 것으로 환자의 어려움을 가중시킬 수 있다. 예를 들어, 남성 환자는 춤을 추러 갔으나 아무도 만나지 못했다. 치료자는 "여성들은 당신이 진정 누구인지 모를 뿐이다.", "다음번에는 더 나아질 수 있다."라는 견해에 집중했다. 왜 그가 여성들에게 전혀 매력적이지 않은가를 발견하도록, 환자를 돕는 작업은 전혀 하지 않았다. 더 생산적인 접근은 환자가 다음에 좀 더 할 수 있는 것을 생각하도록 돕는 것이다: "혹시 당신은 옷을 더 잘

입을 필요가 있을까요?", "데이트상황에서 대화하는 법에 대한 책을 읽어 보겠습니까?", "가기 전에 이완연습을 하는 것이 도움이 될까요?" 요약하면, 발견에서 부정적 피드백은 종종 환자가 더 나은 상황을 만들려면 더 책임감을 가져야 함을 말해준다; 어떤 상황은 타인의 잘못일 수 있다; 또는 누구의 잘못도 아닌 부정적 사건일 수도 있다(예, 환자는 클럽에 갔고 그 나이에 맞는 사람이 아무도 없었다). 치료자의 과제는 환자가 이러한 다양한 가능성을 현실적으로 처리하도록 돕는 것이다.

Acknowlegdement

"안내된 발견(guided discovery)"라는 용어는 인지치료에서 가져왔다(예, Beck et al., 1985; Young, 1999). 이 오리엔테이션의 시작에서 활용한 인용구는 Francois Jacob(1988), 생리학/의학의 노벨수상자(1965)의 말이다. HANDOUT 2의 "시도해보고 관찰하기"의 "실험 설정"의 아이디어는 Burns(1990)에서 가져왔다.

회기 형식

1. *Check-in*(환자마다 최대 5분). 2장을 참조하시오.
2. ***인용구***(간단하게): 357쪽을 참조하라. 회기와 인용구를 연결하라–예를 들면, "오늘 우리는 발견을 이야기할 예정입니다. 인용구에서 말하고 있듯이, 이 회기와 당신의 삶의 발견에서 모험을 즐겨보기 바랍니다."
3. ***주제와 환자의 삶을 연관시켜라***(대부분의 회기에서 면밀하게).
   a. 환자에게 배포물을 자세히 살펴보도록 요청하라.
      HANDOUT 1: 발견 대 갇힘
      HANDOUT 2: 당신의 신념이 진실인지 알아내는 법
      HANDOUT 3: 발견 활동지
   b. 환자가 기술과 당면한 구체적인 생애 쟁점을 연결할 수 있도록 도와라. 아래의 "회기 내용(아래)"과 2장을 참조하라.
4. *Check-out*(간단하게). 2장을 참조하라.

회기 내용

목표

- 신념 중에서 “발견” 대 “갇힘”을 대조해보라(HANDOUT 1)
- 발견의 전략을 가르쳐라-부정적 피드백을 대처하는 법뿐만 아니라(HANDOUT 2) 신념을 시험하는 방법(예, “시도해보고 관찰하라”, “남에게 물어보라”)
- 발견활동지를 통해 시험할 수 있는 특정 신념을 환자가 정의하게 안내하라(HANDOUT 3).

자료와 환자의 삶을 연결하는 방법

★ ***발견활동지를 활용하라.*** 환자가 발견을 통해 혜택을 얻을 수 있는 실제 상황을 찾아내도록 도와라. 어떻게 진행할 수 있는지 처리하라. 지금 발견활동지의 첫 2칸을 작성하고(HANDOUT 3), 다음 상담 시간전까지 나머지 2칸을 작성해오도록 안내하라.

★ ***논의***

- “최근 당신이 나누고 싶었던 발견이 있었나요?”
- “가끔 갇혀있다는 느낌이 들곤 하나요? 그렇다면, 발견이 도움이 될 것이라고 생각하나요?”
- “발견에 있어 가장 어려운 점은 무엇일까요?”
- “발견을 시도할 때, 왜 특정 신념을 시험하는 것이 중요할까요?”

제안

◆ ***환자가 실제로 작업할 수 있는 신념을 선택하도록 하라.*** 즉, 시험가능하고 구체적이어야 한다. 환자가 발견의 과정을 시도할 준비가 되었다고 여기는 신념을 선택하라. HANDOUT 2에 시험 가능한 신념의 예시를 기술하였다. 실험하기 어렵거나 불가능한 신념의 예시는 “세상은 위험한 곳이다”, “미래는 희망이 없다”이다. 이러한 신념은 너무 막연하고 포괄적이다. 환자가 이 신념을 시험해보기 원한다면, 최근 구체적인 상황이 나올 때 까지 다음의 질문을 할 수 있다, “지금 현재 위험하다고 느끼는 특정 상황이 있나요?”, “근래 희망 없다고 느껴지는 일이 있나요?”

◆ ***발견 대 갇힘은 환자의 선택임을 인지하도록 도와라.*** 자신의 신념체계를 적극적으로 실험할만한 선택이 있음을 깨닫지 못하는 경우가 많다. 이와 일관되게, 어떤 신념을 실험할 지 결정하는 것은 환자의 몫임을 기억하라.

◆ ***환자가 이미지 사용을 싫어한다면, 하지마라.*** 새로운 것을 만들어내느냐고 상담치료시간을 낭비하지 마라—발견과정에서 이미지는 핵심이 아니다. 단지 환자가 즐거워할만한 놀이적 요인일 뿐이다.

◆ ***발견을 현재나 미래의 상황에 적용하는 것이 가장 좋다.*** 예를 들어, "내가 아이였을 때 내 아버지는 나를 미워했다고 믿는다"라고 환자가 말한다면, 이것을 밝혀낼 방법은 없을 것이다.

◆ ***성공적 경험을 설정하도록 도와라.*** 너무 어려운 것을 시작한다면, 그 결과에 대한 준비가 안 된 것일 수 있다. 예를 들어, 파트너에게 신체적 학대를 받은 여성 환자가 "내가 어떻게 느끼는지 말하면, 그가 바뀔 것이다." 라는 신념을 확인하기로 결정했다면, 그녀는 실패하기 쉽고 얻어맞을 수도 있다. 신념이 성장을 증진시킬 만큼 도전적이어야 하지만 불가능한 것이어서는 안 된다. 결과에 대한 불확실성이 일부 있을 수 있으나 잘될 것이라는 가능성도 일부 있어야 한다.

◆ ***최악의 공포가 실현된다면 환자가 어떻게 느낄 지 의논해보라.*** 어떻게 다룰 것인가? 환자가 부정적 피드백에 대한 준비가 없었기 때문에, 밖에 나가서 물질을 사용하는 상황을 원하지 않을 것이다.

◆ ***환자가 시험할만한 신념이 잘 떠오르지 않는다면, 치료자가 환자에 대해서 아는 것을 생각해서 도움을 줄 수 있다.*** 예를 들어, AA모임을 한 번도 가기 싫어하는 환자를 만나고 있다면, 환자가 AA참석을 한번이라고 기꺼이 시도해볼 수 있지를 알아보는 데 이 회기를 활용할 수 있다.

◆ 발견활동지를 사용하기 때문에, ***안전대처 활동지는 이번 회기에 사용하지 않는다.***

어려운 사례

* "나는 진실이 드러나는 것을 참을 수 없다. 나는 죽을 만큼 고통스러울 것 같다."
* "내 신념은 '삶은 살 가치가 없다'이다."
* "내가 당신(치료자)이 가장 좋아하는 환자라는 나의 신념을 확인하고 싶다. 내가 맞지요?"
* "발견을 시도했다. 내 파트너가 나의 가장 친한 친구와 바람이 났다는 것을 알아냈다."
* "내 상황의 진실을 안다. 나는 발견을 시도할 필요가 없다."
* "발견하고 싶은 신념이 있는지 모르겠다."
* "내 신념은 '나는 마약을 포기할 수 없다'이다"

인용

삶은 한 사람이 꿈꾸는 대로 흘러가지 않는다.
삶은 원하는 대로 가는 법은 거의 없다.
그러나
활력이 넘치는 영혼과 열성적 마음이 있다면,
미래는
묻혀진 보물의 탐색과 강렬한 모험의 가능성을
언제나 품고 있을 것이다.

Ellen Glasgow
(20세기 미국 소설가)

발견 대 갇힘

발견은 회복의 가장 강력한 도구 중 하나입니다.
"발견"은 찾아내고 ... 경험으로부터 배우고 ... 적응 ... 호기심... 열린 마음 ... 진척 ... 성장을 말합니다. 발견은 아이들이 자연스레 하는 것입니다–그들은 탐색하려 하고 찾아내고 새로운 것을 시도하는 것을 재미있어 합니다. 발견자들은 탐험가, 미술가, 과학자, 형사이며 당신도 여기에 포함되길 바랍니다.

갇힘은 발견의 반대입니다.
"갇힘"는 추측... 피하기 ... 경직된 사고 ,,, 숨기... 과거에 살기 ... 세상과의 단절을 의미합니다. PTSD와 물질남용의 난제 중 하나는 갇힘입니다. 예를 들어, 오랫동안 PTSD가 낫지 않는다면, 당신은 더 이상 노력하고 싶지 않을 것입니다. 혹은, 긴장을 풀기 위해 헤로인을 사용해왔다면, 당신은 긴장완화를 위한 다른 방법은 찾지 않을 지도 모릅니다.

에이미의 이야기

상황 : 에이미는 수치스러움 때문에, 그녀의 치료자 부르크박사에게 자신의 코카인 사용에 대해 거짓말했습니다. 거짓말이 드러나면 그가 자신과의 치료 작업을 그만 둘 것이라 믿었습니다.
이 이야기의 다른 두 결말을 비교해보세요:
에이미는 발견을 시도한다. 그녀는 치료자에게 진실을 말합니다. 왜냐하면, 그녀는 "이 수치스러운 삶을 계속하는 것보다 말하는 편이 낫다." 라고 생각하기 때문입니다. 치료자는 그녀에게 매주 소변검사를 받기를 요청합니다. 에이미가 약물사용을 숨기는 경우, 치료가 이루어지지 않기 때문입니다. 에이미는 이를 분개하지만, 동시에 치료자가 자신을 도우려 노력하고 자신을 포기하지 않을 것을 압니다.
에이미는 꼼짝 못하고 갇힌다. 그녀는 치료자에게 진실을 숨깁니다. 결국 그녀는 너무 기분이 안 좋아져서 치료를 중단합니다. 왜냐하면 그녀는 자기혐오를 견딜 수 없기 때문입니다. 그녀는 점점 더 많은 코카인을 사용합니다.

발견의 과정

1. ***당신의 신념을 인식하세요.*** 예를 들어 :
   "내가 내 친구에게 화났다고 말한다면, 그는 나를 떠날 것 같아.."
   "내가 응급상담전화하면 나는 더 우울해질 것 같아."
   "나는 절대 직업을 가질 수 없을 것 같아."
   "AA는 정말 재미없을 것 같아."

계속

이 활동지의 복사는 본 저서의 구매자가 개인적으로 활용하는 경우에만 가능합니다. 안전기반치료의 모든 저작권은 Lisa M. Najavits(2002), Guilford Press에 있습니다.

2. ***이미지를 찾으세요. (선택 사항)*** 원한다면, 당신의 발견에 도움을 주는 이미지를 생각하세요:

탐험가 ... 탐사에 착수하고 있는

형사 ... 찾으려고 노력하는

아이 ... 흥미와 호기심이 있는

예술가 ... 가능성을 즐기는

과학자 ... 진리를 찾는

당신의 이미지를 여기에 써보세요 : ______________________

3. ***발견을 시도하세요.*** 당신의 믿음이 진실인지 실제로 확인할 수 있는 계획을 만들어보세요. HANDOUT 2에 몇 가지 방법이 목록화되어 있습니다.

____

당신의 신념이 진실인지 알아내는 방법

사람들에게 물어보세요

"사람들에게 물어보세요." 는 타인이 어떻게 생각하는지를 들음으로써 당신의 신념을 확인한다는 말입니다. 더 많은 사람들에게 물을수록 좋습니다. 이를 통해, 당신의 신념을 얼마나 많이 동의하는지 알 수 있습니다.

예시: 사라는 "내 자신을 울도록 내버려둔다면 나는 절대 그치지 못할 거야"라고 믿었다. 그녀는 다른 환자(자신보다 회복이 더 빠른)와 치료자에게 물어보고 PTSD에 관한 책을 읽기로 결정했다. 결과: 세 가지 출처에 의하면, 이렇게 느끼는 것이 매우 일반적이나 진실은 아니다–종국에는 누구나 울음을 멈춘다.

시도하고 추이를 보세요.

"시도하고 추이를 보세요" 는 "무조건 행동하세요"–행동을 시도하고 나서 무슨 일이 벌어지는지 확인하세요–는 의미입니다. 과학자가 실험을 설계하고 관찰하는 것과 같이 당신도 실험을 고안한다고 생각할 수 있습니다.

예시 : 더그는 집안에서 마리화나를 재배하는 룸메이트와 살고 있었다. 그는 "내 룸메이트는 마리화나 재배를 자발적으로 그만두지 않을 것이다"라고 믿었다. 그는 "시도하고 추이를 보세요"를 해보기로 결정하고, 룸메이트에게 직접 물었다. 룸메이트는 거절했다. 더그는 그의 회복을 지원하지 않는 사람과 사는 것은 해롭다고 결정했고, 떠나기로 결심했다.

예측하세요

"예측하세요"는 당신이 생각했을 때 일어나게 될 것과 실제로 일어나는 것을 비교하는 것을 말합니다.

예시 : 주디는 "아무리 내가 열심히 해봤자 나는 절대 컴퓨터를 배우지 못할 거야." 라고 믿었다. 그녀는 자신이 어리석다고 느꼈다. 그래서 이 생각을 확인하기 위해, 그녀는 지역내 성인 학습 센터의 컴퓨터 강좌를 듣기로 결정했다. 학습과 연습을 통해, 그녀는 기초를 배우고 더 나아갈 수 있었다.

마치 ~인 것처럼 행동하세요

"마치 ~인 것처럼 행동하세요"는 그 느낌이 어떤지 알기 위해 더 긍정적인 신념을 시도해보는 것을 말합니다. 특히 당신이 진실을 찾아 낼 수 없는 상황에서 더 유용합니다.

예시 : 릭이 고속도로를 운전하던 중 다른 차가 끼어들었다. 그는 "나쁜 사람! 사람들은 너무 무례해!" 라고 말했다. 그는 분노를 느꼈지만, "마치 ~인 것처럼 행동하라"를 시도해보기로 했다. "그 남자는 출산이 임박한 부인을 병원으로 데려가는 거야." 이렇게 추측하니, 기분이 나아졌고 속도를 늦출 수 있었다. 왜 그 차가 끼어들었는가의 진실을 알아낼 수 없다면, 그는 자신을 덜 미치게 하고 더 평온한 설명을 믿기로 선택하는 것이 낫다.

이 배포물의 마지막에, 주말동안 "내가 자신을 좋아하는 것처럼 행동하기" 전략을 시행했던 실제 환자가 쓴 글이 있습니다.

계속

이 활동지의 복사는 본 저서의 구매자가 개인적으로 활용하는 경우에만 가능합니다. 안전기반치료의 모든 저작권은 Lisa M. Najavits(2002), Guilford Press에 있습니다.

♠ ***발견을 시도하는 느낌이 어떠한가요?*** 어쩌면 괜찮다고 느끼거나 무섭고 위험하고 불편할 수 있습니다. 지금 당장 느낌이 좋지 않다고 걱정하지 마세요: 시도한다는 것이 가장 중요합니다. 장기적으로는 기분이 좋아질 가능성이 높습니다.

♠ ***안전을 기억하세요.*** 언제나 그러하듯이, 당신이 시작한 일은 안전이라는 것을 명심하세요. 예를 들어, 폭력적 파트너처럼, 당신을 신체적으로 해하는 사람과는 발견을 시도하지 마세요.

나쁜 소식에 대처하세요

발견하기를 시도하고 잘 해낸다면, 당신은 자연스럽게 기분이 더 좋아질 것입니다. 하지만 발견의 과정 동안 부정적 피드백을 받을 수도 있습니다. 이는 최악의 악몽을 실현된 것처럼 느낄 수도 있습니다. 예를 들어 :

- 아무리 열심히 노력해도 취업할 수 없다는 것을 알게 될 수도 있습니다.
- HIV 검사를 받았는데, 당신이 HIV를 가지고 있다는 것을 알게 될 수도 있습니다.
- 당신의 친구에게 진실을 말했는데 그 친구가 당신을 거부하게 될 수도 있습니다.

부정적 피드백에 반응하여, 자해하거나 삶을 포기하거나 세상에 분노하거나 다시 피드백받기를 피하는 사람들도 있습니다. 다음은 부정적 피드백에 대처하는 건강한 방법들입니다.

1. 발견하기를 시도한 용기를 가졌었다는 것만으로도 ***자신을 칭찬하세요.*** 무슨 일이 일어났든, 당신은 용감했고 개방적이었고 시도 자체만으로도 올바른 길을 갔습니다.

2. ***"일어날 수 있는 최악이 무엇인지" 파악하세요.*** 예를 들어, 당신은 친구를 잃을 수도 있지만 자아존중감을 얻습니다. HIV를 가졌지만, 악화되는 것을 막을 수 있는 의료서비스를 받을 수 있습니다.

3. 슬픔에 빠져 물질, 자해, 자기혐오와 같은 자기 파괴적 행동을 하면서 ***자신에게 분풀이하지 마세요.***

4. ***부정적인 피드백은 그저 정보라는 것을 기억하세요.*** 그저 그것 뿐 입니다. 듣는 것이 가능하다면, 비록 고통스럽겠지만 많이 배울 것입니다. 장기적으로 가장 고통스러운 진실이 가장 긍정적인 거짓말보다 더 낫습니다—그리고 이를 믿지 못하겠다면 확인하기 위해 발견을 시도해보세요.

발견 활동지

이름: ______________________ 날짜: ______________________

(1) 당신의 신념	
(2) 발견 *당신의 신념이 사실인지 아닌지 당신은 어떻게 알 수 있나요?* **타인에게 물어본다.* **시도하고 추이를 보라.* **예측해본다.* **마치 ~인 것처럼 행동하라.*	
(3) 결과 *발견 과정에서 찾아 낸 것은 무엇인가요?*	
(4) 무엇을 더 해볼까요? *이제 무엇을 더 하고 싶으신가요?*	

이 활동지의 복사는 본 저서의 구매자가 개인적으로 활용하는 경우에만 가능합니다. 안전기반치료의 모든 저작권은 Lisa M. Najavits(2002), Guilford Press에 있습니다.

헌신을 돕는 발상

당신의 삶을 진전시키는 하나의 행동에 헌신하라.
어떤 생각이든 가능하며, 아래의 의견들 중 한 가지를 시도할 수 있다.
헌신을 유지하는 것은 자신을 존경하고 명예로이 여기며 스스로를 보살피는 방법이다.

☆ 선택 1: 발견과정을 돕기 위해 발견활동지(HANDOUT 3)을 활용하세요.

(1) 당신의 신념	나는 최소 임금 이상을 받을 수 있는 직업을 절대 찾을 수 없을꺼야
(2) 발견 *당신의 신념이 진실인지 어떻게 알아낼 수 있을까요?* *＊타인에게 물어보기* *＊시도해보고 관찰하기* *＊예견하기* *＊~인척 행동해보기*	나는 앞으로 2주안에 5곳의 직업(최소 임금 이상을 지불하는 직장)에 응시할 것이다. 그리고 어떻게 되는지 확인해 볼 것이다.
(3) 결과 *발견과정을 통해 무엇을 발견하였나요?*	나는 취업하지 못했다. 그 중의 몇 곳에 내가 왜 떨어졌는지 물어 보았다. 그들은 내가 컴퓨터 활용능력이 없어서라고 대답했다. 나는 실망했지만, 적어도 내가 다음에 무엇을 해야 하는지 알았다. "나는 절대 취업하지 못할꺼야"라고 믿는 대신, 지금은 "새로운 역량을 습득하면 취업할 수 있을꺼야"라고 믿는다.
(4) 무엇을 더 해볼까요? *이제 무엇을 더 하고 싶으신가요?*	컴퓨터를 배우던가 현재 나의 능력으로도 응시할 수 있는 직무에 원서를 내본다.

☆ 선택 2: "내가 나 자신을 좋아하는 척 행동해보자"를 하루 동안 시도해보세요. 그리고 난 후, 어떻게 진행되었는지 적어보세요. 다음은 한 사람이 시도한 내용의 예시입니다.

계속

이 활동지의 복사는 본 저서의 구매자가 개인적으로 활용하는 경우에만 가능합니다. 안전기반치료의 모든 저작권은 Lisa M. Najavits(2002), Guilford Press에 있습니다.

"~인척 행동하기"를 활용한 예시

한 사람이 하루 동안 발견의 "마치~인척 행동하기"를 적용하여, "마치 내 자신을 사랑하는 척 행동하기"를 시도하기로 결정했습니다. 아래는 그 결과입니다.

"금요일에 내 자신을 좋아한다고 계속 기억했다. 좀 웃긴 느낌이 들었지만, 얼굴에 미소가 지어졌다. 내 자신을 좋아한다를 시도할 때, 나는 그렇게 자기파괴적 행동을 하지 않는다. 나는 걸었다. 나는 대학클럽 연극을 보고 나왔다. 술을 마시고 싶은 욕구는 없었다.

"토요일에 나는 긍정적 마음으로 깨어났다. AA모임에 갔다. 생전 처음 하는 일 중의 하나. 나는 내 자신을 좋아한다고 계속 생각해야했다; 나는 부정적 생각에 익숙하기 때문에, 이는 어려운 일이었다. 크리스와 함께 개를 산책시켰다. 하루가 즐거웠다. 심지어 AA모임에서 사람들과 이야기까지 했다.

"토요일 밤에 무슨 일이 벌어졌는지 잘 모르겠다. 나는 혼자였고 고립되었다. 나는 내 자신을 좋아한다는 것을 잊었다. 내 자신을 좋아한다는 것을 기억하기 위해서 정말로 열심히 생각한다. 그러나 나는 너무 우울하고 외로웠다. 위안받기 위해 내 오랜 친구인 술과 음식을 취했다. 아마도 내가 아는 전부가 "오래된 도피"의 "오래된 방법"이기 때문에 더 쉬웠을 지도 모르겠다. 실제 세상에 나가는 것–사람과 함께 하기, AA모임 등–은 나에게 무서운 일이다. 토요일 밤보다 더 외로웠던 적이 없다. 아무도 나를 사랑하는 것 같지 않고, 누구와도 긍정적 관계를 절대 맺을 수 없을 것 같고 친구도 없다고 느꼈다. 내가 느낀 모든 것은 고통이었다.

"일요일 아침, 나는 내 자신을 좋아하기로 한 것이 기억났다. '맞아, 그랬지'와 같은 느낌이었다. 어쨌든 나는 시도했다. 하지만 그 날은 그저 그랬다. 생전 처음으로 일요일 아침에 기도를 했다. AA모임에서 매번 듣는 것처럼 감상적으로 들렸다. 어쨌든 했다. 나는 술을 안마시고 더 나아지기를 기도했다. 더 나아지지 못하게 도움을 받지 못하게 나를 붙잡는 공포를 떠나보낼 수 있도록 도와달라고 기도했다. 나는 개들을 데리고 숲속을 산책했다. 일요일 오후에 나는 혼자서 낮잠을 잤다. 일요일 밤, 나는 술을 마시지 않았지만 슬펐다. 나는 나를 좋아하는 것을 잊었던 것이 분명하다.

"월요일 아침, 나는 예전보다 더 굳건한 마음가짐으로 일어났다. 포기하지 않고 필요한 도움을 얻으려한다. 나 자신을 마치 나를 좋아하는 것처럼 대접하는 것은 내가 다른 사람에게 하는 것과 비슷하다. 그 생각이 도움이 되었다. 나는 내 옷차림에 더 신경을 썼다. 나는 내 치료자가 더 도움을 줄 것이라는 확신에 차 있었다. 위기 전에 도움을 청하겠다. 나 자신을 돌보고 나의 몇 가지 요구를 들어주는 조치를 취했다. 회기 헌신으로, 시도하고 더 도움을 청하기를 해봤다. 타인을 기쁘게 하는 대신, 너무 걱정하지 않고 더 도움을 받고 싶은 요구를 솔직하게 부모님과 이야기했다. 이러한 일련의 상황이 기분이 좋다. 그러나 약간 두렵다.

"이 과제에서 배운 것은 나 자신을 좋아하려는 시도이다. 나는 더 긍정적인 열정으로 행동한다. 늘상 이렇게 하는 것은 어렵다. 흔들리는 땅위에 있는 기분이 든다. 그러나 나는 이렇게 느끼고 생각하기를 계속 하고 싶다. 내가 계속 노력한다면, 나는 나 자신과 내 요구를 더 잘 돌볼 수 있기 때문이다–나를 위한 더 긍정적인 세상을 만들고 싶다. 솔직하고 시원스러운 방식으로, 내가 삶의 기복을 다루고 대처할 수 있는 세상 말이다. 나 자신을 좋아하고 싶다. 그래서, 내가 발전시킨 관계는 긍정적이길 원한다. 과거의 낡은 도피만을 키우는 파괴적 관계가 아니기를 바란다. 과거, 나를 싫어하는 것이 편안했다. 연습을 통해, 이것보다 나를 좋아하는 것이 더 편안해지기를 소망한다.

회복의 지원자 구하기

요 약

오늘의 주제는 환자가 중요 주변인의 지지를 이끌어내는 것이다. 지지자들에게 줄 수 있는 편지를 쓰는법과 상담치료시간에 초대하는 법을 배울 것이다.

오리엔테이션

"내가 심란해하면, 내 파트너는 말한다, '예민하게 굴지마; 이제 그만 과거에서 벗어라!'"

"나의 AA후원자는 PTSD치료를 위한 정신과 약물을 먹지 말아야 한다고 말했다. 그 약은 헤로인이나 코카인처럼 나쁘다고 말했다."

"나의 사촌은 나에게 계속 마리화나를 준다."

"내 상담자는 내가 PCP만 사용하기 때문에 해독프로그램에서 나를 받아주지 않을 것이라고 한다. 해독프로그램에 참가하려면, 내가 술을 마셔야만 한다고 말했다."

"나의 가장 큰 촉발제는 가족이다."

"나의 의사는 트라우마를 믿지 않는다고 내게 말했다."

환자는 자신의 회복에 좋든 나쁘든 영향을 미치는 사람들에게 둘러싸여 있다. 이들은 가족,

친구, 치료자, 자조모임 구성원 등이다. 실제로, 위의 모든 인용구는 실제 환자가 한 말들이다.

오늘의 주제는, 환자가 주변인이 얼마나 지지적 혹은 파괴적인지를 알아차리도록 격려하는 것이다. 환자는 취약한 회복 초기단계동안 자신에게 가장 도움이 되는 법을 타인에게 교육하게 된다. 편지는 이러한 목적에서 환자가 주변인에게 주는 것이다.

또한 환자는 안전한 중요 주변인을 회기에 초대하여, 가장 잘 지지하는 법을 논의할 수 있다. 이는 가족치료가 아니라, 환자가 회복과제를 지속하는 것을 증가시키기 위한 심리교육이다. 물질남용치료에서, 이와 같은 회기는 널리 활용된다. 집단치료에서, 모든 환자는 동일한 회기에 손님을 모셔올 수 있다. 치료자는 정보를 요약하고 논의를 안내한다는 측면에서, 수준 높은 수업 경험과 비슷하다고 볼 수 있다.

역전이 쟁점

이 주제에서 치료자가 갖기 쉬운 주요 난제는 회기에 참석한 손님의 불평, 고발, 고조된 감정때문에 통제불능이 되는 것이다. 이를 최소화하는 방법으로 "제안: 손님과의 회기"를 참조하라. 두 번째 쟁점은 파괴적 사람이 환자를 어떻게 대하는 지를 듣고 심란해지는 것이다. 몇몇 이야기는 너무 끔찍하기 때문에 환자가 과장한다고 믿는 경향이 있을 수도 있다. 환자를 믿고 동료로부터 지지를 구하라.

Acknowlegdement

가족을 심리교육시간에 초대한다는 아이디어는 다음과 같은 다양한 자원에서 가져왔다. NIDA Collaborative Cocaine Study (Chris-Christoph et al., 1997), Galanter's(1993) 네트워크 치료, Hunt & Azrin's(1973) 지역사회 강화 접근, Higgins와 동료들(1993)의 행동치료 등.

회기 준비

회기에 초대하고 싶은 사람이 있는지 미리 환자에게 물어보라. 다음과 같은 형식을 분명하게 하라; (1) 오직 1회기이다; (2) 환자의 회복을 돕기 위한 교육적이고 지지적인 상담이다(가족치료가 아니다); (3) 기본적으로 "안전한" 사람(폭력적이지 않고 물질 사용문제가 없는 사람). 이와 같은 사람은 가족, 친구, 후원자, 치료자를 포함하며, 환자가 원하는 만큼 초대할 수 있다. 환자가 손님을 회기에 모시기로 계획한다면, 충분한 시간을 갖기 위해 회기를 90분으로 연장할 것을 고려해보라.

회기 형식

1. *Check-in*(환자마다 최대 5분). 2장을 참조하시오.
2. ***인용구***(간단하게): 372쪽을 참조하라. 회기와 인용구를 연결하라-예를 들면, "오늘 우리는 회복을 지원해줄 수 있는 주변인을 얻는 방법을 이야기할 것입니다. 인용구에서 말하고 있듯이, 침묵을 깨고 타인으로 하여금 당신이 원하는 것을 알게 하세요."
3. ***주제와 환자의 삶을 연관시켜라***(대부분의 회기에서 면밀하게).
   a. 환자에게 배포물을 자세히 살펴보도록 요청하라. 배포물은 한꺼번에 혹은 따로따로 줄 수 있다. 환자의 욕구의 치료자의 시간을 고려하라. 시간이 충분하다면 여러 회기에서 다루도록 한다. "회기 내용"과 2장 을 참조하라(아래).
      HANDOUT 1: 당신의 회복에 영향을 미치는 3가지 유형의 사람들
      HANDOUT 2: 주변인에게 쓰는 편지
   b. 환자가 기술과 당면한 구체적인 생애 쟁점을 연결할 수 있도록 도와라. 아래의 "회기 내용(아래)"과 2장을 참조하라.
4. *Check-out*(간단하게). 2장을 참조하라.

회기 내용

HANDOUT 1: 당신의 회복에 영향을 미치는 3가지 유형의 사람들

목표

- 주변인을 3가지 유형으로 분류하여 평가하게 하라: 지지적, 중성, 파괴적(그리고 파괴적인 사람을 어떻게 할 것인지 논의하라)
- 회복 초기동안 환자가 타인에게 받고 싶은 도움이 어떤 것인지를 분명하게 하라.

자료와 환자의 삶을 연결하는 방법

★ ***예행연습하라.*** 환자가 이 회복 단계에서 자신이 원하는 것을 타인에게 말하는 상황이 최근 있었는지 찾아보라. 크게 말해보도록 요청하라. 필요한 피드백을 주고, 나타나는 장애물을 인지하고 처리하라.

★ *논의*

- "당신의 회복에서 당신이 필요한 것을 사람들에게 어떻게 알리겠습니까?"
- "당신의 삶에서 지지적인 사람이 없다면, 건강한 관계를 어떻게 찾을 수 있을까요?"
- "파괴적인 사람과 한계를 설정하는 것이 왜 중요할까요?"
- "주변인이 당신에게 어떤 도움을 줄 수 있을까요? 이러한 도움을 요청할 수 있나요?"

HANDOUT 2: 주변인에게 쓰는 편지

2가지 방법으로 다룰 수 있다: (1) 환자 혼자(회기 내 손님 없이) (2) 환자와 손님이 함께. 각 양식은 아래에 기술하였다.

목표

- ㅁ 환자에게 HANDOUT 2, 주변인에게 쓰는 편지를 제공하라. 회복의 지원을 증진시킬 수 있다.
- ㅁ 환자가 손님을 데려오면, 그 손님이 회복과정을 어떻게 도울 수 있는 지 논의하고, 교육자료를 제공하라.

자료와 환자의 삶을 연결하는 방법: 환자와의 회기에만 적용

★ ***자기탐색.*** 자신에게 가장 의미 있는 편지 내용을 확인하게 하라. 누구에게 주고 싶은지 탐색하라.

★ *논의*

- "편지에서 추가하거나 삭제하고 싶은 내용이 있나요?"
- "당신 주변인에게 이 편지를 주는 것이 도움이 될까요? 그렇다면 누구에게?"
- "주변인이 당신의 회복과정을 이해하기 위해서 무엇을 해주기를 가장 원합니까?"
- "PTSD에 대해서 주변인이 알았으면 하는 것은 무엇인가요? 물질남용에 대해서는?"

제안: 환자와의 회기에만 적용

◆ ***이 편지는 환자가 환자의 회복을 돕고자 하는 중요 주변인에게 전달하도록*** 고안한 것이다(예, 친구, 가족, 후원자, 치료자 등)

◆ ***이 편지를 실제로 전달할 지, 누구에게 줄 지의 결정은 환자에게 달려있다.*** 단 하나의 예외: 환자가 가정폭력 피해자라면 이 편지는 가해자에게 주어서는 안된다; 가해자를 이 편

지와 같이 단순하게 개입하는 것은 위험하다.

◆ ***환자가 회복을 위해 타인에게 도움을 청하기를 소리 내어 예행연습하게 격려하라.*** 실제 생활에서는 할 수 없는 이유가 있다고 하더라도 연습해보라.

◆ ***환자가 파괴적인 사람하고만 관계를 가지거나 완전히 고립되었다면, 치료자에게 더 많은 도움을 구하는 것에 집중하라.*** 건강한 사람과 새로운 관계를 시작하도록 환자를 돕는 것이 중요한 목표이다. 그러나 목표성취에 오랜 시간이 걸릴 수 있다. 그 사이에 환자는 치료기관 직원과 안전한 연결망을 구축할 수 있고, 이는 지금으로서는 괜찮다. 환자가 치료자에게 전달하고픈 내용을 논의하는데 이 배포물을 활용하라.

◆ ***환자가 파괴적이고/이거나 폭력적인 관계로부터 분리되도록 돕기 위해, 관계에서 경계설정하기 주제를 살펴보라.*** 또한 환자가 가정폭력의 상황에 놓여있다면, 즉각적이고 진지한 관심이 필요하다.

◆ ***자신만의 양식으로 편지쓰기를 원하는 환자도 있다.*** 이것은 매우 유익하다. 상대방에게 편지를 전달하기 전에 검토해줄 수도 있다.

자료와 환자의 삶을 연결하는 방법: 손님과의 회기에 적용

★ ***프로토콜.***

1. 자신을 소개하고 참석한 손님에게 감사를 표한다. 회기 목표를 설정한다(예, "환자의 회복을 지원하기 위해 함께 노력해봅시다"). 위에 기술한 기준을 다시 설명한다(즉, 이 상담은 단회기이며, 심리교육과 지원만을 다룹니다.)
2. 환자와 손님이 모두 배포물을 훑어보게 하라. 편지를 강조하라.
3. 질문에 답하고 정보를 제공하라. 손님이 환자의 회복을 어떻게 도울 수 있는지 논의하라(환자의 필요에 기반해서)
4. 손님에게 Al-Anon, 가족치료, 개인 치료를 고려해볼 것을 제안하라. 편지에 소개된 자원목록 중에서 어느 것이든 원하는 것으로.

★ ***논의***

환자에게:

• "당신의 손님이 어떻게 하면, 당신의 회복에 가장 도움이 될까요?"
• "당신의 회복과정이 어떤 느낌인지 묘사할 수 있나요?"
• "PTSD와 물질남용 회복을 어떤 식으로 이해하고 있나요?"

손님에게"
- "PTSD와 물질남용에 대해서 무엇을 알기 원하나요? 이 치료에 대해서?"
- "당신을 위한 더 많은 지원을 원하다면, 치료나 Al-Alnon을 해볼 의향이 있으신가요?"
- "환자의 안전이 염려될 때, 나에게 전화를 주시겠습니까?"

제안: 손님과의 상담회기에만 적용

◆ ***이 회기는 오로지 심리교육임을 기억하라;*** 가족치료가 아니다. 손님이 환자의 회복을 어떻게 지원할 수 있는가에만 집중하라. 가족구성원이 가족치료 쟁점을 가져오는 것을 피할 수는 없다(서로에 대해 불평하고, 관계에서 일어난 일에 분노하는 등). 논점을 교육과 지원으로 계속 되돌리지 않으면, 이 회기를 망칠 수 있다. 당신의 역할은 환자의 대변자임을 기억하라; 모든 사람의 요구에 맞춰서 균형을 잡으려고 하지마라. 불평의 타당성을 판단하거나 관계를 평가하려고 하지 마라.

◆ ***외적 자원의 혜택을 강조하라.*** 손님을 위한 개인치료, 가족치료, Al-Alnon, 배포물의 기타 자원 등을 포함한다. 손님이 이를 잘 받아들인다면 지역내 구체적 의뢰를 제공하고 그 자원들을 설명하라. 손님이 이전에 이러한 자원을 시도해보았는지 물어보라.

◆ ***손님 앞에서 환자의 회복노력을 칭찬할 기회를 찾아보라.*** 예를 들어, "세리아는 치료에 꼬박 꼬박 잘 참석했어요" 또는 "로저는 30일 동안 금욕해오고 있는데, 나는 그 점에 매우 놀라고 감동했어요."

◆ ***손님에게 이 치료의 배포물을 줄 수 있다.*** 예를 들어, 치료 안내/사례관리 주제의 배포물은 손님에게 치료의 방향을 전달하는 데 유용할 것이다; *정서적 고통을 분리하기*의 주제에서 HANDOUT 1은 환자가 필요할 때 손님이 도와줄 수 있는 기술을 설명한다; *적신호와 청신호* 주제의 HANDOUT 2는 환자의 안전계획을 제공한다.

◆ ***환자가 불합리한 요청을 한다면(예, "내 파트너가 나를 위해 내 고용주에게 거짓말 해주기를 원한다"), 생산적인 주제로 방향을 부드럽게 전환하라.*** 손님 앞에서 환자를 당황하게 하거나 부인하는 것을 피하라(예, "그런 것을 부탁하면 안돼요").

어려운 사례

- "내가 관계를 맺을 때마다, 그 끝은 나에게 해롭다."
- "내가 어떤 종류의 도움이 필요한지 나는 전혀 모르겠다."
- "나는 치료자를 믿지 않아요. 나는 치료자에게서 어떤 실질적 도움도 받은 적이 없어요."

* "나는 내 형에게 나를 죽여 달라고 부탁하고 싶어요. 그래서 내가 자살하지 않고 죽을 수 있도록."
* "트라우마를 겪는 동안 내 곁에는 아무도 없었어요. 그래서 나는 지금 어떤 도움도 원하지 않아요."
* "나는 나 혼자서 아주 잘하고 있어요."
* "내가 직장에 지각할 때 내 파트너가 나를 위해 나의 고용주에게 거짓말을 해주기를 원해요."
* "나는 아무도 믿을 수 없어요."

인용

“It takes two to speak the truth-one to speak, the other to hear.”

Henry David Thoreau
(19세기 미국 작가)

“진실을 말하는 데는 2가지가 필요하다.
하나는 말하기,
다른 하나는 듣기”

당신의 회복을 돕는 3가지 유형의 사람

★ *당신의 회복을 돕는 지지자*

그는 진정으로 돌보고...그는 판단 없이 듣습니다....당신이 그에게 하지 말라고 요구하면 그는 결코 당신에게 물질을 제공하지 않고... 그는 당신이 낫는 것을 도우려 하고... 그는 그 트라우마에 대해 당신을 믿습니다.

누가 당신의 회복의 지원자인가요? ____________________

– *당신의 회복에 도움이나 해가 되지 않는 중립자*

그는 당신을 지지하기에는 자신의 삶에서 너무 많은 것들이 일어나고 있습니다... 그는 지지하는 법을 모르지만, 그는 당신이 다치는 걸 원하지 않는 기본적으로 선한 사람입니다.

누가 당신의 회복의 중립자인가요? ____________________

× *당신의 회복을 해치는 파괴자*

그는 당신을 취약하게 만들고... 당신이 그에게 하지 말라고 말했음에도 당신에게 물질을 제공하고... 그는 감정적 또는 신체적으로 당신을 학대하고... 그는 당신에게 "그만 끝내"라고 말하며 ... 그는 당신을 비난하고 판단합니다... 그는 치료를 받고자 하는 당신의 시도를 비평하고 ... 그는 그 트라우마는 절대 일어난 적이 없다고 말합니다.

누가 당신의 회복의 파괴자인가요? ____________________

단순 목표

↑ 당신의 인생에서 지지자의 증가

&

↓ 당신의 인생에서 파괴자의 감소

계속

이 활동지의 복사는 본 저서의 구매자가 개인적으로 활용하는 경우에만 가능합니다. 안전기반치료의 모든 저작권은 Lisa M. Najavits(2002), Guilford Press에 있습니다.

당신을 돕는 타인을 돕기

당신은 당신의 회복에 필요한 것과 관련하여 사람들을 교육해야합니다.

▶ 당신의 주변인에게 편지(HANDOUT 2: 주변인에게 쓰는 편지)를 주거나 자신에게 편지 쓰기.

▶ 당신이 필요한 것을 직접적이고 구체적으로 말하기. 몇 가지 예 :

- ◆ "저에게 약물이나 술을 주지 마세요."
- ◆ "저의 회복관련 당신의 의견을 말하지 마세요."
- ◆ "지금 당장 새로운 할 일을 떠맡으라고 요구하지 마세요."
- ◆ "지금은 저를 비난하지 마세요. 오직 지지적인 말만이 저에게 도움이 됩니다."
- ◆ "제가 울고 화낼 때, 가끔은 저를 수용해주세요."
- ◆ "당신이 제 주위에 있을 때 약물이나 알코올을 사용하지 마세요."
- ◆ "제가 지금 현재 어떤 회복단계에 있든 저는 당신의 존중이 필요합니다; 이것이 저의 회복 과정입니다."
- ◆ "제 트라우마를 제발 물어보지 마세요."
- ◆ "AA에 가는 것에 대해 '당신의 경우'를 말하지 마세요– 제가 원하면 갑니다." (또는: "AA에 가는 것을 알림해주세요–저한테 AA가 유익합니다.")
- ◆ "저에게 힘든 시간입니다– 당신이 [여기에 입력: 예, 아이의 등하교 해주기, 약속에 같이 가주기, 전화로 제가 잘 지내는지 확인해주기]를 하면, 저에게 도움이 됩니다."
- ◆ "당신이 저를 도울 수 있는 최선의 방법은 PTSD와 물질남용의 자료를 읽는 것입니다. 제가 당신에게 그 자료를 드리겠습니다."
- ◆ "당신이 자신을 위한 더 많은 지원을 받을 수 있도록 AL–ANON(알코올 중독자 구제회)에 참석하는 것이 저를 돕는 길입니다."

주변인에게 쓰는 편지

PTSD과 물질남용의 회복 중인 사람을 돕기

* *당신의 진정한 지지가 세상의 모든 차이를 만듭니다.*
* ***외상 후 스트레스 장애 (PTSD)는 의학적 치료가 필요합니다.*** 외상사건을 겪은 후 발생하는 대단히 파괴적 질환입니다. "트라우마"는 신체적 손상이나 위협이 실재했고 통제불능이었던 끔찍한 생애사건(예, 아동학대, 사고, 화재, 범죄 피해, 전투, 강간, 태풍)을 말합니다. PTSD의 증상은 수면의 어려움, 악몽, 강렬한 부적 정서, 일상기능의 어려움, 신체적 고통, 기타 문제를 포함합니다.
* ***물질남용도 의학적 치료가 필요합니다.*** 물질이 그 사람의 삶에 분명한 손상을 가함에도 불구하고 금욕할 수 없다는 것을 말합니다(예, 신체적 피해나 정서적 피해, 법적 문제나 경제적 문제, 가족부양 의무를 다하지 못하거나 일할 수 없음). 물질남용은 "게으르거나" "나쁘거나" "그냥 좋은 시간을 가지고 싶다"는 것이 아닙니다.
* ***PTSD와 물질남용의 조합은 매우 흔합니다.*** 물질남용 여성 중 59% 이상이 PTSD를 가지고 있고; 남성중에는 38% 이상이 PTSD를 가지고 있습니다. 아직까지 PTSD와 물질남용을 일으키는 원인이 알려지지 않았습니다. 생물학적 이유, 생활환경, 복합적인 원인으로 발생합니다.
* ***PTSD와 물질남용에서의 회복은 어렵습니다.*** 회복은 분명 가능하지만, 쉽지 않습니다. 당신이 아끼는 그 사람은 매우 큰 정서적 고통에 처해 있습니다. 그 사람은 "롤러코스터"를 타는 듯한 기분의 변화, 자기 파괴적 행동, 사람을 신뢰하기 어려움과 강렬한 부적 정서를 가지고 있습니다. 이는 외상 생존 후에 흔하게 나타나는 문제입니다. PTSD와 물질남용은 두 장애를 동시에 치료하기가 너무 어렵기 때문에 때때로 "이중 문제"라고도 불립니다.
* ***이 치료의 목적은 무엇보다 안전입니다.*** 안전은 물질사용과 기타 자해를 종결하고, 자신을 더 잘 돌보는 법을 배우고, 강렬한 감정에 대한 통제력을 확보하고, 신뢰 관계를 구축하는 것을 포함합니다. 안전기반치료에서, 우리는 안전 획득을 위해 대처 기술을 연습합니다. 몇 가지 주제는 정직, 도움 요청하기, 경계 있는 관계 설정하기, 자신을 잘 돌보기, 연민, 회복적 생각, 의미 창조하기, 자기 양육, 자신의 시간을 존중하기입니다.
* ***당신이 말할 수 있는 최악은 "이대로 끝내고 넘어가"입니다.*** 그것이 그렇게 쉬웠다면, 아마도 오래 전에 끝났을 것입니다. 회복의 경로는 많은 기복이 있으며 천천히 진행될 수 있습니다. 유일한 방법은 꾸준히 진전하는 것입니다. PTSD와 물질남용을 무시하거나 심각한 문제가 아닌 척 한다해서, 병이 사라지지 않습니다; 장기적으로는 더 악화될 뿐입니다.
* ***당신이 아끼는 그 사람이 도움을 원할 때, 구체적으로 도울 방법이 있습니다.*** 기억하세요, 하지만 당신이 어떤 경우에 어떤 방법으로 도울지를 결정하는 것은 전적으로 그 사람에게 달렸습니다.
  ★ *상담 전후 일상생활에서 헌신을 완수할 수 있도록 격려해주세요.* 헌신은 그 사람이 동의한 목표로써 상담 전후 일상생활에서도 회복을 위해 앞으로 나아가는 것입니다. 그 사람이 원한다면 당신과 같이 이야기하는 것이 도움이 될 수 있습니다.

계속

이 활동지의 복사는 본 저서의 구매자가 개인적으로 활용하는 경우에만 가능합니다. 안전기반치료의 모든 저작권은 Lisa M. Najavits(2002), Guilford Press에 있습니다.

★ *당신이 두 장애를 더 잘 이해할 수 있도록 PTSD와 물질남용을 읽어보십시오.* 도서관에 가거나 인터넷을 검색하거나 더 자세한 정보를 얻기 위해서 이 배포물의 마지막에 나와 있는 지역사회 자원(기관)에 연락해보십시오.

★ *그 사람이 배우는 것을 알고 싶다면 이 치료의 배포물을 읽어보십시오.* 원한다면 그 사람과 같이 해보십시오. 당신은 그 사람이 상담회기 외 시간에 치료 기술을 연습하는 것을 도울 수 있습니다.

★ *당신이 아끼는 그 사람이 치료에 참석하도록 격려해주세요.* 사람들이 치료에 대해 혼란스러운 감정을 갖는 것은 정상입니다. 그러나 앞으로 나아갈 수 있는 유일한 방법은 회기에 참석해서 그 감정을 이야기하는 것입니다.

∗ ***PTSD와 물질남용을 가진 사람을 위한 두 가지 주제를 인지해주세요.***

- *비밀유지*란 중요한 감정, 기억, 생각과 행동을 숨겨야 할 필요성을 말합니다. 당신이 그 사람의 신뢰를 더 많이 얻을수록 그 사람은 당신에게 직접 비밀을 털어놓을 확률이 높아집니다. 신뢰를 얻기 위해서, 당신은 판단이나 문제 "해결" 없이, 그 사람이 무엇을 말하든지 기분 상하지 않고 경청할 필요가 있습니다. 또한, 그 사람이 당신에게 말하고 싶어 하는 것과 하고 싶지 않은 것을 모두 존중해주세요. 예를 들어, 그 사람이 물질사용을 얘기하기 꺼려함에도 당신이 굳이 주장한다면, 그는 거짓말하기 쉽습니다.
- *통제*란 오랫동안 (트라우마와 물질사용 모두에서) 무력했던 까닭에, 지금은 힘을 느끼고 싶은 요구입니다. 당신이 그 사람이 건강하게 통제할 수 있게 허용할수록, 더 나아질 것입니다. 힘겨루기(논쟁, 강압)는 거의 도움이 되지 않고 해가 되므로 피하십시오.

∗ ***현 치료의 단계, "회복 초기단계"에서는 트라우마관련 자세한 내용을 물어보지 마세요.*** 그 사람의 경계를 존중하는 것이 중요합니다. 무슨 일이 있었는지 공개하기가 너무 힘들 수 있습니다. 그리고 지금의 관점에서, 과거의 사건은 현재 문제의 대처를 배우는 것보다 더 중요하지 않습니다. 그 사람이 준비가 되었을 때 말하기를 선택하도록 존중해주세요.

∗ ***당신의 아래와 같은 행동이 물질남용자에게는 최선의 지원이 됩니다:***

★ *절대로 어떤 종류의 물질도 제공하지 않습니다.*

★ *물질사용에 대한 정직을 격려하지만, 정직이 항상 가능하지 않을 수 있음을 인지해주세요.* 물질남용의 회복에서, 물질사용에 대한 강한 수치심을 느끼는 것은 정상입니다; 물질사용을 숨기거나 거짓말하는 것은 일반적입니다.

★ *절대로 물질 사용을 비난하거나 공격하거나 판단하지 않습니다.* 물질사용은 그 사람에게는 트라우마의 심각한 고통을 대처하는 방법이었습니다; 다른 대처법을 배우는 데는 어느 정도 시간이 걸립니다.

★ *결코 물질남용을 "가능하게" 하지 않습니다.* 이 말은 당신이 그 사람을 보호하기 위해 그의 물질사용에 대해 거짓말을 하지 않고 그를 위해 물질을 구입하지 않으며 물질남용은 문제가 아니라는 척 하지 말고 어떤 식으로든 물질사용을 촉진해서는 절대 안 되며 당신의 가치관에 위배되는 어떤 것에도 동의하지 않는다는 것을 의미합니다.

★ *당신은 그 사람의 회복을 강요할 수 없음을 기억하십시오.* 앞으로 나아가려는 동기를 찾는 것은 그 사람에게 달려 있습니다. 죄책감이나 처벌을 통해 회복을 강요할 수 없습니다. 회복은 오랜 시간이 걸릴 수 있으며 많은 사람들이 그 길을 따라가다 때로는 "실수"(물질 사용)한다는 것을 알아주세요.

계속

* ***당신이 그 사람에게서 어떤 위험 행동을 인지하는 경우, 치료자에게 연락하거나 가장 가까운 응급실로 그 사람을 데려가기 바랍니다.*** 위험행동은 자살 행위(가까운 시일 내에 자살시도하려는 명확한 계획), 아동과 같은 타인을 학대, 물질사용의 극단적 증가를 포함합니다.

  ★ 치료자의 이름 : ________________ 치료자 긴급 전화 번호 : ____________________

* ***이처럼 큰 문제를 가진 사람이 때때로 좌절하는 것은 당연합니다.*** 하지만 그 사람의 요구에 집중하고 무비판적으로 경청하고 회복에 초점을 맞출 수 있도록 그 사람에게 시간과 공간을 준다면, 당신은 가치 있는 기여를 하는 것입니다.
* ***당신이 그 사람을 향한 강렬한 부정적 감정을 자주 느낀다면, 도움을 받아보세요.*** 당신을 위한 자원의 목록이 아래에 있습니다. 예를 들어, 알코올 중독자 구제회는 물질남용자의 가족과 친구에게 자조를 제공합니다. 또는 관계로 인한 스트레스를 관리할 수 있도록 단기치료를 고려할 수 있습니다. 하나의 장애(PTSD 또는 물질남용)에서 회복 중인 사람을 상대하기 어려울 수 있습니다; 두 가지 장애에서 회복중 인 사람을 상대하기가 2배로 어려울 수 있습니다.
* ***그 사람의 회복기간 동안 당신이 도움이 안 된다고 느낀다면, 아무것도 하지 않는 것이 해가 되는 것보다 더 낫습니다.*** 또한, 당신이 얼마나 도움이 되거나 해가 되는지에 대한 그 사람의 피드백을 존중해주세요. 여기에는 옳고 그름이 없습니다; 당신이 동의하지 않는다 하더라도, 그 사람이 어떻게 느끼는지가 중요합니다. 그의 느낌은 매우 실재적입니다. 만약 그가 당신에게 철회를 요구한다면, 철회하십시오.
* ***무엇보다, 당신이 관심을 갖는 그 사람을 친절과 존중으로 대하십시오.*** "사랑의 마음은 가장 진실한 지혜입니다."

도움이 될 수 있는 기관

다음과 무료, 비영리, 국가 자원의 목록입니다. 옹호 단체, 자조집단, 정기적으로 발간되는 정보 및 홍보지가 포함되어 있습니다.

물질남용/중독

Al-Anon Family Groups (for relatives, friends, and teen relatives of alcoholics); www.alanon.org	800-344-2666 or 800-356-9996
Alcoholics Anonymous (World Service); www.aa.org	212-870-3400
American Council for Drug Education; www.acde.org	800-488-DRUG
American Council on Alcoholism; assistedrecovery.com	800-527-5344
Center for Substance Abuse Treatment: National Drug Information, Treatment and Referral Hotline; www.samhsa.gov/treatment	800-662-HELP OR 800-729-6686

계속

Cocaine Anonymous (World Service); www.ca.org	310-559-5833
Co-Dependents Anonymous (addictive relationships); www.coda.org	602-277-7991
Division on Addiction-Harvard Medical School; divisiononaddictions.org	781-306-8600
Families Anonymous (for families with substance abuse); www.familiesanonymous.org	800-736-9805
Gamblers Anonymous (GA); gamblersanonymous.org	213-386-8789
Harm Reduction Coalition; harmreduction.org	212-213-6376
Highland Ridge Helpline	800-821-4357
Join Together (for communities working to reduce substance abuse); www.drugfree.org/join-together	617-437-1500
Narcotics Anonymous (World Service); na.org	818-773-9999
National Council on Alcoholism and Drug Dependence; ncadd.org	800-NCA-CALL
National Institute on Drug Abuse (NIDA); www.nid.nih.gov	
Rational Recovery (main office); rational.org	530-621-2667
Secular Organization for Sobriety/Save Our Selves (SOS); www.cfiwest.org/sos	323-666-4295
SMART Recovery (national office); smartrecovery.org	866-951-5357
Sexaholics Anonymous (national office); sa.org	866-424-8777

트라우마/PTSD/불안 장애

Anxiety Disorders Association of America; www.adaa.org	240-485-1001
Cavalcade Videos (on trauma, for patients and therapists); www.cavalcadeproductions.com	800-345-5530
International Society for Traumatic Stress Studies; www.istss.org	847-480-9028

계속

Many Voices (trauma survivors newsletter); www.manyvoicespress.com	513-751-8020
National Center for PTSD and PILOTS Database (estensive literature on PTSD); www.ptsd.va.gov/professional/pilots-database/pilots-db.asp	800-296-6300; and www.ncptsd.org
National Center for Trauma-Informed Care; www.samhsa.gov/nctic	866-254-4819
National Center for Victims of Crime; www.ncvc.org	202-467-8700
National Institute of Mental Health Information Line; www.nimh.nih.gov	800-615-6464
PTSD Research Quarterly (summary of new research); www.ptsd.va.gov/professional/newsletter/ptsd-rq.asp	
Sidran Traumatic Stress Foundation (trauma information, support); www.sidran.org	410-825-8888

가정 폭력

National Domestic Violence Hotline; www.thehotline.org	800-799-7233
National Resource Center on Domestic Violence; www.nrcdv.org	800-537-2238

정신 건강

Grief Recovery Helpline; www.ggcoa.org	800-445-4808
Mental Health America; www.nmha.org	800-969-6642
National Alliance for the Mentally Ill; www.nami.org	800-950-6264
National Institute of Mental Information Resource Center	800-421-4211

계속

HIV/AIDS/성병

AIDS Hotline; www.aac.org/hotline	800-235-2331
American Social Health Association (sexually transmitted diseases); www.ashastd.org	919-361-8400
Centers for Disease Control National AIDS Hotline; www.cdc.gov/hiv	800-232-4636
Gay Men's Health Crisis Hotline; www.gmhc.org	212-367-1000
National Prevention Information Network; cdcnpin.org	800-458-5231
Planned Parenthood; www.plannedparenthood.org	800-230-7526

육아/관계

American Academy of Husband-Coached Childbirth; bradleybirth.com	800-4A-birth
Child Abuse Prevention Center; childabusepreventioncenter.org	214-370-9810
International Childbirth Education Association; www.icea.org	800-624-4934
National Adoption Center; www.adopt.org	800-to-adopt
National Child Traumatic Stress Network; www.nctsn.org	310-235-2633
Parents Helping Parents (free self-help support groups); www.parentshelpingparents.org	800-632-8188

헌신을 돕는 발상

당신의 삶을 진전시키는 하나의 행동에 헌신하라.
어떤 생각이든 가능하며, 아래의 의견들 중 한 가지를 시도할 수 있다.
헌신을 유지하는 것은 자신을 존경하고 명예로이 여기며 스스로를 보살피는 방법이다.

☆ 선택 1: 당신 주변인에게 HANDOUT 2. 주변인에게 쓰는 편지. 를 주십시오. 또는 당신이 원하는 제목으로 "당신이 나의 회복을 돕는 법"의 편지를 써봅시다.
☆ 선택 2: 당신의 회복관련 파괴적인 사람을 식별하고, 그 사람으로부터 자신을 보호하는 방법을 계획해봅시다.
☆ 선택 3: 당신의 회복에 더 많은 지원을 얻기 위해, 주변인에게 말하고 싶은 내용을 쓰십시오.
☆ 선택 4: 안전 대처 활동지를 작성해 주세요. (아래에서 이 주제를 적용한 예시를 참조하십시오.)

이 주제를 적용한 안전 대처 활동지의 예시

	이전 방식	새로운 방식
상황	내 파트너가 내 음주에 대해 나를 계속 괴롭힌다. 내가 와인 한 잔을 할 때마다, 싸움이 된다.	내 파트너가 내 음주에 대해 나를 계속 괴롭힌다. 내가 와인 한 잔을 할 때마다, 싸움이 된다.
★ 당신의 대처 ★	나는 "닥쳐-내 인생이야."라고 말한다. 나는 이런 압박을 견딜 수 없기 때문에 내 파트너가 보지 않을 때, 술을 마시려 한다.	나는 이 상황을 더 잘 처리 할 수 있는 몇 가지 방법이 있다.; 1. 내 파트너가 도움을 받을 수 있는 Al-Anon의 번호를 준다. 2. 내가 원하는 것을 분명하게 말한다(무례하지 않게).: "나는 물질남용 치료를 하고 있어. 나는 당신이 내 음주에 대해 말하는 걸 자제해주면 좋겠어. 나는 나 자신의 회복을 위해 애쓸 필요가 있어."
결과	나는 외로움을 느낀다. 나는 내 주위 모든 사람들에게서 소외 된 것 같은 느낌이 든다.	조금 더 나아진다. 적어도 나는 뭔가 건설적 시도를 하고 있다.

당신의 이전 대처방식은 얼마나 안전한가요?___ 당신의 새로운 대처방식은 얼마나 안전한가요?___

0점(전혀 안전하지 않았음) – 10점(완전히 안전하였음)

이 활동지의 복사는 본 저서의 구매자가 개인적으로 활용하는 경우에만 가능합니다. 안전기반치료의 모든 저작권은 Lisa M. Najavits(2002), Guilford Press에 있습니다.

촉발제 다루기

요 약

환자는 PTSD와 물질남용의 촉발제와 적극적으로 싸우도록 격려받는다. 간단한 3단계 행동 모델을 제공한다("누구, 무엇, 어디"): 당신이 함께하는 *사람*, 당신이 하는 *행동*, 당신이 있는 *장소*를 바꾸라.

오리엔테이션

"작은 일이 나를 촉발시킨다. 내가 미처 깨닫기 전에 나는 이미 자살을 생각하고 있다."

"누군가 (담배를) 피워 문 것을 보면, 세상은 좁아지고 내가 느낄 수 있는 것이라곤 마약을 하고 싶다는 요구뿐이다."

PTSD와 물질남용 모두에 있어, '촉발제'로 알려진 외적 사건은 극단적 반응을 일으킨다. 아이의 울음을 듣고 슬픈 감정의 홍수에 압도되는 것은 자신의 아동기를 떠올리기 때문이다. 또 다른 사람은 마약 파이프를 보면 강렬한 갈망을 가지고 된다. 따라서 양쪽 심리장애가 모두 만성이라면(하루 내내 지속되는 증상을 가진), 더 민감한 반응을 보인다—높고 낮은 깜빡 신호가 나타나는 레이다 화면처럼. 환자가 이러한 어려운 지점을 관리하도록 돕고 연이은 해로운 행동으로부터 환자를 안전하게 지키는 것은 회복에 있어 필수적이다. 시간이 지날수록, 환자는 촉발제의 위험 지역에 들어서자마자 바로 알아차리는 것을 학습할 수 있다. 그리고 더 빠르고 효과적으로 안전 장소로 이동하는 것을 학습할 수 있다.

간단한 행동 모델은 환자가 자신의 촉발제를 더 의식하고 더 적극적으로 싸울 수 있게 돕는다. 그 모델은 ("누구, 무엇, 어디"): 당신이 함께하는 *사람*, 당신이 하는 *행동*, 당신이 있는 *장소*를 바꾸라 이다. 이 모델은 AA단계와 유사하다 "사람, 장소, 물건을 바꾸라". "누구"는 안전한 사람을 향해가는 것이다.(예, 후원자, 금욕한 친구들, 치료자); "무엇"은 파괴적 행동을 막는 활동에 참석하는 것을 말한다(예, 신체적 운동, 코미디 영화 관람, 취미를 다시 시작하기); "어디"는 건강한 환경 속에 있는 것을 말한다(예, 친구와 바에 가는 것보다 AA모임에 참석하는 것).

3가지 방법-*누구, 무엇, 어디*-은 촉발제로부터 안전한 정서적 거리를 구축하는 방법임을 명심하라: 위험 상황으로부터 거리를 두는 것은 PTSD환자에게 특히 중요하다. 이들은 전형적으로 너무 가깝고(예, 압도적 정서, 기억의 홍수, 복잡한 관계) 너무 먼(마비, 해리, 고립)사이에서 흔들린다. 유사하게, 물질남용자는 거리감이 극단적으로 없고(예, 강렬하게 갈망을 느낀다) 너무 거리가 멀다(예, 다시는 유혹당하지 않을 것이라고 느끼는 "핑크 구름(pink cloud)"). 적정 거리의 개념은 2가지 사이의 바람직한 균형감-인지, 의식, 현실감을 말한다. 그러나 또한 관리하고 감내할 수 있는 능력을 말한다.

누구, 무엇, 어디의 방법은 일반적으로 행동주의로 여겨진다. 일종의 행동을 취해야하기 때문이다. 그러나 이 방법은 인지와 대인관계 영역도 다룬다. 촉발제가 행동적(예, 자신의 마약판매상을 봄), 인지적(예, "나는 하고 싶어"라는 생각), 대인관계적(예, 친구와 싸움)인 것처럼, 이러한 촉발제들과 싸우는 싸움의 방법도 모두 3개이다. 누구, 무엇, 어디의 방법은 여러 다른 방법으로도 요약할 수 있다: "ACE"(활동, 연결, 환경), 또는 "사람, 장소, 물건을 바꾸라"(AA단계에서 이미 언급하였다). 치료자는 선호에 따라 위의 기억 방식들 중의 하나를 사용할 수 있다. 누구, 무엇, 어디를 오늘의 주제로 선택한 이유는 기억하기 간편하고 AA환자에게 다양한 언어로 제공되고 있기 때문이다.

오늘 주제의 선택안은 이미 대처기술이 좋은 환자와 개인치료를 실시하는 치료자를 위한 "노출 개입"이다. 환자가 강하게 촉발된 감정과 그러한 감정을 극복하는 성공경험을 회기내 모두 경험하기 때문에, 이와 같은 노출 작업은 매우 강력하다. 그러나 안전기반치료에서 집중하는 것은 과거를 논의하지 않고 *현재*의 촉발제에만 집중하고 불안을 줄이는 적극적 대처전략의 예행연습을 강조하는 것임을 명심하라. 선행 훈련, 슈퍼비전, 세심한 계획에 대한 요구는 매우 중요하다. 노출개입과 같은 자료관련 더 많은 정보도 제공하였다.

역전이 쟁점

촉발제는 PTSD와 물질남용자에게 가장의 흔한 일상 경험중의 하나이다. 그러나 이러한 심리장애를 심각하게 다뤄본 적이 없는 치료자에게는 낯설 것이다(이 치료에서 다루고 있는 더 일반적인 대부분의 쟁점들과 다르다–예, 연민, 정직, 자기 돌보기, 다시 생각하기). 촉발제가 얼마나 끔찍하게 강렬하고 혼란을 주는 지를 완전히 파악하려는 노력이 중요하다. 환자가 촉발제관련 경험을 묘사하는 것을 들으면서, 치료자 자신의 삶에서 어려웠던 경험과 최대한 연결해보는 것이 도움이 될 수 있다–떨쳐내는 것이 어렵다고 느꼈던 강렬한 감정적 고통의 한 시기.

Acknowlegdement

이 주제는 Marlatt와 Gordon(1985)에서 가져왔다. 위에서 언급한 것처럼, “사람, 장소, 물건을 바꾸라”는 문장은 AA자료에서 가져왔다.

회기 형식

1. *Check-in*(환자마다 최대 5분). 2장을 참조하시오.
2. *인용구*(간단하게): 388쪽을 참조하라. 회기와 인용구를 연결하라–예를 들면, “오늘 우리는 촉발제 다루기를 이야기할 것입니다. 인용구에서 말하고 있듯이, 당신이 모든 노력을 다한다면 모든 것을 바꿀 수 있습니다.”
3. *주제와 환자의 삶을 연관시켜라*(대부분의 회기에서 면밀하게).
   a. 환자에게 배포물, 촉발제 다루기,를 자세히 살펴보도록 요청하라.
   b. 환자가 기술과 당면한 구체적인 생애 쟁점을 연결할 수 있도록 도와라. 아래의 “회기 내용(아래)”과 2장을 참조하라.
4. *Check-out*(간단하게). 2장을 참조하라.

회기 내용

목표

- PTSD와 물질남용에서 촉발제의 중요성과 촉발제와 적극적으로 싸워야 하는 필요성을 탐색하라.
- 촉발제를 다루는 간단한 모델을 재연하고 논의하라: 누구, 무엇, 어디.

자료와 환자의 삶을 연결하는 방법

★ ***예행연습.*** 당면한 촉발제를 대처하는데 누구/무엇/어디 모델을 실제로 어떻게 적용할 것인지 기술하게 하라. 예를 들어, 환자가 지난 주 물질사용(또는 기타 비안전 행동)을 했다면, 환자에게 "그 장면을 되돌려 보라"고 요청할 수 있다. 물질남용을 일으킨 촉발제를 찾아내고, 어떻게 그 촉발제와 싸울 수 있었을지를 기술하게 하라.

★ ***논의***

- "당신의 삶에서 지우고 싶은 촉발제가 있나요?"
- "가장 어려운 촉발제중의 하나는 무엇인가요? 그 촉발제를 대처하는데 누구/무엇/어디를 어떻게 적용할 수 있을까요?(또는 그 환자와 당신이 아는 것을 연결하는 다른 예시를 고르라.)
- "당신의 삶에서 촉발제가 완전히 삭제될 수 있다고 생각하나요?"
- "'더 의미있는 것을 얻기위해 싸워라'는 무슨 의미일까요?"

제안

◆ ***이 논의가 환자를 촉발하는 지 잘 관찰하라.*** Check-in하고 촉발된다고 느끼는지 물어보라. 그렇다고 하면 다음으로 더 빠르게 넘어가라. 특히 집단치료의 경우, 촉발제가 무엇인지 깨닫도록 한 두 개의 예시만을 다루라. 환자가 타인을 촉발시킬 수 있는 PTSD나 물질남용관련 "투쟁사"를 이야기하도록 허용하지 마라. 그러나 환자가 두려워하거나 상담회기에서 촉발된 것이 뭔가 잘못하였다고 느끼지 않게 하라. 실제로, 치료자가 지원해 줄 수 있는 치료회기는 촉발제와 적극적으로 대처하기에 매우 이상적인 장소이다(아래의 마지막 제안을 참조하라)

◆ ***촉발제를 다룰 때 기분이 나빠질 수 있다는 것을 환자가 이해할 수 있도록 도와라.*** 불안감, 심란함, 분노, 박탈감을 많이 느낄 수 있다(예, 물질사용을 하지 않을 때). 그러나 촉발제를 다룰 때 기분이 좋지 않을 지라도 몇 시간 후에는 그것을 정복하는 것에 기분이 좋아질 것이다.

◆ ***자신의 촉발제를 모르는 환자를 대비하라.*** 환자는 갑자기 자신이 해리되거나 물질을 사용하는 것을 발견할 수 있다. 이 일이 일어난다면, 촉발제가 무엇인지 더 잘 이해할 수 있도록 환자가 마치 느린 영화 속에 있는 것처럼 재연하게 하라(예, "당신과 함께하는 사람은 누구인가?", "당신은 무엇을 하고 있었나요?" 등)

◆ ***비유는 촉발제를 설명하는 데 도움이 될 수 있다***(Marlatt & Gordon, 1985, pp. 53-54): 당신이 고속도로를 운전하고 있다고 상상하라. 어렵고 쉬운 구간이 함께 있다-속도를 줄

여야하는 구간(도로가 굽었거나 얼음이 깔려있기 때문에)과 속도를 낼 수 있는 구간. 좋은 운전자는 어려운 구간의 경고신호에 유의한다.

- ***환자가 촉발제를 직면하지 않기 위해서, 자신의 삶을 조정할 수 없다는 것에 주목하라.*** 촉발제가 나타날 때 그것을 관리할만한 자신감을 느끼도록 학습하는 것이 목표이다. 예를 들면, 환자가 승강기에서 추행 당했기 때문에 승강기 타는 것을 두려워한다면, 승강기를 피하지 않고 다시 타는 것을 학습하는 것이 과제이다. 그러나 물질남용에서 그 쟁점은 까다롭다. 환자는 종종 불필요하게 위험한 촉발제에 직면할 수 있다-예를 들어, "내 갈망을 극복할 수 있는지 알아보기 위해서 지난 밤 바에 갔다." 따라서 유용한 규칙은 가능하면 촉발제를 피하는 것이다. 그러나 가능하지 않다면 관리하는 것을 학습하라.
- ***환자가 선호하는 언어가 무엇이든지 활용하라.*** 환자가 AA언어를 사용하기 원한다면, "사람, 장소, 물건을 바꿔라"를 사용하라. AA를 싫어하는 환자에게는 누구/무엇/어디의 용어가 더 기분을 낫게 할 것이다. (정확하게 이러한 이유 때문에 오늘의 주제를 누구/무엇/어디로 재구성한 것이다.)
- ***매우 세심하게 관리한 조건하에서, 최근 촉발제의 노출과 오늘의 주제를 조합할 수 있다.*** 최근 촉발제와 관련된 노출이란 실제로 환자를 회기 초반에 촉발시켜서 적극적 대처기술을 올바르게 연습하여 그 촉발된 느낌에 대한 통제력을 획득한다는 의미이다(예, 그라운딩, 다시 생각하기, 기타 안전 대처기술을 사용함으로써). 그러나 이와 같은 전략의 사용은 (1) 노출개입을 실시하는 법을 공식적으로 수련하고 수퍼비전을 받은 치료자와 함께; (2) 개인치료를 실시할 때; (3) 일정 대처기술을 확실하게 이미 숙달한 환자가 노출작업을 이해하고 동의하고; (4) 환자가 촉발제를 충분히 숙달할 만한 충분히 긴 치료세팅안에서 (즉, 한 회기는 충분히 길지 않다); (5) 최근 PTSD/물질남용 촉발제에 국한하여(2장, "치료 안내"에서 제시한 안전 기준에 따라, 많이 강렬한 개입을 요구하는 과거 트라우마에 대한 논의는 여기에서는 하지 않는다) 집단치료에서, 노출은 안전하지 않을 수 있다는 것에 주의하라. 왜냐하면, 대처법을 준비하지 못한 다른 환자를 촉발 시킬 수 있고, 치료자에게는 회기 내에 모든 환자의 불안을 다룰 충분한 시간이 없기 때문이다. 이 책의 참고문헌 목록에서 Foa & Rothbaum(1998)의 PTSD노출치료, Back과 동료들(2001)의 PTSD와 물질남용의 노출치료, Childress와 동료들(1988)의 물질남용의 노출치료를 참고하면, 노출모델을 더 자세히 알 수 있다.
- ***촉발제의 예시를 제공해보라.*** 아래 목록은 원래 이 주제의 배포물에 포함되어있던 내용이다. 이 치료의 연구결과, 이로 인해 촉발을 느낀 환자도 있었다. 여기서는 정보차원에서 제공한다. 위에 기술한 노출치료를 시행하기로 결정했다면, 이를 환자에게 보여줄 수 있다.

전형적 촉발제

물질남용	PTSD
마약 판매상을 본다	아이가 우는 소리를 듣는다
술 광고	트라우마 기념일
마약 용품	갑작스런 소리
파티와 사회적 상황	신체적 고통
돈	슬픈 음악
핸드폰	당신의 가해자를 닮은 사람
축하	비평받거나 남이 나에게 고함지를 때
"이번 한 잔은 괜찮아"와 같은 생각	"나는 나빠"와 같은 생각
흥분이나 분노 같은 감정	친밀감이나 슬픔과 같은 감정
PTSD증상	물질남용 증상
특정 시간이나 계절(예, 밤)	특정 시간이나 계절(예, 여름)

어려운 사례

* "나는 전혀 의지가 없다."
* "모든 것이 나를 촉발시킨다."
* "무엇이 나를 촉발시키는 지 잘 모르겠다. 내가 미처 인지하기 전에 사용하고 있다."
* "어떤 감정이 올라오든, 내 자신이 느끼도록 두는 것이 중요하다고 생각한다."
* "바텐더로 취업 응시를 냈다."
* "촉발제를 다루도록 몇 년간 애쓰고 있다. 아무것도 안됐다."
* "내 가족은 나를 촉발시킨다. 그러나 나는 그들을 떠날 수 없다."

인용

"어떤 일을 할 때, 전력을 다하라
당신의 모든 영혼을 쏟아 부어라.
당신의 성격을 그 일에 각인시켜라.
적극적으로 하라.
활발히 하라.
열광하라.
신념을 가져라.
그리하면,
당신의 목표를 이룰 수 있을 것이다."

Ralph Waldo Emerson
(19세기 미국 작가)

촉발제 다루기

더 의미있는 것을 얻기위해 싸우기–촉발제 다루기

- ***촉발제란 PTSD증상이나 물질사용을 촉발하는 모든 것을 말합니다:*** 코카인 약병(crack vial)을 보기, 슬픈 음악을 듣기, 돈을 가지기, 갑작스러운 소음을 듣기. 어떤 것이든 촉발제가 될 수 있습니다. 당신이 더 적극적으로 피하고 싸우기를 배운다면, 당신은 더 강해 질 것입니다.
- ***가장 흔한 촉발제는 무엇일까요?*** 물질남용관련 한 주요 연구에서 가장 흔한 촉발제로 부정적 감정(35%), 사회적 압박(20%), 관계 갈등(16%), 충동과 유혹(9%), 타인들에 대한 긍정적 감정(8%), 개인적 통제의 시험(5%), 긍정적 감정 자체(4%), 부정적 신체적 상태(3%)을 제시했습니다.
- ***촉발제로부터 멀리 떨어져 있으세요.*** 가장 안전한 계획은 가능한 한 촉발요인으로부터 멀리 떨어져 있는 것입니다. 화나게 하는 TV쇼를 보지마세요; 술집근처에 가지마세요. 촉발제로부터 당신을 미리 보호함으로써 "피할 수 있는 고통"은 피하세요.
- ***촉발제로 당신을 절대 "시험"하지 마세요.*** 이는 회복 초기상태에 있는 사람들이 종종 저지르는 실수입니다. 그들은 아마도 "약물 촉발제를 견딜 수 있을 만큼 내가 강한지를 알아보기 위해 오늘 저녁 파티에 갈 것이다."라고 생각할 지도 모릅니다. 그렇게 하지 마세요! 당신이 새로운 트라우마에 빠지면서 자신을 시험하지 않는 것과 마찬가지로, 절대로 당신이 촉발제를 견딜 수 있는지의 여부를 알아보기 위해 자신을 시험하지 마세요. 당신을 위험에 빠뜨리지 않더라도, 회복 그자체가 충분히 어려운 일입니다.
- ***촉발제는 삶의 일부분입니다–그러나 당신은 "선한 목적으로 잘 싸울 수 있다"*** 촉발제를 피하기 위해 할 수 있는 모든 것을 다한다 하더라도(그리고 당신이 그러기를 희망한다!), "격리된 삶"은 불가능하기 때문에 어떤 촉발은 어쩔 수 없이 일어날 것입니다. 당신의 하루 동안, 촉발제에 종종 직면하게 될 것입니다. 중요한 점은 촉발제가 나타났을 때 용맹하게 대처하는 것입니다. 그것과 싸우고 저항하고 굴복하지 마세요.
- ***균형을 위해 노력하세요.*** PTSD를 가지고 있는 경우, 때로는 너무 많은 감정을 느끼고(예, 압도되고 강렬한 감정) 때로는 너무 적은 감정을 느낄지도 모릅니다(예, 멍함, 해리). 물질남용을 겪고 있다면, 당신은 많은 감정(예, 강렬한 갈망)이나 너무 적게 느낄 수도 있습니다(예, 다시는 물질사용에 대한 유혹을 절대 느끼지 않을 것 같은 "핑크빛 구름(the pink cloud: 12단계 회복에서 쓰이는 용어로서 현실감이 없는 사람을 의미함)"속에 있는). 촉발제와 가장 잘 싸우려면, 균형을 목표로 하세요: 깨어있을 것, 의식할 것, 촉발제가 당신을 통제할 수 없도록 현실과 맞닿아 있을 것.
- ***촉발제가 발생하기 전/후/발생하는 동안 대처하세요.*** 미리 준비해서 사전에 극복하는 것이 가장 좋은 방법입니다. 그러나 촉발제가 나타나는 동안에도 잘 대처할 수 있습니다. 절대로 포기하지 마세요!
- ***촉발제는 매우 갑작스럽게 나타 날 수 있습니다.*** 그것이 촉발제가 매우 위험한 이유입니다. 촉발제는 당신이 거의 예상하지 못할 때 나타날 것입니다.

계속

이 활동지의 복사는 본 저서의 구매자가 개인적으로 활용하는 경우에만 가능합니다. 안전기반치료의 모든 저작권은 Lisa M. Najavits(2002), Guilford Press에 있습니다.

촉발제를 극복하기 위해, 사람, 물건, 장소를 바꾸세요.

사람, 물건, 장소를 바꿈으로써 당신은 안전을 얻을 수 있습니다.

당신은 누구와 함께 하나요?

안전하지 않은 사람들(마약거래상, 사용자, 남용자)로부터 떨어지세요. 안전하고 긍정적인 사람과 어울리세요. 당신의 지지자, 안전한 친구와 가족에게 전화하세요. 촉발제가 발생하기 전, 발생하는 동안, 발생 후에 전화하세요(사전이 더 좋습니다!). 당신은 어떻게 느끼고 있는지 말하거나 당신의 주위를 전환시킬 수 있는 영화나 스포츠와 같은 가벼운 주제를 토론할 수도 있습니다. 또한 당신에게 중요한 사람들의 사진을 가지고 다니면서 그들과 연결된 상태를 유지하세요. 만약에 당신이 촉발된다면, 그 사진을 꺼내 자문하세요. "내가 지금 무엇을 해야 하지? 나의 물질 사용이 이들에게 어떠한 영향을 미칠까?"

당신은 무엇을 하고 있나요?

안전한 활동으로 바꾸세요. 독서, TV, 고요한 음악, 운동, 산책, 공예, 취미생활을 시도해보세요. 촉발제로부터 당신의 주의를 전환할 수 있도록 구조화된 일정을 짜서 전반적으로 바쁘게 지내세요.

당신은 어디 있나요?

당신의 환경을 바꾸세요. 당신이 촉발되었다고 느끼면, 그 방/그 영역/그 동네를 떠나기; 운전이나 걷기; 그 물질의 사용용품을 버리기; TV 채널을 바꾸기를 통해 안전한 장소를 찾으세요.

요약하면, 촉발제와 당신 사이의 공간을 가능한 한 많이 두세요.
사람, 물건, 장소를 바꿈으로써 안전지대를 창조하세요.

헌신을 돕는 발상

당신의 삶을 진전시키는 하나의 행동에 헌신하라.
어떤 생각이든 가능하며, 아래의 의견들 중 한 가지를 시도할 수 있다.
헌신을 유지하는 것은 자신을 존경하고 명예로이 여기며 스스로를 보살피는 방법이다.

☆ 선택 1: 이번 주 당신의 삶에서 하나의 주요 촉발제를 제거하세요. 예를 들어 당신의 집에서 모든 술을 버리세요. 또는 당신의 마약상에게 당신에게 다시 전화하지 말 것을 말하세요.
☆ 선택 2: 가장 높은 3개의 촉발제 목록을 작성하세요. 어떻게 다룰 것인지 적어보세요.
☆ 선택 3: 당신이 주요 촉발제와 영웅적으로 싸우는 스타워즈 장면을 상상해보세요. 어떤 이미지가 당신에게 도움이 되나요?
☆ 선택4: 안전 대처 활동지를 작성해 주세요.(아래에서 이 주제를 적용한 예시를 참조하십시오.)

이 주제를 적용한 안전 대처 활동지의 예시

	이전 방식	새로운 방식
상황	나를 촉발하는 영화를 보았다.	나를 촉발하는 영화를 보았다.
★ 당신의 대처 ★	나는 화가 났다. 나는 전혀 잘 다루지 못했다– 나는 벗어나기 위해 마약을 했다.	내가 촉발제와 거리를 만들기 위해 "누구/무엇/어디"를 활용하려고 한다면, 다음과 같이 할 수 있을 것이다: 누구: 친구에게 전화하기 무엇: 영화관을 떠나기 어디: 밖에 나가서 걸어보기
결과	나는 잠시 기분이 나아졌으나 무망감을 더 느꼈다.	나는 더 안전하게 느꼈다.

당신의 이전 대처방식은 얼마나 안전한가요?___ 당신의 새로운 대처방식은 얼마나 안전한가요?___

0점(전혀 안전하지 않았음) – 10점(완전히 안전하였음)

이 활동지의 복사는 본 저서의 구매자가 개인적으로 활용하는 경우에만 가능합니다. 안전기반치료의 모든 저작권은 Lisa M. Najavits(2002), Guilford Press에 있습니다.

당신의 시간을 존중하기

요 약

회복의 접근을 더 잘 이해하는 방법의 일환으로, 환자는 자신의 시간을 어떻게 보내는지 탐색하게 된다. 자신의 시간을 잘 사용하는가? 가장 높은 우선순위가 회복인가? 환자의 시간사용은 자신의 삶의 가치가 어디에 있는지를 알 수 있는 최고의 실마리중의 하나이다. PTSD와 물질남용으로부터 회복을 위해, 자신의 시간활용이 이러한 심리장애가 없는 사람들과 다르다는 것을 존중하는 반면, 환자가 최대 이득을 얻는 방향으로 자신의 시간을 사용하는 것을 배우게 된다. 균형 잡힌 구조 vs. 즉흥성, 일 vs. 놀이, 혼자 있기 vs. 관계에서 시간 보내기를 다룰 것이다.

오리엔테이션

환자는 시간에 대한 접근이 상당히 다양하다. 전혀 구조가 없거나 거의 없거나 결과적으로 매우 가치 없다고 느끼는 환자도 있다. 환자의 하루는 매일 물질을 얻고 사용하고 회복하는데만 온전히 연류되어 있다. 또 다른 환자는 너무 생산적인 일만 하고 자신을 위한 시간이 전혀 없다. 양쪽 모두에게 있어, 오늘의 주제는 환자에게 시간을 어떻게 사용하는지를 찬찬히 살펴보게 하는 것이다.

좀 더 심층적인 수준에서, 환자의 스케줄을 탐색하는 것은 자신의 삶이 가지고 있는 의미를 이해하는 데 도움이 된다. 시간을 낭비하는 혼란과 비체계적인 삶을 사는지? 회복을 향해 진전할 수 있도록 생산적으로 시간을 사용하는지? 서로 다른 방향에서 자신을 끌어당기는 요구를 사이에서 균형을 잡는가? 시간과 연관된 의미를 탐색함으로써, 환자의 일상이 어떤 방식으로 회복을 지원하거나 방해하는지를 알 수 있기를 바란다. 다음은 2명의 환자를 예시로 들었다.

1. ***"너무 바쁘다".*** 한 환자는 지난 달 겨우 이틀만 쉬고 너무 많은 시간을 일했다는 것을 알아차릴 수 있었다. 그녀는 매일 밤 귀가하여 여러 잔의 와인을 마시는 것이 하루 동안의 "긴장을 풀고" 자신에게 즐겁고 편안한 느낌을 주는 유일한 방법이라고 본다. 스케줄 활동지를 활용하여, 그녀는 퇴근시간을 합리적으로 구체화해보려 노력했다(예, 7pm까지). 그리고 퇴근 후 술을 마시지 않는 즐거운 활동을 계획했다(예, 영화감상). 그녀는 일주일간 이 스케줄을 시도해보는 것에 동의했다. 이 스케줄이 음주를 줄일 수 있는지의 여부를 실험하기로 했다. 그녀의 치료자도 그녀의 스케줄이 자기방임을 어떻게 표현하는지 탐색할 것을 격려했다. 자기방임은 자신의 감정을 느끼고 사람들과 어울리고 자조집단에 참석하고 운동하는 시간을 갖지 못하게 한다. 따라서 지금의 목표는 이러한 활동을 그녀의 일상으로 되돌리고, 자신에게 음주 없이 살만한 가치 있는 삶을 구축하는 것이다.
2. ***"어떤 것도 끝낼 수 없다."*** 또 다른 환자는 마리화나 사용이 자신의 "경력"이 되었다고 보았다. 그는 대부분의 시간을 마리화나를 피우면서 보낸다. 무능하게 살고, 사업을 시작한다는 더 큰 목표를 추구하지 못했다. 시간이 지나면서 그 꿈은 희미해지기 시작했고 점점 더 불가능해 보였다. 그는 치료자와 계획을 짰다. 하루에 적어도 4시간은 사업에 도움이 되는 기술을 배우기로 했다(예, 컴퓨터강의 수강). 현재 그의 역기능적 삶이 외상후 상실을 어떻게 반영하고 있는지를 논의했다- 그는 삶과 자신을 포기했었다. 그리고 새로운 스케줄 계획은 단순히 시간을 조직화하는 법 이상의 것이었다; 삶의 목적의식을 다시 세우는 방법이다.

역전이 쟁점

오늘 주제의 주요 쟁점은 감정과 행동을 연결하는 것이다. "큰 그림"의 감정 쟁점을 함께 다루지 않는다면, 회기 내 스케줄을 연습하는 것은 건조할 수 있다. 이것이 주제를 더욱 흥미롭게 하고 환자에게 더 도움이 되길 바란다. 이를 실시할 때, 치료자는 자신만의 시간에 대한 쟁점을 탐색할 수도 있다. 예를 들어, 너무 많이 일한다면, 어떤 감정적 요구가 당신을 그렇게 하게 만드는가? 체계적이지 못하다면, 이를 개선하는 방해물은 무엇인가? "시간"은 공통 경험이기 때문에, 모든 사람이 이 쟁점으로 고투하고 있다. 시간에 대한 자신만의 쟁점을 정직하게 인지하는 것이 환자가 이 주제를 더 잘 다룰 수 있게 돕는 방법일 수 있다.

회기 준비

각 환자마다 자신의 시간을 존중하기(HANDOUT 1)을 2장 준비하라.

회기 형식

1. *Check-in*(환자마다 최대 5분). 2장을 참조하시오.
2. ***인용구***(간단하게): 398쪽을 참조하라. 회기와 인용구를 연결하라-예를 들면, "오늘 우리는 자신의 시간을 존중하는 것에 집중할 것입니다. 시간은 회복에서 가장 가치 있는 자원 중의 하나입니다."
3. ***주제와 환자의 삶을 연관시켜라***(대부분의 회기에서 면밀하게).
   a. 환자에게 배포물을 자세히 살펴보도록 요청하라.
      HANDOUT 1: 자신의 시간을 존중하기
      HANDOUT 2: 당신의 시간을 존중합니까?
      자신의 시간을 존중하기(HANDOUT 1)은 2가지 다른 방식(현재에 집중하기, 미래에 집중하기)으로 활용할 수 있음을 주목하라; 배포물은 한꺼번에 혹은 따로따로 줄 수 있다. 시간이 충분하다면 여러 회기에서 다루도록 한다. "회기 내용"과 2장 을 참조하라(아래).
   b. 환자가 기술과 당면한 구체적인 생애 쟁점을 연결할 수 있도록 도와라. 아래의 "회기 내용(아래)"과 2장을 참조하라.
4. *Check-out*(간단하게). 2장을 참조하라.

회기 내용

HANDOUT 1 & 2: 현재에 초점을 맞춰라

목표

- 환자가 어떻게 시간을 사용하는지의 목록을 만들게 하라. 시간이 잘 사용되었는지 혹은 낭비되었는지, 혼돈상태인지 혹은 잘 정리되어있는지, 균형이 맞춰져 있는지 혹은

극단적인지를 살펴보라.

□ 어떻게 시간관련 문제들이 PTSD/물질남용과 관련되어 있는지를 살펴보라.

자료와 환자의 삶을 연결하는 방법

★ ***지난 주를 토대로 '자신의 시간을 존중하기(HANDOUT 1)'을 채워라.***

먼저, 오늘과 지난 6일의 스케줄을 가지고 자신의 시간을 존중하기를 최대한 작성하게 하라. 다음, '당신의 시간을 존중합니까?'를 완성하게 하라. 환자에게 자신의 스케줄을 관찰하여, 자신의 회복과 자신에 대해 무엇을 배웠는지 질문하라.

★ ***논의***

- "지난주 시간을 보낸 방식이 마음에 듭니까?"
- "시간사용의 패턴이 있나요? 회복 활동에 많은 시간을 보냅니까? 많은 시간을 낭비했습니까? 할 일을 미뤘습니까? 너무 많은 일에 벌어지는 느낌입니까? 자신을 위한 시간이 없다고 느꼈습니까?"
- "당신의 시간 사용과 PTSD/물질남용이 어떻게 관련되어 있습니까?"
- "당신의 시간 사용과 자존감이 어떻게 관련되어 있습니까?"
- "당신이 성장할 때, 시간에 대해 무엇을 배웠습니까?"
- "당신의 시간 사용은 당신의 회복을 촉진시킵니까?"
- "당신의 시간 사용방식이 돈을 쓰는 방식과 유사함을 알아챌 수 있습니까? 예를 들어, 당신은 그것을 너무 쉽게 낭비합니까? 많은 사람들에게 이러한 패턴이 발생합니다."
- "당신의 삶의 어떤 장애물이 시간활용을 가장 많이 방해합니까? 예를 들어, 당신이 시간을 잘 사용하지 못하게 막는 사람이 있습니까?"

제안

◆ ***아마 환자는 자신이 많은 시간을 낭비해 왔다는 기분에 대처하는데 도움이 필요할지도 모른다.*** 과거에 대한 후회보다 이 시점에서 그냥 시작하는 것이 더 낫다. 모든 사람은 어느 정도 시간을 낭비한다. 지금 목표를 따라 가도록 격려하라.

◆ ***자신과 남과 비교하는 것은 도움이 되지 않는다.*** 다른 사람들은 PTSD 혹은 물질남용으로 고통받지 않았고, 성장기에 더 많은 지도를 받았고, 더 많은 재정적 지원이 있었고, 더 나은 교육을 받았을 지도 모른다. 짧게 말해서, 한 개인 고유한 역사를 존중하고 인정하는 것이 중요하다.

◆ ***어떻게 물질남용이 시간을 낭비하는지를 알아채라.*** 그것은 성장, 발전, 배움을 막는다. 시

간을 은행계좌로 생각하라–물질남용의 시간은 "돈"을 버리는 것이다.

◆ ***만약 시간이 짧다면, 환자에게 집에서 HANDOUT 1을 완성하게 하라.*** 회기내 '자신의 시간을 존중하기'를 작성하는 것보다 헌신과제로 넘기고, HANDOUT 2의 질문에 집중할 수 있다.

HANDOUT 1: 미래에 초점을 맞춰라

목표

- 환자의 시간에서 가장 중요한 우선 사항으로서 회복을 논의해라.
- 환자가 건강하고 생산적인 활동에 초점을 맞춘 스케줄을 계획함으로써 "자신의 시간을 존중"하도록 도와라.

자료와 환자의 삶을 연결하는 방법

★ ***미래를 위해 '자신의 시간을 존중하기'을 작성하라.*** 환자에게 가까운 미래(예–다음 주 혹은 다음달)에 어떻게 시간을 사용하고 싶은지 스케줄을 작성하게 하라. 도움이 될 만한 전략은 다음과 같다:

▶ 회복을 #1 우선 사항으로 정하라. 만약 원한다면, 우선사항들을 추가하고 순위를 매기라. 너무 많은 것보다는 소수의 핵심 목표에 초점을 맞추라.

▶ 실직한 환자에게 일이나 자원 봉사를 찾도록 격려하라. 하지만 환자가 "일중독"이라면, 일하는 시간을 줄이도록 제안하라.

▶ 타인이 어떻게 자신의 시간을 쓰는지를 알아보기 위해, 주변에서 매우 기능적인 사람과 시간을 함께 보내게 하라(예, 모임에 가입하고 자원봉사를 하고 교회나 기타 활동에 함께 참가하기). 시간을 잘 쓰는 역할모델을 찾도록 환자를 격려하라.

▶ 시간을 잘 관리하기 위해 물질적 지원을 활용하도록 강력하게 권유하라. 수첩, "할 일" 목록, 시간 관리의 자기 계발서, 온라인 수첩, 온라인 상의 "리마인더"사이트 등.

▶ 시간 관리관련 추천도서 목록을 이 배포물의 마지막에 제시하였다(매우 효과적인 사람의 일곱 가지 습관). 이 책은 시간 관리에 있어 일반적 기술을 제공하지만, 시간사용과 개인적 가치를 일관되게 사용하는 법을 심층적으로 다룬다.

▶ 환자가 안전한 여가와 사회 활동의 시간을 늘리도록 도와라. 이와 관련, *자기양육*이란 주제에서도 더 많은 것을 배울 수 있다.

★ ***논의***

- “당신이 시간을 더 잘 사용하려면 무엇을 해야 합니까?”
- “당신의 새로운 시간계획을 수행하는 데 있어, 어떤 감정적 장애물이 있을까요? 당신은 어떻게 그것을 극복 할 수 있을까요?”
- “만약 당신이 새로운 계획을 완수한다면 어떤 기분이 들까요?”

제안

◆ 구조 대 즉흥성, 일 대 놀이, 혼자만의 시간 대 관계를 갖는 시간 사이에서 ***균형잡는 것은 개인의 몫이다.*** 안전하기만 하면, 올바른 균형점이라는 것은 없다. 어떤 사람은 특정 영역에서 타인보다 더 많은 요구를 가진다.

◆ ***시간의 사용습관을 바꾸는 것은 불안감을 일으킬 수 있다.*** 패턴은 종종 오랫동안 유지되었고, 가정에서 배운 것일 수 있다.

◆ PTSD 회복의 세 단계(안전, 애도, 다시 연결하기)를 거칠 때까지, ***PTSD를 겪는 사람은 그렇지 않은 사람보다 더 여유 있고 스트레스가 더 적은 스케줄을 필요로 한다.*** 한 사람의 요구를 현실적으로 존중하는 것이 목표이다.

◆ ***환자가 미루는 습관 때문에 실패해야만 이를 문제로 여긴다.*** 계획에 앞서 모든 것을 해두고 마지막에 급하게 처리하는 것에 불안감을 느끼는 “미리 계획하는” 유형의 사람이 있다. 또 다른 사람은 모든 것을 다 하지만, 대부분을 마지막에 급하게 하는 “급조하는”유형이다. 후자는 목표를 완수하고 제 시간에 다 하기만 한다면 괜찮다. 때때로 “급조하는” 사람은 자신이 틀렸고 “미리 계획하는”타입이 되어야 한다고 믿지만, 사실 두 유형은 실제적 성과를 동일하게 잘 낼 수 있다. 환자에게 시간과 일 관련 자신의 성격을 뒤집으라고 말하는 것은 해로울 수 있다. 더 정확히 말하면, 기능성, 책임, 마감일에 맞추는 능력을 결과에 반영한다면, 한 사람의 성격을 받아들이는 것이 더 나은 목표이다.

어려운 사례

- “나는 자꾸 내 스케줄을 지키지 못하겠어요”
- “나는 오후 2시전에 일어나려고 노력하지만, 못하겠어요.”
- “나는 더 많은 돈이 필요해요. 시간이 아니에요.”
- “이것을 보는 것만으로도 너무 우울해져요.”
- “내 남자 형제는 잘해나가고 있어요.-그는 멋진 직업을 가졌고 결혼도 했어요. 나는 아무 것도 가진 게 없어요.”
- “내 주위의 사람들은 아무도 시간을 잘 쓰지 못해요. 나 역시 그래요.”

인용

"미래는 우리가 현재 무엇을 하는 가에 달려 있다."

Mohandas K. Gandhi
(20세기 인도 지도자)

자신의 시간을 존중하기

시간표

자신이 시간을 어떻게 쓰는지, 그리고 그것이 자신/자신의 회복과 어떤 관련이 있는지 살펴보세요. 시간은 시계보다 더 큰 의미입니다–이것은 인간존재의 심오한 요소입니다. 우리는 모두 제한된 시간을 가지고 있습니다. 우리는 이 순간을 절대로 다시 살 수 없습니다. 자신의 시간을 잘 써보세요!

★ *아래의 스케줄표를 사용하는 두 가지 방법이 있습니다.*

1. ***현재에 집중하세요.*** 자신이 할 수 있는 최선을 다해 오늘과 지난 6일의 스케줄을 기재하세요. 그 다음, 이것이 자신에 관해 무엇을 말하는지 탐색하기 위해, HANDOUT 2의 질문에 답하세요.
2. ***미래에 집중하세요.*** 자신이 시간을 어떻게 쓰고 싶은지를 반영하여, 스케줄을 기재하세요. 자신의 회복, 생산적인 일, 안전한 관계를 맺는 시간, 기타 건강한 활동을 우선순위하세요.

시간표

	월	화	수	목	금	토	일
7 A.M.							
8 A.M.							
9 A.M.							
10 A.M.							
11 A.M.							
Noon							
1 P.M.							
2 P.M.							
3 P.M.							
4 P.M.							
5 P.M.							
6 P.M.							
7 P.M.							
8 P.M.							
9 P.M.							
10 P.M.							
11P.M.							
Midnight							

이 활동지의 복사는 본 저서의 구매자가 개인적으로 활용하는 경우에만 가능합니다. 안전기반치료의 모든 저작권은 Lisa M. Najavits(2002), Guilford Press에 있습니다.

자신의 시간을 존중하고 있습니까?

★ *자신의 현재 스케줄을 볼 때, 자신의 느낌을 동그라미로 표기하시오.*

1	당신의 시간을 잘 쓰고 있습니까?	네	가끔	아니오
2	무엇보다도 당신의 회복(예, 치료와 안전한 활동의 시간)을 우선순위 했습니까?	네	가끔	아니오
3	타인의 요구뿐만 아니라, 자신의 요구를 돌보고 있습니까?	네	가끔	아니오
4	대부분의 시간에서 "매일 할 일"목록을 활용합니까?	네	가끔	아니오
5	자신을 위해 충분한 시간을 가집니까?	네	가끔	아니오
6	너무 많거나 적지 않게, 적절한 양의 짜임새 있는 시간 (예: 일, 학교)을 가집니까?	네	가끔	아니오
7	당신의 몸을 잘 돌볼 수 있는 시간(먹고, 자고, 운동하는)을 가집니까?	네	가끔	아니오
8	물질남용 활동(사고, 팔고, 사용하고, 약물 사용으로부터 회복하는)하는데 시간을 거의 혹은 전혀 사용하지 않습니까?	네	가끔	아니오
9	혼자만의 시간 대 타인과의 시간 간의 균형이 있습니까?	네	가끔	아니오
10	전적으로 자신만의 즐거운 시간을 충분히 갖습니까? (적어도 하루에 1시간 정도를 추천함)	네	가끔	아니오
11	다른 사람에 의해 당신의 시간이 낭비되는 것을 막습니까?	네	가끔	아니오
12	안정적인 일상규칙이 있습니까?	네	가끔	아니오

계속

이 활동지의 복사는 본 저서의 구매자가 개인적으로 활용하는 경우에만 가능합니다. 안전기반치료의 모든 저작권은 Lisa M. Najavits(2002), Guilford Press에 있습니다.

★ 당신의 시간 사용을 볼 때, 당신의 반응은 무엇입니까? ______

______

______

★ 당신의 스케줄은 당신의 삶의 우선순위가 무엇이라고 말해줍니까?(예, 당신에게 무엇이 중요한지, 당신이 자신을 어떻게 돌보는지?) ______

______

______

★ 당신의 시간사용을 어떻게 바꾸고 싶습니까?(예: 우선사항, 혼자만의 시간 대 다른 사람과의 시간, 일과 놀이의 균형, 시간의 낭비와 잘 사용하는 시간) ______

______

______

★ 당신의 성장기 동안, 시간의 사용에 관한 어떤 메시지(긍정적, 부정적)를 얻었습니까?

(+)긍정적 메시지: ______

______

(−)부정적 메시지: ______

______

★ 당신이 시간을 쓰는 방법이 돈을 쓰는 방법과 유사합니까? 많은 사람들은 유사한 방법을 가지며, 이는 깊게 생각할 거리를 던져줍니다. 예를 들어, 당신은 시간과 돈의 사용에 있어, 균형을 유지합니까? 당신은 시간과 돈을 너무 자유롭게 낭비합니까? 당신은 돈과 시간의 사용이 너무 "엄격"해서 삶을 즐길 수 없습니까? ______

______

______

______

______

______

헌신을 돕는 발상

당신의 삶을 진전시키는 하나의 행동에 헌신하라.
어떤 생각이든 가능하며, 아래의 의견들 중 한 가지를 시도할 수 있다.
헌신을 유지하는 것은 자신을 존경하고 명예로이 여기며 스스로를 보살피는 방법이다.

☆ 선택 1: 이번 주 2명의 주변인을 인터뷰하세요–시간을 잘 사용하는 사람과 그렇지 못한 사람. "당신의 스케줄은 무엇인가요?", "당신이 시간을 사용하는 법에 대해서 어떻게 느끼시나요?", "어떻게 하면 시간을 잘 사용할 수 있을까요?"와 같은 질문을 하세요.(시간을 잘 사용하는 사람이 없다면, 당신의 고용주, AA후원자, 치료자를 고려해보세요.)

☆ 선택 2: 일주일 앞선 스케줄을 계획하세요(오늘 회기에서 받은 스케줄표를 사용하세요). 회복을 당신의 최우선순위에 두고 시간을 활용하는 법에 집중하세요.

☆ 선택 3: 시간관리 서적을 구하세요. 시간을 더 잘 사용할 수 있는 새로운 방법을 하나 발견할 때까지 훑어보세요. 추천할 만한 좋은 책은 Stephen J. Covey(1989)의 크게 성공한 사람들의 일곱 가지 습관(The Seven Habits Highly Successful People Practice)입니다. 이 책은 자신의 중요한 가치를 구현하는데 어떻게 시간을 사용할 것인가를 다룹니다.

☆ 선택4: 안전 대처 활동지를 작성해 주세요.(아래에서 이 주제를 적용한 예시를 참조하십시오.)

이 주제를 적용한 안전대처 활동지의 예시

	이전 방식	새로운 방식
상황	지난 주 가족 식사시간에 내 형을 만났다. 그는 정말 "모든 것이 갖춰진 것"으로 보였다: 멋진 직장, 풍족한 재산, 2명의 아이, 행복해 보였다.	지난 주 가족 식사시간에 내 형을 만났다. 그는 정말 "모든 것이 갖춰진 것"으로 보였다: 멋진 직장, 풍족한 재산, 2명의 아이, 행복해 보였다.
★ 당신의 대처 ★	내 삶은 망했다. 나는 몇 년간 일하지 않았고 가족도 없고 치료하면서 대부분의 시간을 보낸다. 나한테 도대체 무슨 문제가 있는 걸까? 귀가한 후, 나는 기분이 나아지기 위해 마약을 했다. 나는 잠시라도 기분이 나아질 필요가 있었다.	내가 더 잘 대처하기 위해 할 수 있는 것도 있다. 나는 내 형에게 이야기한다. 어떻게 그의 시간을 그처럼 잘 활용할 수 있는지 물어본다. 또한 치료시간에, 내 삶을 진척시킬 수 있는 스케줄을 만들 수 있다.
결과	아무것도 전혀 바뀌지 않는다: 나는 이런 방식에 갇혀있다–나는 기분이 나쁘고 마약을 한다; 나는 기분이 나쁘다. 나는 마약을 한다. 치료는 도움이 안 되고 나는 희망이 없다.	아직 희망이 없다고 느끼더라도, 적어도 이 판에 박힌 생활에서 벗어날 기회는 있다. 비록 내 감정이 아직 부정적이지만, 더 나은 대처를 위해 노력하는 것은 의미가 있다.

당신의 이전 대처방식은 얼마나 안전한가요?___ 당신의 새로운 대처방식은 얼마나 안전한가요?___

0점(전혀 안전하지 않았음) – 10점(완전히 안전하였음)

이 활동지의 복사는 본 저서의 구매자가 개인적으로 활용하는 경우에만 가능합니다. 안전기반치료의 모든 저작권은 Lisa M. Najavits(2002), Guilford Press에 있습니다.

건강한 관계

요 약

이 주제는 관계에 대한 건강하고 건강하지 않은 신념을 탐색하는 것이다.

오리엔테이션

PTSD와 물질남용자에게, 관계는 연결에 대한 깊은 소망과 잠재적 상해로 가득찬 두려운 경험을 종종 의미한다. 오늘의 주제에서, 환자는 관계에 대한 자신의 신념을 탐색하게 된다. 배포물의 몇 가지 건강한 신념 목록은 간단해 보이지만, 매우 심오한 전환을 표현한다. 예를 들어, 한 환자, 자녀가 있는 전문가,는 "어떤 것이든 이야기할 수 있는" 관계가 가능하다는 견해를 믿지 않는다. 심지어 그녀는 최고의 관계에서도 항상 거짓이나 비밀이 있다고 생각한다. 특히 여성은 배포물에 기술된 관계적 모순을 갖기 쉬움에 주목하라. Lerner(1988)은 "진단 분류와 병리의 심각성에 관계없이, 여성은 자신의 개인적 목표와 방향을 알아내는데 우선적으로 열정을 쏟는 대신, 타인의 행동과 감정에 책임을 지기 위해 자신을 희생하면서까지 관계를 보호하는 것을 종종 학습한다"(p.153)

지난번 인지적 주제에서 다루었듯이, 환자가 자신의 생각이 공격받는다고 느끼지 않는 것이 중요하다. 오히려 외상 이력에 비추어, 그의 신념은 타당하다. 또한 포괄적 신념보다 구체적 신념을 표현하게 하라. 신념에 대한 논의는 지금-여기의 대인관계 상황을 작업하려는 조화로운 노력보다 철학적 논쟁으로 종종 귀결되기도 한다.

이 주제는 환자의 숨겨진 가정을 탐색한다는 측면에서, *의미 창조하기*와 유사하다. 그러나 이 주제는 물질사용의 주요 촉발제 뿐만 아니라(Marlatt & Gordon, 1985), 환자에게 가장 큰 갈등의 원천중의 하나인 특정 관계를 표적에 둔다.

환자가 아동기 학대를 받았다면, 오직 성인간의 관계만 연결하여 배포물의 신념을 논의해야 한다. 환자에게 성장기의 신념을 적용해서는 안 된다. 오직 다른 성인과 현재 관계를 어떻게 다루는지를 작업하라.

역전이 쟁점

치료자는 관계갈등을 들으면서 환자의 편을 든다고 느낄 수 있다. 그러나 오늘 주제의 핵심적 생각은 환자가 남이 아니라 자신만을 통제할 수 있다는 것이다. 치료자는 타인에 대한 환자의 실망감을 인정할 수 있다. 그러나 환자가 어떻게 더 나은 관계를 시도할 수 있는 가에 주로 직접적인 관심을 기울여야한다. 이 말은 환자가 말하지 않는 것을 듣고 환자가 현재 "보지"않는 것을 알아차린다는 의미이다. 이는 치료자에게는 도전이 될 수 있다. 상담이 타인이 환자를 어떻게 잘못 대하는지를 다루는 "불평 토로"모임으로 변질되면, 새로운 성장은 거의 없다. 따라서 치료자를 위한 질문은 "타인과 관계를 잘 맺는 법을 배우기 위해서, 이 환자가 필요한 것은 무엇인가?"이다.

Acknowlegdement

핵심 가정의 아이디어는 Beck과 그 동료들(1979), 역기능적 태도 척도(Weissman, 1980)에서 가져왔다.

회기 형식

1. *Check-in*(환자마다 최대 5분). 2장을 참조하시오.
2. *인용구*(간단하게): 407쪽을 참조하라. 회기와 인용구를 연결하라-예를 들면, "오늘 우리는 건강한 관계에 집중하려 합니다. 인용구에서 말하고 있듯이, 사랑의 능력이 인간의 가능성을 확장시킵니다."
3. ***주제와 환자의 삶을 연관시켜라***(대부분의 회기에서 면밀하게).
   a. 환자에게 배포물을 자세히 살펴보도록 요청하라. 배포물은 한꺼번에 혹은 따로따로 줄 수 있다. 시간이 충분하다면 여러 회기에서 다루도록 한다. "회기 내용"과 2장 을 참조하라(아래).
   HANDOUT 1: 건강한 관계
   HANDOUT 2: 건강하지 않은 관계신념을 바꿔라.

b. 환자가 기술과 당면한 구체적인 생애 쟁점을 연결할 수 있도록 도와라. 아래의 "회기 내용(아래)"과 2장을 참조하라.

4. *Check-out*(간단하게). 2장을 참조하라.

회기 내용

목표

- 환자가 자신의 관계에 대한 신념을 알아내도록 도와라(HANDOUT 1)
- 건강한 관계를 간섭하는 신념을 바꾸도록 도와라(HANDOUT 2)

자료와 환자의 삶을 연결하는 방법

★ ***자기탐색.*** 자신 안에서 건강하고 건강하지 못한 신념을 HANDOUT 1에서 찾아 확인하게 하라.

★ ***논의***

- "당신은 어떤 신념에 동의하고 동의하지 않습니까?"
- "당신의 신념을 바꾼다면 더 잘 다룰 수 있었을 만한 최근 관계 상황이 있습니까?"
- "당신의 삶에 건강한 관계 신념을 어떻게 적용할 수 있을까요?"
- "어떤 관계기술을 배울 필요가 있을까요? 그것을 배우려면 어떻게 해야 할까요?"
- "PTSD와 물질남용과 관계 신념을 어떻게 연관 지을 수 있을까요?"
- "타인보다 자신을 바꾸는 데 집중하는 것이 왜 중요한가요?"
- "관계갈등이 있을 때, 자신이 물질을 더 많이 사용하는 것을 알고 있습니까?"

제안

◆ 각각의 건강하지 못한 신념(검정색 다이아몬드로 표시된)을 건강한 신념(별표로 표시된)으로 어떻게 바꾸는지, ***HANDOUT 1의 각 신념을 HANDOUT 2에 자세하게 기술하였다.***

◆ ***환자가 관계에서 자신의 선택을 탐색하도록 도와라.*** 예를 들어, "당신의 고용주는 매우 어려운 사람인 것을 이해합니다. 그러나 우리는 그를 바꿀 수 없기 때문에 당신의 상황을 더 낫게 하려면 무엇이 필요할까요?" 타인을 보는 환자의 관점을 절대 무시하지 마라. 또는 관계문제가 단순히 환자의 잘못이라고 전하지 마라; 오히려 환자가 자신이 다르게 할 수 있다는 것을 깨닫도록 힘을 주어라(구조할 수 없는 관계는 끝낸다는 의미일 수도 있다.)

◆ ***집단치료에서, 특정 신념에 동의한다면 손을 들어달라고 할 수 있다.*** 그래서 환자가 타인은 관계를 어떻게 보는지 파악하게 할 수 있다.

어려운 사례

* "어울리기 위해서 술을 마신다. 술을 안마시면 나는 고립될 것을 안다."
* "건강한 관계신념을 믿고 싶다. 그러나 그럴 수 없다."
* "건강한 사람을 발견할 수 없다."
* "이 건강한–건강하지 않은 이란 구분은 흑백논리의 사고로 들리는데요."
* "내 파트너에게 내가 작년에 바람을 피웠다고 말해야 하나요?"
* "내가 어릴 적에 당한 아동학대가 내 잘못이라고 말하는 건가요?"

"If we change within, our outer life will change also"

Jean Shinoda Bolen
(20th-century American Writer)

"우리 내면이 변화한다면,
우리의 삶 또한 변화할 것이다."

건강한 관계

★ *당신이 믿고 있는 문장에 (V) 표시하시오.*

건강한 관계 신념

1. 비난이 아닌 이해와 해결을 찾는다.
2. 건강하고 가까운 관계에서는 어떤 얘기도 할 수 있다.
3. 관계를 변화시키는 최고의 방법은 나의 행동을 바꾸는 것이다.
4. 좋은 관계를 만드는 것은, 마치 운동을 하는 것처럼, 배울 수 있는 기술이다.
5. 관계 상실은 고통스럽지만, 애도하고 넘길 수 있다.
6. 나쁜 관계 속에 있는 것보다 혼자가 낫다.
7. 좋은 관계는 노력을 요구한다. 그러나 그것은 가치가 있다.
8. 나는 서로의 요구가 존중되는 관계가 필요하다.
9. 나는 진정으로 소중한 몇 사람들과 관계를 키워나갈 필요가 있다.
10. 회복을 하면서, 나는 나를 더 존경할 수 있고 남들도 그럴 것이다.
11. 건강한 관계의 기본은 수용이다.

건강하지 못한 관계 신념

1. 나는 언제나 틀리다; 다른 사람이 항상 옳다.
2. 내가 진심으로 무엇을 생각하고 느끼는지 숨겨야만 한다.
3. 남이 변해야한다.
4. 나쁜 관계는 내가 얻을 수 있는 전부다.
5. 나는 ____________________ 없이는 존재할 수 없다.
6. 혼자 있는 것 보다 파괴적 사람과 함께 있는 것이 더 낫다.
7. 좋은 관계는 쉽다.
8. 나는 남들을 먼저 돌보아야 한다; 나의 요구는 맨 마지막이다.
9. 나는 모든 사람에게 사랑받아야 한다.
10. 나는 다른 사람들에게 아무런 가치가 없다.
11. 나는 관계를 하기에는 충분히 ____________________ 하지 않다.

이 활동지의 복사는 본 저서의 구매자가 개인적으로 활용하는 경우에만 가능합니다. 안전기반치료의 모든 저작권은 Lisa M. Najavits(2002), Guilford Press에 있습니다.

건강하지 못한 관계신념을 바꿔라

1

관계신념. "나는 언제나 틀리다; 다른 사람이 항상 옳다."

※탐색. 외상 생존자의 가장 흔한 관계문제는 모든 관계문제가 자신의 잘못이라는 신념입니다(또는 반대로–모든 관계문제는 상대방의 잘못이다). 이렇게 파괴적 관점에서 벗어나는 2가지 방법이 있습니다. 첫째, 성인관계의 문제는 50:50의 균형을 가지는 것으로 보려고 노력합니다: 각자 절반의 책임을 가집니다. 당신이 누군가와 갈등이 있다면 자신에게 물어보세요, "이 문제를 일으키는데 각자 기여한 부분은 무엇인가?" 둘째, "누가 옳고 틀렸는지"에 초점을 맞추기보다, 이해와 해결책을 찾아보세요. 각자 한계, 소망, 요구를 갖고 있으나, 상대방의 것은 비합리적으로 보입니다. 건강한 관계 속에서는, 양쪽 모두 함께 해결에 도달하는 것이 필요합니다.

♣건강한 견해. "비난이 아닌 이해와 해결을 찾는다."

2

관계신념. "내가 진심으로 무엇을 생각하고 느끼는지 숨겨야만 한다."

※탐색. 정직과 소통은 건강한 관계의 핵심입니다. 이는 긍정과 부정 감정의 전 범위 뿐 만 아니라 갈등도 포함합니다. 의견 불일치가 관계의 끝을 의미하지 않습니다. 사실, 갈등해결은 건강한 관계의 정상적인 한 부분입니다. 갈등이 드러날 때, 그 해결의 기회가 있습니다. 당신이 자신의 반응을 숨기거나 혼자 처리한다면, 이는 당신의 과거에서 비롯되었을 확률이 높습니다. 그러나 지금의 목표는 안전한 사람에게 정직하는 법을 배우는 것입니다. 튼튼하고 가까운 관계 속에서는 취약한 감정, 비판, 사랑의 느낌, 성, 돈을 포함한 어떤 이야기도 할 수 있습니다.

♣건강한 견해. "건강하고 가까운 관계에서는 어떤 얘기도 할 수 있다."

3

관계신념. "남이 변해야한다."

※탐색. 관계가 안 될 때, 상대방을 바꾸려고 노력하는 것이 인간의 본성입니다. 그러나 이는 거의 일어나지 않는다. 당신이 통제할 수 있는 것은 관계에서 당신의 부분일 뿐입니다. 이는 당신이 선택할 수 있다는 뜻입니다. 당신은 할 수 있습니다. 예를 들어, 상대방의 행동을 수용하거나 관계를 중단하거나 당신의 관계방식을 바꾸거나 당신이 원하는 것을 말할 수 있습니다(하지만 상대방이 반드시 응해줄 것이라는 기대 없이). 자신이 통제할 수 있는 것–즉 자기 자신–에 관심을 돌리고 상대방을 변화시키려는 시도를 내려놓는 것이 가장 자유로워지는 길입니다.

♣건강한 견해. "관계를 변화시키는 최고의 방법은 나의 행동을 바꾸는 것이다."

계속

이 활동지의 복사는 본 저서의 구매자가 개인적으로 활용하는 경우에만 가능합니다. 안전기반치료의 모든 저작권은 Lisa M. Najavits(2002), Guilford Press에 있습니다.

4

관계신념. "나쁜 관계는 내가 얻을 수 있는 전부다."

※탐색. 당신이 PTSD와 물질남용을 가지고 있다면 건강한 관계를 찾기가 어려울 수 있습니다. 어쩌면 파괴적이거나 물질남용을 가진 사람들과의 관계에만 반복해서 말려드는 자신을 발견할 수도 있습니다. 그러나 좋은 관계를 발전시키는 것은, 운동을 배우는 것처럼, 학습 가능한 기술입니다. 시작하기 좋은 한 방법은 다른 기술에서 하듯이 동일한 접근을 취하는 것입니다: 주제관련 책을 읽고, 할 수 있다면 강의도 들으며 남들이 어떻게 하는지 관찰하는 것입니다. 치료장면에서 해보는 것도 도움이 됩니다. 테니스를 배울 때, 서브를 넣는 법, 백핸드와 포핸드를 치는 법, 결승점을 내는 법을 배워야 하는 것처럼, 관계에서는 당신의 관계가 건강한지 아닌지를 구분하는 법, 대화하는 법, 갈등을 타협하는 법, 자기주장 하는 법, 칭찬을 주고받는 법, 관계를 시작하고 끝내는 법을 배울 필요가 있습니다.

♣건강한 견해. "좋은 관계를 만드는 것은, 마치 운동을 하는 것처럼, 배울 수 있는 기술이다."

5

관계신념. "나는 ____________________ 없이는 존재할 수 없다."

※탐색. 누군가를 잃었을 때 분노하는 것은 자연스럽지만, 상실과 애도는 삶의 한 부분입니다. 만약 당신이 상실을 직면하기 힘들어서 건강하지 못한 관계에 머물러 있다면, 그 관계에 너무 값비싼 대가를 치루고 있는 것입니다. 관계 상실을 애도하는 법은 남과 그것을 이야기하고 울고 글로 적고, 시간이 치유해줄 것을 인지하고, 당신의 삶에서 상실이 덜 두드러지게 만드는 여러 활동에 참여하는 것입니다.

♣건강한 견해. "관계 상실은 고통스럽지만, 애도하고 넘길 수 있다."

6

관계신념. "혼자 있는 것 보다 파괴적 사람과 함께 있는 것이 더 낫습니다."

※탐색. 파괴적 관계는 당신의 정서적 건강과 자존감에 손상을 줍니다. 건강한 사람을 찾는 것은 어려울 수 있으나 충분히 찾을 가치가 있습니다. 파괴적 관계에 더 오래 머무를수록, 더 나은 관계를 찾을 확률은 더 줄어듭니다. 회복 초기단계의 사람에게 신뢰할 수 있는 관계는 치료자나 상담사 같은 사람들 뿐입니다. 이는 지금으로서는 괜찮습니다. 시간이 지나면 당신은 안전한 지원망을 구축할 수 있습니다.

♣건강한 견해. "나쁜 관계 속에 있는 것보다 혼자가 낫다."

7

관계신념. "좋은 관계는 쉽다."

※탐색. 모든 관계는 노력을 요구합니다: 관계를 시작하고 유지하고 갈등을 해결하고 서로에게 책임감 있게 행동하고, 서로를 지지하고, 필요하다면 끝내는 것. 때로는 관계에서 할 일이 있다고 기대하는 것이 현실적입니다.

♣건강한 견해. "좋은 관계는 노력을 요구한다. 그러나 그것은 가치가 있다."

계속

8

관계신념. "나는 남들을 먼저 돌보아야 한다; 나의 요구는 맨 마지막이다."

※탐색. 타인을 돌보는 것은 존경스러운 일이겠지만, 그것이 당신의 비용을 요구한다면 이는 건강하지 못한 패턴입니다. 어떤 이는 타인을 보살피는 데 많은 노력을 쏟아 붓지만, 그를 보살피는 이는 아무도 없습니다. 당신이 지지나 도움을 돌려받는 느낌이 없다면, 시간이 지남에 따라 이를 분개할 수 있고 과도한 술, 약물, 음식, 기타 중독으로 자신에게 "먹이 주기"를 함으로써 보상하려 할 것입니다. 좋은 관계에서 돌봄은 양방향이어야 합니다.

♣건강한 견해. "나는 서로의 요구가 존중되는 관계가 필요하다."

9

관계신념. "나는 모든 사람에게 사랑받아야 한다."

※탐색. 만약 당신이 거절당하거나 방치되거나 고립되었다고 느낄 때, 모든 사람의 인정을 구함으로써 보상받기를 원한다는 것은 이해할 만합니다. 그러나 타인을 기쁘게 하려고 너무 많이 노력하면, 자신을 잃을 수도 있습니다. 더 건강한 접근은 당신이 진정으로 좋아하는 안전한 소수의 사람과 좋은 관계를 키워나가는 것입니다. 더 선택적인 접근은 자신의 있는 그대로를 강화하고 진정으로 소중한 소수의 관계를 보살피는 데 에너지를 집중하는 것입니다. 어쨌든 모든 사람에게 사랑받는 이는 존재하지 않습니다.

♣건강한 견해. "나는 진정으로 소중한 몇 사람들과 관계를 키워나갈 필요가 있다."

10

관계신념. "나는 다른 사람들에게 아무런 가치가 없다."

※탐색. 당신이 PTSD와 물질남용에 갇혀있었다면, 자신을 전혀 가치 없게 볼 수 있습니다. 가치 있고 바람직한 자기 감각을 발달시키는 것은 시간이 걸릴 것입니다. 최고의 전략은 회복을 향해 계속해서 나아가는 것입니다. PTSD와 물질남용은 당신의 자존감을 낮춥니다; 회복은 자존감을 향상시킵니다. 당신은 자신 그대로를 존경할 수 있게 되고, 마치 마법처럼, 남들도 당신을 존경하는 것을 발견하게 될 것입니다.

♣건강한 견해. "회복을 하면서, 나는 나를 더 존경할 수 있고 남들도 그럴 것이다."

11

관계신념. "나는 관계를 하기 에는 충분히 ______________________ 않다."

※탐색. 어떤 이는 자신이 관계를 갖기에는 부족하다고 믿고 있습니다. 왜냐하면 지금보다 더 매력적이고 날씬하고 똑똑하고 재치 있고 자신감 있고 금욕과 금주를 하며 PTSD로부터 회복되어야 한다고 믿기 때문입니다. 그러나 좋은 관계의 열쇠는 수용입니다–지금 이대로의 당신을 수용하고 상대방을 수용하는 것. 관계에서 수용은 화분에게 햇살과 같습니다; 햇살은 화분을 성장하게 합니다.

♣건강한 견해. "수용은 건강한 관계의 기본이다."

헌신을 돕는 발상

당신의 삶을 진전시키는 하나의 행동에 헌신하라.
어떤 생각이든 가능하며, 아래의 의견들 중 한 가지를 시도할 수 있다.
헌신을 유지하는 것은 자신을 존경하고 명예로이 여기며 스스로를 보살피는 방법이다.

☆ 선택 1: 최근 관계에서 다르게 해볼 수 있는 방법을 하나 찾아보세요. 이번 주, 그 방법을 시도해보고 무슨 일이 벌어지는 지 관찰하세요.
☆ 선택 2: 자신과의 관계는 타인과의 관계의 기반입니다. HANDOUT 1을 살펴보고 자신과의 관계를 향상시킬만한 건강한 신념에 동그라미하세요. 예를 들어, 자신을 비난하기보다 이해와 해결을 추구하는 법을 배울 수 있나요? 당신이 원한다면 이 주제로 한 단락을 적을 수 있습니다.
☆ 선택 3: 대본을 바꾸세요. 종이를 한 장 준비해서 중간에 선을 그으세요. 왼쪽은 현재 갈등중인 관계의 대본을 적어보세요(당신이 말하는 것, 상대방이 말하는 것). 오른 쪽에는 당신이 다르게 반응하는 방식을 적어보세요.
☆ 선택 4: 안전 대처 활동지를 작성해 주세요.(아래에서 이 주제를 적용한 예시를 참조하십시오.)

이 주제를 적용한 안전대처 활동지의 예시

	이전 방식	새로운 방식
상황	아버지와 솔직해지려고 할 때 마다 아버지는 나를 비난한다.	아버지와 솔직해지려고 할 때 마다 아버지는 나를 비난한다.
★ 당신의 대처 ★	나는 무서워서 입을 닫아버린다. 비난받지 않고 아버지에게 솔직할 수 있기를 바란다. 이로 인해 나는 또 마약을 원한다.	나는 아버지는 아버지일 뿐이라는 것을 기억해야 한다. 내가 원하는 것을 여러 번 아버지에게 이야기했으나 변하지 않았다. 아버지는 감당할 수 없으니까, 지금 시점에서는 아버지에게 정직하지 않는 것이 나한테는 더 건강한 일일지도 모른다. 나는 다른 사람에게 집중할 필요가 있다.
결과	나는 갇히고 우울한 느낌이 든다.	나는 덜 우울해질 것 같다. 마약하고 싶다고 느끼지 않을 것 같다.

당신의 이전 대처방식은 얼마나 안전한가요?___ 당신의 새로운 대처방식은 얼마나 안전한가요?___

0점(전혀 안전하지 않았음) – 10점(완전히 안전하였음)

이 활동지의 복사는 본 저서의 구매자가 개인적으로 활용하는 경우에만 가능합니다. 안전기반치료의 모든 저작권은 Lisa M. Najavits(2002), Guilford Press에 있습니다.

자기양육

요 약

오늘의 주제는 즐거운 활동을 증가시키도록 환자에게 영감을 주는 것이다. 자기양육은 비안전 자기양육과 구분된다(예, 물질사용, 기타 "값싼 흥분")

오리엔테이션

쾌락이란 주제는 이 환자들에게 중요하다. 충동적이고 극단적인 쾌락추구는 궁극적으로 자기파괴로 귀결된다. 물질남용은 가장 분명한 예시이다. 그러나 공존 영역은 폭식, 도박, 과소비, 성중독, 기타 충동조절 문제를 포함한다. 동시에 취미, 운동, 옥외활동과 같은 건강한 즐거움이 부재하다. 따라서 오늘의 주제는 환자가 현재 자신의 안전하고/안전하지 않은 쾌락 활동들의 수준을 평가하는 것이다. 전자를 증가시키고 후자를 줄이는 것이 목표이다.

이 작업을 함에 있어, 쾌락은 많은 복합적 의미를 가진다. 물질남용은 처음에는 쾌락추구와 연관 있는 것으로 보인다(비록 왜곡된 방식일지라도). 반면 PTSD는 고통과 연관 있어 보인다. 이 두 심리장애는 물질로 고통을 상쇄시키려는 시도라는 측면에서 인과적 연결이 되어 있다. 이는 고전적 자가치유모델로써, 이러한 이중진단을 가진 많은 환자의 심리장애의 발달을 적절히 설명하는 것으로 보인다. 그러나 시간이 지나 이 장애들이 만성이 되면, 그 의미가 반대일 수 있다.

물질남용은 고통으로 가득 차게 되고("마약을 최대로 할지라도"더 이상 즐겁지 않고 오히려 정상으로 느끼기 위한 절박한 시도만 있을 뿐이다). PTSD로 인한 고통은 너무 익숙해서 포기하기 어렵다–고통의 정체성에 대한 애착, 반복적 재현, 고통과 깊은 친근감이 생겨난다. 이는 환자가 고통 받기를 원한다는 것이 아니라, 그 고통이 그 자체의 삶을 시작했다는 의미이다. 그 밖의 다른 의미도 가능하다. PTSD를 가진 환자중에는 쾌락에 반감을 가질 수 있다. 이는 자신의 과거에서 쾌락을 추구하던 누군가와 연관되었기 때문일지도 모른다(예, 성폭행이나 가학적/신체적/정서적 학대). 따뜻한 목욕, 일 년 중 특정일, 옥외에서 혼자 있는 것처럼 즐거운 사건으로 보일 수 있는 일도 환자에게는 촉발제가 될 수 있다. 환자는 아무것도 쾌락을 줄 수 없다고 말하거나 자신만의 요구를 돌볼 때 죄책감을 느낀다고 말한다. 왜냐하면 트라우마가 자신의 요구가 중요하지 않다고 가르쳤기 때문이다. 전쟁이나 자연재해로부터 생존하여 PTSD를 가진 성인조차 쾌락을 추구하는데 어려움을 갖는다. 왜냐하면 다른 사람은 죽고 자신만 살아남았다는 "생존자 죄책감"을 느끼기 때문이다. PTSD와 물질남용을 가진 환자가 건강한 자기양육을 가르치지 않는 가정에서 자랐다면, 자기양육을 전혀 배우지 못했을 것이다.

그래서 이와 같은 환자들의 자기양육을 개선하는 치료 작업에 있어, 다양한 접근법을 활용할 수 있다. 여기에는 환자가 최근 하는 일과 하지 않는 일을 평가하여 자기양육 패턴에 대한 인식의 증가를 돕는다; PTSD와 물질남용이 어떻게 자기양육의 결핍과 연관되었는지 논의하고 자기양육을 개선하려 할 때 일어나는 느낌을 탐색한다; 자기양육 활동을 위한 간단한 행동계약을 제공한다(자신에게 주는 선물이라고 불린다); 이 영역에서 변화를 만들 수 있도록 자신을 허용하는 방법을 찾는다 등을 포함한다.

요약하면, 상대적으로 간단한 행동과제–안전한 일상의 즐거운 활동을 증가시키고 비안전 활동을 줄이기–는 치료자의 조화로운 치료 작업을 필요로 한다. 또한 PTSD와 물질남용에서 기인한 복잡한 신념체계의 발견도 필요하다. 그 결과로, 회복을 향한 상당한 진전을 보상받을 수 있다.

역전이 쟁점

자기양육관련 자신의 사안을 탐색하는 것이 오늘의 주제에 도움이 될 것이다. 많은 사람들에게, 안전한 자기양육과 삶의 다른 영역 사이에 균형을 잡고, 비안전 자기양육을 완전하게 피하는 것은 지속적인 도전이다. 실제로, 이러한 사안에서 치료자가 어느 순간을 "지목해서 다루는가"에 따라, 환자의 과도함을 향한 판단이나 부정적 느낌이 결정된다; 자신에게는 없을 수 있는 자기양육을 위한 많은 시간이나 기타 자원을 가진 환자에 대한 질투; 또는 치료자 자신의 아동기 박탈에 대한 기억, 가족의 월권, 원가족 사안. 그리고 이 치료의 모든 행동적 주제를 다루어 나갈 때, 체계적인 방법으로 환자와 함께 확실한 계획을 개발하고 추수 관리하기 위해, 치료자의 뛰어난 노력이 요구된다.

Acknowlegdement

이 주제는 Lewinsohn(1984)의 우울증 치료 메뉴얼에서 모듈을 가져왔다. 여기에는 자기양육 활동이 다양하게 수록되어 있다. Linehan(1993)의 경계선성격장애 기술훈련 메뉴얼에서도 많은 목록을 인용하였다.

회기 형식

1. *Check-in*(환자마다 최대 5분). 2장을 참조하시오.
2. ***인용구***(간단하게): 418쪽을 참조하라. 회기와 인용구를 연결하라-예를 들면, "오늘 우리는 자기양육에 집중하고자 합니다. 단순한 즐거움이 종종 진정 중요한 관점을 일깨울 수 있습니다."
3. ***주제와 환자의 삶을 연관시켜라***(대부분의 회기에서 면밀하게).
   a. 환자에게 배포물을 자세히 살펴보도록 요청하라. 배포물은 한꺼번에 혹은 따로따로 줄 수 있다. 환자의 욕구의 치료자의 시간을 고려하라. 시간이 충분하다면 여러 회기에서 다루도록 한다. "회기 내용"과 2장 을 참조하라(아래).
   HANDOUT 1: 안전/비안전한 자기양육
   HANDOUT 2: 자신에게 주는 선물
   b. 환자가 기술과 당면한 구체적인 생애 쟁점을 연결할 수 있도록 도와라. 아래의 "회기 내용(아래)"과 2장을 참조하라.
4. *Check-out*(간단하게). 2장을 참조하라.

회기 내용

목표

- 안전/비안전한 자기양육의 개념을 탐색하라(HANDOUT 1)
- 안전 자기양육을 증가시키고 비안전 자기양육을 줄이도록 하라(HANDOUT 2)

자료와 환자의 삶을 연결하는 방법

★ ***행동계획을 만들어라.*** 이 주제에서 안전 자기양육을 증가시키고 비안전 자기양육을 줄이는데 헌신하는 연습을 제안한다(HANDOUT 2). 올라오는 느낌, 방해가 되는 장애물들(정서적이고 실제적인 것 모두), 이 경험을 통해 학습한 방법을 탐색하기 위해 훈습을 시행하라.

★ *논의*

- "'자기양육'은 무슨 의미인가요?"
- "당신의 안전/비안전 자기양육 활동들은 무엇인가요?"
- "충분한 자기양육을 하지 않을 때 무슨 일이 벌어지나요?"
- "PTSD와 물질남용이 어떻게 자기양육의 문제를 만들까요?"
- "자신에게 더 안전한 자기양육을 한다면, 물질을 포기하는 것이 더 쉬워질까요?"

제안

◆ ***"고통의 중독"을 알아차려라.*** 많이 고통 받은 사람은 고통을 계속 기대하고 심지어 고통을 무의식적으로 찾기도 한다. 이를 원하지 않더라도, 너무 익숙해서 계속 재현하게 된다. 이 쟁점을 논의할 때, 치료자가 환자의 트라우마에 기인하여 환자를 비난하거나 환자의 고통을 축소하려한다고 환자가 느끼지 않도록 조심하라.

◆ ***재양육을 격려하라.*** PTSD와 물질남용로 인한 박탈을 보상받기 위해, 환자는 건강한 즐거움과 쾌락이 필요한 아이처럼 자신을 대우하려고 할 수 있다. 아동학대피해자가 성장기때 받지 못한 것을 자신에게 줄 수 있다.

◆ ***매일 안전한 자기양육 활동을 추천하라.*** 많은 환자는 안전 자기양육 활동을 잘하지 않는다고 보고한다(예, 한 달에 한 번). 적어도 하루에 한번 헌신하도록 요청해보라.

◆ ***한 사람에게 안전한 활동이 다른 사람에게 비안전일 수 있음을 명심하라.*** 예를 들어, 도박은 한 환자에는 괜찮을 수 있으나 다른 사람에게는 극단적으로 자기파괴적일 수 있다. 따라서 환자는 활동의 유형, 그 자체가 문제가 아니라 그로 인한 해로움과 과도함의 수준이 문제라는 것을 인지해야 한다.

◆ ***자기양육의 정서적 장애물을 탐색하라.*** 예를 들어, "어떤 건강하고 좋은 일을 매일 하는 기분은 어떤 것일까요?" 또는 "당신이 하고 있는 비안전 활동을 포기한다는 것은 어떤 기분일까요?" 환자는 이러한 변화를 시도할 때 슬프거나 화나거나 죄책감이 들거나 박탈감을 느낄 수 있다.

◆ ***안전 자기양육의 실제적 장애물을 탐색하라.*** 예를 들어, "자신에게 매일 2시간 동안 단지 즐거움만을 허용하려면, 어떤 실제적 준비가 필요할까요?" 환자가 실제적 해결을 발견해야 한다는 것을 명심하라. 그러나 실제적 변명도 더 큰 방어를 위한 "연막"일 수 있다. 대통령이나 애플의 사장일지라도, 모든 사람이 자신을 위한 약간의 시간이 필요하다는 것을 환자가 인지하도록 도와라. 쟁점은 언제나 시간이 아니라 두려움이다.

- ***환자가 자신에게 어떻게 더 많은 안전 자기양육을 허용하는지 탐색하라.*** 자신에게 어떤 말을 할 필요가 있을까? 어떤 신념이 방해가 되는가? 아동학대속에서 성장했다면, 안전하고 즐거운 활동에 승선하기 위해서는 신념의 도약이 필요할 수 있다.
- ***자신의 삶에서 자연스러운 부분이 될 때까지, 처음에 환자는 안전 자기양육을 과제처럼 할 필요가 있다.*** 자기양육을 무서워하거나 죄책감을 느끼는 환자들은 더욱 그러하다. 이와 같은 느낌을 극복하는 효과적인 방법은 불편하더라도 즐거운 활동에 헌신하는 것이다; 결과적으로 더 쉽게 느껴질 것이다(행동 노출 모델)
- ***환자가 아무것에도 즐거움을 느끼지 못한다고 하면 이를 정상화하라.*** 그 경험을 타당화할 수 있다(예, 트라우마생존자에게는 흔한 일이다“). 동시에 자신이 좋아하는 활동을 찾는 쉬운 방법을 탐색하게 하라.
- ***환자가 왜 즐거움을 어려워하는지 탐색하라.*** 가해자가 환자를 학대하면서 즐거움을 추구했던 외상경험을 각성시키기 때문일 수 있다; 환자가 성장할 때 즐거움이 허락되지 않았기 때문에, 불안감을 상승시킬 수 있다; “생존 죄책감”과 연관이 있을 수 있다(예, 사건, 전쟁, 자연재해의 생존자)
- ***비안전 자기양육을 줄이기 위해, 행동계획은 매우 분명히 해야한다.*** 다음 회기전까지 비안전 활동을 줄일 수 있는지의 여부를 분명하게 명시한 “철통같은” 계획을 만들어라.

어려운 사례

- “나는 쾌락을 경험할 수 없다-좋은 것을 느낄 수 없다.”
- “내가 아는 모든 사람은 술을 마시면서 즐거운 시간을 보낸다.”
- “나는 3명의 자녀와 전업을 가지고 있다. 나 자신을 위한 시간이란 것은 없다.”
- “내 파트너는 내가 집밖으로 나가는 것을 싫어한다.”
- “아무것도 내가 겪은 트라우마를 보상할 수 없다.”
- “매일 5시간 운동하는 것이 왜 문제인가요?”
- “즐거운 것을 시도할 때마다 죄책감을 느낀다.”

인용

"어쩌면 진실은 호수 주위를 따라 걷는 것이다."

Wallace Stevens
(20세기 미국 시인)

안전/비안전한 자기양육

❖ ***안전한 자기양육***은 과도하지 않은 건강한 방법으로 재미, 기쁨, 즐거움을 추구하는 것을 의미합니다.

◆ ***비안전한 자기양육***은 당신에게 (법적, 재정적, 사회적, 개인적, 신체적) 해가 되는 활동에서 쾌락을 추구하고/거나 과도하게 활동하는 것을 의미합니다.

안전한 자기양육의 예시

★ *(a) 당신이 현재 하는 행동에 동그라미 하시오. (b) 추가하고 싶은 활동에 (∨) 하시오.*

❖ 산책 ❖ 안전한 친구와 교제 ❖ 독서 ❖ 여행

❖ 영화 ❖ 공예/취미 (예, 그림, 목공, 퍼즐) ❖ 스포츠

❖ 애완동물과 놀기 ❖ 동호회/단체활동 참여 ❖ 음악 ❖ 신체활동

❖ 외식 ❖ 지역 여행(당일 여행, 주말여행) ❖ 제빵/요리

❖ 댄스 ❖ 박물관 방문 ❖ 게임 ❖ 흥미로운 수업 수강 ❖ 자원봉사

❖ 새로운 기술 학습 ❖ 야외 활동 ❖ 글쓰기

❖ 종교 ❖ 명상 ❖ 컴퓨터 게임 ❖ 따뜻한 욕조 목욕

❖ 아이들과 함께 놀기 ❖ 행사 참석 (콘서트, 코미디 공연, 강의 등)

❖ 기타: ______________________________

(과도할 경우) 어떤 이에게는 비안전할 수 있는 활동의 예시

★ *당신에게 비안전한 활동에 동그라미 하시오.*

◆ 쇼핑 ◆ 음식 ◆ TV 시청 ◆ 도박 ◆ 파티 ◆ 일

◆ 음란물 ◆ 운동 ◆ 온라인/CD 게임 ◆ 인터넷 ◆ 성행위

◆ 기타: ______________________________

계속

이 활동지의 복사는 본 저서의 구매자가 개인적으로 활용하는 경우에만 가능합니다. 안전기반치료의 모든 저작권은 Lisa M. Najavits(2002), Guilford Press에 있습니다.

PTSD와 물질남용은 자기 양육 문제와 어떤 관련이 있습니까?

PTSD. 당신은 즐거움보다 고통을 더 익숙할 수 있습니다. 특히 당신이 사랑받지 못하고 성장했다면, 당신이 자신을 양육하는 것에 죄책감을 느낄 수 있습니다. 트라우마에 대처하여 기분을 좋게하기위해, 당신은 건강한 활동보다 건강하지 않은 중독에 관심을 가졌을지도 모릅니다.

물질남용. 물질남용 및 기타 중독은 "저속한 황홀감"입니다. 단기적으로는 유용할 수 있지만 장기적으로 비극을 초래합니다. 중독과 남용은 기쁨을 얻으려는 잘못된 시도이며, 건강한 방법을 찾는 것을 방해합니다.

자신에게 주는 선물

❖ 안전한 자기 양육을 증가시켜서, ***자신에게 선물을 주세요.***

◆ 비안전한 자기 양육을 감소시켜서, ***자신에게 선물을 주세요.***

이를 위한 몇 가지 방법:

♠ 비안전한 활동을 안전한 활동으로 교체합니다.
♠ 구조화하세요(예, 적어도 하루에 2시간 이상 안전한 자기 양육).
♠ "무조건 놀아보세요"– 당신이 무엇을 좋아하는 지 알아보기 위해 안전하고 새로운 다양한 활동을 시도해보세요.
♠ 상담시간 내 작업하거나 도움이 되는 사람과 함께 해보세요.
♠ 자기 양육을 향상시켜도 좋다는 "승인"의 편지를 자신에게 써보세요.
♠ 당신이 자기 양육의 방식을 변화할 때 떠오르는 감정을 탐색합니다.
♠ 당신의 가장 깊은 요구를 들어 보십시오.
♠ "예전"에는 재미있었지만 중도에 포기했었던 활동을 다시 해보십시오.

자기 양육 계획

★ *향후 일주일간의 계획을 아래에 작성하세요. 실제로 할 수 있도록 매우 구체적으로 적으세요! 당신에게 중요한 모든 세부사항을 포함하세요—예, 어떤 활동을 얼마나 자주, 얼마의 시간동안, 어떻게 실현할 것인지, 누구에게 도움을 받을 것인지, 어떻게 할 일을 기억할 것인지, 실행한다면 어떤 기분이 들것인지. 내용이 많으면 뒷면에서 계속하십시오.*

안전한 자기 양육 활동을 증가시켜서 "나 자신에게 주는 선물" :

비안전한 자기 양육 활동을 감소시켜서 "나 자신에게 주는 선물" :

이 활동지의 복사는 본 저서의 구매자가 개인적으로 활용하는 경우에만 가능합니다. 안전기반치료의 모든 저작권은 Lisa M. Najavits(2002), Guilford Press에 있습니다.

헌신을 돕는 발상

당신의 삶을 진전시키는 하나의 행동에 헌신하라.
어떤 생각이든 가능하며, 아래의 의견들 중 한 가지를 시도할 수 있다.
헌신을 유지하는 것은 자신을 존경하고 명예로이 여기며 스스로를 보살피는 방법이다.

☆ 선택 1: 오늘 상담에서 작성한 "자신에게 주는 선물" 계획을 실행하세요.
☆ 선택 2: 다음 회기 전에 새로운 자기 양육 활동 하나를 시도하세요.
☆ 선택 3: 삶의 계획을 세우세요: 매일 할 수 있는 자기 양육 활동은 무엇인가요? : 매주? 매년? 이렇게 하려면 필요한 것이 무엇인가요?
☆ 선택 4: 자기 양육 활동을 승인하는 편지를 자신에게 써보세요.
☆ 선택 5: 아이였던 자신을 기억해보세요: 중도에 하지 않게 되었지만 즐겼었던 활동은 무엇인가요? 지금 그 활동을 다시 할 수 있나요?
☆ 선택 6: 안전 대처 활동지를 작성해 주세요.(아래에서 이 주제를 적용한 예시를 참조하십시오.)

이 주제를 적용한 안전대처 활동지의 예시

	이전 방식	새로운 방식
상황	오늘 직장에서 상사와 갈등이 있었다.	오늘 직장에서 상사와 갈등이 있었다.
★ 당신의 대처 ★	퇴근 후 우울해졌다. "나는 왜 다른 사람들처럼 기능 할 수 없을까? 이 직업이 지난 2년 동안 세 번째 직장이다. 나는 입을 다물 수 없고, 정말 아주 사소한 일에도 화를 낸다."라고 생각했다. 나는 마리화나를 피웠다.	일에서 벗어나기 위해 영화 한 편을 빌리고, 멋진 저녁 식사를 만들고, 나의 애완견과 함께 밖에서 달리기(모두 자기 양육 활동임)를 한다.
결과	일찍 잠자리에 들었다. 다음날 일어나서 더 기분이 나빴다.	더 평온하게 느낀다; 문제 해결을 위한 사고의 균형감이 더 생긴다.

당신의 이전 대처방식은 얼마나 안전한가요?___ 당신의 새로운 대처방식은 얼마나 안전한가요?___

0점(전혀 안전하지 않았음) – 10점(완전히 안전하였음)

이 활동지의 복사는 본 저서의 구매자가 개인적으로 활용하는 경우에만 가능합니다. 안전기반치료의 모든 저작권은 Lisa M. Najavits(2002), Guilford Press에 있습니다.

분노로부터의 치유

요 약

분노는 PTSD와 물질남용의 회복에 있어 피할 수 없는 당연한 감정이다. 분노는 건설적(지식과 치유의 근원)이고 파괴적(자신이나 타인을 향해 폭발하게 되면 위험)이 될 수 있다. 분노의 2가지 유형들을 작업하는 가이드라인을 제공한다.

오리엔테이션

"나의 매우 어리고 상처받은 측면이 있다–나의 분노한 측면으로부터 보호가 필요한 측면이다."

"총을 가지고 쏘지 않으려고 나의 전력을 다했다."

"나의 나쁜 측면이 잘려나갈 때까지 내 팔을 긋고 싶다."

오늘 주제의 주요 전제는, 분노는 PTSD와 물질남용의 치유에 있어 필수라는 것이다: 치료에서 분노를 다루지 않고는 환자가 나아지거나 진정으로 도움이되는 치료가 될 수 없다. 중요한 질문은, 자신, 타인, 치료에 해가 되는 파괴적 사용이 아니라, 어떻게 치유를 향해 건설적으로 분노를 사용하는가이다. 따라서 분노가 치료의 한 부분인가 아닌가의 여부가 아니라, 치료자와 환자가 분노를 사용하고 소유하고 인정하고 안전하게 소모할 수 있는지의 여부가 중요하다.

분노는 상황이 인간의 통제를 벗어날 때 나타나는 인간의 본능적인 반응이기 때문에 PTSD와 물질남용과 긴밀하게 관련되어 있다.

정의에 따르면, PTSD와 물질남용은 통제의 심리장애이다(더 자세한 내용은 2장의 "치료 과정"을 참조하라). PTSD에서 트라우마의 무작위한 불공정성은 모든 방향-자신, 타인, 삶, 신, 존재-에서 분노를 투사하게 만든다. 유사하게 물질남용에서는, 나선형 하향흐름을 통제할 수 없는 무능력이 좌절과 분노를 이끌어낸다. 실제로, 물질은 종종 더 건강한 대처를 통해 관리될 수 없는 분노(와 다른 느낌)를 관리하고자 하는 시도이다. PTSD와 물질남용을 가진 하위집단(예, 퇴역군인과 수감자)은 특히 높은 수준의 분노를 가진 것으로 알려져 있다(McFall, Wright, Donovan, & Raskind, 1999).

분노는 여러 가지 이유에서 치료하기 매우 힘든 감정이다. 첫째, 성공적으로 처리하지 못하면, 분노 자체가 행동으로 나타난다: 자신을 향한 분노폭발(예, 자해, 자살행동)뿐만 아니라 타인으로 향한 분노폭발(예, 가정폭력, 아동학대, 싸움, 언어적 폭발). 이러한 심각하게 위험한 행동은 환자뿐만 아니라 치료자에게도 스트레스가 된다. 둘째, 분노는 슬픔, 실망, 실패감처럼 느끼기 때문에 더 고통스럽고 가장 취약한 감정들의 전형적인 방패이다. 환자가 이와 같은 감정들을 직면하기 위해 그 분노를 간파하도록 돕는 것이 도전적 과제이다. 마지막으로, 분노의 출현은 치료적 관계에 위협이 될 수 있다. 분노는 다양한 형태로서 종종 치료의 한 부분이 된다: 치료자를 향한 직접적 분노, 행동을 통해 표현되는 인지되지 않는 분노, 다른 환자에게서 유발된 분노(집단치료에서). 치료자가 그 분노를 효과적으로 작업하지 못하면, 환자는 낮은 성과나 조기 탈락이라는 고위험에 처하게 된다.

또한 분노관리의 예전 방식은 많은 환자에게 효과적이지 않다는 것에 주목하라. 베개 때리기, 연못에 돌 던지기, 분노 감정을 글쓰기와 같은 "분노 표출하기"를 강조하는 전략은 분노를 제거하기보다 증가시킬 수 있다. 따라서 어떤 전략을 시도하든 분노감정을 안전지역 범위(즉, 0-10척도에서 5이하, 10이 가장 화남)로 가져와야만 한다. 충분한 통제하에서 타인과 효과적으로 소통하고 위험한 행동을 피하는 조건하에서, 환자가 자신의 분노를 인지하는 것이 목표이다.

따라서 이 주제의 제목, *분노로부터의 치유*는 2가지 의미를 지닌다: "건설적 분노"와 "파괴적 분노". 건설적 분노란 분노를 치료적으로 표현할 수 있다면 분노로부터 치유를 끌어낼 수 있다는 생각이다(즉, 성장을 이끄는 중요한 학습의 원천으로써의 분노). 예를 들어, 분노를 하나의 신호로 볼 수 있다. 자신의 요구가 관계에서 적절하게 이루어지지 않았고 이를 표현하고 싶다는 신호일 수 있다. 또는 분노는 자신이 원하는 것을 얻지 못해서 "성질을 부리는" 자신의 어린 측면을 대표하며, 자신의 이런 면을 달래줄 필요가 있다는 것을 깨닫게 한다. 두 번째 의미, 파괴적 분노는 분노로부터 떨어지는 순간이 치료의 중요 시점이라는 견해이다. 분노가 극단적이거나 만성적일 때, 비생산적이 되기 쉽다-이때의 분노는 성숙한 책임을 지는 것이 아니라, 비통함을 만들고 행동적 문제를 일으키며 타인이나 자신을 향한 비난을 영구화시킨다. 따라서 오늘 주제의 중요한 두 번째 목표는 분노가 너무 심각할 때 환자가 분노로부터 멀어지는 법을 학습하는 것이다. 배포물에는 분노로부터 치유의 2가지 의미들을 설명하였다.

이 치료 메뉴얼의 다른 주제에서도 분노대처법을 제공한다는 것을 기억하라. 특히 *정직, 관계에서 경계설정하기, 정서적 고통을 분리하기(그라운딩), 회복적 생각*의 주제를 살펴보라. 마지막으로, 환자의 분노가 자신이나 타인에게 심각한 위험을 제기하는 행동으로 표출되는 심각한 위기상황이라면, 모든 임상적 응급절차가 적용되어야 한다(더 자세히 알기 위해서, 2장의 "문제상황과 응급상황"을 참조하라.)

역전이 쟁점

환자에게 있어 분노가 PTSD와 물질남용의 회복의 한 부분인 것처럼, 치료자의 경험에서도 한 부분이 될 수 있다. 환자가 나아지지 않고 물질을 계속 사용하거나 기타 자해를 하거나 타인에게 분노표출을 하거나 결석으로 치료에 혼란을 가중하거나 헌신을 하지 않을 때, 분노(또는 분노의 부수적인 것, 좌절, 신경질)는 본능적인 반응이다. 치료자가 분노를 느낄 때 환자와 치료자 모두에게 가장 도움이 안 되는 대처법을 실제로 많은 치료자들이 하게 된다: 자기안의 분노를 무시하고 지지적이고 친절한 모습에만 계속 집중하거나, 숨겨진 감정을 인지하지 않고 인지행동개입을 계속 실시하는 것이다. 심리치료업을 하는 사람은 일반적으로 따뜻하고 남을 기꺼이 돕기를 좋아한다: 환자에게 내는 짜증을 "인정"하고 그것을 생산적으로 사용하는 것이 어려울 수 있다. 그럼에도 불구하고 치료자가 분노를 잘 활용하면 그 환자에게 최고의 서비스가 될 것이다. 치료자는 환자에게 정직한 피드백을 주는 유일한 사람일 수 있다; 환자가 치료자를 "함부로 대하게" 내버려두는 것은 그 환자나 치료에 도움이 안된다. 또한 치료자가 분노를 치료적 방법으로 수용한다면, 분노가 관계안에서 어떻게 효과적으로 표현되는지를 전혀 배운 적이 없는 환자에게 건강한 모델을 제공하는 것이다. 치료자가 환자에게 부정적이지만 건설적 메시지를 직접 전하거나 한계를 정하거나 치료의 틀을 유지하는(예, 그 환자를 "다 받아주다")것을 곤란해 한다면, 이것들은 분노의 신호일 수 있다.

비록 치료에서 분노의 역동은 여기에서 자세하게 다루기엔 너무 광범위한 주제이지만, 몇 가지 유용한 안내를 제공한다. 첫째, 그 환자가 당신에게 화가 났다면, 방어나 비난 없이 환자를 들으려고 노력하는 반응이 중요하다(2장의 "치료과정"을 참조하라). 두 번째, 환자나 치료자의 분노가 오래 지속된다면, 수퍼바이저나 전문 치료자의 자문을 강력하게 권유한다. 분노의 전이-역전이 역동을 지속하게 두는 것은 양쪽 모두 해롭다. 셋째, 환자가 자신의 분노를 직면하지 못할 때 치료자가 대신 그 느낌을 가지게 되는 것은 매우 흔한 패턴임을 인지하라. 넷째, 치료자가 화났다면, 가끔 환자에게 건설적인 부정적 피드백을 주는 것이 중요하다. 단순히 좌절감을 표출하는 것이 아니라 환자를 돕는 목표를 수행할 수 있다면, 치료적이 될 수 있다. 예를 들어, "마크,

당신이 매주 헌신을 말하나 계속 실행하는 것을 잊어버릴 때, 나는 당신의 헌신에 대한 믿음을 잃어가고 있어요. 당신이 헌신을 기억할 방법을 찾아내도록 내가 도와드릴까요? 나는 당신의 말에 대한 믿음을 되찾고 싶어요." 섬세한 개입과 함께, 환자가 치료자가 한 말을 어떻게 해석하는지 분명하게 확인하라. 마지막으로, 치료자의 분노 역전이관련 최고의 논문 중 하나는 Maltsberger와 Buie(1973)이고 또 다른 훌륭한 논문은 Gunderson(1996)이다.

Acknowledgement

이 주제를 개발하는 데 도움이 된 자료는 Chemtob. Novaco, Hamada, Gross(1997), Maltsberger와 Buie(1973), Gunderson(1996), Potter-Efron과 Potter-Efron(1995), McKay, Rogers, McKay(1989)이다. HANDOUT 3에서 제안한 "'해야 한다'를 '내가 원한다'로 변화하기"는 Burns(1980)에 기초를 두고 있다.

회기 형식

1. ***Check-in***(환자마다 최대 5분). 2장을 참조하시오.
2. ***인용구***(간단하게): 429쪽을 참조하라. 회기와 인용구를 연결하라-예를 들면, "오늘 우리는 분노를 이야기할 것입니다. 사랑의 태도는 당신의 분노가 당신을 파괴하는 것이 아니라 긍정적 목적을 향해 활용될 수 있도록 당신을 도울 것입니다."
3. ***주제와 환자의 삶을 연관시켜라***(대부분의 회기에서 면밀하게).
   a. 환자에게 배포물을 자세히 살펴보도록 요청하라. 배포물은 한꺼번에 혹은 따로따로 줄 수 있다. 환자의 욕구의 치료자의 시간을 고려하라. 시간이 충분하다면 여러 회기에서 다루도록 한다. "회기 내용"과 2장 을 참조하라(아래).
      HANDOUT 1: 분노 탐색하기
      HANDOUT 2: 분노 이해하기
      HANDOUT 3: 전/동안/후: 분노를 치유하는 3가지 방법들
      HANDOUT 4: 안전 계약: 당신과 남을 보호하기
   b. 환자가 기술과 당면한 구체적인 생애 쟁점을 연결할 수 있도록 도와라. 아래의 "회기 내용(아래)"과 2장을 참조하라.
4. ***Check-out***(간단하게). 2장을 참조하라.

회기 내용

목표

- ㅁ 분노문제를 가지고 있는지의 여부를 탐색하도록 도와라. 분노가 회복에 도움이 되기도 하고 해로울 수 있는지 탐색하도록 도와라(HANDOUT 1).
- ㅁ 분노와 연관된 파괴적/건설적 신념들의 전형을 논의하라(HANDOUT 2)
- ㅁ 3단계 모델을 활용하라. 전/동안/후에 발생하는 분노를 관리하기 위한 "동기부여하기/담아두기/경청하기"(HANDOUT 3)
- ㅁ 안전 계약을 개발하라(HANDOUT 4)

자료와 환자의 삶을 연결하는 방법

★ ***자기탐색.*** HANDOUT 1의 간단한 자가검사를 통해 환자가 분노관련 문제가 있는지 스스로 결정하도록 돕는다.

★ ***역할극.*** 분노문제가 있는 구체적 상황을 찾아보라. HANDOUT 3에 역할극의 예시가 있다. 그러나 환자의 실제 생활 예시를 사용하는 것이 최선이다. 환자에게 (1) 분노를 적절히 표현하고(자기주장 있게, 평온하게); (2) 분노 뒤에 숨은 감정을 찾아내라(예, 슬픔과 같은 취약한 감정)

★ ***분노계획을 개발하라.*** HANDOUT 3의 3단계 모델을 활용하여, 환자가 사용할만한 방법에 동그라미를 하게 하라.

★ ***안전계약을 작성하라.*** 위험을 분별하는데 현실적이 되고, 분노를 폭발하는 것으로부터 안전을 유지하는 법을 깊세 생각해보라.

★ ***논의***

- "분노문제가 있다고 믿나요?"
- "당신의 분노가 PTSD와 물질남용과 어떻게 연결되나요?"
- "분노는 PTSD와 물질남용으로부터의 회복에서 불가피하다는 견해를 어떻게 생각하시나요?"
- "당신의 분노를 통제하는데 어떤 대처 전략이 가장 효과적일까요?"

제안

- ***환자가 건설적 분노와 파괴적 분노를 인지하도록 돕는다.*** 단지 분노의 긍정적 관점만 강조한다면, 환자의 위험한 행동을 충분히 관리할 수 없다. 분노의 부정적 관점만 강조하면, 환자는 의기소침해 질 수 있다.
- ***배포물내의 견해 때문에, 힘겨루기에 들어가지 않도록 조심하라.*** 분노에 대한 논의는 환자에게 매우 강한 감정을 불러일으키는 경향이 있다. 회기내 분노에 대한 논쟁은 분노를 제거하기보다는 역설적이게도 단지 강화시킬 뿐이다. 환자가 동의하거나 작업하기 원하는 영역에 집중하라.
- ***환자가 회기동안 과도하게 분노한다면(예, 자신이나 타인을 해하겠다고 협박하는), 위기 개입전략을 실시하라.*** 그라운딩을 실시하거나 안전계약을 작업하거나 그 환자에게 응급실에 가도록 요청하라. 2장을 참조하라.
- ***안전계약을 작성하면서, 환자의 견해를 먼저 다루도록 하라.*** 치료자가 필요한 견해를 추가하면서, 계약서의 빈칸을 어떻게 작성할 것인지 환자가 제안하도록 격려하라. 이것이 환자가 계약서를 따르게 할 확률이 더 높다.

어려운 사례

* "내가 누구에게 상처를 주든지 상관없어요. 나는 폭발할 것 같아요."
* "좋아요- 그래서 내 분노의 이면은 슬픔이에요. 이제 뭘 하라는 거죠?"
* "집에 무기를 두지 않으면 안전하다고 느끼지 않아요."
* "나는 죽고 싶어요."
* "나는 당신에게 화나요-이 치료는 나에게 도움이 안돼요."
* "나는 내 파트너를 죽이고 싶어요."

인용

"사랑하는 마음이 가장 진실한 지혜이다."

Charles Dickens
(19세기 영국 작가)

분노 탐색하기

당신은 분노관련 문제가 있습니까?

당신은 분노관련 문제가 있다고 생각하십니까? 예 / 아니오 / 모름

★ *"예"에 동그라미를 했다면, 다음으로 바로 이동하세요.*
잘 모르겠으면, 다음 중에서 당신에게 맞는 사항에 (V)하세요–다음은 분노 문제의 전형적 신호입니다.

☐ 당신은 남에게 "화를 분출한다".
☐ 당신은 자주 남을 비판한다.
☐ 당신은 분노를 느끼나 표현 할 수 없다.
☐ 당신은 타인을 해치고 싶은 충동을 가지고 있다.
☐ 당신은 "화를 전혀 느끼지 않는다."
☐ 당신은 자기 자신이 싫다
☐ 당신은 자주 고립된다.
☐ 당신은 기분이 나빠짐을 느낀다.
☐ 당신은 자해충동을 가지고 있다
☐ 당신이 분노 문제가 있다고 남들이 말해왔다.

분노의 두 가지 유형

분노 자체가 나쁘거나 잘못된 것이 아니라는 것을 아는 것이 중요합니다. 오히려 당신의 회복을 저해하거나 도울 수도 있는 정보입니다. 당신의 치료에 도움을 주고 남에게 정직하고 자신의 고통을 직면하는 등 건설적으로 사용할 수 있습니다. 반대로, 분노는 기분이 나빠지거나 포기하거나 자신이나 남에게 폭발하는 등 파괴적으로 사용할 수 있습니다. 분노 그 자체는 문제가 아닙니다–당신이 분노를 가지고 어떻게 행동하느냐가 중요합니다.

건설적 분노: 치료하는 분노

"건설적 분노"란 다음과 같은 분노를 말합니다.

- *적당하거나 낮은(예, 0–10중에서 최대 5까지, 0 = 분노 없음 10 = 강렬한 분노).*
- *자신과 남을 더 잘 이해하고자 탐색하는*
- *의식적인(당신이 분노를 인지하고 있다.)*
- *잘 통제할 수 있는(예, 위험한 행동으로 표출하지 않는).*
- *당신 자신과 타인의 요구를 존경하는*

예를 들어, 당신이 데이트를 하는데 상대방이 이기적으로 행동한다면, 당신은 당연히 화를 느낄 수 있습니다. 자신의 분노를 경청한다면, 당신은 분노를 자기 보호의 신호로 사용할 수 있습니다; 당신은 그에게 당신이 괴로운 점을 말하거나, 침착하게 데이트를 일찍 끝낼 수 있습니다. 당신은 분노를 건설적으로 사용한 것에 대해 기분 좋게 느낄 수 있습니다.

계속

이 활동지의 복사는 본 저서의 구매자가 개인적으로 활용하는 경우에만 가능합니다. 안전기반치료의 모든 저작권은 Lisa M. Najavits(2002), Guilford Press에 있습니다.

건설적 분노에는 큰 혜택이 있습니다. 위험으로부터 당신을 보호 할 수 있고... 자신과 타인에 대한 통찰력이 생기고... 당신에게 진정한 힘을 제공합니다. * 그 밖에 당신이 알아차린 혜택? ____________

파괴적 분노 : 해치는 분노

"파괴적 분노"란 다음과 같은 분노를 말합니다.

- *위험한 행동으로 표출하는(자신이나 타인을 해하는).*
- *너무 강렬하고/거나 너무 빈번한 (예, 0–10중에서 5 이상이 자주)*
- *"지하에 숨겨진" (조용히 끓어오르는 또는 기분이 나쁜).*
- *무의식적인*

파괴적 분노는 큰 비용이 따릅니다. 이는 당신의 관계를 파괴 할 수 있습니다... 신체적 손상을 야기하고... 당신을 약화시키고... 중독이 될 수 있습니다. ★ 그 밖의 당신이 알아차린 비용은?__________

파괴적 분노는 자신과/이나 타인을 향할 수 있습니다. 이는 당신 자신과 타인의 요구 사이에 균형이 부족함을 나타냅니다. 어떤 이는 자신과 타인에게 모두 나타납니다.

자기를 향한 파괴적 분노 (예, 자해, 자살 감정): 타인의 요구를 당신의 것보다 너무 많이 우선순위 하는 것

타인을 향한 파괴적 분노 (예, 언어적 학대, 폭행): 당신의 요구를 타인의 것보다 너무 많이 우선순위 하는 것

자신을 향한 파괴적 분노를 가지고 있으면, 당신은 분노를 인식하지 못할 수도 있습니다. 예를 들어, 당신이 신체적으로 자해하는 그 당시에는 분노를 알아차리지 못할 수 있습니다. 그러나 자해와 같은 행동 표출은 진정한 화—전형적으로 당신이 '소유'하기 어려운, 타인을 향한 화—를 의미합니다.

★ *당신은 분노를 주로 어떤 식으로 다룹니까?*

하나에 동그라미 하시오 건설적 / 파괴적 / 둘 다

하나에 동그라미 하시오 자신을 향해 / 타인을 향해 / 둘 다

당신은 알고 계십니까...?

★ *다음 중에서 당신이 이해한 내용을 (V) 하시오. 질문이 있는 내용에 동그라미 하시오.*

PTSD 및 물질남용의 회복과정에서 분노는 정상입니다. 당신이 끔직한 트라우마와 물질남용을 겪어왔다면 분노는 불가피합니다. 당신은 당신을 해한 사람, 세상, 신, 자기 자신, 삶, 특정 행동을 취하는 사람, 가족, 이방인에게 화를 느낄 수 있습니다. 당신의 분노는 타당하고 실재합니다. 회복의 목표는 자신에 대해 배우고 성장하는 방법의 일환으로 분노를 사용하는 것입니다. 회복의 과제는 당신이나 타인을 파괴하지 않고 당신의 분노에 직면하는 것입니다.

계속

모든 분노 뒤에는 충족하지 못한 요구가 있습니다. 분노는 무언가 잘못되고 있다는 신호입니다. 이는 당신이 자신을 충분히 돌보지 않았거나 다루어야 할 슬픔이 많거나 유해한 관계에 놓여있다는 것을 의미합니다. 분노를 경청하고 근본적인 요구를 돌보는 것이 분노를 해결할 수 있습니다.

건설적 분노는 학습할 수 있습니다. 분노문제가 얼마나 오래되었든지 간에 결코 늦지 않았습니다. 주로, 당신의 분노에 관한 타인의 피드백을 듣고, 분노를 폭발하기보다 당신의 느낌을 "소유하고", 건강한 방법으로 분노를 표현하며, 분노 뒤에 숨겨진 고통스러운 느낌을 감내하는 법을 배우는 것이 진정으로 필요합니다.

파괴적 분노는 중독될 수 있습니다. 당신은 파괴적 분노와 물질남용 사이의 유사성을 볼 수 있습니까? 예를 들어, 더 관여할수록 더 증가합니다. 또한 파괴적 분노를 통해, 당신은 그 순간에 "기분이 고조"되는 것을 느낄 수 있습니다. 파괴적 분노로 "바닥을 쳐본" 경험이 있습니까?–그것이 당신의 삶에서 심각한 문제를 유발했습니까?

분노 배출은 효과적이지 않습니다. 예전에는, 분노를 배출해야한다는 견해이었습니다—분노의 해결책은 "내보내는 것"이었습니다(예, 베개에 주먹질하기, 분노 편지 쓰기, 나무에 돌을 던지기). 그러나 이는 분노를 감소시키기보다 실제로 분노를 증가시킵니다. 최근에는, 분노를 단순히 배출하는 것이 아니라 건설적으로 다뤄야 한다고 받아들이고 있습니다.

파괴적 분노는 결코 장기적 효과가 없습니다. 당신은 단기적 결과를 얻을 수도 있습니다. 사람들이 당신이 원하는 것을 할 수도 있을 것입니다; 당신은 순간적으로 강력함을 느낄 수도 있습니다. 얼마가지 않아, 당신은 이것이 환상이라는 것을 알게 됩니다. 파괴적 분노는 타인과의 유대를 약화시키고 당신을 통제 불능으로 살게 합니다.

분노 이해하기

건설적 관점이 어떻게 분노를 부드럽게 만드는지 알아차리세요. 파괴적 분노는 고집이 세고 엄격합니다. 얼음을 녹이는 것처럼 생각할 수도 있습니다. 관점을 유지하고, 타인과 나의 요구사이에서 균형을 잡고, 자신을 더 잘 이해하는 것이 목표입니다. 아래의 모든 사항에 동의할 필요는 없습니다–자신에게 유용한 사항만 취하세요.

타인을 향한 분노	
파괴적 관점	***건설적 관점***
"타인은 내 요구를 우선순위 해야 한다."	"성인에게, 삶의 궁극적 의무는 자신의 성장을 첫 번째로 하는 것이다."
"남에게 소리치면 그는 나를 더 잘 대접해 줄 것이다."	"소리 지르는 것은 사람을 소외시키고, 남이 나를 싫어하게 만든다. 나는 평온한 방법으로 내가 원하는 것을 요구할 필요가 있다."
"나는 무엇이 옳은 지 안다."	"진실은 다양한 관점이 있다. 상황을 판단하기 전에 충분히 경청 할 필요가 있다."
"오직 내가 소리 지를 때만, 사람들이 내 말을 듣는다."	"내가 정중하게 이야기하면, 사람들은 나를 더 잘 도와주고자 한다."
"남들이 일을 엉망으로 만든다."	"남이 실수를 하면 나는 부드럽게 그들을 안내할 필요가 있다. 그리고 나 역시 실수를 한다."
"화는 내가 얼마나 강한지를 보여준다."	"강한 분노가 나를 나약하게 만든다. 내가 통제 불능이 된다."
"남이 내 삶을 더 낫게 만들어야 한다."	"내 삶을 더 낫게 만드는 것은, 다른 누구도 아닌, 나에게 달려 있다."
"나는 분노를 폭발시키는 것 외에는 모른다."	"모든 사람이 분노를 안전하게 다루는 법을 배울 수 있다."

계속

이 활동지의 복사는 본 저서의 구매자가 개인적으로 활용하는 경우에만 가능합니다. 안전기반치료의 모든 저작권은 Lisa M. Najavits(2002), Guilford Press에 있습니다.

타인을 향한 분노	
파괴적 관점	***건설적 관점***
"나는 화낼 정당한 이유가 있다."	"나는 화낼 정당한 이유가 있다. 그러나 어떻게 표현하는가가 중요하다."
"나는 남보다 낫다."	"비록 내가 알 수는 없지만, 모든 인간은 각자의 삶의 이유가 있다. 존경은 모든 관계의 기반이다."
"나는 화내는 것을 멈출 필요가 있지만, 그렇게 할 수 없다."	"나는 내 분노 뒤에 존재하는 나의 정서적 고통을 들어야 한다."
"나를 위협하는 사람은 해를 가해야한다."	"심각한 신체적 위험의 경우, 자기 방어가 적절하다. 그 외의 모든 폭력은 수용할 수 없다."
"나는 타인의 요구를 내 것보다 우선순위 해야 한다."	"나의 요구도 남들의 것만큼 중요하다. 이제는 내 자신을 잘 대접할 시간이다."
"나는 화내면 절대 안 된다."	"때에 따라, 화나는 것은 정상이다. 나는 나의 분노를 경청하고 안전하게 반응할 필요가 있다."
"자해한다면, 기분이 더 나아질 거야."	"나는 내 고통에 대한 장기적 대책을 세울 필요가 있다."
"나는 실패자이다."	"나의 깊은 곳에서, 삶은 '이기고 지는 것'이 아니라 개인적 진전이라는 것을 나는 알고 있다."
"나는 내가 진짜로 생각하는 것을 말할 수 없다."	"내가 그것을 어떻게 말하는가가 가장 중요하다."
"나는 벌 받아야 한다."	"이건 PTSD적 생각이다. 이는 나의 내적 고통을 반영하는 것일 뿐, 진실이 아니다."
"나는 죽고 싶다."	"나는 극심한 고통에 처해있다. 그러나 나는 살 자격이 있다."
"이것이 내가 어떻게 느끼는지 사람들에게 알리는 방법이다."	"나는 행동이 아니라, 말로 표현할 필요가 있다."

전/중/후: 분노를 치유하는 3가지 방법

파괴에서 치유로, 분노를 변화시키기 위해서는 3가지 핵심 전략이 유용합니다. "동기부여하기" "담아두기" "경청하기". 이 전략들은 일반적으로 파괴적 분노 사건의 "전", "중", "후"에 해당합니다. 원한다면, "MCL"이란 약어나 "MORE CARING LIFE(삶을 더 보살펴라)"를 기억하시면 됩니다. MCL이란 분노를 다루는 것이 자신과 다른 사람들을 더 잘 돌볼 수 있다는 의미를 담고 있습니다.

★ *참고: 자해 경향이 있다면, 당신은 당신의 분노를 알아차리지 못할 수도 있습니다. 아래에 나와 있는 자료에서 "분노"라는 용어를 "자해"로 대체하여 읽는 것이 도움이 될 수 있습니다.*

분노 전...동기부여하기

"동기 부여"는 파괴적 분노를 멈추게 하는 강력한 이유를 자신의 마음속에서 탐색하는 것을 의미합니다. 이렇게 하면 분노를 건설적으로 다룰 수 있습니다. 다음 분노가 발생하기 전, 지금 준비하십시오.

왜? 당신이 파괴적 분노에 빠지면, 나중에 후회할 일을 "옳다"고 느낄 수도 있습니다. 그것이 자신이나 타인을 다치게 할지라도, 그 감정이 너무 강렬해서 따라 가는 것 외에는 선택의 여지가 없다고 느낄 수도 있습니다. 이는 해일과 같습니다. "다음번에는 상황이 달라질 것이다"라고 당신이 맹세했던 순간들을 생각해보십시오.–하지만 상황은 달라지지 않았습니다. 다르게 만들 수 있는 유일한 방법은 강력한 동기부여를 확립한 후 작업하는 것입니다. 이는 저절로 일어나지 않습니다. 핵심질문: 분노 문제를 해결하는 것이 왜 당신의 최대 관심사입니까?

어떻게? ★ *당신에게 도움이 될 만한 아이디어에 (V)하십시오.*

- ***분노의 비용을 관찰해보십시오.*** 분노로 인해 당신이 고립되었나요? 평온함에서 벗어났나요? 당신의 업무 수행능력에 해를 끼쳤나요? 당신의 몸에 상처를 남겼나요?(자해로 인해)?
- ***분노에 대한 피드백을 얻으십시오.*** 타인이 당신의 분노 문제를 어떻게 보는가를 경청하면 중요한 정보를 얻을 수 있습니다. 방어하거나 피드백을 받아들이지 않는 것은 그러한 문제에서 벗어나지 못하게 합니다. 타인에게 동의할 필요는 없지만, 무엇이 진실인지 당신이 결정하기 전에, 주의 깊게 경청하는 것이 중요합니다.
- ***분노가 당신 신체에 끼치는 영향을 느껴보십시오.*** 화를 많이 내는 사람은 신체적 문제가 발생하거나 단명할 수 있습니다. 분노가 당신의 몸에 쏟는 극심한 스트레스를 알아차리셨나요? 그것이 만들어 내는 긴장감을 느끼실 수 있습니까?

계속

이 활동지의 복사는 본 저서의 구매자가 개인적으로 활용하는 경우에만 가능합니다. 안전기반치료의 모든 저작권은 Lisa M. Najavits(2002), Guilford Press에 있습니다.

- ***당신의 분노에 의해 다치는 사람이 누구인지 알아차리십시오.*** 당신 자신? 당신의 파트너? 자녀? 치료관계? 비록 사람들이 당신에게 말할 수 없지만, 분노는 사람들에게 겁을 줍니다. 타인의 고통을 보십시오. 아이의 얼굴에 나타난 상처, 말이 없어진 파트너. 만약 당신이 누군가에게 공감한다면, 동시에 그 사람을 해할 수 없습니다. (여기에는 당신도 포함됩니다.) 일단 상해를 입히면 돌이킬 수 없다는 것을 기억하십시오.
- ***분노에 관한 규칙을 개발하십시오.*** 무슨 일이 일어나더라도 자신의 분노를 행동으로 분출하지 않겠다고 당신 자신(그리고 당신의 치료자 또는 후원자)에게 헌신하세요. HANDOUT 4, 안전 계약서, 를 작성하십시오.
- ***당신이 분노를 통제하는 기분을 상상해 보십시오.*** 얼마나 특별한 기분일지 상상해보십시오–자유롭고, 가장 깊은 곳에서의 진실되고, 보살피고, 통제감이 있는. 장기적으로 그것은 새로운 삶으로 느껴질 것입니다. 그것은 최고의 감각적인 "취함(행복한 기분)"입니다.
- ***분노를 더 배우십시오.*** 자신에게 동기 부여할 수 있는 최고의 방법 중 하나입니다. 분노관리나 자기주장에 대한 강의를 수강해보세요. 지역 내 평생교육 프로그램과/이나 정신건강 클리닉에서 이와 같은 교육 과정을 제공합니다. 또는 관련 서적을 읽으십시오(HANDOUT 5에 두 권을 소개했습니다). 언제 어떻게 분노를 표현하는지, 상대방이 잘 반응하지 않을 경우 어떻게 해야 할지를 학습하십시오. 또한 타인에게 화가 난 상황을 어떻게 다루는지 물어볼 수 있습니다. 타인과 당신 자신에게서 현실적으로 기대할 수 있는 것을 찾아보십시오. (당신의 비현실적인 기대때문에 분노가 자주 발생하기도 합니다.)
- ***당신에게 도움이 되는 이미지를 만들어 내십시오.*** 고삐에 묶인 말? 양육 받는 아이들? 훈련 중인 운동선수? 당신의 분노–감정기복–를 통제하는 법을 학습하는데 필요한 과정을 실제로 그려보십시오.
- ***"분노를 상기시켜주는 물건"을 소지하고 다니십시오.*** 당신의 분노가 얼마나 파괴적인지 상기시켜주는 사물을 소지고 다니십시오. 예를 들어 당신의 분노로 상처 입은 사람의 사진, 자살 행동 때문에 입원했던 기록.
- ***당신이 무기를 곁에 두는 것이 안전할 때까지 무기를 치워두십시오.*** 자신이나 타인에게 사용할 수 있는 무기를 소지하는 것은 위험합니다(예, 총, 끈). 행동으로 분출하지 않고 건설적 방법으로 분노를 표현할 수 있을 때까지, 당신의 주변 환경에서 가능한 한 모든 무기를 치우는 것이 중요합니다. 무기는 언제 일어날지 모르는 재앙입니다.

★ *분노를 발생하게 하는 당신의 동기를 적으십시오. 설득력 있고 분명하며 현실적으로 작성하십시오. "당신의 분노를 소유하십시오!"*

분노하는 동안... 담아두기

일단 파괴적 분노가 시작되면, 이를 안전지대로 다시 되돌려 놓는 것이 유일한 목표입니다 – 분노를 인식하고 하되, 관리 가능한 수준 안으로 유지하십시오.(0–10의 범위 중 5이하로)

왜? 파괴적 분노는 당신을 눈멀게 할 수 있습니다. 파괴적 분노는 당신이 관점을 얻거나 상황을 개선 할 수 없도록 만듭니다. 일단 분노를 통제하게 하면 긍정적으로 사용할 수 있습니다. 따라서 당신이 분노를

계속

표출하고 싶은 충동을 느낄 때(나중에 후회하게 될 것을 말하기, 누군가를 다치게 하기), 유일한 우선 조치는 안전을 되찾는 것입니다. 분노를 탐색하거나 이해하려하거나 표현하려고 애쓰지 마십시오.(이 모든 것은 나중에 합니다) "비상 대응 시스템" 또는 "피해 관리"를 생각하십시오. 예를 들어, 유독성 산업물질이 유출되었을 때, 목표는 그것을 담아 가두고 사람들을 안전구역으로 대피시킨 후, 주위를 깨끗하게 정리하는 것입니다. 발생 원인을 파악하는 것은 나중의 할 일입니다. 분노를 통제한다고 해서 분노가 잘못되었다는 것을 의미하지는 않습니다. 당신의 분노는 중요한 어딘가에 기저를 둔 유효하고 중요한 감정입니다. 그러나 이를 어떻게 표현하는가(자신이나 타인을 해치지 않는 방법으로)도 그만큼 중요합니다. 당신이 분노를 담을 수 있을 때마다, 당신은 강해집니다. 시간이 지날수록 더 쉬워질 것입니다.

어떻게? ★ *당신에게 도움이 될 만한 아이디어에 (V)하십시오.*

◆ ***지연 혹은 "일시 중지". 이것은 가장 효과적인 전략 중 하나입니다.*** 무슨 일이 있어도 안전지대로 돌아올 때까지 분노의 표현이나 행동을 뒤로 미루도록 강요하십시오. 최소한 30분은 분노를 미루십시오. 분노가 활성화된 후 신체가 정상으로 돌아오는 데는 적어도 20-30분이 소요됩니다.

◆ ***진정 활동을 하십시오.*** 음악, 명상, 휴식, 스포츠, 독서, TV, 기도, 그라운딩, 성행위, 취미활동 등이 될 수 있습니다.

◆ ***당신이 통제 상태에 있다고 느끼는데 도움이 되는 활동을 하십시오.*** 파괴적 분노의 통제불능감을 상쇄시켜 줍니다. 여기에는 방청소하기, 해야 할일 작성하기, 쇼핑하기, 웹서핑하기 등 당신에게 많은 스트레스를 주지 않는 생산적 활동이 포함됩니다.

◆ ***당신이 고마워하는 일이 무엇인지 파악하십시오.*** 당신 인생에서 가진 것과, 타인이 당신을 위해 했던 일들을 알아차리십시오. 예를 들어, "나는 직업, 차, 건강을 가졌어", "나는 매일 충분히 먹을 수 있으니 행운아야", "나는 매일 내 삶이 나아지는 것을 알 수 있어. 예를 들어, 금욕하는 날이 점점 늘어나고 있어"

◆ ***파괴적 분노에 대해 AA(알코올 중독자 협회)의 12 단계를 적용하십시오.*** 도움이 될 수 있도록 당신에게 더 강력한 힘을 부여하십시오. 파괴적 분노를 중독으로 생각하십시오.

◆ ***"명확한 생각"을 기억하십시오.*** 명확한 생각이란 당신의 관점을 유지할 수 있게 자신을 상기시키는 말을 의미합니다. 분노에 대한 이해(HANDOUT 2)를 참조하시기 바랍니다.

◆ ***사람의 좋은 면을 보십시오.*** 타인을 향한 분노의 경우: 당신이 화난 그 대상의 좋은 점을 지금 당장 찾아보세요; 이것을 할 수 있다면, 그 다음 당신의 분노가 약간 줄어들었는지 알아차려 보십시오. 자신에 대한 분노의 경우: 자신의 좋은 점이 무엇인지 파악하십시오.

◆ ***도움을 요청하십시오.*** 당신 자신이나 타인을 해칠 것 같다는 느낌이 들 때, 전화할 수 있는 사람을 찾아보십시오. 일단 그러한 감정이 형성되면(약물에 관한 갈망과 마찬가지로), 자신을 통제할 수 있게 되기까지 타인의 도움이 필요할 수도 있습니다. 전화할 사람이 없다면, 응급전화를 사용해 보십시오.

◆ ***당신의 분노를 의식하지 못할 경우, 의식적이 되도록 노력하십시오.*** 신체적으로 자해하지만 분노를 인식하지 못하는 경우가 있습니다. 분노는 "지하"로 가게 됩니다. 이러한 상황에서 당신의 목표는 당신의 분노를 알아차리는 것입니다. 이것 또한 담기의 형태입니다.– 의식적 분노는 무의식적 분노보다 훨씬 더 안전합니다. 이것을 위해 할 일은 "내가 누구에게 화가 나 있는가?"와 "이 분노를 표출하면 일어날 어떤 일을 두려워하는가?"라고 자문하는 것입니다.

계속

◆ ***핵심을 기억하십시오: 분노를 분출하는 것은 좋지 않습니다.*** 타인을 신체적으로 상해하는 것은 전혀 괜찮은 것이 아닙니다(당신 혹은 타인의 생명이 위험에 처한 경우를 제외하고). 당신보다 약한 사람을 절대 공격하지 마십시오(예: 어린이, 동물, 노인). 누군가가 당신에게 무슨 말이나 무슨 행동을 하던지 간에, 분노를 관리하는 것은 당신의 책임입니다. 분노 폭발을 정당화하지 마십시오–이는 타인을 해치고 당신을 타락시킵니다. 화난 음성 메일이나 분노의 편지와 같은 분노의 흔적을 절대 남기지 마십시오. 당신의 분노를 표현하기에 좋은 평온감이 들 때까지 기다리십시오(다음 단계 "경청하기"를 참고 하십시오)

◆ ***당신의 권리를 기억하십시오.*** 당신에게는 분노를 느낄 권리가 있지만, 타인이나 자신을 학대할 권리는 없습니다. 당신은 관계를 끊고 떠날 권리가 있지만, 누군가를 해하면서 그 관계에 머무를 권리는 없습니다. 상대방을 받아들일 수 없다면, 관계로부터 분리되는 것을 고려하시기 바랍니다.

◆ ***겸손한 태도를 유지하십시오.*** 분노에 기름을 붓는 것은 대부분 정의의 감정입니다. 당신을 포함해서 모든 사람이 실수를 한다는 것을 인식하십시오. 당신이 타인에게 저질렀던 실수를 목록화하고, 다음 번에 누군가에게 폭발하고 싶을 때 그것을 읽어 보십시오.

★ *이 장의 뒷면에 파괴적 분노를 담기 위한 계획을 작성하십시오. 당신 자신과 자신에게 가장 도움이 되는 것에 꼭 맞는 계획을 작성하십시오.*

분노 후 ... 경청하기

분노 치유의 다음 주요 단계는 분노를 듣는 것입니다. 이는 어딘가 중요한 곳에서 나온 당신의 분노를 존중하는 것을 말합니다; 그것은 경청할 필요가 있는 메시지를 의미합니다.

왜? 모든 분노 뒤에는 충족하지 못한 욕구가 있습니다. 분노의 뒤에서 "속삭이는" 말에 귀를 기울이십시오. 만약 당신이 그것을 보지 않고 억누르려고 한다면, 그것은 계속 다시 되돌아올 것입니다. 경청이란 광범위한 의미임을 주목하세요. 당신 자신에게 귀 기울이고 타인이 당신을 경청하게 하도록 함을 의미합니다. 핵심 단계는 당신이 분명히 듣는 것입니다–당신이 들을 수 있다면, 타인에게 분명히 표현하는 법도 익힐 수 있습니다. 또한, 명확하게 들을 수 있다면, 당신은 자신의 욕구를 효과적으로 충족하기 위해 노력할 수 있습니다.

어떻게? ★ *당신에게 도움이 될 만한 아이디어에 (V)하십시오.*

□ ***당신의 가장 취약한 부분을 주의 깊게 들어보십시오.*** 파괴적 분노는 성질을 부리는 어린아이와 같습니다. 예를 들어, 취약한 어린 아이는 두렵고 슬프고 외롭고 죄책감을 느끼고 무력합니다). 실제로, 분노는 더 고통스러운 감정에 대한 방어라고 합니다. 회복의 본질적 과제는 이러한 감정들을 존중하고 이를 통해 당신 스스로를 달래고 진정시키는 것입니다.

계속

- ***당신의 분노 메시지를 들어보십시오.*** 분노를 표출하는 전형적 메시지에는 아래와 같은 것들을 포함합니다. "다른 사람들은 내 말을 듣지 않아. 나는 너무 많이 고통 받았어. 나는 세상이 더 나은 곳이 되기를 바래. 나는 충분한 관심 혹은 지원을 받고 있지 않아. 희망이 없어. 나는 실패자 같아. 다른 사람들은 그것을 너무 쉽게 가지지."
- ***패턴을 파악하십시오.*** 당신이 상처받았을 때 분노가 발생합니까? 당신이 지치거나 배고플 때? 타인이 무능력할 때? 너무 열심히 일했을 때? 거절당했을 때? 다른 사람이 당신에게 부당하게 요구할 때? 자신의 패턴을 더 잘 식별할 수 있도록 분노 잡지를 만들 수도 있습니다. 자해의 경우에도 촉발제를 아는 것이 중요합니다.
- ***침착하게 분노를 표현하십시오.*** 부드럽게 집중하여 돌보십시오. 분노를 적절한 방식으로 표현함으로써 타인이 당신의 분노를 들을 수 있게 하십시오. 항상 대면하여 분노를 표출하고, 상대방을 실제로 "보도록" 하십시오. 또한 분노를 표출하기 전에 타인의 도움을 받으십시오; 당신의 치료자, 친구, 후원자에게 분노를 표출하는 방법을 물어 보십시오. 만약 분노가 치솟기 시작하면(소리 지르기, 0–10의 범위 중 5 이상의 분노), 평정을 되찾을 때까지 그 자리를 피하고 다시 평온하게 시도하십시오.
- ***자신의 노력을 통해 욕구를 충족하십시오.*** 일단 당신이 당신의 욕구를 들으면, 당신은 욕구를 돌볼 수 있습니다. 당신이 피곤하거나 배가 고픈 경우, 잠을 자거나 어떤 것이든 섭취하십시오. 만약 당신 파트너가 당신과 함께 더 많은 시간을 보내고 싶어 하지 않아서 실망한 경우, 커플 상담을 고려하거나 더 많은 활동을 함께 할 수 있는 다른 사람을 찾아보십시오. 궁극적으로 자신의 행복에 대한 책임은 자신의 몫임을 기억하십시오. 상황을 개선할 수 있는 방법은 항상 존재합니다.
- ***분노가 PTSD/물질남용과 어떠한 관계가 있는지 살펴보십시오.*** 이들은 각각 당신의 분노에 어떻게 기여하였습니까?
- ***타인을 변화시키고자 한다면, 효과적인 방법을 사용하십시오.*** 분노와 비판은 결코 사람들을 변화시킬 수 없습니다. 사람들은 단지 당신을 두려워하고 피하게 됩니다. 협상, 공감, 칭찬, 교육 등이 효과적인 방법입니다.
- ***당신 스스로를 잘 돌보십시오.*** 타인에게 상처를 입히는 사람은 일반적으로 자신의 욕구를 건전한 방법으로 충족하지 못합니다. 자신에게 상처를 입히는 사람은 일반적으로 자신의 욕구보다 타인의 욕구를 너무 많이 우선순위에 둡니다. 당신의 분노 뒤의 요구를 알아차린다면, 아마도 이러한 요구들일 것입니다. "나는 내 이야기를 들어줄 누군가가 필요해", "나는 아니라고 대답할 필요가 있어", "나는 내 자신에게 더 많은 시간을 할애할 필요가 있어."
- ***"해야 한다(should)"를 "원한다(want)"로 변경 하십시오.*** 모든 분노는 "해야 한다"는 말을 포함하고 있습니다. 예를 들어 나의 파트너는 내가 요구하는 것을 해야만 해. 매우 유용한 전략은 "해야 한다"를 나는 "원한다"로 시작하는 문장으로 변경하여 말하는 것입니다: "나는 내 파트너가 내가 요구하는 것을 해주기를 원한다". 당신이 이것을 말할 때 당신의 감정 변화를 알아차리셨습니까? 보통 이 방법은 수용의 한계를 인식하게 해 줍니다. 큰 분노는 당신이 통제를 갖지 못한 상태에서 통제권을 획득하는 방법입니다.
- ***서로에게 이득이 되는 방식의 해결책을 만드십시오.*** 당신의 욕구와 타인의 욕구를 모두 고려하십시오. 번갈아서 결정하세요. 서로 번갈아 듣고 이야기하세요.

계속

- ***왜 그렇게 행동했는지와 어떠한 행동을 하였는지를 주목하십시오.*** 큰 분노는(특히 자해) 자기비판에서 나옵니다. 만약 당신이 했던 혹은 하지 않았던 행동으로 인해 자신에게 매우 화가 나 있다면, 왜 당신이 그러한 선택을 했는지 파악하기 위해 노력하십시오. 공감은 당신의 행동을 책임질 수 있게 해주고 앞으로 나아갈 수 있게 해줍니다.
- ***더 낮은 수준의 분노에 주목 하십시오.*** 분노를 표출하는 사람은 종종 분노가 발생했을 당시 표현하는데 어려움을 겪습니다. 작은 분노들을 병에 넣어 쌓아두었다가 작은 사건에 촉발되어 터져버립니다. 낮은 수준의 분노를 파악하고 당신의 요구 사항이 충족되면, 이를 축적하지 마십시오.
- ***분노의 영향력에서 자신을 보호하십시오.*** 폭력적인 영화, TV 뉴스, 주변의 화난 사람들로 인해 당신이 어떻게 영향을 받는지 관찰하십시오. 더 큰 문화적 영향력(세력)과 당신의 분노 사이에 종종 연결고리가 존재합니다. 그러나 분노는 당신이 바꿀 수 있는 습관이라는 점을 기억하십시오.
- ***분노가 어떻게 잘못 전달되는지를 주목하십시오.*** 분노는 그것을 받지 않아도 되거나, 그렇게 강하게 받을 필요가 없는 사람에게 종종 잘못 전달됩니다. 예를 들어, “작은 일”에 매우 화가 난 경우–예를 들어, 가게의 점원이 당신에게 잘못된 정보를 준 경우 – 당신은 자신에게 이렇게 말할지도 모릅니다. “나는 정말 많이 화났어. 하지만 이 일에 대해 이만큼 화내는 것은 말이 안 돼. 나는 아무도 나를 도와주지 않는 것 같은 감정 때문에, 정말 많이 화났고 매우 우울해. 점원에게 내 분노를 터뜨리기보다 더 많은 지지를 받고 싶어.”
- ***누구의 견해가 무시되었는지 파악하십시오.*** 당신이 타인에게 화가 났다면, 타인의 관점을 더 들어보도록 노력하십시오. 당신이 자신에게 화가 났다면, 자신의 의견을 더 경청하십시오(또는 자신의 여러 면을). 당신과 타인의 견해를 동시에 듣는 것이 목표입니다.
- ***당신의 분노로 인해 상처 입은 사람에게 사과하십시오.*** 이것이 완전하게 분노를 제거하지는 않지만 도움이 될 것입니다. 가능하면, 당신을 분노하게 한 고통스러운 감정을 설명하려고 노력하십시오.
- ***변화시킬 수 없는 것을 애도할 필요가 있습니다.*** 궁극적으로, 당신의 요구를 이루기 위해 할 수 있는 것을 다 한 후에도, 절대 만족할 수 없는 것이 있을 수 있습니다. 어쩌면 당신은 절대 낫지 못할 병을 가지고 있을지도 모릅니다. 어쩌면 당신은 아이를 갖거나 당신이 원하는 직업을 갖기에 너무 나이가 많을지도 모릅니다. 어쩌면 당신의 파트너는 당신이 원하는 사람이 아닐 수 있습니다. 당신은 바꿀 수 없는 상황을 슬퍼하고 수용해야 합니다. 이것은 당신이 할 수 있고 해야만 하는 정서적 작업이며, 치료자의 도움이 필요할 수 있습니다.

★ *페이지 뒷면에 당신의 분노를 듣기 위해 필요한 계획을 작성해 보십시오. 당신이 성장하는데 도움이 되는 중요한 지식으로써 그것을 활용하십시오.*

3 단계의 예시

상황: 당신의 상사가 당신보다 부족한 사람을 승진시킨다.

1. ***동기부여하기:*** 상사에게 분노를 폭발하는 것은 전혀 도움이 되지 않는다고 자신에게 말합니다. 당신은 직업을 유지해야 합니다. 과거, 사람에게 소리를 질렀던 행동 때문에, 직업을 잃었던 적이 있습니다.

계속

2. ***담아두기:*** 상사를 만나기 전에 적어도 24시간을 기다리기로 결정합니다. 24시간동안, 침착해지도록 노력하고 다른 활동으로 머리를 식힙니다. 당신 자신에게 말합니다, "무슨 일이 있어도, 나는 건설적 방법으로 이것을 해결할 것이다."
3. ***경청하기:*** 당신은 마치 다른 사람들보다 적게 받는 것처럼 느꼈던 당신의 모든 삶을 인지합니다. 당신 상사가 당신에 대해 실망한 것이 당신에게는 극도로 고통스러운 일입니다. 하지만 당신의 격렬한 감정은 부분적으로 성장기에 무시당했던 감정에서 나온 것임을 당신은 알고 있습니다. 당신은 직업 세계에서 정치가 종종 승리한다는 점을 자신에게 상기시킵니다. 그리고 이러한 일을 겪은 것은 당신이 처음이 아니라는 점도 상기시킵니다. 당신은 상사와 이 문제를 어떻게 논의할 것인지를 역할극하자고 치료자에게 이야기하기로 결심합니다. 역할극을 한 후, 상사의 사무실로 갑니다. 당신은 상사에게 말합니다, "왜 제가 아닌 다른 사람에게 승진이 돌아갔는지, 그 이유를 좀 더 알고 싶습니다. 제게 설명해 주십시오." 그 상사는 모호한 답변을 하고 불편한 것처럼 보입니다. 당신은 그가 당신에게 진실을 이야기하지 않을 것임을 알아차립니다. 당신은 침착하게 사무실을 떠납니다. 당신은 당신 자신에게 말합니다. "나는 두 가지 선택권이 있어. 하나, 이곳에는 몇 가지 큰 한계가 있다는 것을 알지만 이 직업에 계속 머물 수 있어. 또 다른 하나는 새로운 일자리에 지원하는 것이다. 하지만 어떤 방법이든, 나는 남에게 화내지 않았어. 그것이 대단한 승리야."

역할극

★ *어떻게 당신의 분노를 건설적으로 다스릴 수 있는지 예행연습하십시오. 원한다면, 아래의 역할극 중 하나를 시도해 보십시오.*

- 당신은 PTSD를 갖고 있고 너무 오랫동안 비참했던 것에 분노한다.
- 당신은 친구를 돕지만 대신에 그 친구는 당신을 돕지 않는다.
- 당신의 파트너는 자녀 양육비 지불을 계속 거부하고 있다.
- 당신의 보험 회사가 실수로 당신의 보험 증권을 취소하고 "발뺌"한다.
- 누군가가 당신의 차 앞을 끼어든다.
- 누군가가 비밀보장을 깬다.
- 누군가는 불쾌한 말을 한다.
- PTSD와 물질남용으로 인해 자신의 삶을 얼마나 많이 잃었는지 생각한다.
- 약물을 사용하고 있는 자신에게 매우 화난다.
- 자살할 것 같은 기분이다.
- 우체국에는 긴 줄이 있으며 당신은 기다릴 시간이 정말 거의 없다.
- 파트너가 바람피운다는 것을 알았다.

안전 계약서: 자신과 타인을 보호하기

1. 내가 _____자신이나 ______ 다른 사람, ______ 자신과 다른 사람 모두를 다치게 할 위험이 있음을 알고 있습니다.
2. 나는 자신과/이나 타인에게 상처주기를 원하는 것이 PTSD나 물질남용의 회복과정에서 생길 수 있는 흔한 감정이라는 것을 알고 있습니다. 이는 "나쁘거나 잘못된 것"이 아니라는 것을 알고 있으며, 더 건강한 방법으로 다루어야 함을 알고 있습니다.
3. "자해"는 해를 끼치는 모든 방법을 의미합니다. 자신에게 해당하는 것에 동그라미 하시오: 칼로 긋기, 방화, 자살시도, 폭식과 구토, 도박, 물질사용, 과속운전. 이 외의 나에게 추가적으로 해당하는 것들은: ______________________________
4. "타인을 해하는 것"은 타인을 향한 정서적이나 신체적 공격을 의미합니다. 자신에게 해당하는 것에 동그라미 하시오: 신체적 공격(폭행, 주먹질, 무기 사용), 정서적 공격(소리 지르기, 폭언하기). 이 외의 나에게 추가적으로 해당하는 것들은: ______________________________
5. 나는 자신이나 타인을 해하는 것이 정서적 고통에서 비롯됨을 알고 있습니다. 이것에는 실재적 이유가 있습니다. 이를 탐색하기 위해 자신을 면밀하게 경청해야합니다. 나는 자신이나 타인을 해하는 배경이 되는 다음과 같은 주요한 쟁점을 인지하고 있습니다(해당하는 것에 동그라미 하시오): 내가 얼마나 심란한지 사람들이 알아주기를 바람: 보살핌 받기를 원함: 절망감: 실패자가 된 느낌: 이외의 추가적으로 : ______________________________
6. 나의 충동 이유가 무엇이든, 나는 여전히 안전을 유지하는 법을 배워야만 합니다. 나는–자신, 자신의 회복, 담당 치료자–에게 다음을 실행할 것을 약속합니다.
   a. 자신이나 타인을 해하기 전에, 나는 ______________________ 에게 도움을 청할 것이다.
   b. 자신이나 타인을 해하기 전에, 나는 다음의 안전 대처 기술을 사용할 것이다.
   : ______________________________
   c. 어떠한 방식으로든 자신이나 타인을 해한다면, 나는 치료자에게 완전히 정직하며, 다음 가능한 회기에 그것을 이야기할 것이다(예를 들어, 다음 회기나 전화 메시지를 남김).
   d. 내 인생이나 심각한 신체적 상해의 위험에 처한다면, 나는 자신을 보호하기 위해 할 수 있는 모든 것을 할 것이다(예: 응급실 가기) 나의 구체적인 계획은 :
   ____
7. 이 계약서는 나와 담당 치료자가 수정하기로 동의할 때까지 유효합니다.
8. *선택사항:* 만약 이 계약서를 위반할 경우, 다음 사항을 적용합니다(해당 사항에 동그라미 하시오)
   a. 나는 더 많은 치료를 받는 것에 동의한다(예: 병원가기, 금욕공동체, AA[알코올 중독자 협회] 가입)
   b. 내 개인 무기를 없애는 것에 동의한다(예, 로프, 칼)
   c. 왜 내가 계약을 위반하였으며 누구를 해했는지에 대해 글쓰기 하는 것에 동의한다.
   d. 나는 다음을 동의 한다: ______________________________
9. *선택사항:* 나는 이 계약서 사본을 다음 사람에게도 줍니다(해당사항에 동그라미 하시오): 나의 파트너, 담당 의사, AA후원자, 나의______________________________

환자 서명: ______________ 담당 치료자 서명: ______________ 날짜: ______________

이 활동지의 복사는 본 저서의 구매자가 개인적으로 활용하는 경우에만 가능합니다. 안전기반치료의 모든 저작권은 Lisa M. Najavits(2002), Guilford Press에 있습니다.

헌신을 돕는 발상

당신의 삶을 진전시키는 하나의 행동에 헌신하라.
어떤 생각이든 가능하며, 아래의 의견들 중 한 가지를 시도할 수 있다.
헌신을 유지하는 것은 자신을 존경하고 명예로이 여기며 스스로를 보살피는 방법이다.

☆ 선택 1: 추후 자신이나 타인을 해할 것 같은 충동을 가질 때 자신에게 할 말을 대본으로 작성하거나 녹음하세요. 원한다면 치료자에게 추가사항을 요청하세요.

☆ 선택 2: 당신이 아이에게 분노를 표출하는 법을 가르친다고 상상해보세요. 무엇이라고 말하겠습니까?

☆ 선택 3: 다음 상황중의 하나를 선택하고, 더 건강한 방법으로 그것을 다시 쓰세요.

a. 짐은 그의 분노를 통제하려고 많이 노력했다. 그러나 몇 주안에 그의 아내가 "일을 망치면" 항상 아내에게 소리를 질렀다. 오늘 아내가 약국에서 그의 처방약을 가져오는 것을 잊어버렸다. 그는 화가 나서 부인에게 소리를 질렀다.

b. 마샤는 자신을 미워한다. 모든 사람이 그녀보다 똑똑하고 더 매력적으로 보인다. 오늘 그녀의 남자 친구는 그녀에게 헤어지자고 말했다. 그녀는 집에 가서 면도칼로 손목을 그었다.

☆ 선택 4: 분노에 대한 책을 읽어보세요. 예를 들어, 분노관련 추천할만한 2권의 책은 When Anger Hurts: Quieting the Storm Within (McKau et al., 1989)와 Letting Go of Anger(Potter-Efron & Potter-Efron, 1995)입니다.

이 활동지의 복사는 본 저서의 구매자가 개인적으로 활용하는 경우에만 가능합니다. 안전기반치료의 모든 저작권은 Lisa M. Najavits(2002), Guilford Press에 있습니다.

인생의 선택게임

요 약

인생의 선택게임은 이 치료를 전반적으로 검토하는 오락적 방법으로 활용한다.

오리엔테이션

이 치료는 여러 가지 많은 기술과 개념을 다루었다. 종결과정의 한 부분으로써, 환자는 자료를 검토하는 방법의 일환으로, 이 게임을 할 수 있다. 이 게임은 구조화되어 있다. 환자에게 삶의 도전적 상황을 주고(예, "실직 당했다') 어떻게 대처할 것인지에 대한 반응을 묻는다. 여기에서 건설적 대처에 초점을 기울이는 게임규칙을 활용한다. 치료적 과정을 심화할 수 있도록 가이드라인이 주어진다. 그래서 게임이 표면적이지 않고 환자의 실제 걱정과 연관될 수 있도록 한다.

역전이 쟁점

오늘의 게임은 재미를 목적으로 하지만, 종결과정은 전형적으로 환자에게 매우 어렵다. 종결에 대한 환자와 치료자의 숨겨진 감정에 적절히 대응하는 것은 그러한 느낌을 공감하고 표현하는 것만큼 중요하다.

회기 준비

삶의 선택게임 1장만 준비하면 된다. 그러나 어떻게 게임을 실시할 것인지 결정하기 위해 안내서를 읽어라(아래의 "회기 내용"을 참조하라). 당신이 선택한 방법에 따라 가위, 작은 상자, 모자가 필요할 수 있다.

회기 형식

1. *Check-in*(환자마다 최대 5분). 2장을 참조하시오. 또한, 종결이 다가옴에 따라, 환자가 치료를 어떻게 느끼는지 물어보라. 그리고 논의의 기회를 허용하라. 지역사회 자원을 검토할 때, 환자가 확실한 추후관리 계획을 개발하도록 지속적으로 도와라.
2. ***인용구***(간단하게): 449쪽을 참조하라. 회기와 인용구를 연결하라-예를 들면, "오늘 우리는 이 치료에서 다뤘던 자료를 검토하는데 집중하려 합니다. 인용구에서 말하고 있듯이, 모든 상황에서 당신은 어떻게 반응할지를 선택할 수 있습니다."
3. ***주제와 환자의 삶을 연관시켜라***(대부분의 회기에서 면밀하게). THERAPIST SHEET, 삶의 선택게임, 를 살펴보라. 게임형식 때문에, 이 회기는 다른 회기와 다르게 실시된다. 아래의 "회기 내용(아래)"을 참조하라.
4. *Check-out*(간단하게). 2장을 참조하라.

회기 내용

목표

- 환자에게 종결을 상기시키고 추수상담 계획을 작업한다.
- 이 치료에서 다뤘던 개념을 검토하는 일환으로, 인생의 선택게임을 실시한다.

자료와 환자의 삶을 연결하는 방법

★ ***삶의 선택게임을 하라.*** THERAPIST SHEET를 활용하여, 게임규칙을 크게 읽어라. 아래의 방법 중의 하나를 사용하여 게임을 실시하라. 첫 번째는 집단치료, 두 번째는 개인치료에 추천한다. 그러나 어떤 방법이든 괜찮다.

a. *상자에서 종이 뽑기.* 표시에 따라, 인생의 선택게임을 긴 조각으로 자르라. 그 잘라진 긴 종이를 통(예, 박스, 모자)에 넣고 탁자 중앙에 놓는다. 첫 번째 환자에게 박스에서 한 장을 꺼내도록 요청하라.

b. *숫자를 선택하라.* 환자에게 1에서 37중에서 숫자 하나를 무작위로 선택하게 하라. 치료자가 그 항목을 크게 읽고 환자는 대답을 한다.

★ 각 상황에서, "이 상황에서 어떻게 하면 최선으로 대처하겠는가?"라고 물어라. 환자는 과제를 빨리 이해할 것이다. 그러나 긍정적 대처법을 찾아내는데 도움이 필요할 수 있다. 아

이디어가 필요할 경우, 안전대처기술의 목록(*안전* 주제의 HANDOUT 2)을 활용하도록 안내하라.

★ ***논의***

- "주변에 당신을 도울 사람이 없다면 그 상황을 어떻게 대처할까요?"
- "그 상황에서 어떻게 〈그라운딩, 도움요청하기, 정직 등등〉을 적용할까요?"

제안

◆ ***환자에게 높은 기준을 제시 및 유지하라.*** 모든 답변이 "좋다"는 아니다; 더 세련되어야 하는 답변이 있다. 건설적 피드백을 필요로 하는 답변도 있다. 현실적이지 않아야 하는 답변도 있다. 각 반응 후에 정확한 피드백을 주라. 집단치료에서는 다른 환자가 피드백을 주는 것도 격려하라. 높은 기준을 유지하지 않는다면, 게임은 사소한 것이 될 수 있다. 환자의 지식의 한계까지 밀어붙여라. 그래야 새로운 무언가를 배울 수 있다.

◆ ***더 심층적인 답변을 격려하기 위해, 환자와 대화하라.*** 예를 들어, 환자가 "그 상황을 대처하기 위해 그라운딩을 사용할 것이다"라고 답한다면, "좋아요-그라운딩을 어떻게 할 것인지 크게 말해주겠어요?" 또는 "좋아요, 그런데 그라운딩을 했는데 효과가 없으면 어떻게 하시겠습니까?"라고 피드백 할 수 있다.

◆ 치료자는 환자 맞춤형으로 하기위해 ***종이가 아니라 상황을 만들 수도 있다.***

◆ ***게임을 채점하지 않는다는 것에 주목하라.*** 당신이 원한다면, 점수를 배정할 수 있다(예, 확실한 대처전략마다 1점, 충분하지는 않지만 시도에 0.5점). 집단치료에서 2팀을 나눠서 3분 동안 가능한 많은 긍정적 대처전략을 생각해서 적게 하라. 각 타당한 방법마다 점수를 준다(그리고 게임이 너무 단순해지지 않도록 그 내용을 크게 읽고 처리하게 한다). 게임을 채점하고 싶다면, 환자에게 먼저 물어보고 동의하는 경우에만 진행하라. 평가를 싫어하는 환자도 있다.

어려운 사례

- "나는 어떠한 대처기술도 기억할 수 없다."
- "그 상황이 일어난다면 물질을 사용할 것 같다."
- "이 종이위에 적힌 상황을 읽으면 촉발될 것 같다."
- "나는 게임을 싫어한다. 게임은 불행한 어린 시절을 떠올리게 한다."

인생의 선택 게임

게임을 시작하기 전, 환자에게 게임의 규칙을 크게 읽어주시오.

인생의 선택 게임

1. 삶에서 매우 다양한 상황이 펼쳐지는 것처럼, 이 게임은 당신이 대처할 수 있는 무작위 사건을 다룰 것이다.
2. 당신이 생각할 수 있는 최선의 대처를 각 상황별로 대답하시오. 이 치료나 주변인을 통해 배운 어떤 전략이든 사용하시오.
3. 좋은 대처란 물질을 사용하지 않으며, 모든 해결책은 현실적이고 안전해야 한다.
4. (집단치료의 경우): 한 번에 한 사람씩 종이를 뽑을 수 있다. 그래서 그 사람에게 모두 집중하고 도움이 될 만한 피드백을 줄 수 있다.

게임을 시작합시다!

1. 당신은 감각이 마비된 것 같다. 자신에게 말한다, "내가 죽든 살든 중요하지 않아."
2. 신문에서 당신의 트라우마를 각성시키는 사건을 읽었다. 당신은 너무 많은 고통이 일어난 것에 분노한다.
3. 당신은 가족과 함께있다. 당신의 아버지는 사람들 앞에서 당신을 깎아내린다.
4. 주말이 다가온다. 당신은 아무런 계획이 없다. 당신은 "나는 실패자야"라고 생각한다.
5. 처방받지 않은 항불안제를 먹기 원한다. 자신에게 말한다, "이것은 물질남용이라 할 수 없다."
6. 어느 날 일어나서 생각한다, "일하러 가기 싫다. 난 그저 침대에 누워 있을 것이다."
7. 거울속의 자신을 본다. 당신은 늙고 뚱뚱하다고 느낀다.
8. 시험에서 "A"를 받았다. 당신은 "나는 축하하고 싶다. 나는 마약을 할 것이다"라고 생각한다.
9. 당신은 잘 먹지도 운동하지도 않는다. 어떻게 하면 이것을 할 수 있을까?
10. 당신은 이 관계가 나쁘다는 것을 알고 있다. 그러나 계속 다시 되돌아가는 것 같다. 어떻게 하면 벗어날 수 있을까?
11. 와인이 들어가는 요리를 준비하고 있다. 자신에게 말한다, "나는 요리를 위해 와인을 사야한다."
12. 실직했다.
13. 밤이 늦었다. 당신은 외롭다고 느낀다. 당신은 "아무도 나를 사랑하지 않아"라고 생각한다.
14. 당신이 듣고 싶은 지역내 대학의 교육과정 광고를 살펴본다. 그러나 당신은 "나는 절대 과정을 통과하지 못할 거야. 모든 사람이 나보다 더 똑똑할거야" 라고 생각한다.

계속

이 활동지의 복사는 본 저서의 구매자가 개인적으로 활용하는 경우에만 가능합니다. 안전기반치료의 모든 저작권은 Lisa M. Najavits(2002), Guilford Press에 있습니다.

15. 개인치료를 하는 동안 당신은 고통스러운 트라우마가 기억난다. 당신은 매우 화가 나지만 울고 싶지는 않다. 왜냐하면 자신이 "약해" 보인다고 생각하기 때문에.

16. 당신은 필요보다 더 많이 자녀에게 소리를 지른다. 당신은 죄책감을 느낀다.

17. 화날 때 옷장 안에 숨는 버릇을 가지고 있다. 이것을 치료자에게 말하고 싶지 않다. 왜냐하면 미친 행동처럼 보이기 때문이다.

18. 당신은 힘겨운 하루를 보냈다. 자신에게 말한다. "나는 한 잔이 필요해"

19. 당신 자신, 가족, 치료자에게 약물을 사용하지 않겠다고 약속했음에도 불구하고 어제 물질을 사용했다. 당신은 수치스럽고 자신에게 혐오감을 느낀다.

20. 당신의 딸이 당신의 사촌에게 성폭력을 당한 것을 알았다.

21. 새로운 사람과 매우 행복해 보이는 헤어진 연인을 길에서 마주쳤다. 당신은 "나는 절대 성공적인 관계를 가질 수 없을거야"라고 생각한다.

22. 당신은 AA모임을 시도해보았다. 거기 가서 주위를 둘러보고 생각한다. "여기 있는 누구도 내가 겪은 것을 이해하지 못한다."

23. 당신의 엄마는 당신을 다시 비판한다. 당신은 "나는 모든 사람에게 질렸다. 나는 술이 필요하다."라고 생각한다.

24. 당신의 파트너는 말한다. "당신의 트라우마를 그저 잊어버리는 것이 어때? 나는 정상적인 삶을 살고 싶어."

25. 당신은 회사 파티에 있다. 어떤 사람이 당신에게 술을 권한다.

26. 당신의 아들이 당신에게 말한다. "물질을 끊는 것이 어때요? 그것이 내가 원하는 전부에요"

27. 당신에게 매우 불손한 의사를 만나러 간다.

28. 당신의 예전 파트너는 양육권 동의 조항을 어기고 당신의 아이를 못 보게 한다.

29. 당신의 파트너가 바람을 피우고 있다는 것을 알았다.

30. 매년 정기검진에 예약을 할 것이라고 자신에게 계속 약속한다. 그러나 매주 계속 미룬다.

31. 당신의 부모는 말한다. "평범한 사람들처럼 왜 직업을 유지하지 못하니? 너가 전일제로 일하기만 한다면, 모든 문제가 해결될거야."

32. 콘돔을 쓰지 않고 섹스를 하고 싶은 사람을 바에서 선택한다.

33. 당신은 당신의 마약상 옆을 지나가며 생각한다. "딱 한 번만 하고 싶다"

34. 당신의 트라우마를 연상시키는 영화를 보면 촉발됨을 느낀다.

35. 어떤 사람의 차가 내 앞에 끼어든다. 당신은 분노를 느낀다.

36. 어떤 사람이 당신 앞에서 당신에게 공격적인 말을 한다(예, 당신의 인종, 민족, 문화유산, 성적 선호)

37. 당신이 아는 모든 사람이 파티에 초대되었다. 당신만 제외하고.

인용

"우리는 각각 2개의 자아가 있다.
삶의 가장 큰 도전은 더 고귀한 자신이 지휘하도록
지속적으로 노력하는 것이다."

Martin Luther King, Jr.
(20세기 미국 지도자)

헌신을 돕는 발상

당신의 삶을 진전시키는 하나의 행동에 헌신하라.
어떤 생각이든 가능하며, 아래의 의견들 중 한 가지를 시도할 수 있다.
헌신을 유지하는 것은 자신을 존경하고 명예로이 여기며 스스로를 보살피는 방법이다.

☆ 선택 1: 이 치료에 참석했던 동일한 시간에 무언가 좋은 일정을 계획해보세요. 예를 들어, 당신이 여기에 월요일 6–7pm에 왔었다면, 매주 월요일 6–7pm에 할 일을 찾아보세요. 제안: 그 시간동안 무언가 특별한 것으로 자신을 대접하기(물질 제외!). 시내의 멋진 곳을 산책하기. 영감을 주는 책을 읽어보기

☆ 선택 2: 이 치료의 종결에 대한 당신의 생각과 느낌을 기술하는 편지를 써보세요.

☆ 선택 3: 이 치료를 하는 동안 당신이 어떻게 성장했는지 표현하는 방법을 찾아보세요. 글쓰기, 그림, 사진, 시, 공예 등 당신이 원하는 방법을 활용해보세요.

이 활동지의 복사는 본 저서의 구매자가 개인적으로 활용하는 경우에만 가능합니다. 안전기반치료의 모든 저작권은 Lisa M. Najavits(2002), Guilford Press에 있습니다.

종결

요 약

마지막 주제는 치료종결에 대한 환자의 느낌을 표현하고 치료에서 좋았던 것과 싫어했던 것을 논의하며 추수관리 계획을 결정짓는 것이다.

오리엔테이션

종결에서는 교육적이고 구조적이던 형식이 좀 더 조용한 반영의 분위기로 바뀐다. 이를 통해, 환자는 작별인사와 어떻게 느끼는지를 표현할 기회를 갖는다. 치료자에게도 중요한 과정이다; 치료의 영향과 환자가 좋아하고 싫어했던 점에 대해서 뭔가 놀라운 관점을 들을 수 있다.

당신의 취향에 맞게 편집할 수 있는 종결편지를 활용한다. 이와 같은 "이행대상(transitional object)"은 환자에게 이 치료/치료자와의 연결을 유효하게 할 뿐만 아니라 환자가 떠나는 것을 용이하게 한다. 마지막 회기에 케익이나 탄산음료를 대접하는 것도 치료종결을 기념하는 방법이다. 마지막으로 제한된 횟수의 "촉진회기(booster session)"를 고려해보라; 이는 CBT에서 성과를 강화하고 건강한 이행을 증진하는 방법이다(촉진회기를 실시하는 방법은 아래의 "제안"을 참조하라).

환자와 치료자도 이 치료에 대해서 특별히 좋아하거나 싫어하는 것을 평가하여 안전기반치료 피드백 설문지를 작성한다. 이는 치료자가 이 치료를 시행하는데 도움이 될 것이다; 당신이 안전기반치료 연구진에게 이 정보를 보내고자 한다면, 설문지 맨 하단의 정보를 참조하라.

역전이 쟁점

종결하는 동안, 치료자는 오직 긍정적 피드백만 이끌어내려는 경향이 종종 있다; 그럼에도 불구하고 비판을 찾는 것도 그만큼 중요하다.

회기 준비

선택: 케이크를 가져오는 등 "작별"을 표현하라.

회기 형식

1. ***Check-in***(환자마다 최대 5분). 2장을 참조하시오.
2. ***인용구***(간단하게): 455쪽을 참조하라. 회기와 인용구를 연결하라-예를 들면, "오늘 우리는 종결에 집중하려고 합니다. 나는 당신이 삶이 줄 수 있는 최선을 얻기 위해 계속 노력해 나가기를 바랍니다."
3. ***주제와 환자의 삶을 연관시켜라***(대부분의 회기에서 면밀하게).
   a. 환자에게 배포물을 자세히 살펴보도록 요청하라. 배포물은 한꺼번에 혹은 따로따로 줄 수 있다.
      HANDOUT 1: 종결(당신이 편지를 크게 읽거나 환자가 혼자 읽게 할 수 있다.)
      HANDOUT 2: 안전기반치료 피드백설문지(치료자와 환자 모두에게 선택적)
   b. 개방형 논의를 격려하라. 아래의 "회기 내용(아래)"과 2장을 참조하라.
4. ***Check-out***(간단하게). 2장을 참조하라.

회기 내용

목표

- 치료 종결에 대한 생각과 느낌을 논의하라.
- 이 치료에 대해서 환자가 좋아하고 싫어한 것에 대한 관점을 끌어내라.
- 종결 편지를 읽는다(HANDOUT 1)
- 환자에게 추후관리 계획을 말해보게 하라.
- 안전기반치료 피드백 설문지를 작성하라(HANDOUT 2)

자료와 환자의 삶을 연결하는 방법

★ *논의*

- "이 치료의 종결을 어떻게 느끼시나요?"
- "이 치료에 대해서 당신이 좋아하고 싫어하는 것은 무엇입니까?"
- "가장 기억나는 것은 무엇인가요?"
- "이제 다시 상담에 되돌아오지 않는 것을 어떻게 느끼시나요?"
- "이 치료에서 당신이 기대했던 것을 얻었나요?"
- "당신이 가장 좋아하고 가장 덜 좋아했던 주제는 무엇인가요?"
- "이 치료의 결과로 당신의 삶이 어떻게 달라질까요?"
- "다음에 내가 다르게 했으면 하는 제안사항이 있을까요?"
- "이 치료에서 해로운 일이 있었나요?"
- "추후관리 계획이 충분하다고 생각하시나요?"

제안

◆ ***종결에 대해서 과도하게 심란한 환자는 회기에 불참하거나*** 회기에서 조용하거나 많이 웃는 등 ***간접적으로 고통을 표현할 수도 있다.*** 그 방법이 안전하다면, 환자가 원하는 어떤 종결방법이든지, 환자에게 허용하라.

◆ ***집단치료의 마지막 회기에 나타나는 환자가 거의 없다면, 이를 정상화해보라.*** 예를 들어, "'작별인사'를 하는 것이 어려운 사람이 가끔 있다–너무 고통스럽거나 화가 난다. 오늘은 우리중의 소수만 함께하지만, 계획했던 대로 우리의 마지막 회기를 즐겨봅시다."

◆ ***이행을 쉽게 하기위해서,*** 환자는 미래에 자신이 어떻게 지내는지 ***치료자에게 글을 쓰거나 메시지를 남길 수 있다고 제안할 수 있다.***

◆ ***환자가 만든 진척을 치료자의 관점에서 환자가 듣는 것은 매우 감동적이다.*** 구체적이고 긍정적으로 하라. 예를 들어, "잔, 이 치료하는 동안 취업을 했다는 당신의 능력에 많이 감동받았었습니다–당신이 얼마나 많이 노력했는지 압니다."

◆ ***환자가 불충분한 추후관리를 가지고 있다면,*** 선택안을 탐색하기 위해 치료자가 마지막 개인상담을 제안할 수 도 있다.

◆ ***치료자가 촉진회기를 제안하더라도, 이 종결 회기를 여전히 실시할 수 있다.*** 촉진회기에서, 새로운 자료는 주어지지 않는다. 그러나 환자는 어떻게 행동하고 필요한 추가적 의뢰를 받고, 원할 때 치료에서 받은 자료를 검토하는지를 보고할 수 있다. 촉진회기는 전형적으로 2달 동안 4회기나 2달간 2회기와 같이 간헐적으로 실시한다.

어려운 사례

* “한 달 더 치료를 계속할 수 없을까요?”
* “Check-in하기 위해서 매주 전화하고 싶어요.”
* “이 치료는 나한테 도움이 안 돼요”
* “나는 추후관리를 설정할 필요가 없다.”
* “치료가 종결할 때 자살하고 싶어져요.”
* “나는 설문지를 작성하고 싶지 않아요.”

인용

"당신의 시간 안에서 살아라"

William Saroyan
(20세기 미국 극작가)

종결

친애하는 ______________________________ 에게

우리가 종결하기 전에 하는 몇 가지 마지막 말을 하고자 합니다.

먼저, 우리가 함께 경험한 것, 당신의 지혜와 정직을 기꺼이 이야기해준 것, 당신의 감정을 솔직하게 털어놓은 것, 치료를 유지한 것에 끝없는 감사를 드립니다. 당신이 당신의 삶에서 여기까지 생존해 온 것과 꾸준히 회복에 참여했다는 것은 매우 높이 평가할 만합니다.

두 번째로, 당신이 삶을 살면서 이 치료를 잊지 말고 기억하면 좋겠습니다: 물질 없이 살고 트라우마로부터 치유되고 (그래요, 둘 다 가능해요!) 안전을 획득하고 좋은 사람들을 신뢰하고 손을 뻗어 다가가고 위험을 감수하고 당신에게 적합한 치료 작업에 참석하고 자신을 명예롭게 대하고 일상에서 건강하게 대처하려고 노력하세요. 안전기반치료에서 가장 도움이 되었다고 여기는 모든 것을 활용하세요.

나는 당신이 최고의 삶을 누리시길 바랍니다.

______________________________ 올림

이 활동지의 복사는 본 저서의 구매자가 개인적으로 활용하는 경우에만 가능합니다. 안전기반치료의 모든 저작권은 Lisa M. Najavits(2002), Guilford Press에 있습니다.

안전기반치료에 대한 피드백 설문지

안전기반치료에 대한 당신의 솔직한 피드백에 대단히 감사드립니다. 안전기반치료의 보완에도 도움이 될 것입니다. ***환자와 치료자 모두 이 설문지의 첫 번째 부분을 채워주십시오: 설문지의 마지막 부분은 치료자에게만 해당됩니다.*** *이메일, 팩스, 우편 (아래에 있는 정보를 참조하세요)으로 보내실 수 있으며, 당신이 선택한 질문만 답해주세요. 감사합니다!*

당신은 안전기반치료를 몇 회기 하셨습니까? ______________

아래에 있는 질문에 답할 때, 다음의 척도를 사용해주십시오.

−3	−2	−1	0	+1	+2	+3
크게 유해한	다소 유해한	약간 유해한	중	약간 도움	다소 도움	크게 도움

★ 안전기반치료가 어떤 도움이 되었나요?

_____ 안전기반치료는 전반적으로 도움이 되었나요?
_____ PTSD와 물질남용 치료에는 얼마나 도움이 되었나요?
_____ PTSD 치료에는 얼마나 도움이 되었나요?)
_____ 물질남용 치료에는 얼마나 도움이 되었나요?

★ 다음의 주제가 얼마나 도움이 되었나요?

_____ 안전
_____ PTSD: 당신의 힘을 되찾기
_____ 정서 고통을 분리하기(그라운딩)
_____ 도움 요청하기
_____ 연민
_____ 자신을 잘 돌보기
_____ 관계에서 경계설정하기
_____ 성식
_____ 발견
_____ 촉발제 다루기
_____ 당신의 시간을 존중하기
_____ 의미 창조하기
_____ 헌신
_____ 적신호와 청신호
_____ 물질이 당신을 지배할 때
_____ 지역사회 자원
_____ 회복적 생각
_____ 건강한 관계
_____ 회복의 지원자 구하기
_____ 분노로부터의 치유
_____ 자기양육
_____ 분열된 자신을 통합하기
_____ 삶의 선택 게임(개관)
_____ 종결

계속

이 활동지의 복사는 본 저서의 구매자가 개인적으로 활용하는 경우에만 가능합니다. 안전기반치료의 모든 저작권은 Lisa M. Najavits(2002), Guilford Press에 있습니다.

★ 다음의 치료요인은 얼마나 도움이 되었나요?

_____ 치료의 최우선순위로서의 안전
_____ 통합치료(PTSD와 물질남용 모두에 초점)
_____ 모든 물질로부터 금욕에 초점
_____ 이상에 초점(예, 정직, 연민)
_____ 대처법에 초점
_____ 인지적 기법에 초점
_____ 행동적 기법에 초점
_____ 대인관계기술에 초점
_____ 지역사회자원에 초점
_____ 인용구의 사용
_____ Check-in/Check-out(당신이 좋아하지 않는 부분이 있다면, 뒷장에 기재해주세요)
_____ 환자(내담자)용 배포물
_____ 헌신("과제")
_____ 안전대처기술 목록(예, "끈기")
_____ 안전대처 활동지(즉, "오래된 방법" vs "새로운 방법")
_____ 치료의 핵심개념
_____ 이 치료 외 국가 자원
_____ 치료의 기간(25가지 주제)
_____ 제공된 인쇄자료의 양
_____ 구조화된 접근방식(각 회기별 구조화된 계획)
_____ 경험적 기반을 가진 치료 (즉, 과학적으로 평가되었다)
_____ 기타 : ____________________ 내용을 더 추가할 경우, 뒷장을 활용하십시오.

★ 다음의 4가지 질문은 치료자가 답해주십시오.

_____ 각 주제마다 치료자용 안내자료
_____ 읽을 만한 추가적 자료
_____ "어려운 사례"
_____ 치료과정에 대한 강조(예, 역전이 쟁점)

다음 4개의 질문을 평가해주세요. 0% (전혀 아니다)에서 100% (전적으로) 까지

- 당신은 이 치료에서 배운 것을 향후 얼마나 자주 사용하실 예정입니까? _______ %
- 이 치료를 이해하는 것은 얼마나 쉬웠습니까? _______ %

계속

- 이 치료는 얼마나 혁신적(창조적, 다른 치료와 다른 정도)입니까? _______ %
- 당신은 이 치료를 다른 사람에게 어느 정도 추천하시겠습니까? _______ %
- 당신이 이 치료를 편안하게 실행하는데 얼마나 걸렸습니까? _______ (시간단위로 답해주세요. 예, 1주, 6달 등)
- 당신의 나이: _________ 당신의 성별: _________ 여자: _________ 남자: _________
- 다음을 경험해 보셨습니까? (치료자도 답해주세요)
  트라우마? ____ 예/아니오 ____ PTSD? ____ 예/아니오 ____ 물질남용? ____ 예/아니오 ____

당신 자신의 말로 (뒷장에 답해주세요):

- 당신은 이 치료프로그램의 최고/최악의 측면이 무엇이라 생각하십니까?
- 당신은 이 프로그램의 어떤 점이 조정되기를 바라십니까? 예, 더 길어야 한다? 더 짧아야 한다? 추가되었으면 하는 주제? 삭제되어야 할 주제?
- 당신이 느끼기에, 이 프로그램의 특히 도움이 되고/되지 않는 특정 유형의 사람이 있습니까?
- 기타 의견 있습니까?

감사합니다! 다음으로 이 설문지를 보내주세요.

주소: Lisa Najavits, Mclean Hospital 115 Mill St, Belmont, MA 02478
Fax: 617-855-3605

치료자용 설문지
당신의 전문가 영역:

- ***이론적 방향***(총 100% 합계의 비율로 기입해주십시오.)
  (NOTE : 당신이 절충적이라면, 당신이 사용하는 각 이론적 방향을 퍼센트로 구분해주십시오. 또는 지향하는 이론이 없다면, "없음"으로 작성해주세요)

______ 인시 행동
______ 12 단계
______ 정신역동/정신분석
______ 체계적
______ 없음
______ 기타: ______________________________
______ ***합계***(총100%가 되어야 함)

계속

• ***당신이 주로 만나는 환자의 1차 진단명*** (전체 100%로 해주십시오.)

_____ 물질남용
_____ 트라우마/PTSD
_____ 기분장애(예, 우울증, 양극성 장애)
_____ 정신병
_____ 성격장애
_____ 기타:: ____________________________
_____ ***합계***(총100%가 되어야 함)

• ***당신의 작업환경*** (해당 사항을 모두 체크해주십시오.)

_____ 외래환자병동 _____ 개인병원 _____ 입원환자병동 _____ 해독
_____ 거주형 병동 _____ 감옥 _____ 재향군인국 _____ 기타: _____

• ***당신이 주로 만나는 대상*** (해당 사항을 모두 체크해주십시오.)

_____ 노인 _____ 성인 _____ 청소년 _____ 어린이

_____ 남성 _____ 여성 _____ 퇴역군인 _____ 수감자 _____ 기타: ___

• ***일주일에 몇 시간동안*** 직접적으로 환자를 치료하십니까? ___________

• ***경력:*** ___________ (수련 이후의 경력만 포함). 현재 수련 중이라면, 지금까지 몇 년간 수련을 받아 오셨습니까?

• ***당신의 전문가 훈련***(해당 사항을 모두 체크해주십시오.). (당신이 현재 수련 중이라면, 해당 프로그램에 표시해주십시오.)

_____ 사회복지사/임상사회복지사 (MSW, LICSW)
_____ 박사급 심리학자 (PhD, PsyD, EdD)
_____ 정신과 의사 (MD)
_____ 전문가 훈련 없음
_____ 목회 상담자
_____ 기타: _____
_____ 알코올/약물 전문상담사 (CAC)
_____ 석사급 심리학자(MA/MS)
_____ AA (혹은 기타 12단계) 후원자

• ***당신은 몇 개의 치료 매뉴얼을 읽었습니까?*** ____________________

계속

다음 질문을 0% (전혀 아니다)에서 100% (전적으로)로 평가해주세요.

- 당신은 현장에서 하는 임상작업을 얼마나 즐기십니까? _______ %
- 현장의 임상작업에서 얼마나 소진을 느끼십니까? _______ %
- 당신이 직업으로 다시 임상가를 선택할 확률은 얼마나 됩니까? _______ %
- 전반적으로 자신이 어느 정도 효과적인 임상가라고 보십니까? _______ %
- 안전기반치료를 수행하는 당신의 현재 능력을 어느 정도라고 평가하십니까? _______ %
- 실제 상담회기내에서 기법과 절차를 보여주는 영상을 주어진다면, 얼마나 도움이 되겠습니까? _______ %
- 안전기반치료를 성공적으로 활용하려면 어떤 종류의 훈련이나 경험이 임상가에게 필요하겠습니까? (뒷장에 이어서 기재해 주십시오.)

헌신을 돕는 발상

☆ 당신의 삶에서 연습하십시오: 물질 없이 살고 트라우마로부터 치유되고 (그래요, 둘 다 가능해요!) 안전을 획득하고 좋은 사람들을 신뢰하고 손을 뻗어 다가가고 위험을 감수하고, 당신에게 적합한 치료 작업에 참석하고 자신을 명예롭게 대하고 일상에서 건강하게 대처하려고 노력하세요. 안전기반치료에서 가장 도움이 되었다고 여기는 모든 것을 활용하세요.

이 활동지의 복사는 본 저서의 구매자가 개인적으로 활용하는 경우에만 가능합니다. 안전기반치료의 모든 저작권은 Lisa M. Najavits(2002), Guilford Press에 있습니다.

참고문헌

See references with asterisks for information on PTSD and substance abuse that may be especially helpful for clinical practice. Also, following the References list proper is a list of movies that directly convey the experiences of PTSD and substance abuse.

Abueg, F. R., & Fairbank, J. A. (1991). Behavioral treatment of the PTSD-substance abuser: A multidimensional stage model. In P. Saigh (Ed.), *Posttraumatic Stress Disorder: A Behavioral Approach to Assessment and Treatment* (pp. 111–146). New York: Pergamon Press.

American Psychiatric Association. (1994). *Diagnostic and Statistical Manual of Mental Disorders* (4th ed.). Washington, DC: Author.

Back, S. E., Dansky, B. S., Carroll, K. M., Foa, E. B., & Brady, K. T. (2001). Exposure therapy in the treatment of PTSD among cocaine-dependent individuals: Description of procedures. *Journal of Substance Abuse Treatment, 21,* 35–45.

Beck, A. T., Emery, G. E., & Greenberg, R. L. (1985). *Anxiety Disorders and Phobias: A Cognitive Perspective*. New York: Basic Books.

Beck, A. T., Rush, A. J., Shaw, B. F., & Emery, G. (1979). *Cognitive Therapy of Depression*. New York: Guilford Press.

*Beck, A. T., Wright, F. D., Newman, C. F., & Liese, B. S. (1993). *Cognitive Therapy of Substance Abuse*. New York: Guilford Press.

Benson, H. (1975). *The Relaxation Response*. New York: Morrow.

Bolen, J. S. (1999). In A. B. Freeman (Ed.), *One Hundred Years of Women's Wisdom* (p. 148). Nashville, TN: Walnut Grove Press.

*Bollerud, K. (1990). A model for the treatment of trauma-related syndromes among chemically dependent inpatient women. *Journal of Substance Abuse Treatment, 7,* 83–87.

Bolo, P. M. (1991). Substance abuse and anxiety disorders. In M. S. G. Slaby (Ed.), *Dual Diagnosis in Substance Abuse* (pp. 45–56). New York: Marcel Dekker.

Brady, K. T., Dansky, B. S., Back, S. E., Foa, E. B., & Carroll, K. M. (2001). Exposure therapy in the treatment of PTSD among cocaine-dependent individuals: Preliminary findings. *Journal of Substance Abuse Treatment, 21,* 47–54.

Brady, K. T., Dansky, B. S., Sonne, S. C., & Saladin, M. E. (1998). Posttraumatic stress disorder and cocaine dependence. *American Journal on Addictions, 7*, 128–135.

Brady, K. T., Killeen, T., Saladin, M. E., Dansky, B., & Becker, S. (1994). Comorbid substance abuse and posttraumatic stress disorder: Characteristics of women in treatment. *American Journal on Addictions, 3*, 160–164.

Bremner, J. D., Southwick, S. M., Darnell, A., & Charney, D. S. (1996). Chronic PTSD in Vietnam combat veterans: Course of illness and substance abuse. *American Journal of Psychiatry, 153*, 369–375.

Breslau, N., Davis, G. C., Peterson, E. L., & Schultz, L. (1997). Psychiatric sequelae of posttraumatic stress disorder in women. *Archives of General Psychiatry, 54*, 81–87.

Brown, V., Finkelstein, N., & Hutchins, F. (2000). *Site principal investigators for Women, Alcohol, Drug and Mental Disorders, and Violence, phase 2 multisite grant.* Substance Abuse and Mental Health Services Administration.

Brown, D. P., & Fromm, E. (1986). *Hypnotherapy and Hypnoanalysis*. Hillsdale, NJ: Erlbaum.

Brown, P. J., Recupero, P. R., & Stout, R. (1995). PTSD substance abuse comorbidity and treatment utilization. *Addictive Behaviors, 20*, 251–254.

Brown, P. J., Stout, R. L., & Gannon-Rowley, J. (1998). Substance use disorders–PTSD comorbidity: Patients' perceptions of symptom interplay and treatment issues. *Journal of Substance Abuse Treatment, 14*, 1–4.

Brown, P. J., Stout, R. L., & Mueller, T. (1996). Posttraumatic stress disorder and substance abuse relapse among women: A pilot study. *Psychology of Addictive Behaviors, 10*, 124–128.

Brown, P. J., Stout, R. L., & Mueller, T. (1999). Substance use disorder and posttraumatic stress disorder comorbidity: Addiction and psychiatric treatment rates. *Psychology of Addictive Behaviors, 13*, 115–122.

Brown, P. J., & Wolfe, J. (1994). Substance abuse and posttraumatic stress disorder comorbidity. *Drug and Alcohol Dependence, 35*, 51–59.

Brown, S. (1985). *Treating the Alcoholic: A Developmental Model of Recovery*. New York: Wiley.

Buddha. (1996). In E. Bruun & R. Getzen (Eds.), *The Book of American Values and Virtues: Our Traditions of Freedom, Liberty and Tolerance*. New York: Black Dog & Leventhal.

Bureau of Justice Statistics. (1992). *Criminal Victimization in the US 1992*. Washington, DC: U.S. Government Printing Office.

*Burns, D. D. (1980). *Feeling Good: The New Mood Therapy*. New York: William Morrow.

Burns, D. D. (1990). *The Feeling Good Handbook*. New York: Penguin Books.

Burns, D. D., & Auerbach, A. H. (1992). Does homework compliance enhance recovery from depression? *Psychiatric Annals, 22*, 464–469.

Carroll, K. (1998). *A Cognitive-Behavioral Approach: Treating Cocaine Addiction* (NIH Publication No. 98–4308). Rockville, MD: National Institute on Drug Abuse, National Institutes of Health.

Carroll, K., Rounsaville, B., & Keller, D. (1991). Relapse prevention strategies for the treatment of cocaine abuse. *American Journal of Drug and Alcohol Abuse, 17*, 249–265.

Chemtob, C., Novaco, R., Hamada, R., & Gross, D. (1997). Cognitive-behavioral treatment for severe anger in posttraumatic stress disorder. *Journal of Consulting and Clinical Psychology, 65*, 184–189.

Chilcoat, H. D., & Breslau, N. (1998). Posttraumatic stress disorder and drug disorders: Testing causal pathways. *Archives of General Psychiatry, 55*, 913–917.

Childress, A., Ehrman, R., McLellan, A., & O'Brien, C. (1988). *Update on Behavioral Treatments for Substance Abuse* (NIDA Research Monograph No. 90). Rockville, MD: National Institute on Drug Abuse.

*Chu, J. A. (1988). Ten traps for therapists in the treatment of trauma survivors. *Dissociation: Progress in the Dissociative Disorders, 1*, 24–32.

Chu, J. A. (1992). The therapeutic roller coaster: Dilemmas in the treatment of childhood abuse survivors. *Journal of Psychotherapy Practice and Research, 1*, 351–370.

Churchill, W. (1993). In L. Walters, *Secrets of Successful Speakers* (p. 98). New York: McGraw-Hill.

Clark, D. A. (1995). Preceived limitations of standard cognitive therapy: A consideration of efforts to revise Beck's theory and therapy. *Journal of Cognitive Psychotherapy: An International Quarterly, 9*, 153–172.

Clark, D. B., & Kirisci, L. (1996). Posttraumatic stress disorder, depression, alcohol use disorders and quality of life in adolescents. *Anxiety, 2*, 226–233.

Cottler, L. B., Compton, W. M., Mager, D., Spitznagel, E. L., & Janca, A. (1992). Posttraumatic stress disorders among substance users from the general population. *American Journal of Psychiatry, 149*(5), 664–670.

Covey, S. J. (1989). *The Seven Habits of Highly Effective People*. New York: Simon & Schuster.

Craig, R. J. (1985). Reducing the treatment dropout rate in drug abuse programs. *Journal of Substance Abuse Treatment, 2*, 209–219.

Crits-Christoph, P., & Siqueland, L. (1996). Psychosocial treatment for drug abuse: Selected review and recommendations for national health care. *Archives of General Psychiatry, 53*, 749–756.

Crits-Christoph, P., Siqueland, L., Blaine, J., Frank, A., Luborsky, L., Onken, L. S., Muenz, L., Thase, M. E., Weiss, R. D., Gastfriend, D. R., Woody, G., Barber, J. P., Butler, S. F., Daley, D., Bishop, S., Najavits, L. M., Lis, J., Mercer, D., Griffin, M. L., Beck, A., & Moras, K. (1997). The NIDA Cocaine Collaborative Treatment Study: Rationale and methods. *Archives of General Psychiatry, 54*, 721–726.

Daley, D. C., Moss, H., & Campbell, F. (1993). *Dual Disorders: Counseling Clients with Chemical Dependency and Mental Illness* (2nd ed.). Center City, MN: Hazelden.

Dansky, B. S., Back, S., Carroll, K., Foa, E., & Brady, K. T. (2000). *Concurrent Treatment of PTSD and Cocaine Dependence*. Manuscript submitted for publication.

Dansky, B. S., Brady, K. T., & Saladin, M. E. (1998). Untreated symptoms of PTSD among cocaine-dependent individuals: Changes over time. *Journal of Substance Abuse Treatment, 15*, 499–504.

Dansky, B. S., Byrne, C. A., & Brady, K. T. (1999). Intimate violence and post-traumatic stress disorder among individuals with cocaine dependence. *American Journal of Drug and Alcohol Abuse, 25*, 257–268.

Dansky, B. S., Saladin, M. E., Brady, K. T., Kilpatrick, D. G., & Resnick, H. S. (1995). Prevalence of victimization and posttraumatic stress disorder among women with substance use disorders: A comparison of telephone and in-person assessment samples. *International Journal of the Addictions, 30*, 1079–1099.

Davis, E., & Bass, L. (1988). *The Courage to Heal: A Guide for Women Survivors of Child Sexual Abuse*. New York: Harper & Row.

Davis, T. M., & Wood, P. S. (1999). Substance abuse and sexual trauma in a female veteran population. *Journal of Substance Abuse Treatment, 16*, 123–127.

Detrick, P. L. (2001). *Treatment of PTSD in Women in a Therapeutic Community*. NIDA Grant No. R21-DA14982.

Dewey, J. (1983). *John Dewey on Education*. Chicago: University of Chicago Press.

Dickens, C. (1917). *David Copperfield*. New York: Collier.

Donovan, B., Padin-Rivera, E., & Kowaliw, S. (in press). Transcend: Initial outcomes from a posttraumatic stress disorder/substance abuse treatment study. *Journal of Substance Abuse Treatment.*

Drake, R. E., & Noordsy, D. L. (1994). Case management for people with coexisting severe mental disorder and substance use disorder. *Psychiatric Annals, 24*, 427–431.

*DuWors, G. M. (1992). *White Knuckles and Wishful Thinking*. Kirkland, WA: Hogrefe & Huber.

Earley, P. H. (1991). *The Cocaine Recovery Book*. Newbury Park, CA: Sage.

Eliot, G. (2000). In J. Chaffee, *The Thinker's Way: 8 Steps to a Richer Life* (p. 3). Boston: Little, Brown.

Elliott, D. M., & Briere, J. (1990, March). *Predicting Molestation History in Professional Women with the Trauma Symptom Checklist (TSC-40).* Paper presented at the meeting of the Western Psychological Association, Los Angeles.

Ellis, A., McInerney, J. F., DiGiuseppe, R., & Yeager, R. J. (1988). *Rational–Emotive Therapy with Alcoholics and Substance Abusers*. Oxford, UK: Pergamon Press.

Emerson, R. W. (1919). In *Bartlett's Familiar Quotations* (10th ed.). Boston: Little, Brown.

*Evans, K., & Sullivan, J. M. (1995). *Treating Addicted Survivors of Trauma*. New York: Guilford Press.

Figley, C. R., Bride, B. E., & Mazza, N., (Eds) (1997). *Death and Trauma: The Traumatology of Grieving*. Washington, DC: Taylor & Francis.

First, M. B., Spitzer, R. L., Gibbon, M., & Williams, J. B. W. (1994). *Structured Clinical Interview for DSM-IV Axis I Disorders: Patient Edition (SCID-I/P, Version 2.0)*. New York: Biometrics Research Department, New York State Psychiatric Institute.

*Foa, E. B., & Rothbaum, B. O. (1998). *Treating the Trauma of Rape: Cognitive-Behavioral Therapy for PTSD*. New York: Guilford Press.

*Foy, D. W. (Ed.). (1992). *Treating PTSD: Cognitive-Behavioral Strategies*. New York: Guilford Press.

Frankl, V. E. (1963). *Man's Search for Meaning*. New York: Pocket Books.

Fullilove, M. T., Fullilove, R. E., Smith, M., Winkler, K., Michael, C., Panzer, P. G., & Wallace, R. (1993). Violence, trauma, and post-traumatic stress disorder among women drug users. *Journal of Traumatic Stress, 6*(4), 533–543.

*Galanter, M. K. (1993). Network therapy for addiction: A model for office practice. *American Journal of Psychiatry, 150*, 28–36.

Gandhi, M. K. (1996). In E. Bruun & R. Getzen (Eds.), *The Book of American Values and Virtues: Our Traditions of Freedom, Liberty and Tolerance* (p. 148). New York: Black Dog & Leventhal.

Glasgow, E. (1985). *Barren Ground*. New York: Harcourt Brace. (Original work published 1925)

Gluhoski, V. L. (1994). Misconceptions of cognitive therapy. *Psychotherapy, 31*, 594–600.

Goldenberg, I. M., Mueller, T., Fierman, E. J., Gordon, A., Pratt, L., Cox, K., Park, T., Lavori, P., Goisman, R. M., & Keller, M. B. (1995). Specificity of substance use in anxiety-disordered subjects. *Comprehensive Psychiatry, 36*(5), 319–328.

Goode, M. (1999). *The Land Before Time*. New York: Random House.

Grice, D. E., Brady, K. T., Dustan, L. R., Malcolm, R., & Kilpatrick, D. G. (1995). Sexual and physical assault history and posttraumatic stress disorder in substance-dependent individuals. *American Journal on Addictions, 4*(4), 297–305.

Gunderson, J. G. (1996). Borderline patients' intolerance of aloneness: Insecure attachments and therapist availability. *American Journal of Psychiatry, 153*, 752–758.

Harm Reduction Coalition. (1998, Fall). *Harm Reduction Communication* [Newsletter]. New York: Author.

Harvey, M. R. (1990). *An Ecological View of Psychological Trauma*. Unpublished manuscript, Cambridge Hospital, Cambridge, MA.

*Herman, J. L. (1992). *Trauma and Recovery*. New York: Basic Books.

Hien, D. A. (1997). *PTSD Treatment Outcomes for Cocaine Dependent Women* (NIDA Grant No. DA-10843). New York: St. Luke's Roosevelt Hospital.

Hien, D. A., Cohen, L. R., Litt, L. C., Miele, G. M., & Capstick, C. (under review). *Promising empirically supported treatments for women with comorbid PTSD and substance use disorders.*

Hien, D. A., & Levin, F. R. (1994). Trauma and trauma-related disorders for women on methadone: Prevalence and treatment implications. *Journal of Psychoactive Substances, 26,* 421–429.

Hien, D. A., & Litt, L. (1999, June). Comparison treatment for PTSD and substance dependence in inner-city women: Preliminary outcome data. In D. A. Hien (Chair), *Trauma in the Psychotherapy Researcher's Armchair: Supervision and Countertransference in a Posttraumatic Stress Disorder Treatment Study.* Panel conducted at the meeting of the Society for Psychotherapy Research International, Braga, Portugal.

Higgins, S., Budney, A., Bickel, W., Hughes, J., Foerg, F., & Badger, G. (1993). Achieving cocaine abstinence with a behavioral approach. *American Journal of Psychiatry, 150,* 763–769.

Himber, J. (1994). Blood rituals: Self-cutting in female psychiatric inpatients. *Psychotherapy, 31,* 620–631.

Hunt, G., & Azrin, N. (1973). A community-reinforcement approach to alcoholism. *Behaviour Research and Therapy, 11,* 91–104.

Hutchins, F., Finklestein, N., & Brown, V. (2000). *Women, Violence, and Substance Abuse, multisite grant.* Substance Abuse and Mental Health Services Administration.

Hyman, S. E., & Tesar, G. E. (Eds.). (1994). *Psychiatric Emergencies* (3rd ed.). Boston: Little, Brown.

Imhof, J. (1991). Countertransference issues in alcoholism and drug addiction. *Psychiatric Annals, 21,* 292–306.

Imhof, J., Hirsch, R., & Terenzi, R. (1983). Countertransferential and attitudinal considerations in the treatment of drug abuse and addiction. *International Journal of the Addictions, 18,* 491–510.

Jackson, J. (1985). In G. A. Marlatt & J. R. Gordon (Eds.), *Relapse Prevention: Maintenance Strategies in the Treatment of Addictive Behaviors* (p. 15). New York: Guilford Press.

Jacob, F. (1988). *The Statue Within: An Autobiography* (F. Philip, Trans.). New York: Basic Books.

*Janoff-Bulman, R. (1992). *Shattered Assumptions: Towards a New Psychology of Trauma.* New York: Free Press.

Janoff-Bulman, R. (1997). The impact of trauma on meaning: From meaningless world to meaningful life. In M. Power & C. Brewin (Eds.), *The Transformation of Meaning in Psychological Therapies: Integrating Theory and Practice* (pp. 91–106). Chichester, England: Wiley.

Jelinek, J. M., & Williams, T. (1984). Post-traumatic stress disorder and substance abuse in Vietnam combat veterans: Treatment problems, strategies, and recommendations. *Journal of Substance Abuse Treatment, 1,* 87–97.

Jong, E. (1991). In *The Quotable Woman.* Philadelphia: Running Press.

Joplin, J. (1996). In E. Bruun & R. Getzen (Eds.), *The Book of American Values and Virtues: Our Traditions of Freedom, Liberty and Tolerance* (p. 534). New York: Black Dog & Leventhal.

Jordan, B. K., Schlenger, W. E., Fairbank, J. A., & Caddell, J. M. (1996). Prevalence of psychiatric disorders among incarcerated women: II. Convicted felons entering prison. *Archives of General Psychiatry, 53,* 513–519.

Jordan, J. V., Kaplan, A. G., Miller, J. B., Stiver, I. P., & Surrey, J. L. (1991). *Women's Growth in Connection: Writings from the Stone Center.* New York: Guilford Press.

Kaufman, E. (1989). The psychotherapy of dually diagnosed patients. *Journal of Substance Abuse Treatment, 6,* 9–18.

Kaufman, E., & Reoux, J. (1988). Guidelines for the successful psychotherapy of substance abusers. *American Journal of Drug and Alcohol Abuse, 14*, 199–209.

Keane, T. M. (1995). The role of exposure therapy in the psychological treatment of PTSD. *Clinical Quarterly (National Center for Posttraumatic Stress Disorder), 5*(1), 3–6.

Keane, T. M., & Wolfe, J. (1990). Comorbidity in post-traumatic stress disorder: An analysis of community and clinical studies. *Journal of Applied Social Psychology, 20*, 1776–1788.

Keller, H. (1996). In E. Bruun & R. Getzen (Eds.), *The Book of American Values and Virtues: Our Traditions of Freedom, Liberty and Tolerance* (p. 600). New York: Black Dog & Leventhal.

*Kessler, R. C., Sonnega, A., Bromet, E., Hughes, M., & Nelson, C. B. (1995). Posttraumatic stress disorder in the National Comorbidity Survey. *Archives of General Psychiatry, 52*, 1048–1060.

Khantzian, E. (1985). Psychotherapeutic interventions with substance abusers: The clinical context. *Journal of Substance Abuse Treatment, 2*, 83–88.

Khantzian, E. (1998, September 16). *Posttraumatic Stress Disorder and Substance Abuse*. Paper presented at the meeting of the Massachusetts Psychiatric Society, Cambridge.

Kilpatrick, D. G., Acierno, R., Saunders, B., Resnick, H. S., Best, C. L., & Schnurr, P. P. (2000). Risk factors for adolescent substance abuse and dependence: Data from a national sample. *Journal of Consulting and Clinical Psychology, 68*, 19–30.

King, M. L., Jr. (1996). In E. Bruun & R. Getzen (Eds.), *The Book of American Values and Virtues: Our Traditions of Freedom, Liberty and Tolerance* (p. 534). New York: Black Dog & Leventhal.

Kofoed, L., Friedman, M. J., & Peck, R. (1993). Alcoholism and drug abuse in inpatients with PTSD. *Psychiatric Quarterly, 64*, 151–171.

Kovach, J. (1986). Incest as a treatment issue for alcoholic women. *Alcoholism Treatment Quarterly, 3*, 1–15.

Kushner, T. (1995). *Angels in America: A Gay Fantasia on National Themes*. New York: Theatre Communications Group.

Langeland, W., & Hartgers, C. (1998). Child sexual and physical abuse and alcoholism: A review. *Journal of Studies on Alcohol, 59*, 336–348.

Lawrence, D. H. (1971). Change. In V. de Sola Pinto & W. Roberts (Eds.), *The Complete Poems of D. H. Lawrence* (p. 727). New York: Viking.

Lerner, H. G. (1988). *Women in Therapy*. Northvale, NJ: Jason Aronson.

Lewinsohn, P. M. (1984). *The Coping with Depression Course: A Psychoeducational Intervention for Unipolar Depression*. Eugene, OR: Castalia.

*Linehan, M. M. (1993). *Skills Training Manual for Treating Borderline Personality Disorder*. New York: Guilford Press.

Linehan, M. M., Schmidt, H., Dimeff, L. A., Craft, J. C., Kanter, J., & Comtois, K. E. (1999). Dialectical behavior therapy for patients with borderline personality disorder and drug-dependence. *American Journal on Addictions, 8*, 279–292.

Lorde, A. (1980). *The Cancer Journals*. Argyle, NY: Spinsters, Ink.

Luborsky, L., Crits-Christoph, P., McLellan, A. T., Woody, G., Piper, W., Liberman, B., Imber, S., & Pukonis, P. (1986). Do therapists vary much in their success?: Findings from four outcome studies. *American Journal of Orthopsychiatry, 56*, 501–512.

Macy, J. (1991). *World as Lover, World as Self*. New York: Parallax.

Maltsberger, J., & Buie, D. (1973). Countertransference hate in the treatment of suicidal patients. *Archives of General Psychiatry, 30*, 625–633.

Mark, D., & Luborsky, L. (1992). *A Manual for the Use of Supportive–Expressive Psychotherapy in the Treatment of Cocaine Abusers*. Unpublished manuscript, University of Pennsylvania.

Marks, I., Lovell, K., Noshirvani, H., Livanou, M., & Thrasher, S. (1998). Treatment of posttraumatic stress disorder by exposure and/or cognitive restructuring: A controlled study. *Archives of General Psychiatry, 55*, 317–325.

*Marlatt, G. A., & Gordon, J. R. (Eds.). (1985). *Relapse Prevention: Maintenance Strategies in the Treatment of Addictive Behaviors.* New York: Guilford Press.

Maslow, A. (1970). *Motivation and Personality* (2nd ed.). New York: Harper & Row.

Maude-Griffin, P. M., Hohenstein, J. M., Humfleet, J. L., Reilly, P. M., Tusel, D. J., & Hall, S. M. (1998). Superior efficacy of cognitive-behavioral therapy for urban crack cocaine abusers: Main and matching effects. *Journal of Consulting and Clinical Psychology, 66*, 832–837.

McCrady, B., & Langenbucher, J. (1996). Alcohol treatment and health care system reform. *Archives of General Psychiatry, 53*, 737–746.

McFall, M. E., Wright, P. W., Donovan, D. M., & Raskind, M. (1999). Multidimensional assessment of anger in Vietnam veterans with posttraumatic stress disorder. *Comprehensive Psychiatry, 40*, 216–220.

McKay, M., Rogers, P., & McKay, J. (1989). *When Anger Hurts: Quieting the Storm Within.* Oakland, CA: New Harbinger.

McLellan, A. T., Woody, G. E., Luborsky, L., & Goehl, L. (1988). Is the counselor an "active ingredient" in substance abuse rehabilitation?: An examination of treatment success among four counselors. *Journal of Nervous and Mental Disease, 176*, 423–430.

*Meisler, A. W. (1999). Group treatment of PTSD and comorbid alcohol abuse. In B. H. Young & D. D. Blake (Eds.), *Group Treatments for Post-Traumatic Stress Disorder* (pp. 117–136). Philadelphia: Brunner/Mazel.

Mercer, D., Carpenter, G., Daley, D., Patterson, C., & Volpicelli, J. (1994). *Addiction Recovery Manual* (Vol. 2). Philadelphia: University of Pennsylvania, Treatment Research Unit.

Miller, B., Downs, W., & Testa, M. (1993). Interrelationships between victimization experiences and women's alcohol use. *Journal of Studies on Alcohol, 54*(Suppl. 11), 109–117.

Miller, D., & Guidry, L. (2001). *Addictions and Trauma Recovery.* New York: Norton.

Miller, N. S. (1995). History and review of contemporary addiction treatment. *Alcoholism Treatment Quarterly, 12*, 1–22.

Miller, W. R., Benefield, R. G., & Tonigan, J. S. (1993). Enhancing motivation for change in problem drinking: A controlled comparison of two therapist styles. *Journal of Consulting and Clinical Psychology, 61*, 455–461.

Miller, W. R., & Page, A. C. (1991). Warm turkey: Other routes to abstinence. *Journal of Substance Abuse Treatment, 8*, 227–232.

Miller, W. R., & Rollnick, S. (1991). *Motivational Interviewing: Preparing People to Change Addictive Behavior.* New York: Guilford Press.

Miller, W. R., Zweben, A., DiClemente, C. C., & Rychtarik, R. G. (Eds.). (1995). *Motivational Enhancement Therapy Manual* (Vol. 2). Rockville, MD: U.S. Department of Health and Human Services.

Mollica, R. (1988). The trauma story: The psychiatric care of refugee survivors of violence and torture. In F. Ochberg (Ed.), *Post-Traumatic Therapy and Victims of Violence* (pp. 295-314). New York: Brunner/Mazel.

Monti, P. M., Abrams, D. B., Kadden, R. M., & Cooney, N. L. (1989). *Treating Alcohol Dependence: A Coping Skills Training Guide.* New York: Guilford Press.

Muss, D. (1991). *The Trauma Trap.* London: Doubleday.

Nace, E. P. (1988). Posttraumatic stress disorder and substance abuse: Clinical issues. In M. Galanter (Ed.), *Recent Developments in Alcoholism* (Vol. 6, pp. 9–26). New York: Plenum Press.

Najavits, L. M. (1996). *Cognitive Behavior Therapy of Dual-Diagnosis Women* (NIDA Grant No. DA-08631). McLean Hospital, Belmont, MA.

Najavits, L. M. (1998). *Cognitive-Behavior Therapy for PTSD/Alcohol Use Disorder in Adolescent Girls* (NIAAA Grant No. R21 AA12181). MacLean Hospital, Belmont, MA.

*Najavits, L. M. (2001). Training clinicians in the *Seeking Safety* treatment for PTSD and substance abuse. *Alcoholism Treatment Quarterly, 18,* 83–98.

*Najavits, L. M., Abueg, F., Brown, P. J., Dansky, B., Keane, T., & Lovern, J. (1998a). *Trauma and Substance Abuse I: Therapeutic Approaches* [Videotape]. Nevada City, CA: Cavalcade Productions.

*Najavits, L. M., Abueg, F., Brown, P. J., Dansky, B., Keane, T., & Lovern, J. (1998b). *Trauma and Substance Abuse II: Special Treatment Issues* [Videotape]. Nevada City, CA: Cavalcade Productions.

Najavits, L. M., Blackburn, A. L., Shaw, S. R., & Weiss, R. D. (1996a, September). *An empirical study of cognitive distortions.* Poster presented at the annual meeting of the Association for Clinical Psychosocial Research, Boston.

Najavits, L. M., Crits-Christoph, P., & Dierberger, A. (2000). Clinicians' impact on substance abuse treatment. *Substance Use and Misuse, 35,* 216–219.

Najavits, L. M., Dierberger, A. E., & Weiss, R. D. (1999, November). *PTSD/Substance Abuse Patients: Treatment Utilization and Satisfaction.* Poster presented at the 15th annual meeting of the International Society for Traumatic Stress Studies, Miami, FL.

Najavits, L. M., & Garber, J. (1989). *A Cognitive-Behavioral Group Therapy Curriculum for Inpatient Depressed Adolescents and Adults.* Unpublished manuscript, Vanderbilt University.

Najavits, L. M., Gastfriend, D. R., Barber, J. P., Reif, S., Muenz, L. R., Blaine, J., Frank, A., Crits-Christoph, P., Thase, M., & Weiss, R. D. (1998c). Cocaine dependence with and without posttraumatic stress disorder among subjects in the NIDA Collaborative Cocaine Treatment Study. *American Journal of Psychiatry, 155,* 214–219.

Najavits, L. M., Griffin, M. L., Luborsky, L., Frank, A., Weiss, R. D., Liese, B. S., Thompson, H., Nakayama, E., Siqueland, L., Daley, D., & Simon Onken, L. (1995). Therapists' emotional reactions to substance abusers: A new questionnaire and initial findings. *Psychotherapy, 32,* 669–677.

Najavits, L. M., Schmitz, M., Gotthardt, S., & Weiss, R. D. (2001). *Seeking Safety plus Exposure Therapy for Men with PTSD and Substance Dependence: An Outcome Trial.* Manuscript under review.

Najavits, L. M., Shaw, S. R., & Weiss, R. D. (1996b, June). *Outcome of a new psychotherapy for women with posttraumatic stress disorder and substance dependence.* Paper presented at the meeting of the College of Physicians on Drug Dependence, San Juan, Puerto Rico.

Najavits, L. M., & Weiss, R. D. (1994a). The role of psychotherapy in the treatment of substance use disorders. *Harvard Review of Psychiatry, 2,* 84–96.

Najavits, L. M., & Weiss, R. D. (1994b). Variations in therapist effectiveness in the treatment of patients with substance use disorders: An empirical review. *Addiction, 89,* 679–688.

Najavits, L. M., & Weiss, R. D. (2000). *Seeking Safety and Exposure Therapy for Men with PTSD and Substance Abuse* (Part of a larger grant by the Falk Foundation to Roger D. Weiss, 1999–2004). McLean Hospital, Belmont, MA.

Najavits, L. M., Weiss, R. D., & Liese, B. S. (1996c). Group cognitive-behavioral therapy for women with PTSD and substance use disorder. *Journal of Substance Abuse Treatment, 13,* 13–22.

Najavits, L. M., Weiss, R. D., Reif, S., Gastfriend, D. R., Siqueland, L., Barber, J. P., Butler, S. F., Thase, M., & Onken, L. S. (1998d). The Addiction Severity Index as a screen for trauma and posttraumatic stress disorder. *Journal of Studies on Alcohol, 59,* 56–62.

*Najavits, L. M., Weiss, R. D., & Shaw, S. R. (1997). The link between substance abuse and posttraumatic stress disorder in women: A research review. *American Journal on Addictions, 6,* 273–283.

Najavits, L. M., Weiss, R. D., & Shaw, S. R. (1999b). A clinical profile of women with PTSD and substance dependence. *Psychology of Addictive Behaviors, 13,* 98–104.

Najavits, L. M., Weiss, R. D., Shaw, S. R., & Dierberger, A. E. (2000). Psychotherapists' views of treatment manuals. *Professional Psychology: Research and Practice, 31*, 404–408.

Najavits, L. M., Weiss, R. D., Shaw, S. R., & Muenz, L. R. (1998e). "Seeking Safety": Outcome of a new cognitive-behavioral psychotherapy for women with posttraumatic stress disorder and substance dependence. *Journal of Traumatic Stress, 11*, 437–456.

Nelson, P. (1994). *There's a Hole in My Sidewalk: The Romance of Self-Discovery*. Hillsboro, OR: Beyond Words.

Ochberg, F. (1996). The counting methods for ameliorating traumatic memories. *Journal of Traumatic Stress, 9*(4), 873-880.

Ouimette, P. C., Ahrens, C., Moos, R. H., & Finney, J. W. (1998a). During treatment changes in substance abuse patients with posttraumatic stress disorder: The influence of specific interventions and program environments. *Journal of Substance Abuse Treatment, 15*, 555–564.

Ouimette P. C., Brown P. J., & Najavits L. M. (1998b). Course and treatment of patients with both substance use and posttraumatic stress disorders. *Addictive Behaviors, 23*, 785–795.

Ouimette, P. C., Finney, J. W., & Moos, R. H. (1999). Two-year posttreatment functioning and coping of substance abuse patients with posttraumatic stress disorder. *Psychology of Addictive Behaviors, 13*, 105–114.

*Pearlman, L. A., & Saakvitne, K. W. (1995). *Trauma and the Therapist: Countertransference and Vicarious Traumatization in Psychotherapy with Incest Survivors*. New York: Norton.

Peck, M. S. (1997). *People of the Lie: The Hope for Healing Human Evil*. New York: Simon & Schuster.

Piper, W. [pseudonym]. (1954). *The Little Engine That Could, Retold by Watty Piper.* New York: Platt & Munk.

Potter-Efron, R., & Potter-Efron, P. (1995). *Letting Go of Anger.* New York: Barnes & Noble.

Project MATCH Research Group. (1997). Matching alcoholism treatments to client heterogeneity: Project MATCH posttreatment drinking outcomes. *Journal of Studies on Alcohol, 58*, 7–29.

Putnam, F. W. (1989). *Diagnosis and Treatment of Multiple Personality Disorder.* New York: Guilford Press.

Rabasca, L. (1999). Women addicts vulnerable to trauma. *APA Monitor, 30*, p. 32.

Rilke, R. M. (1984). *Letters to a Young Poet* (S. Mitchell, Trans.). New York: Random House.

Rilke, R. M. (1996). *Rilke's Book of Hours: Love Poems to God* (A. Barrows & J. Macy, Trans.). New York: Riverhead Books.

Rinaldi, R. C., Steindler, A., Wilford, B. B., & Goodwin, D. (1988). Clarification and standardization of substance abuse terminology. *Journal of the American Medical Association, 259*, 555–557.

Roosevelt, T. (1996). In E. Bruun & R. Getzen (Eds.), *The Book of American Values and Virtues: Our Traditions of Freedom, Liberty and Tolerance* (p. 527). New York: Black Dog & Leventhal.

Root, M. P. (1989). Treatment failures: The role of sexual victimization in women's addictive behavior. *American Journal of Orthopsychiatry, 59*, 542–549.

Rosenheck, R. (1999). *"Seeking Safety" for Homeless Women Veterans* (Department of Veterans Affairs Project Grant). New Haven, CT: New Haven Department of Veterans Affairs Medical Center.

Rounsaville, B. J., Glazer, W., Wilber, C. H., Weissman, M. M., & Kleber, H. D. (1983). Short-term interpersonal psychotherapy in methadone-maintained opiate addicts. *Archives of General Psychiatry, 40*, 629–636.

Ruzek, J. I., & Walser, R. D. (2000). *Seeking Safety for Women Veterans: A Pilot Implementation and Treatment Outcome Study*. Palo Alto, CA: Sierra-Pacific Mental Illness Research, Education, and Clinical Center and VA Palo Alto Health Care System.

*Ruzek, J. I., Polusny, M. A., & Abueg, F. R. (1998). Assessment and treatment of concurrent posttraumatic stress disorder and substance abuse. In V. M. Follette, J. I. Ruzek, & F. R. Abueg (Eds.), *Cognitive-Behavioral Therapies for Trauma* (pp. 226–255). New York: Guilford Press.

Saroyan, W. (1969). *Time of Your Life: A Comedy in Three Acts*. New York: Samuel French.

Satel, S. L., Becker, B. R., & Dan, E. (1993). Reducing obstacles to affiliation with Alcoholics Anonymous among veterans with PTSD and alcoholism. *Hospital and Community Psychiatry, 44*, 1061–1065.

Scurfield, R. M. (1985). Post-trauma stress assessment and treatment: Overview and formulations. In C. R. Figley (Ed.), *Trauma and Its Wake* (Vol. 1, pp. 219–256). New York: Brunner/Mazel.

Shapiro, F. (1995). *Eye Movement Desensitization and Reprocessing: Basic Principles, Protocols, and Procedures*. New York: Guilford Press.

Shapiro, F. (1999). Eye movement desensitization and reprocessing (EMDR) and the anxiety disorders: Clinical and research implications of an integrated psychotherapy treatment. *Journal of Anxiety Disorders, 13*, 35–67.

*Shay, J. (1994). *Achilles in Vietnam: Combat Trauma and the Undoing of Character*. New York: Simon & Schuster.

*Sobell, M. B., & Sobell, L. C. (1993). *Problem Drinkers: Guided Self-Change Treatment*. New York: Guilford Press.

Solomon, S. D., Gerrity, E. T., & Muff, A. M. (1992). Efficacy of treatments for posttraumatic stress disorder. *Journal of the American Medical Association, 268*, 633–638.

Spinoza, B. (1979). In *Oxford Dictionary of Quotations* (p. 517). New York: Oxford University Press.

Spinoza, B. (1979). *Tractus Politicus* (4th ed.). Oxford: Oxford University Press. (Original work published 1677)

Stewart, S. H. (1996). Alcohol abuse in individuals exposed to trauma: A critical review. *Psychological Bulletin, 120*, 83–112.

Stewart, S. H., Conrod, P. J., Pihl, R. O., & Dongier, M. (1999). Relations between posttraumatic stress symptom dimensions and substance dependence in a community-recruited sample of substance-abusing women. *Psychology of Addictive Behaviors, 13*, 78–88.

Stevens, W. (1990). Notes toward a supreme fiction. In H. Stevens (Ed.), *The Palm at the End of the Mind* (p. 212). New York: Vintage.

Strupp, H. H., & Binder, J. L. (1984). *Psychotherapy in a New Key: A Guide to Time-Limited Dynamic Psychotherapy*. New York: Basic Books.

Sullivan, J. M., & Evans, K. (1994). Integrated treatment for the survivor of childhood trauma who is chemically dependent. *Journal of Psychoactive Drugs, 26*, 369–378.

Sullivan, J. M., & Evans, K. (1996). Trauma and chemical dependence: A summary overview of the issues and an integrated treatment approach. *Sexual Addiction and Compulsivity, 3*, 228–249.

Thoreau, H. D. (1987). In *Macmillan Dictionary of Quotations* (p. 582). New York: Macmillan.

*Triffleman, E. (1998). An overview of trauma exposure, posttraumatic stress disorder, and addictions. In H. R. Kranzler & B. J. Rounsaville (Eds.), *Dual Diagnosis and Treatment: Substance Abuse and Comorbid Medical and Psychiatric Disorders* (pp. 263–316). New York: Marcel Dekker.

Triffleman, E., Carroll, K., & Kellogg, S. (1999). Substance dependence posttraumatic stress disorder therapy: An integrated cognitive-behavioral approach. *Journal of Substance Abuse Treatment, 17*, 3–14.

*Trotter, C. (1992). *Double Bind*. Minneapolis: Hazelden.

van der Hart, O., Brown, P., & van der Kolk, B. A. (1989). Pierre Janet's treatment of post-traumatic stress. *Journal of Traumatic Stress, 2*, 379–395.

*van der Kolk, B. A. (Ed.). (1987). *Psychological Trauma*. Washington, DC: American Psychiatric Press.

Weiss, R. D., & Najavits, L. M. (1998). Overview of treatment modalities for dual diagnosis patients:

Pharmacotherapy, psychotherapy, and 12–step programs. In H. R. Kranzler & B. J. Rounsaville (Eds.), *Dual Diagnosis and Treatment: Substance Abuse and Comorbid Medical and Psychiatric Disorders* (pp. 87–105). New York: Marcel Dekker.

Weiss, R. D., Najavits, L. M., Greenfield, S. F., Soto, J. A., Shaw, S. R., & Wyner, D. (1998a). Validity of substance use self-reports in dually diagnosed outpatients. *American Journal of Psychiatry, 155*, 127–128.

Weiss, R. D., Najavits, L. M., & Mirin, S. M. (1998b). Substance abuse and psychiatric disorders. In R. J. Frances & S. I. Miller (Eds.), *Clinical Textbook of Addictive Disorders* (2nd ed., pp. 291–318). New York: Guilford Press.

Weissman, A. (1980). The Dysfunctional Attitude Scale. In D. D. Burns, *Feeling Good: The New Mood Therapy* (pp. 241–255). New York: William Morrow.

Young, J. E. (1999). *Cognitive Therapy for Personality Disorders: A Schema-Focused Approach* (3rd ed.). Sarasota, FL: Professional Resource Press.

Zlotnick, C. (1999). *Incarcerated Women with PTSD and Substance Abuse* (National Institute of Justice Grant). Providence, RI: Brown University.

Zlotnick, C., Najavits, L. M., & Rohsenow, D. J. (under review). *A cognitive-behavioral treatment for incarcerated women with substance use disorder and posttraumatic stress disorder: Findings from a pilot study.*

Movies that convey the experiences of PTSD or substance abuse include:

- Movies relevant to PTSD: *Beloved (1998); Streetwise* (1998); *The Great Santini* (1980); *This Boy's Life* (1993); *Ponette* (1996); *The Celebration* (1998)
- Movies relevant to substance abuse: *When a Man Loves a Woman* (1994); *Leaving Las Vegas* (1995); *The Lost Weekend* (1945); *Trainspotting* (1996); *Clean and Sober* (1988); *28 Days* (2000)

〈역자 약력〉

이 은 아

- 미국 Indiana University 상담심리학과 정신건강상담전공 석사
- 서울대학교 교육학과 교육상담전공 박사
- (현) 경일대학교 심리치료학과 교수
- (현) 경찰청 범죄피해평가전문가
- (전) 한국가족상담센터 영어권 내담자 전담 상담사
- (전) LG전자 가산R&D연구소 심리상담실 실장
- (전) 한국정보화진흥원 인터넷중독예방상담센터 전임연구원
- (전) 미국 Korean American Family Service Center in New York 가정폭력 전담상담사
- (전) 미국 Valle Vista Psychiatric Hospital 인턴

주요 저 · 역서

- 건강심리학(공역, 학지사, 2014)
- 청소년상담학개론(공저, 학지사, 2014)
- 특수아상담(공저, 학지사, 2016)
- 재난대응 위기상담(공저, 학지사, 2017)

주요 자격증

- 한국상담학회 전문상담사1급 일반수련감독자
- 영상영화심리치료학회 1급 심리상담사
- MBTI일반강사

안전기반치료

PTSD 및 물질남용에 대한 치료 매뉴얼

초판인쇄일 2017년 8월 16일
초판발행일 2017년 8월 25일

지 은 이 LISA M. NAJAVITS
옮 긴 이 이 은 아
펴 낸 이 오 무 근

펴 낸 곳 하나醫學社
출 판 신 고 제 25100-2013-000061호(1988. 4. 1)
주 소 서울시 서대문구 거북골로 7-7 (홍은동) 하나빌딩 1층

전 화 번 호 (02)730-2555, 2556
팩 스 (02)730-2557
홈 페 이 지 www.hanampc.co.kr
이 메 일 hanampc1@naver.com

가격 28,000원

◆ 역자와의 합의로 인지 생략
◆ 잘못된 책은 구입처에서 교환하여 드립니다.

ISBN 979-11-85696-45-4 93510

청태종실록 역주 清太宗實錄 譯註 【6권】

\ln Annotated Translation of "Veritable Records of Qing Taizong"

판 1쇄 발행 2025년 11월 10일

역주자 | 이훈 · 김선민 · 이선애
발행인 | 이방원
발행처 | 세창출판사
신고번호 제1990-000013호
주소 03736 서울시 서대문구 경기대로 58 경기빌딩 602호
전화 02-723-8660 팩스 02-720-4579
이메일 edit@sechangpub.co.kr 홈페이지 www.sechangpub.co.kr
블로그 blog.naver.com/scpc1992 페이스북 fb.me/Sechangofficial 인스타그램 @sechang_official

SBN 979-11-6684-444-7 94910
979-11-6684-438-6 (세트)

| 역주서는 2022년 대한민국 교육부와 한국연구재단의 지원을 받아 수행된 연구임.
NRF-2022S1A5A7079888)

| 책은 한국연구재단의 지원으로 세창출판사가 출판, 유통합니다.
잘못 만들어진 책은 구입하신 서점에서 바꾸어 드립니다.

청태종실록 역주

清太宗實錄 譯註

An Annotated Translation of "Veritable Records o

【6권】

청태종실록 역주 淸太宗實錄 譯註

An Annotated Translation of "Veritable Records of Qing Taizong"

【6권】

이훈 · 김선민 · 이선애 역주

세창출판사

청태종실록 역주 6권

○ 차례 ○

청태종실록 역주

○총 차례○

제1권